W0351334

Enzyklopädie

BAUCH-BEINE-PO

Anatomie – Muskeltraining – Stretching

HEEL Verlag GmbH
Gut Pottscheidt
53639 Königswinter
Tel.: 02223 9230-0
Fax: 02223 9230-13
E-Mail: info@heel-verlag.de
www.heel-verlag.de

German edition published by arrangement with Editorial Pila Teleña

C/ Pozo Nuevo, 12
28430 Alpedrete (Madrid)
www.pilatelena.com

Originaltitel: Manual de entrenamiento GAP – glúteos, abdomen, piernas

Autor: Óscar Morán
Illustrationen: Isabel Arechabala
Layout: Claudia Romero Labanda

Übersetzung aus dem Spanischen: Sigrid Brugger für MCS Schabert GmbH, München
Satz der deutschen Ausgabe: F5 Mediengestaltung, Ralf Kolmsee, Bonn
Redaktion: Dr. Peter Preuß, Bonn
Lektorat: Ulrike Reihn-Hamburger

Printed in Slovakia

ISBN 978-3-86852-466-6

Óscar Morán

Enzyklopädie
BAUCH-BEINE-PO
Anatomie – Muskeltraining – Stretching

HEEL

INHALT

Bauch

Widmung und Danksagung

Für Toñi Esquerdo: Danke für Deine Unterstützung.

Für Dich, Verónica Morán. Du bist die Frau mit den straffsten Muskeln an Bauch, Beinen und Po ... obwohl Du erst einen Monat alt bist.

Zum Gebrauch des Buches

Dieses Buch wird für jede Leserin interessant sein, wie auch immer es um ihre Beweglichkeit oder ihr Wissen um dieses Thema bestellt ist. Es handelt sich um ein Nachschlagewerk, bei dem die Lektüre – auch mithilfe der Register – auf jeder beliebigen Seite begonnen werden kann. Jedoch enthalten gewöhnlich die ersten Übungen – die Grundübungen – die meisten Informationen.

Die Illustrationen zu den Texten wurden nach realen Sportlern gezeichnet, die vom Autor des Buches eingewiesen und beaufsichtigt wurden.

Bei den Übungen ist angegeben, welche Bewegung auszuführen ist, welche Haltung dabei eingenommen werden muss und welche Fehler es zu vermeiden gilt. Zudem werden die beanspruchten Hauptmuskeln, die sekundären Muskeln und eine Reihe nützlicher Hinweise aufgeführt.

Zum Verständnis der Übungsbögen

- **Bezeichnung.** Ordnungsnummer und Bezeichnung der Übung. Für die meisten Stretching-Übungen gibt es keine allgemein gebräuchliche Bezeichnung, daher werden sie hier nach der jeweiligen Bewegung oder Haltung benannt.

- **Illustration.** Schematische Zeichnung der Haltung, der korrekten Bewegung bei der Grundübung und der beteiligten Muskeln in „anatomischer Haltung" (nur die oberflächlichen Hauptmuskeln).

- **Beteiligte Muskeln.** Aufgeführt nach ihrer Bedeutung in der jeweiligen Übung. Die Reihenfolge kann jedoch durch leichte Veränderungen der Haltung oder durch individuelle Merkmale der betreffenden Person variieren. Bestimmte Muskeln, die nur sehr schwach beansprucht werden, werden nicht genannt.

- **Ausführung.** Ausführung der Übung und Haltung am Ende der Übung.

- **Erläuterungen.** Erklärungen, Ratschläge und häufige Fehler, die es zu vermeiden gilt.

- **Varianten.** Einige Übungen werden durch bestimmte Varianten ergänzt, in anderen Fällen erfolgen erklärende Hinweise für den interessierten Leser und Sportler.

- **Ratschläge.** Verstreut auf fast allen Seiten finden sich Kästchen mit Empfehlungen, Hilfestellungen oder interessanten Besonderheiten.

- **Biomechanische Einführung zu den Hauptmuskeln.** Da dieses Buch einen pragmatischen Ansatz verfolgt, ist den Übungen eine kurze anatomische Studie der Ursprünge, der Ansätze und der Funktionen der Hauptmuskeln (sei es hinsichtlich ihrer Größe oder hinsichtlich ihrer Bedeutung) vorangestellt. An dieser Stelle wird auf allgemeine menschliche Merkmale verwiesen, die in manchen Fällen je nach Person unterschiedlich sein können.

Zum Gebrauch des Buches

Bezeichnung

Beteiligte Muskeln

Illustration

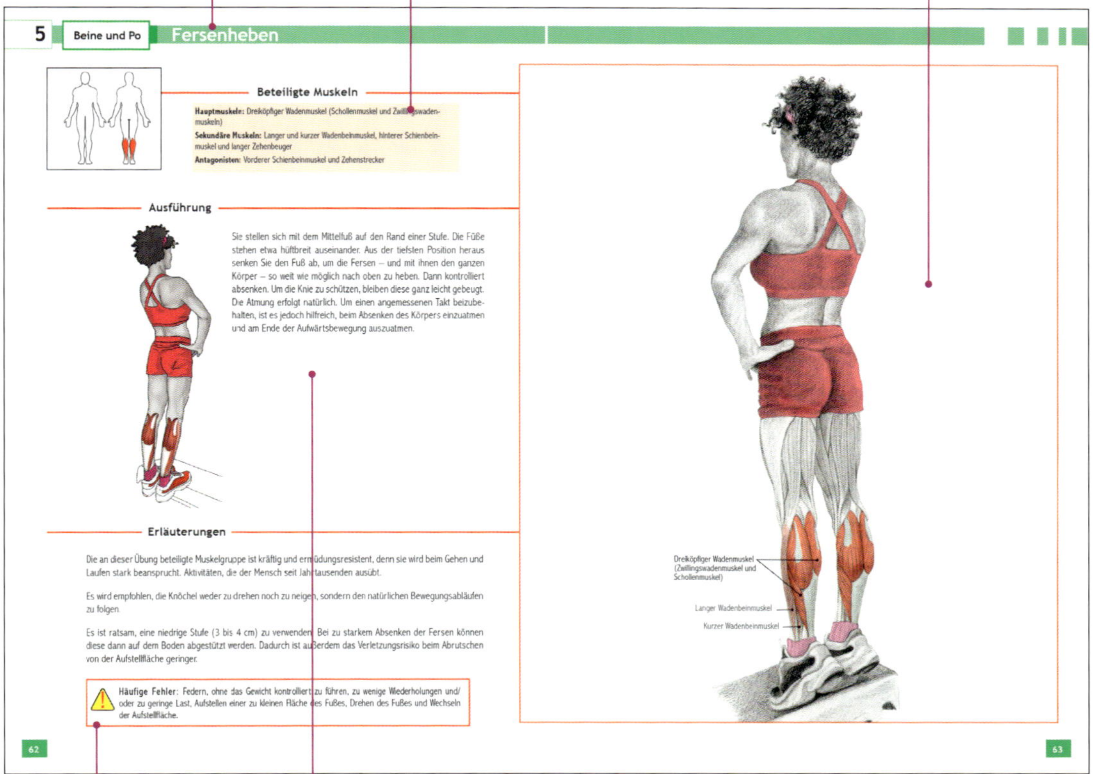
5 Beine und Po **Fersenheben**

Beteiligte Muskeln

Hauptmuskeln: Dreiköpfiger Wadenmuskel (Schollenmuskel und Zwillingswadenmuskeln)

Sekundäre Muskeln: Langer und kurzer Wadenbeinmuskel, hinterer Schienbeinmuskel und langer Zehenbeuger

Antagonisten: Vorderer Schienbeinmuskel und Zehenstrecker

Ausführung

Sie stellen sich mit dem Mittelfuß auf den Rand einer Stufe. Die Füße stehen etwa hüftbreit auseinander. Aus der tiefsten Position heraus senken Sie den Fuß ab, um die Fersen – und mit ihnen den ganzen Körper – so weit wie möglich nach oben zu heben. Dann kontrolliert absenken. Um die Knie zu schützen, bleiben diese ganz leicht gebeugt. Die Atmung erfolgt natürlich. Um einen angemessenen Takt beizubehalten, ist es jedoch hilfreich, beim Absenken des Körpers einzuatmen und am Ende der Aufwärtsbewegung auszuatmen.

Erläuterungen

Die an dieser Übung beteiligte Muskelgruppe ist kräftig und ermüdungsresistent, denn sie wird beim Gehen und Laufen stark beansprucht. Aktivitäten, die der Mensch seit Jahrtausenden ausübt.

Es wird empfohlen, die Knöchel weder zu drehen noch zu neigen, sondern den natürlichen Bewegungsabläufen zu folgen.

Es ist ratsam, eine niedrige Stufe (3 bis 4 cm) zu verwenden. Bei zu starkem Absenken der Fersen können diese dann auf dem Boden abgestützt werden. Dadurch ist außerdem das Verletzungsrisiko beim Abrutschen von der Aufstellfläche geringer.

Häufige Fehler: Federn, ohne das Gewicht kontrolliert zu führen, zu wenige Wiederholungen und/oder zu geringe Last, Aufstellen einer zu kleinen Fläche des Fußes, Drehen des Fußes und Wechseln der Aufstellfläche.

62 63

Haupt-übung

Häufige Fehler

Ausführung der Bewegung

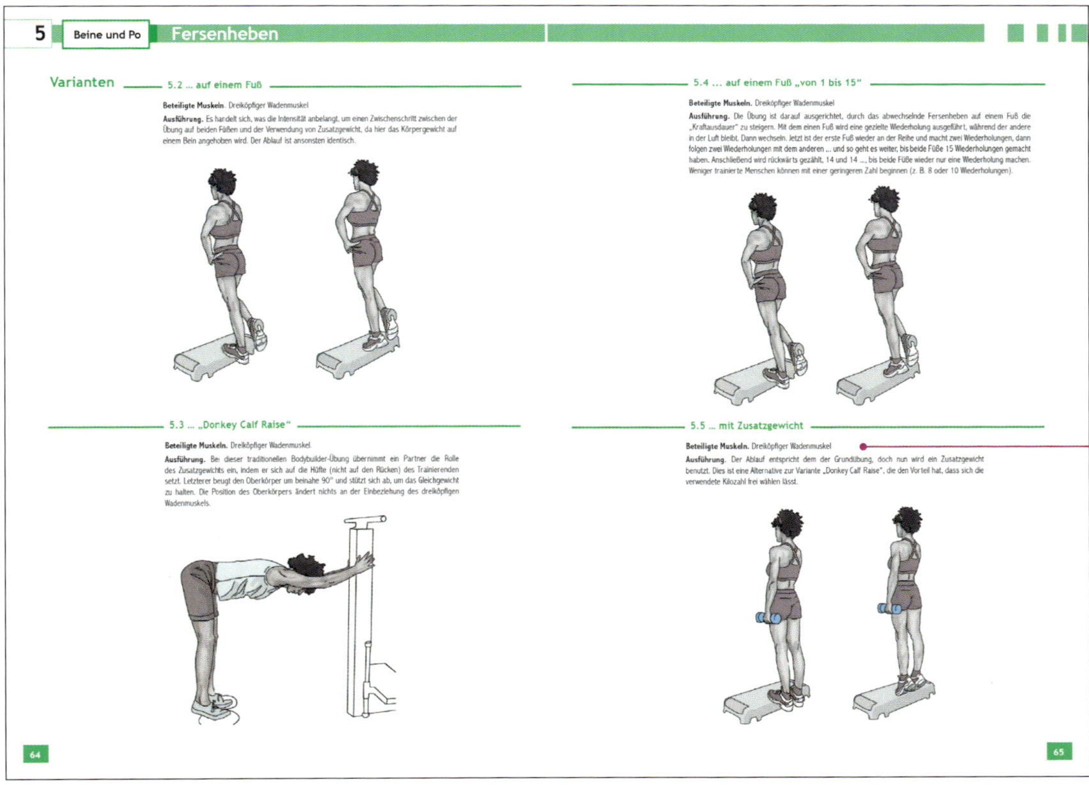
5 Beine und Po **Fersenheben**

Varianten

5.2 … auf einem Fuß

Beteiligte Muskeln. Dreiköpfiger Wadenmuskel

Ausführung. Es handelt sich, was die Intensität anbelangt, um einen Zwischenschritt zwischen der Übung auf beiden Füßen und der Verwendung von Zusatzgewicht, da hier das Körpergewicht auf einem Bein angehoben wird. Der Ablauf ist ansonsten identisch.

5.3 … „Donkey Calf Raise“

Beteiligte Muskeln. Dreiköpfiger Wadenmuskel.

Ausführung. Bei dieser traditionellen Bodybuilder-Übung übernimmt ein Partner die Rolle des Zusatzgewichts ein, indem er sich auf die Hüfte (nicht auf den Rücken) des Trainierenden setzt. Letzterer beugt den Oberkörper um beinahe 90° und stützt sich ab, um das Gleichgewicht zu halten. Die Position des Oberkörpers ändert nichts an der Einbeziehung des dreiköpfigen Wadenmuskels.

5.4 … auf einem Fuß „von 1 bis 15“

Beteiligte Muskeln. Dreiköpfiger Wadenmuskel

Ausführung. Die Übung ist darauf ausgerichtet, durch das abwechselnde Fersenheben auf einem Fuß die „Kraftausdauer“ zu steigern. Mit dem einen Fuß wird eine gezielte Wiederholung ausgeführt, während der andere in der Luft bleibt. Dann wechseln. Jetzt ist der erste Fuß wieder an der Reihe und macht zwei Wiederholungen, dann folgen zwei Wiederholungen mit dem anderen … und so geht es weiter, bis beide Füße 15 Wiederholungen gemacht haben. Anschließend wird rückwärts gezählt, 14 und 14 …, bis beide Füße wieder nur eine Wiederholung machen. Weniger trainierte Menschen können mit einer geringeren Zahl beginnen (z. B. 8 oder 10 Wiederholungen).

5.5 … mit Zusatzgewicht

Beteiligte Muskeln. Dreiköpfiger Wadenmuskel

Ausführung. Der Ablauf entspricht dem der Grundübung, doch nun wird ein Zusatzgewicht benutzt. Dies ist eine Alternative zur Variante „Donkey Calf Raise“, die den Vorteil hat, dass sich die verwendete Kilozahl frei wählen lässt.

64 65

Varianten

1. Einleitung

1.1 Was ist die Zielsetzung dieses Buches?

Mit diesem Handbuch erreichen Sie:

- Eine attraktivere Figur
- Verletzungsprophylaxe
- Die Verringerung oder Beseitigung von Muskelschmerzen oder Beschwerden im Bewegungsapparat
- Eine verbesserte Bewältigung der täglichen Aufgaben
- Eine sportliche Leistungssteigerung
- Mehr Selbstbewusstsein

Der menschliche Körper passt sich erwiesenermaßen der Art und Weise an, in der er beansprucht wird. Deshalb haben Radsportler kräftige Beine und Schwimmer breite Schultern. Wenn Sie Bauch, Beine und Po in Form bringen möchten, müssen Sie diese Bereiche hart trainieren.

1.1. Warum Bauch, Beine, Po?

In unserer Kindheit und im Jugendalter gehören Bewegung und Training zu unserem Alltag. Die Muskulatur im Bereich **B**auch, **B**eine und **P**o (BBP) wird in diesem Alter beim Spielen und beim Sport permanent beansprucht. Im Erwachsenenalter sind diese Muskelgruppen im Alltag und im Berufsleben immer weniger aktiv. Die negativen Folgen lassen nicht lange auf sich warten: Bauchansatz, Rückenschmerzen, schlaffe Gesäßmuskulatur, unschöne Beinform, Knieverletzungen, Verrenkungen und Zerrungen der Fußgelenke, Schlaffheit, Cellulite, Verlust der Attraktivität usw.

Man weiß, dass die Beine bei fast allen Sportarten eine entscheidende Rolle spielen. Wenn man sie trainiert, geht der Nutzen jedoch weit darüber hinaus. Bei der Bauchmuskulatur verhält es sich ähnlich.

- Für viele Oberkörperübungen ist eine kräftige und stabile Stütze erforderlich, diese Funktion erfüllen die Beine und der Rumpf.

- Die Bauchmuskulatur ist die natürliche Bauchbinde unseres Körpers, sie dient auch zur Fixierung der Taille, wenn andere Körperpartien bewegt werden.

- Die ästhetische Wirkung des Bereichs Bauch – Beine – Po ist nicht zu unterschätzen. Wenn diese Muskulatur gut trainiert ist, wirkt der Körper von den Zehenspitzen bis zur Taille ästhetisch. Manche Sportler, vor allem Männer, trainieren diesen Bereich nicht, in dem Glauben, dass er nicht so sichtbar sei wie die Arme oder die Brustmuskulatur. Das ist jedoch ein großer Irrtum. Wir alle haben schon Männer mit gut geformten Armen und trainiertem Oberkörper gesehen, deren Beine jedoch schwach wirken und die einen Bauchansatz haben – das wirkt nicht ästhetisch.

- Das Training von Gesäß- und Beinmuskulatur fördert den venösen Rückstrom, den Lymphfluss und damit auch die Gesundheit.

- Mit zunehmendem Alter stehen vor allem die Gelenke der Beine für Ärzte im Fokus. Das liegt daran, dass ein Oberschenkelhalsbruch oder eine Knieverletzung einen älteren Menschen für immer in den Rollstuhl bringen kann. Wer Zeit seines Lebens regelmäßig trainiert hat, kann im Alter mit großer Wahrscheinlichkeit weiterhin ein normales Leben führen.

- Da viele Übungen für die Beine und die Gesäßmuskulatur den ganzen Körper einbeziehen und viel Muskelmasse bewegt wird, werden beim Training viele Kalorien verbrannt und der Stoffwechsel angekurbelt, was dabei hilft, ein gesundes Gewicht zu halten.

- Aus demselben Grund wird bei Beinübungen das Herz stärker stimuliert als beim Training anderer Muskelgruppen.

2. Beschreibung der Muskelgruppen Bauch – Beine – Po

Sind Gesäß-, Bauch- und Beinmuskulatur besondere Muskelgruppen?

Der menschliche Körper neigt dazu, überschüssiges Fett einzulagern, was in Hungerszeiten überlebenswichtig ist. In unserer industrialisierten Gesellschaft geht die größere Gefahr jedoch vom Übergewicht aus, nicht von der Unterernährung.

2.1 Lage

Die Beine sind unsere unteren Extremitäten, sie reichen von den Knien bis zu den Füßen, obwohl in diese Bezeichnung häufig Gesäß und Oberschenkel mit einbezogen werden. Die Gesäßmuskeln befinden sich im oberen, rückwärtigen Bereich der Beine, und sie sind mit der Hüfte und den Beinen verbunden. Im Abdomen befindet sich zwischen den Rippen und der Hüfte eine Muskelgruppe, die den Bauchbereich des Körpers durchquert. Zusammen mit den Lendenmuskeln definiert sie unsere Figur und bildet die natürliche Binde unseres Körpers.

2.2 Knochenstruktur

In den Beinen befinden sich die längsten Knochen und die stärksten Muskeln und Sehnen unseres Körpers. Allgemein kann man folgende Einteilung vornehmen:

KÖRPERTEIL	KNOCHEN	GELENKE	HAUPTMUSKELN
Hüfte	Becken	Hüftgelenk	Gesäßmuskeln, Lendendarmbeinmuskel
Oberschenkel	Oberschenkelknochen	Hüftgelenk und Kniegelenk	Quadrizeps, Kniebeuger
Unterschenkel	Schienbein und Wadenbein	Kniegelenk und Sprunggelenk	Zwillingswadenmuskel, Schollenmuskel und Schienbeinmuskel
Fuß	Fußwurzel und Mittelfuß	Sprunggelenk und Zehenglieder	Zehenbeuger und Zehenstrecker
Taille	Wirbelsäule	Zwischenwirbelgelenk	Gerader Bauchmuskel, äußerer und innerer schräger Bauchmuskel und quer gestreifter Bauchmuskel

Die **Beckenknochen** sind groß und flach, die des Oberschenkels und der Beine sind lang und die des Fußes sind kurz. Die Knochen der Wirbelsäule sind teilweise zylinderförmig, haben jedoch Gelenk- und Dornfortsätze.

Das **Hüftgelenk** wird manchmal mit dem Schultergelenk verglichen. Im Hüftgelenk ist allerdings weniger Beweglichkeit vorhanden, jedoch mehr Stabilität, weshalb dieses Gelenk wenig anfällig für Verrenkungen ist. Letzteres trifft auf das Schultergelenk überhaupt nicht zu. Tatsächlich ist, wie bei anderen Landsäugetieren, die Position des Hüftgelenks im Vierfüßlerstand optimal. Durch die Entwicklung des aufrechten Ganges beim Menschen im Laufe der Evolution ist es inzwischen so, dass die Beckenknochen nur noch teilweise ineinandergreifen, wenn wir uns im aufrechten Gang fortbewegen.

Der **Oberschenkelknochen** ist ein langer, belastbarer Knochen, der fast das gesamte Körpergewicht trägt. Sein empfindlichster Teil ist der Kopf (der im Hüftgelenk ruht). In diesem Bereich hat der Knochen die Form einer Halbkugel, die mit dem restlichen Knochen über den Hals verbunden ist.

Im **Bein** befinden sich im engeren Sinne zwei relativ anfällige Gelenke. Bei Sportarten, in denen diese bis über die Grenze ihrer Belastbarkeit hinaus beansprucht werden, sind Verletzungen keine Seltenheit. Ein guter Muskeltonus trägt bis zu einem gewissen Grad dazu bei, dass alles an seinem Platz bleibt, aber weder durch Training noch durch körperliche Fitness können Knie- oder Knöchelverletzungen verhindert werden, wenn diese Gelenke ihr natürliches Bewegungsschema verlassen. Beim Kniegelenk sind Meniskus sowie Seiten- und Innenbänder am anfälligsten für Verletzungen. Beim Knöchel sind es die Seitenbänder. Das Hauptproblem liegt darin, dass für die Hersteller von Sportschuhen die Haftung der Sohle am Untergrund im Vordergrund steht, und der Versuch, das gestreckte Knie bei fixiertem Fuß zu drehen, führt höchstwahrscheinlich zu Verletzungen an Meniskus und/oder Bändern.

Im **Fuß** gibt es eine Vielzahl kleiner Gelenke, aber das wichtigste ist das Sprunggelenk. Die Bewegungen und die Anordnung der Knochenstrukturen ähneln denen der Hände, obwohl die Beweglichkeit viel weniger ausgeprägt ist.

Die **Wirbelsäule** ist die Gesamtheit der vertikal übereinander angeordneten und miteinander verbundenen Knochen, zwischen denen die Bandscheiben liegen. Dort sind die Rippen eingehängt, an denen die Bauchmuskeln ansetzen. Diese durchqueren den Bauchraum bis zur Hüfte.

2 Die Gruppe der Beinmuskeln

Muskeln des Oberschenkels und der Hüfte

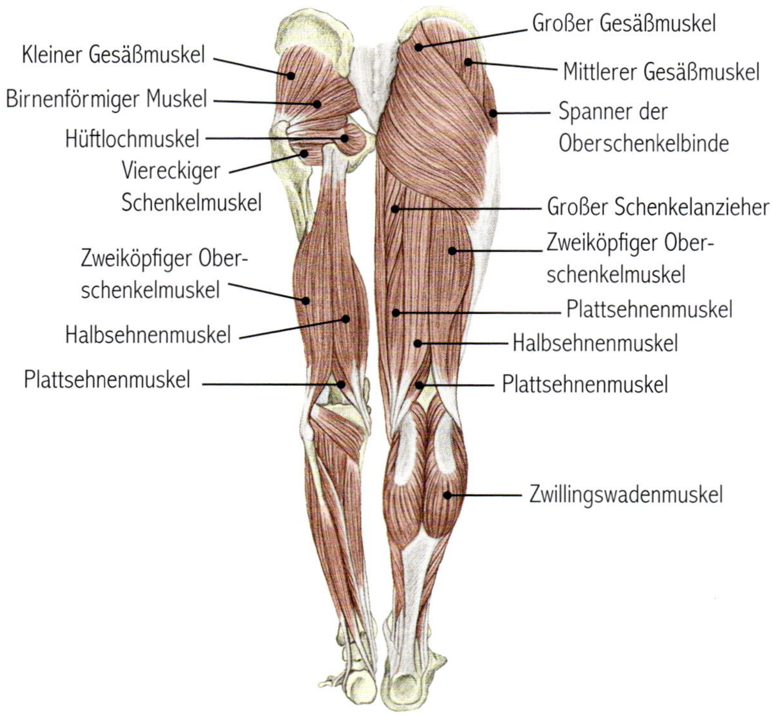

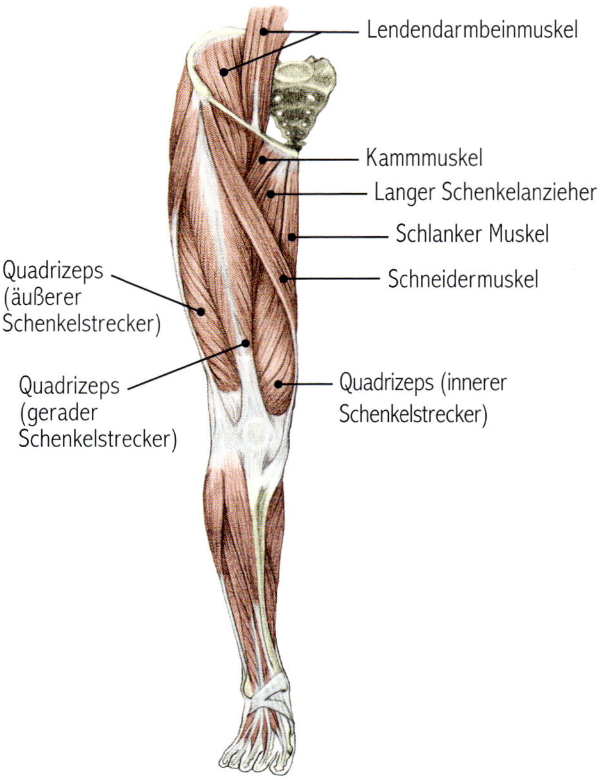

Quadrizeps

Lage: Vorderseite des Oberschenkels

Hauptfunktionen: Streckt das Kniegelenk und beugt im Hüftgelenk.

Schneidermuskel

Lage: Vorderseite des Oberschenkels, neben dem Quadrizeps

Hauptfunktionen: Ist an der Beugung des Knies beteiligt und an der Drehung des Beins zur Körpermitte bei gebeugtem Knie sowie an der Beugung und Seitwärtsdrehung der Hüfte.

Adduktoren (Schenkelanzieher)

Lage: Innenseite des Oberschenkels

Hauptfunktionen: Adduktion des Schenkels, d. h. Annäherung der Beine aneinander

Gesäßmuskeln: großer, mittlerer, kleiner

Lage: Rückseite der Hüfte, zwischen Lendenbereich und Rückseite des Schenkels

Hauptfunktionen: Streckung und Drehung des Hüftgelenks

Lendendarmbeinmuskel

Lage: Vorderseite der Hüfte, tief

Hauptfunktionen: Beugung des Oberschenkels und des Oberkörpers

Kniebeuger: zweiköpfiger Oberschenkelmuskel, Halbsehnenmuskel, Plattsehnenmuskel

Lage: Rückseite des Oberschenkels

Hauptfunktionen: Streckung des Hüftgelenks (insbesondere bei gestrecktem Knie) und Beugung des Knies

Vorderer Schienbeinmuskel

Lage: Vorderseite des Beines

Hauptfunktionen: Anheben des Fußes, Supination, Adduktion

Schollenmuskel

Lage: Rückseite des Beines

Hauptfunktionen: Absenken des Fußes (stärker isoliert bei gebeugtem Kniegelenk)

Zwillingswadenmuskel

Lage: Rückseite des Beines

Hauptfunktionen: Absenken des Fußes (beim Aufrichten in den Ballenstand)

Die Beine des Menschen sind für die Fortbewegung in jegliche Richtung gedacht, vor allem zum zügigen Gehen langer Strecken, in unserer Gesellschaft sind sie jedoch hauptsächlich auf drei Zustände beschränkt:

- Sitzen
- Stehen
- Gehen, jedoch immer weniger

2 Die Gruppe der Bauch- und Lendenmuskeln

Man weiß, dass sich der menschliche Körper, im Unterschied zu künstlich geschaffenen Maschinen, die sich durch Gebrauch abnutzen, durch körperliche Aktivität heilt und regeneriert. Es verwundert jedoch nicht, dass angesichts der drei Funktionen, für die wir unsere Beine einsetzen, Tag für Tag unzählige Probleme an ihnen auftreten: Kniebeschwerden, Cellulite, geschwollene Knöchel, Probleme an den Zehen, Retroversionen und Beschwerden an der Lendenwirbelsäule (aufgrund mangelnder Beweglichkeit der hinteren Oberschenkelmuskulatur) usw. Immer wieder klagen Patienten darüber, an diesen oder anderen Problemen zu leiden, sie fragen sich allerdings nicht, ob sie genug dafür getan haben, diesen Beschwerden vorzubeugen.

Die Bauchmuskeln

Oberflächliche Ansicht

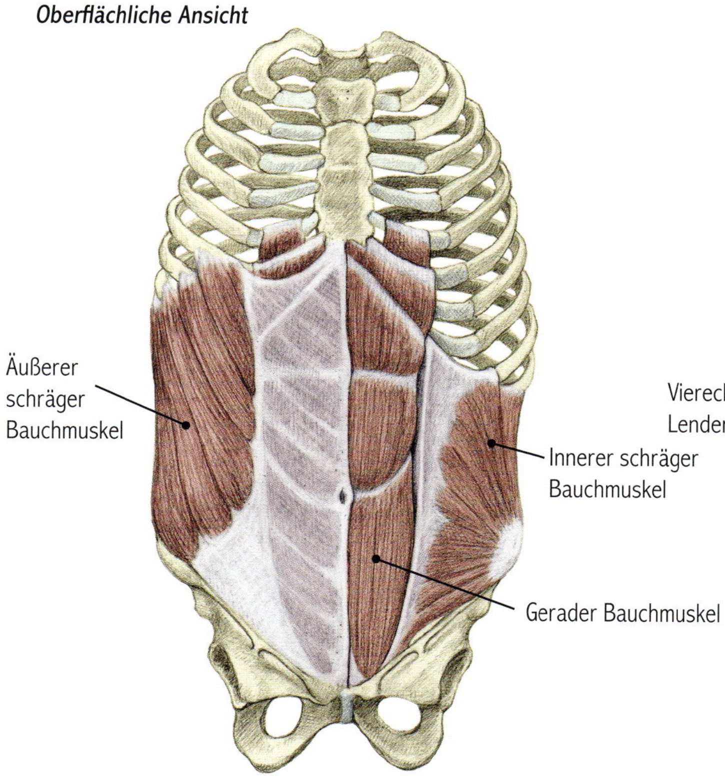

Tiefe Ansicht

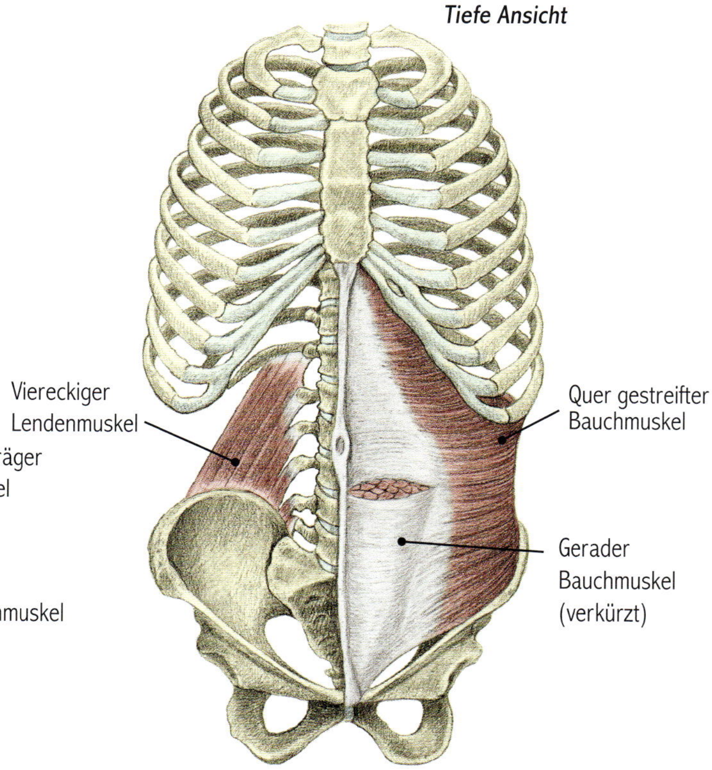

Gerader Bauchmuskel

Lage: Vorderseite des Oberkörpers

Hauptfunktionen: Beugen des Oberkörpers nach vorn

Quer gestreifter Bauchmuskel

Lage: Vorderseite/Seite

Hauptfunktionen: Dient als natürliche Binde für den Oberkörper

Großer/äußerer schräger Bauchmuskel

Lage: Vorderseite des Oberkörpers

Hauptfunktionen: Beugung des Oberkörpers, Neigung zur gleichen Seite und Drehung zur Gegenseite (wenn er einseitig tätig ist)

Kleiner/innerer schräger Bauchmuskel

Lage: Vorderseite des Oberkörpers

Hauptfunktionen: Beugung des Oberkörpers, Neigung zur Seite und Drehung zur gleichen Seite (wenn er einseitig tätig ist)

Die Bauchmuskeln sind die wichtigsten Beugemuskeln des Oberkörpers. Sie werden schlaff und unförmig, wenn sie mit den Jahren und aufgrund unserer sitzenden Lebensweise durch Fettansammlungen verdeckt werden.

Durch keine der drei Verhaltensweisen, die wir bezüglich der Beine erwähnt haben – stehen, sitzen oder gehen – werden sie ernsthaft beansprucht. Einmal mehr führt mangelnde Aktivität zu Atrophie und Erschlaffung. Allerdings muss man realistisch bleiben: Im Gegensatz zu dem, was viele Menschen glauben, kann durch ein isoliertes Trainieren dieser Muskulatur kein bedeutender Rückgang des in diesem Bereich befindlichen Körperfetts erreicht werden. Ein solches Training kann sogar kontraproduktiv sein, da bestimmte Trainingsmethoden zu Hypertrophie führen können, d. h., der Umfang dieser Muskeln und damit auch des Bauches nimmt zu (wie es bei jedem anderen Muskel auch der Fall ist). Nach der Lektüre dieses Buches werden Sie in der Lage sein, Ihr Training korrekt zu planen, um Ihre persönlichen Ziele zu erreichen.

Da es sich um eine Reihe von Muskeln handelt, die bei vielen Übungen für andere Teile des Körpers stark angespannt werden, verwechseln viele Menschen diese Übungen und glauben, die Beanspruchung ziele auf die Bauchmuskeln. Es ist wichtig zu wissen, dass der gerade Bauchmuskel die Rippen mit dem Schambein verbindet, sodass die Bewegung während der Übung zu einer Annäherung zwischen diesen beiden Teilen führen muss. Werden die Beine bewegt, dienen diese im Prinzip als Zusatzgewicht. Alle Bewegungen der Beine, die nicht auch das Becken einbeziehen, stellen eine beinahe ausschließlich isometrische Beanspruchung der Bauchmuskulatur dar. Jede Bewegung, die durch die von den Hüftbeugern hervorgerufene Trägheit zustande kommt, wird nicht mehr von den Bauchmuskeln ausgeführt. Dies ist spätestens seit dem 17. Jahrhundert bekannt, als Newton seine Gesetze formulierte, was die heutige Unkenntnis noch erstaunlicher macht.

Zum Schluss soll daran erinnert werden, dass die Bauchmuskeln nicht allzu sehr gedehnt werden müssen und auch nicht sollten (bei den täglichen Bewegungen im aufrechten Gang sind sie hypotonisch).

2.4 Die Gesundheit der Beine und Gesäßmuskeln

Warum ist nicht die Rede von der Gesundheit der Bauchmuskeln? Weil Verletzungen in diesem Bereich nicht häufig vorkommen, zumindest nicht im Vergleich zu den Beinen. Wenn Sie Verletzungen der Bauchmuskulatur vorbeugen wollen, praktizieren Sie keine Dehnungen oder Anstrengungen, die Ihre Fähigkeiten übersteigen.

Es gibt hingegen nichts Frustrierenderes als eine Verletzung an den Beinen und, im weiteren Sinne, den Gesäßmuskeln. Der Grund liegt auf der Hand: Die allgemeine Beweglichkeit wird erschwert oder unmöglich. Es gibt jedoch eine gute Nachricht, falls Sie sich in dieser Situation befinden: Sie können den restlichen Körper weiterhin trainieren. Sie müssen bei der Auswahl der Übungen lediglich darauf achten, dass keinerlei Gewicht auf den Beinen liegt.

In Fitnessstudios kommt es selten zu Verletzungen der Beine. Ausnahmen bilden Sportler, die aus Eitelkeit versuchen, ihre Stärke unter Beweis zu stellen, indem sie die Geräte mit zu großen Gewichten bestücken. Die überwiegende Mehrheit der Verletzungen treten beim Sport auf, und die berüchtigten Spitzenreiter sind Fußball und der Skisport. Gäbe es diese beiden Sportarten nicht, würden sich die Statistiken zur Erfassung von Knie- und Knöchelverletzungen halbieren. Andererseits wird eine Verletzung dieser Art durch Training nicht verhindert werden können, obwohl ein in Kraft und Beweglichkeit trainiertes Bein ein geringeres Verletzungsrisiko erreichen kann.

Die häufigsten Beinverletzungen sind:

- Verstauchung des Knöchels
- Verstauchung des Knies (und Verletzungen an Meniskus und Bändern)
- Muskelfaserrisse
- Verletzungen an der Achillessehne
- Schmerzen am Schienbein
- Verrenkungen
- Brüche

Mithilfe des folgenden kurzen Tests können Sie den Gesundheitszustand Ihrer Beine beurteilen. Das Ergebnis wird Ihnen oder Ihrem Trainer dabei helfen, ein geeignetes Trainingsprogramm aufzustellen:

	0	1	3
Hatten Sie in den letzten sechs Monaten Beschwerden an den Beinen?	Nein	Gelegentlich	Ja
Sitzen Sie viel?	Nein	Mäßig häufig	Ja
Sind Sie übergewichtig?	Nein	Leicht	Ja
Behalten Sie über lange Zeit die gleiche Körperhaltung bei?	Nein	Mäßig häufig	Ja
Ist die Menopause schon abgeschlossen (nur Frauen) oder sind Sie bereits älter?	Nein	Mittel	Ja
Leiden Sie an Stoffwechselproblemen (Kreislauf, Diabetes ...) oder anatomischen Problemen an den Füßen oder Beinen (Plattfuß, falsches Abrollen des Fußes, Genu valgum (X-Beine) oder Genu varum (O-Beine)?	Nein	Wenig ausgeprägt	Ja
Lassen Sie sich regelmäßig die Beine massieren?	Ja	Gelegentlich	Nein
Führen Sie mehrmals wöchentlich Muskelübungen durch?	Ja	Gelegentlich	Nein
Dehnen Sie sich mehrmals wöchentlich?	Ja	Gelegentlich	Nein
Haben Sie vor kurzem eine (schwere) Beinverletzung erlitten?	Nein	Leicht	Ja
Praktizieren Sie eine Sportart mit erhöhtem Verletzungsrisiko? (Fußball, Tennis und andere Rückschlagsportarten, Handball, Basketball, Rugby, Kampfsport, Sportgymnastik)	Nein	Gelegentlich	Ja

Richtwert-Tabelle zur Veranlagung für Beinbeschwerden.

Summe der Einzelwerte =	
Multipliziert mit	x 3
Gesamt =	
Minimales Risiko = 0 Maximales Risiko = 99	

Je näher Sie dem Höchstwert 99 kommen, desto höher ist die Wahrscheinlichkeit, dass es bei Ihnen mittelfristig zu Beschwerden oder vielleicht zu einer Verletzung der Beine kommt. Nähert sich Ihr Wert der Zahl 0, liegt ein geringes Risiko vor. Werden Sie jedoch nicht unvorsichtig. Bedenken Sie, dass dieser Test auf subjektiven Einschätzungen beruht und daher eine gewisse Fehlerquote existiert. In jedem Fall dient er aber dazu, sich einiger unvorteilhafter Verhaltensweisen bewusst zu werden und sie zu vermeiden.

Frauen nach der Menopause und älteren Menschen raten wir dazu, die Gelenke durch einen Arzt untersuchen zu lassen und eine Messung der Knochendichte durchzuführen.

Wenn Sie diese Ratschläge befolgen, tun Sie das Richtige, um Ihre Beine, von der Hüfte bis zu den Füßen, zu schützen:

- Weder im Stehen noch im Sitzen sollten Sie sich längere Zeit nicht bewegen. Alle 45 bis 60 Minuten sollten Sie die Position ändern und die Beine bewegen.
- Falls Sie Sportarten ausüben, die ein Verletzungsrisiko für Ihre Beine bergen, wärmen Sie die Muskeln vor dem Training auf und dehnen Sie sie.
- Nach dem Aufwärmen vorsichtig mit dem Training beginnen und langsam steigern.
- Verinnerlichen Sie die Technik einer Übung, bevor Sie sie intensiv durchführen.
- Falls Ihr Trainingsziel der Aufbau von Muskelmasse ist, erhöhen Sie nicht zu früh die Gewichte. Die Muskulatur baut sich schneller auf als die Gelenke und Bänder.
- Reduzieren Sie die Muskelspannung durch professionelle Massage der Beine.
- Verzichten Sie auf hohe Absätze und versuchen Sie, aufgerichtet und natürlich zu gehen.
- Laufen oder trainieren Sie nicht auf hartem Untergrund, wie z. B. Asphalt. Laufen Sie nie in der Stadt.
- Verwenden Sie qualitativ hochwertiges und speziell für die jeweilige Sportart entwickeltes Schuhwerk.
- Streichen oder reduzieren Sie Übungen, bei denen Ihre Gelenke stark beansprucht werden.
- Verzichten Sie möglichst auf Sportarten und Übungen, bei denen Ihre Kniegelenke eine seitliche Drehung durchführen müssen, wie Skifahren, Fußball, Tennis, usw., bzw. reduzieren Sie zumindest die Häufigkeit.
- Verwenden Sie bei jeglichen Aktivitäten im Alltag, bei denen Sie sich auf den Boden knien müssen, eine gepolsterte Unterlage für Ihre Knie, sei es im Sport, im Beruf oder in der Freizeit.
- Falls Beschwerden oder Schmerzen auftreten, liegt ein Problem vor. Suchen Sie einen Arzt auf.

Es gibt zwei häufige Ursachen für Verletzungen beim Muskeltraining der Beine:

- zu viel Gewicht
- Verschiebung der Gelenke

Die erste ist ziemlich offensichtlich und soll daher nicht weiter erläutert werden. Bei der Verschiebung der Gelenke beziehen wir uns auf eine erwiesene Tatsache: Die Gelenke unseres Körpers erfüllen ihre Funktion nur innerhalb bestimmter Richtungen, Winkel und Bewegungsabläufe optimal. Gelegentlich können sie auch außerhalb dieser Grenzen arbeiten, im Training sollten sie allerdings nicht weit abseits ihrer natürlichen Bewegungsachse bewegt werden, oder es besteht das Risiko einer Verletzung.

Die natürlichen Bewegungen der Hauptgelenke der Beine sind:

Gelenke	Bewegungen und ungefähre Winkel
Hüftgelenk	Beugung 130–140° Streckung 10–15° Abduktion 30–50° (1) Adduktion 20–30° Einwärtsdrehung 30–40° Auswärtsdrehung 40–50°
Kniegelenk	Beugung 120–150° Streckung 5–10° (Überstreckung) Einwärtsdrehung 10° (2) Auswärtsdrehung 25°
Sprunggelenk	Beugung und Streckung 60–80° gesamt Winkelmaße für Supination und Pronation können nicht angegeben werden (3)

(1) Es ist zu beachten, dass es eine Gymnastikübung gibt, bei der angeblich die Beine in einem Winkel von 180° geöffnet werden können. Das Aufeinandertreffen der Knochen macht dies aber unmöglich. Was tatsächlich geschieht, ist eine Abduktion bei gleichzeitiger Beugung.

(2) Eine Rotation des Knies ist nur bei gleichzeitiger Beugung möglich. Die Rotation bei gestrecktem oder nahezu gestrecktem Knie ist eine der häufigsten Verletzungsursachen in der Sportwelt bei Bändern und Meniskus.

(3) Reine Supination und Pronation gibt es beim Fuß nicht, es handelt sich immer um eine Kombination von verschiedenen Bewegungen.

Ein Beispiel: Das Knie kann gebeugt/gestreckt werden und eine leichte Rotation ausführen, wenn es angewinkelt ist. Wenn Sie das Knie aber drehen, während es bei einer Kniebeuge oder einer anderen Übung gebeugt wird, riskieren Sie eine schwere Verletzung.

Wenn man dies weiß, muss man die Empfehlung aussprechen, auf ärztlichen Rat keinerlei Übungen auszuführen, wenn eines dieser Gelenke gedreht ist, und wenn es gedreht ist, dann ausschließlich mit geringem Gewicht. Das heißt, ein gedrehtes Knie- oder Knöchelgelenk darf nicht belastet werden. Die natürlichen Bewegungsabläufe sind einzuhalten.

Bekanntlich können manche Verletzungen durch Aufwärmen vermieden werden, leider jedoch nicht alle. Wir empfehlen ca. 10 Minuten leichtes Joggen oder Aufwärmen auf einem Ergometer. Sollen Übungen zum Muskelaufbau durchgeführt werden, beginnt man normalerweise mit kurzem Dehnen, Gelenkbewegungen und einem oder zwei leichten Sätzen der Übung, die zuerst ausgeführt werden soll.

Führen Sie keinesfalls den ersten Satz der geplanten BBP-Übung mit großen Lasten durch. Dieser Versuchung erliegen diejenigen Sportler, die vorzugsweise nach dem Prinzip der umgekehrten Pyramide trainieren, wobei mit großer Last begonnen wird, welche bei den folgenden Sätzen immer mehr reduziert wird. Es besteht ein großes Verletzungsrisiko, falls dieser erste Satz sehr belastend ist.

Es wurde bereits erwähnt, dass unser Körper sich durch Bewegung positiv verändert. Babys beginnen schnell zu krabbeln und Kinder haben einen großen Bewegungsdrang. Jedoch werden wir in unserer Gesellschaft von Kindesbeinen an dazu angehalten, kontrolliert stillzusitzen. Die Lehrpläne für den Sportunterricht an Schulen reichen für den Ausgleich dieser Bewegungslosigkeit nicht aus. Im Erwachsenenalter verbessert sich die Situation keineswegs, ganz im Gegenteil, sie verschärft sich. Beruf, Haushalt, Stress ... Wir müssen wieder die Kontrolle über unsere körperliche Fitness übernehmen, wir müssen die Beine und den restlichen Körper trainieren.

Lauftraining ist diejenige Sportart, bei der es am häufigsten zu einem Übertraining kommt. In dem Glauben, dass Laufen der gesündeste Sport sei, laufen manche Sportler viele Stunden und gönnen sich zu kurze Erholungsphasen. Es gibt nicht die eine perfekte Sportart, deshalb ist es am besten zu variieren.

Falls Sie verletzt waren und die Beine wieder trainieren wollen, besprechen Sie mit Ihrem Arzt und Trainer, welche Methode die beste ist. Heutzutage werden in der Rehabilitation nach Verletzungen keine langen Schonungsphasen mehr verordnet, da es zu Atrophie, Abnahme der Knochendichte, Verwachsungen, Durchblutungsproblemen, usw. kommen kann. Kehren Sie allerdings nicht zu schnell zu Ihrem gewohnten Sportpensum zurück. Im Allgemeinen sollten Sie sich für sanfte Low-Impact-Übungen entscheiden, wie z. B. Gehen, Ergometertraining, usw. Schwimmen ist kein gutes Beintraining: Bei manchen Stilen wie dem Kraulen arbeiten sie nicht genug, und bei anderen wie dem Brustschwimmen kommt es zu ungünstigen seitlichen Belastungen für das Kniegelenk. Außerdem wirkt es nur unwesentlich der Entstehung von Osteoporose entgegen.

Eine geeignete Technik zur Vorbeugung von Verletzungen ist propriozeptives Training. Hierbei wird der Körper darin geschult, auf die Signale der Nervenrezeptoren zu reagieren und die für die Haltung verantwortlichen Muskeln anzuspannen oder zu entspannen. Wenn Sie immer auf einem Laufband laufen oder auf einem Ergometer Rad fahren, werden Sie diesen propriozeptiven Sinn kaum anwenden. Sie sollten ins Gelände gehen und auf Wegen laufen, die Richtung wechseln, sich an die unterschiedliche Härte des Untergrunds anpassen, an Steigungen und abschüssiges Gelände ... Bedenken Sie, dass der Mensch seit Tausenden von Jahren genau dies macht, und dass wir erst vor wenigen Jahrzehnten damit aufgehört haben.

3. Das Erfolgsrezept für einen straffen und definierten Körper

Sie haben die Wahl zwischen Fett oder Muskeln, andere Optionen gibt es nicht. Haben Sie also keine Angst davor, Sport zu treiben und sogar Gewichte im Fitnessstudio zu heben, denn dies ist die beste Methode, um einen straffen Körper zu erhalten und ihn zu definieren.

3.1 Was den Körper strafft und definiert und was nicht

Es sind unzählige Cremes und Geräte auf dem Markt, mit denen der Körper definiert, Fett abgebaut und die Wunschfigur erreicht werden soll. Allerdings ist der wissenschaftliche Nachweis bei der Mehrheit dieser Produkte mehr als fragwürdig.

Soweit wir wissen, ist die beste Methode, um Fett abzubauen und unseren Körper zu straffen und letztendlich zu definieren, nicht der Einsatz von Cremes, Ölen, Algen, Massagen, Klopf- oder Druckmassagen, Schröpfen, kalten oder heißen Wechselduschen, Saunagängen, Thermokleidung, Kälte-, Laser-, Ultraschall- oder Radiofrequenzbehandlungen, Wasserstrahltherapie, oder das Befolgen der Empfehlung, mehr Wasser zu trinken bzw. zu bestimmten Mahlzeiten keines zu trinken, oder das Verzehren gewisser Pflanzen und Nahrungsmittel mit Wunderkräften. Ebenso wenig helfen Akupunktur, Farbtherapie, magische Rituale oder es sich von ganzem Herzen zu wünschen. Das heißt nicht, dass dies alles schädlich ist, im Gegenteil. Manche dieser Maßnahmen sind gut für die Haut und das psychische und physische Wohlbefinden. Andere allerdings überhaupt nicht ... Jedenfalls sind sie nicht der Schlüssel zum Abbau von Fett, und sie tragen so gut wie gar nichts zur Definition unseres Körpers bei. Warum haben sie so viel Erfolg? Weil es viel bequemer ist, eine Creme aufzutragen oder ein Massagegerät zu kaufen, als zum Joggen das Haus zu verlassen oder in einem Fitnessstudio zu trainieren.

Die wissenschaftlich bewiesene Formel zum Tonisieren und Definieren unseres Körpers lautet:

Training für Muskelaufbau/Erhöhung des Muskeltonus + Aerobes Training + gesunde Ernährung

Am häufigsten vertreten ist in unserer Gesellschaft eine Kombination aus leichtem Übergewicht und gleichzeitiger Schlaffheit oder fehlendem Muskeltonus. Daher richten sich unsere Ratschläge an diesen Personenkreis.

Wie bereits gesagt: Haben Sie keine Angst davor, Sport in einem Fitnessstudio zu treiben – auch mit Gewichten. Viele Menschen wollen den Muskeltonus ihres Körpers verbessern und ihre Figur definieren, ohne Muskulatur aufzubauen. Ihnen muss klar werden, dass die Figur unseres Körpers von seinen Bestandteilen ausgemacht wird. Diejenigen, die wir von außen wahrnehmen und sehen können, sind hauptsächlich Wasser, Muskeln und Fett. Wasser und Fett sind amorph, sie passen sich Vertiefungen und Hohlräumen an, wo sie sich immer mehr ansammeln. Die Muskeln aber sind formbar. Hat jemand sehr wenig Fett, aber viele Muskeln, sprechen wir von einer besonderen Gruppe von Sportlern: Bodybuildern oder Fitness-Athleten. Nicht jedem gefällt dieses extrem muskelbetonte Aussehen, und viele haben deshalb Bedenken, sich in einem Fitnessstudio anzumelden oder an

Geräten und mit Kurzhanteln zu trainieren. Ein kluger Trainer sollte Ihnen diese Angst nehmen. Die richtige Strategie ist das Aufstellen eines Ernährungsplans und aerobes Training zum Abbau von Fett und überschüssigem Wasser. Gleichzeitig soll aber die unserer Gesundheit zuträgliche Menge Wasser und Fett erhalten bleiben, die dafür notwendig ist, unserer Figur die geeigneten Kurven zu verleihen. Das Training ist aber noch nicht vollständig, wenn wir die Muskeln nicht beanspruchen. Dies ist die einzige Maßnahme zum Anheben abgesunkener Körperpartien, jede einzelne Wölbung wird gestrafft und unser physisches, ästhetisches und, falls gewünscht, sogar sportliches Wohlbefinden wird gesteigert. Wenn Sie einen attraktiven Körper sehen, nehmen Sie vor allem die Muskulatur unter der Haut wahr, selbst wenn das auf den ersten Blick gar nicht offensichtlich ist.

Eine weitere Säule dieses ganzen Prozesses ist die Ernährung. Bevor wir über Trainingspläne sprechen und die Übungen erklären, müssen wir uns deshalb vorher in einem Kapitel mit intelligenter Ernährung befassen.

3.2 Das Erfolgsrezept für einen straffen und definierten Körper

Nach diesen Ausführungen kommen wir nun zu einigen Schlüsselfaktoren für das Straffen und Definieren des Körpers:

1. Es sind die Muskeln, die dem Bereich Bauch – Beine – Po Straffheit verleihen. Daher sollten sie im richtigen Maß mit Übungen zur Stärkung des Muskeltonus und zum Aufbau der Muskulatur trainiert werden.

2. Ist ein Muskel mit gutem Muskeltonus von einer weichen Fettschicht bedeckt, wirkt dieser Bereich weich, weshalb der Fettanteil reduziert werden muss.

3. Die Körperhaltung ist ein entscheidender Faktor bei der Definition des Körpers. Halten Sie Ihren Körper beim Gehen, Sitzen und Stehen aufgerichtet. Dies gilt vor allem für die Schultern. Lassen Sie sie nicht nach vorne fallen.

4. Der Bereich Bauch – Beine – Po lässt sich weder durch Massagen, Cremes noch Wechseltemperaturbehandlungen formen, jedenfalls nicht in nennenswertem Umfang. Definieren Sie Ihren Körper mittels Training und Ernährung.

5. Ihre genetische Veranlagung bildet die Grundlage, entscheidend ist jedoch Ihre Lebensführung: Finden Sie sich nicht mit Übergewicht oder Cellulite ab, weil auch Ihre Eltern daran gelitten haben.

6. Die Ernährung macht mindestens die Hälfte des Erfolgs auf dem Weg zu einem gesunden und fitten Körper aus. Körperliches Training nützt nichts, wenn Sie sich falsch ernähren.

7. Achten Sie auf Ihre Gesundheit und vermeiden Sie Situationen, in denen Sie sich verletzen könnten. Das soll dazu beitragen, den Körper zu straffen und zu definieren? Selbstverständlich, denn wenn Sie sich verletzen oder krank werden, müssen Sie Ihr Training reduzieren oder unterbrechen, und das hindert Sie daran, Ihre Ziele zu erreichen.

8. Suchen Sie sich Menschen, die Ihre Ziele teilen, zumindest im Fitnessstudio oder an dem Ort, wo Sie trainieren. So finden Sie die Motivation zum Weitertrainieren.

9. Ignorieren Sie die Versprechungen alternativer Behandlungen oder Wundertherapien, egal um welches Produkt es sich handelt. Dadurch schaden Sie nicht nur Ihrem Geldbeutel, sondern vielleicht sogar Ihrer Gesundheit, ganz abgesehen von der Zeitverschwendung. Körperliches Training und Ernährung: Das sind die Schlüsselfaktoren.

4. Intelligente Ernährung

Wir beginnen dieses Kapitel mit der Entzauberung eines Mythos: Es gibt keine schlank machenden Nahrungsmittel. Somit gibt es auch keine gesunden und wirksamen Diäten, die auf einem einzigen Nahrungsmittel oder einer kleinen Gruppe von Nahrungsmitteln basieren.

Der Unterschied zwischen „Ernährung" und „intelligenter Ernährung" ist folgender: Erstere dient der Sättigung, die zweite arbeitet auf das Ziel hin, uns in angemessenem Maße zu ernähren.

Diät halten heißt nicht weglassen, sondern auswählen.

4.1 Machen alle Nahrungsmittel dick?

Alle Nahrungsmittel führen zu mehr oder weniger Gewichtszunahme, abhängig von der Kalorienmenge, die sie enthalten, und von der Art und Weise, wie unser Körper sie verdaut und aufnimmt. Kein Nahrungsmittel ist allerdings in der Lage, „negative Kalorien" zu liefern oder „Fett zu binden", um es später auszuscheiden. Falls es ein solches Nahrungsmittel gibt, ist es zumindest bisher nicht bekannt. Sollten Sie von einem solchen Produkt hören, sind Sie mit Sicherheit innerhalb kürzester Zeit der reichste Mensch der Welt, denn das wäre die Erfüllung eines der größten Träume der Menschheit. Da dieser Fall noch nie eingetreten ist, sollten Sie das vergessen.

Andererseits machen Vitamine, Mineralstoffe und Wasser nicht dick. In manchen Publikationen ist zu lesen, dass Menschen, die zu Flüssigkeitseinlagerung neigen, weniger Wasser trinken sollten. Das ist komplett falsch. Jeder muss ausreichend Wasser zu sich nehmen, und falls man trainiert, muss man reichlich trinken. Wasser macht nicht dick, und mehr zu trinken bedeutet nicht, dass man mehr Wasser einlagert. Allenfalls müssen Sie häufiger die Toilette aufsuchen, das ist aber nicht schädlich.

Nachdem wir diesen wichtigen Punkt erwähnt haben, soll erläutert werden, dass sich nicht alle Nahrungsmittel gleich verhalten. Das ist allseits bekannt. Aus diesem Grund sollten wir wissen, was wir essen müssen, wenn wir uns ausgewogen ernähren und gesund und schlank bleiben wollen.

Besonders irreführend sind die Ansätze einiger Ernährungswissenschaftler, die uns glauben machen wollen, dass durch die Kombination bestimmter Nahrungsmittel ein Gewichtsrückgang möglich sei. Man liest lächerliche Artikel mit dem Tenor „nach den Mahlzeiten kein Obst essen, oder nicht auf leeren Magen, Eiweiß und Kohlenhydrate nicht mischen" usw. Für solche Behauptungen gibt es keine wissenschaftlichen Beweise. Hier wird versucht, die Gutgläubigkeit mancher Menschen zu Geld zu machen. Um es zu wiederholen: Es ist einfacher, z. B. bestimmte Nahrungsmittel nicht mehr zu mischen, als eine Stunde zu joggen. Sie haben die Wahl zwischen dem einfachen aber falschen oder dem richtigen Weg.

4.2 Tipps zur Optimierung unserer Ernährung

An dieser Stelle folgt eine Reihe von Tipps zur Verbesserung unserer Ernährung.

Tipp 1: Kaufen Sie intelligent ein

Falls in Ihrer Wohnung viele ausgefallene Produkte mit hohem Kaloriengehalt zur Hand sind, wenn Sie Hunger haben oder wenn Sie gerade eine Mahlzeit zubereiten, haben Sie viele Möglichkeiten, die falsche Entscheidung zu treffen. Gehen Sie einkaufen, wenn Sie gerade gegessen haben. Wenn Sie hungrig einkaufen gehen, steigt die Wahrscheinlichkeit, dass Sie die falsche Entscheidung für Ihr Gewicht und Ihre Gesundheit treffen. Füllen Sie aber in jedem Fall Ihren Einkaufskorb mit gesunden Lebensmitteln. Sollten Sie auswärts essen, bestellen Sie Gerichte mit Fisch, Huhn und verschiedenen Sorten Obst und Gemüse. Diese sind nicht nur gesünder, sondern haben normalerweise auch weniger Kalorien.

Befolgen Sie diesen Rat, werden Sie das nächste Mal, wenn Sie Hunger haben, zu einem Apfel greifen und nicht zu einem Keks – in Ihrer Speisekammer oder in Ihrem Kühlschrank werden Sie genau das finden.

Tipp 2: Essen Sie regelmäßig

Die Verbindung von übermäßiger Kalorienzufuhr und körperlicher Inaktivität ist zwar die Hauptursache für Übergewicht, jedoch nicht die einzige. In diesem Zusammenhang ist es keine gute Idee, Mahlzeiten auszulassen oder zu Unzeiten zu essen. Fehlfunktionen bei manchen Stoffwechselvorgängen, wie die Wirkung des Appetithormons Leptin, sind ein weiterer Faktor bei einigen Ausprägungen von Übergewicht. Genau dieses Hormon war Gegenstand von Studien und Kontroversen, da man annahm, dass es das endgültige Heilmittel für Übergewicht sei. Es hat sich aber gezeigt, dass die Sache nicht so einfach ist. Es wird weiter daran geforscht.

Wenn Sie bei Ihren Essenszeiten eine Routine einführen, wird alles einfacher. Das Wort „Routine" hat in vielen Bereichen unseres Lebens einen schlechten Ruf, aber nicht in diesem.

Tipp 3: Essen Sie geringere Mengen

Es gibt perfekt ausbalancierte Diäten, was die Art der Nährstoffe anbelangt, bei denen allerdings zu große Mengen gegessen werden. In diesem Fall liegt die Lösung auf der Hand: Bei jeder Mahlzeit weniger essen. Für gewöhnlich essen wir zu viel. Es gilt, die Verhältnismäßigkeit zu wahren: Wer sich viel körperlich betätigt, muss mehr essen, und umgekehrt.

Die Gründe, aus denen wir zu viel essen, sind vielfältig, wir wollen einige von ihnen genauer betrachten:

- Das Gaumenerlebnis, d. h. Textur, Temperatur, Aroma und Geschmack der Lebensmittel. Es ist logisch anzunehmen, dass jemand von einem Nahrungsmittel, das ihm gut schmeckt, mehr isst, und umgekehrt. Niemand verlangt von Ihnen, auf den Genuss des Essens zu verzichten, ganz im Gegenteil, essen Sie langsam und genießen Sie jeden Bissen. Vermeiden Sie jedoch Exzesse.

- Die Vielfalt des Angebots: Ist der Tisch überladen mit einer großen Auswahl unterschiedlichster Speisen, neigen wir dazu, mehr zu essen. Wie oft haben Sie schon an einem Selbstbedienungsbuffet so viel gegessen, dass Sie mehr als satt waren? Und bei einer Familienfeier? Stellen Sie nur die notwendige Menge an Speisen auf den Tisch.

- Die Größe der Portionen: Nachweislich essen wir mehr, wenn der Teller und die darauf servierte Portion größer sind. Fast instinktiv lassen wir kein Essen auf dem Teller liegen. Wenn Sie weniger zu essen beabsichtigen, verwenden Sie kleinere Teller und legen Sie weniger darauf.
- Unser soziales Umfeld: Wenn wir in einem Restaurant sind und für das Essen bezahlt haben, essen wir wahrscheinlich alles auf, damit sich unsere bescheidene finanzielle Investition lohnt. Selbst wenn wir satt sind, akzeptieren wir wahrscheinlich noch eine Nachspeise, wenn sie uns angeboten wird und im Preis inbegriffen ist. Noch ein Beispiel: Bestimmt erscheint eine extragroße Portion Hamburger mit Erfrischungsgetränk in irgendeinem Schnellrestaurant ihr Geld wert zu sein, aber: Brauchen wir wirklich diese Riesenmenge an Nahrung?

Wenn Sie Ihr Gewicht reduzieren wollen und sich unsicher sind, ob das eine oder andere Lebensmittel in ihren täglichen Speiseplan passt, sollten Sie lieber die Strategie der kleinen Portionen anwenden als Mahlzeiten auszulassen oder einzelne wichtige Lebensmittel zu verbannen, und damit die Nährstoffe, die sie liefern.

Tipp 4: Essen Sie wenig Fett

Eine weitere schlechte Entscheidung ist die Einbeziehung von kontraproduktiven Lebensmitteln in unsere Ernährung, die zwangsläufig zu Übergewicht führen. Fette, vor allem tierische Fette, sind hierfür das deutlichste Beispiel. Süßigkeiten sind schlecht für unsere Ernährung, Fette jedoch noch mehr. Sie möchten einen Nachtisch? Essen Sie statt Kuchen, Waffeln oder Eis doch einfach Obst.

Bekanntlich gibt es Fette, die sich unterschiedlich gut oder schlecht auf unsere Gesundheit auswirken. Olivenöl ist besser als Butter oder Palmöl, sie alle enthalten jedoch viele Kalorien.

Tipp 5: Nehmen Sie fünf oder sechs Mahlzeiten am Tag zu sich

Der Kaloriengehalt der einzelnen Mahlzeiten sollte nicht zu unterschiedlich sein. Wie bereits gesagt, ist es besser, fünf oder sechs Mahlzeiten einzuplanen, als sich auf eine oder zwei zu beschränken. Außerdem liegt dann weniger Zeit zwischen den Mahlzeiten, dadurch entsteht kein Hungergefühl, und Sie verspüren auch nicht das Bedürfnis, zwischen den Mahlzeiten eine Kleinigkeit zu essen. Drei bis vier Stunden nach der Nahrungsaufnahme kommt ein erneutes Hungergefühl auf. Wenn Sie kurz davor etwas essen, vermeiden Sie dieses unangenehme Gefühl und erhalten sich ein optimales Energielevel.

Abends sollten Sie pausieren. Es ist keine gute Idee, zum Essen aufzustehen und sich direkt danach wieder hinzulegen.

Tipp 6: Treiben Sie Sport

Passt die Empfehlung, Sport zu treiben, in ein Kapitel, in dem es um Ernährung geht? Natürlich, es gibt nichts, was enger miteinander zusammenhängt. Mangelnde Bewegung ist einer der Hauptgründe für das Scheitern von Diäten.

Beim Sport verbrauchen Sie nicht nur Kalorien, Sie aktivieren auch Ihren ganzen Organismus, der Cholesterin-, Triglicerid- und Blutzuckerspiegel wird reguliert usw. Unabhängig von Ihrem Alter, Gewicht oder Lebensstil: Es gibt eine Form der körperlichen Betätigung, die für Sie geeignet ist, und Sie sollten sie ausüben. Konsultieren Sie Ihren Arzt und Sportfachleute. Sport ist bei jedem zu mindestens 50 % daran beteiligt, das Gewicht zu halten, gesund zu bleiben und das körperliche Erscheinungsbild zu wahren. Beschränken Sie sich nicht allein auf die Ernährung. Bedenken Sie: Wenn adipöses Gewebe schlecht mit Gefäßen versorgt ist, ist es für den Körper sehr schwierig, das dort gespeicherte Fett zu erreichen und in Energie umzusetzen. Es besteht definitiv ein riesiger Unterschied zwischen einer Person, die lediglich eine Diät macht, und jemandem, der zusätzlich trainiert.

Fassen wir zusammen: Es gibt verschiedene Schlüsselfaktoren für das Halten des richtigen Gewichts und das Bewahren der Gesundheit:

- Das Gleichgewicht von Energiezufuhr und körperlichem Training: Verhältnis von Kalorienaufnahme zu Kalorienverbrauch.

- Ihr Speiseplan: Nicht nur der Kaloriengehalt, sondern auch die enthaltenen Nährstoffe müssen berücksichtigt werden.

- Der Grundumsatz unseres Stoffwechsels: der Energieverbrauch im Ruhezustand durch die lebenserhaltenden Funktionen unseres Körpers

- Die Art der körperlichen Betätigung: Durch anaerobes Training wird eine Zunahme der Muskelmasse und des Muskeltonus unterstützt, bei aeroben Übungen wird das Körperfett als Brennstoff verbraucht.

- Sonstige: Genetische Veranlagung, Krankheiten, Medikation, etc.

5. Fettleibigkeit und Cellulite

Sind Fettleibigkeit und Cellulite dasselbe? Nicht ganz.

Cellulite, oder Lipodystrophie, ist die Ansammlung von Unterhautfettgewebe an örtlich begrenzten Stellen des Körpers, die dadurch mehr oder weniger entzündet erscheinen und das bekannte Aussehen von Orangenhaut aufweisen. Frauen sind häufiger betroffen, jedoch nicht ausschließlich.

Fettleibigkeit ist eine Art von Übergewicht, die hauptsächlich durch die Ansammlung von Fett ausgelöst wird. Frauen und Männer sind gleichermaßen betroffen.

In beiden Fällen liegt eine übermäßige Fettansammlung vor. Bei Cellulite tritt aber durch die „Verkapselung" des Fetts zwischen den Bindegewebssträngen das charakteristische Aussehen und die typische Textur auf.

5.1 Fettleibigkeit und Cellulite erkennen

Obwohl beide eng zusammenhängen, kann Cellulite auch bei Menschen auftreten, die nicht übergewichtig sind, es gibt sogar sehr schlanke Menschen, die Cellulite haben. Ein weiterer grundlegender Unterschied ist, dass sich Cellulite vor allem auf den Bereich der Beine, der Hüfte und des Gesäßes konzentriert. Dabei werden die adipösen Zellen (die Fettdepots) immer größer und mehr oder weniger verhärtet. Hinzu kommen Wassereinlagerungen, d. h. es wird unnormal viel Flüssigkeit gespeichert. Folliculinum ist eines der Hormone, die diese Problematik auslösen, zusammen mit Schwierigkeiten des Lymphsystems bei der Entwässerung der betroffenen Bereiche.

Wie kann man Cellulite feststellen?

Am besten sprechen Sie mit Ihrem Arzt. Es ist aber ein Indiz, wenn die Haut an den Oberschenkeln und der Hüfte ein körniges Aussehen hat, vor allem, wenn man sie zusammenschiebt.

Wie kann man Übergewicht feststellen?

Auch hier kann Ihr Arzt die entsprechenden Untersuchungen durchführen. Vielleicht ist aber auch Ihr persönlicher Trainer dazu in der Lage.

Es gibt Statistiken, die den Körperbau mit dem Gewicht in Verbindung bringen. Im Allgemeinen liegt bei erwachsenen Männern der Fettanteil bei etwa 15% des Körpergewichts und bei Frauen bei ca. 20–25%. Wir sprechen von Übergewicht, wenn der Anteil bei Männern über 20–25% und bei Frauen über 30–35 % liegt. Es existieren aber viel genauere Indikatoren zur Definition von „Idealgewicht“ und „Übergewicht“. Zur Schätzung des Fettanteils werden unterschiedliche elektronische Apparate eingesetzt oder, was weniger zuverlässig ist, die Körperfalten vermessen.

1972 stellte Ancel Keys auf der Grundlage der 1869 von Lambert Adolphe Jacques Quetelet veröffentlichten Arbeiten die Formel auf, die bis heute mit leichten Anpassungen als Standardverfahren zur Diagnose von Fettleibigkeit eingesetzt wird: den sogenannten Body Mass Index (BMI). Bei Menschen mit normalem Körperbau im Alter zwischen 20 und 65 Jahren, ausgenommen Bodybuilder oder Menschen mit ausgeprägter Muskulatur, wird dieser Index normalerweise verwendet, wenn festgestellt werden soll, ob diese Person normalgewichtig ist oder nicht. Es ist von Interesse und lohnenswert, ihn zu kennen.

Body Mass Index

BMI = Gewicht (kg) / Körpergröße (m) x Körpergröße (m)

Kategorie	BMI (kg/m^2)
Untergewicht	< 18,5
Normalgewicht	18,5 - 24,9
Übergewicht	25 - 29,9
Adipositas Grad I	30 - 34,9
Adipositas Grad II	35 - 39,9
Adipositas Grad III (morbide A.)	40 - 49,9

Beachten Sie folgende Beispiele:

1,70 m und 60 kg: BMI = 60 / 1,70 x 1,70 = 20,8 (Normalgewicht)

1,70 m und 68 kg: BMI = 68 / 1,70 x 1,70 = 23,5 (Normalgewicht)

Diese mathematischen Berechnungen, kombiniert mit statistischen Daten, förderten eine entscheidende Erkenntnis zutage: Das Verhältnis des Körpergewichts zur Körpergröße spielt eine Rolle, aber auch der Fettanteil an diesem Gewicht. Der BMI ist zwar ein guter Indikator zur Bestimmung der Fettleibigkeit, aber die Art und Weise, wie sich das Fett (das Übergewicht) im Körper verteilt, ist ebenso entscheidend bei der Einschätzung des

Gesundheitszustands und des Krankheitsrisikos. Es musste nach einer dritten Methode gesucht werden, mit der die Möglichkeiten zur Diagnose von Fettleibigkeit komplett wären: die Messung des Taillenumfangs.

Anders gesagt: Falls Sie sich nicht nur für die Ästhetik Ihrer Körperformen interessieren, sondern auch für Ihre Gesundheit, sollten Sie überprüfen, ob sie folgende Werte an Bauchumfang übersteigen:

Gesundheitsrisiko	Männer	Frauen
nicht erhöht	< 94	< 80
leicht erhöht	> 94	> 80
deutlich erhöht	> 102	> 88

Berücksichtigen Sie, dass diese Angaben auf statistischen Erhebungen beruhen. Unsere Gesundheit hängt von viel mehr Faktoren ab.

5.2 Die Ursachen von Fettleibigkeit und Cellulite

Zwar ist die genetische Veranlagung eine der Hauptursachen für die Entwicklung dieser beiden Krankheitsbilder, man erzielt aber in Studien derzeit große Fortschritte, was die Beeinflussung dieser Parameter angeht. Leiden die Eltern an Übergewicht oder Cellulite, bedeutet dies allerdings nicht, dass die Kinder zwangsläufig ebenfalls daran erkranken. Wie bereits erwähnt, handelt es sich um eine Veranlagung.

Die Ernährung ist einer der wichtigsten Faktoren. Speisen mit hohem Fett- oder Kaloriengehalt, Süßigkeiten usw. sind unsere großen Feinde, vor allem, wenn man nicht gleichzeitig körperlich aktiv ist. Sie werden so gut wie keinen Athleten mit Übergewicht oder Cellulite finden, selbst wenn seine Eltern daran gelitten haben.

Auch der hormonelle Faktor und Kreislaufstörungen dürfen keinesfalls vernachlässigt werden.

Die folgenden Maßnahmen sind das Effektivste, was Sie machen können.

Das Erfolgsrezept zur Vermeidung und Bekämpfung von Fettleibigkeit und Cellulite:

1. Trainieren Sie, machen Sie sowohl aerobe Übungen als auch solche für den Muskeltonus und -aufbau. Vier- bis sechsmal pro Woche.

2. Nehmen Sie nicht mehr Kalorien zu sich als Sie verbrauchen. Zur Vorbeugung des Hungergefühls nehmen Sie alle drei bis vier Stunden eine kleine Mahlzeit zu sich.

3. Ernähren Sie sich gesund. Reduzieren Sie den Verzehr von gesättigten, vor allem tierischen Fetten auf ein Minimum. Verzichten Sie auf Süßigkeiten.

4. Trinken Sie Wasser. Verzichten Sie auf Alkohol und andere Getränke.

5. Pflegen Sie einen aktiven Lebensstil. Gehen Sie zu Fuß, benutzen Sie die Treppe. Statt sich (außerhalb der dafür vorgesehenen Zeiten) zum Essen mit Ihren Freunden zu treffen, sollten Sie lieber einen Spaziergang mit ihnen unternehmen.

Es gibt aber auch andere Gewohnheiten, deren Einfluss zwar nicht so groß ist, die man aber trotzdem berücksichtigen sollte. Tabak und manche Drogen beeinträchtigen die normale Funktionsweise vieler Organe unseres Körpers. Wenn ein Organ nicht ganz korrekt arbeitet, wirkt sich das auf unser Gewicht, die Haut, den Blutkreislauf usw. aus.

Tabak war beispielsweise eine Zeit lang bei Frauen sehr beliebt, da man glaubte, er helfe das Gewicht zu kontrollieren. Millionen übergewichtiger Raucher auf der Welt widerlegen dies jedoch. Möglicherweise beeinträchtigt das Rauchen unsere Geschmacksorgane, d. h. der Geschmacks- und Geruchssinn arbeitet nicht richtig. Wenn ein Nahrungsmittel für unsere Sinne weniger attraktiv erscheint, essen wir weniger. Mehr noch, wenn Sie das Rauchen aufgeben, werden Sie körperlich belastbarer sein, was entscheidend zur Verbesserung Ihres Körpergefühls und Ihrer Gesundheit beitragen wird.

Salz fördert die Flüssigkeitseinlagerung, was bekanntlich ein weiterer Faktor für Fettleibigkeit und Cellulite ist. Darunter fällt sowohl Speisesalz, das zum Würzen der Speisen verwendet wird, als auch der Salzgehalt der Nahrungsmittel selbst. Ein guter, nicht nur ästhetischer Ratschlag ist: Reduzieren Sie Ihren Salzkonsum deutlich. Verwenden Sie andere Kräuter und Gewürze, wie z. B. Knoblauch, Zwiebeln, Rosmarin, Pfeffer etc., um Ihre Speisen geschmacksintensiver zu machen, je nach Gericht und ganz nach Ihrem persönlichen Geschmack.

Wir haben bereits vor einigen Seiten vorangeschickt, dass es Veröffentlichungen – Bücher und Artikel – gibt, in denen andere angeblich effektive Methoden vorgestellt werden. Wer allerdings den Versuch unternimmt, die Allgemeinheit von deren Wirksamkeit zu überzeugen, entlarvt sich als Scharlatan. Was meinen wir damit? Eine Farbtherapie beispielsweise kann zwar einen (geringen) Einfluss auf unser Wohlbefinden ausüben, Übergewicht kann sie jedoch nicht abbauen. Die Wasserstrahl- oder Water-Jet-Therapie ist eine Pseudomassage, die außer einer leichten muskulären Entspannung keinen weiteren Nutzen bringt. Hypnose oder Handauflegen und ähnliches (wie Reiki) streifen die Grenzen des Lächerlichen. Auch die Akupunktur ist äußerst umstritten, Ölbäder mit Kräuter- oder Blütenessenzen sind hervorragend zur Entspannung und zum Stressabbau geeignet, helfen bei unserem Problem aber nicht weiter. Masken und Packungen aus Algen und Ähnlichem können unter Umständen auf die Haut wirken, haben aber keine Wirkung auf Fettleibigkeit oder Cellulite. Kunststoffe und schweißfördernde Kleidung sind nicht nur unwirksam für unsere Problemstellung, sondern auch schädlich und teilweise gefährlich für die natürliche Regelung unserer Körpertemperatur. Wundernahrungsmittel sind Betrug, und die bemerkenswerteste Eigenschaft von kalten und warmen Wechselduschen ist, dass sie unbequem und unangenehm sind. Diese Liste ließe sich noch weiter fortsetzen.

Ärgern Sie sich nicht, falls Sie eine der beschriebenen Methoden ausprobiert haben, es ist normal, verschiedene Lösungsmöglichkeiten zu testen. Jeder kann sich irren, vor allem, wenn man schlecht beraten wurde. Nachdem Sie jetzt die korrekten Informationen haben, investieren Sie Ihre Zeit und Ihr Geld in bessere Strategien.

[Vergleichen Sie Körperfett mit Kaminholz, das Sie für kalte Abende vorhalten. Es wäre verrückt, wollte man diese Holzscheite durch Massieren, Auftragen von Cremes oder Einwickeln in Kunststofffolie verschwinden lassen. Am besten verbrennt man sie und wandelt sie so in Wärmeenergie um. Haben Sie zu viel eingelagert, werden Sie größere Probleme damit haben, sie loszuwerden. Hatten Sie die passende Menge vorrätig, ist es leichter. Ähnlich verhält es sich mit dem eingelagerten Körperfett. Zunächst sollten Sie versuchen, nicht zu viel einzulagern, und dann ist die beste Art und Weise des Abbaus der Fettreserven das Verbrennen, also die Verwendung als Energielieferant.]

6. Trainingsplan für Bauch – Beine – Po

Es gibt zwei Möglichkeiten, den Bereich Bauch – Beine – Po „anzugreifen“:

1. Ganzkörpertraining: Der ganze Körper wird einbezogen

2. Splittraining: Gezielte Ausrichtung auf Bauch – Beine – Po

6.1 Ganzkörpertraining und Splittraining

1. Ganzkörpertraining

Wir wissen, dass unser Körper eine Einheit darstellt. Jeder Bereich ist mit den anderen Bereichen untrennbar verbunden. Daher wirkt sich alles, was wir auf allgemeiner Ebene machen, auf alle Bereiche des Körpers aus. Die Ernährung ist das beste Beispiel: Es ist nicht möglich, weniger zu essen oder ein bestimmtes Nahrungsmittel zu sich zu nehmen und damit nur auf einen bestimmten Körperabschnitt einzuwirken. Wenn Sie die Kalorienzufuhr drosseln und den Umfang Ihrer körperlichen Aktivitäten beibehalten, werden Sie wahrscheinlich auch an Bauch, Beinen und Po Gewicht verlieren. Aber Achtung, Frauen werden auch an der Brust etwas abnehmen. Allgemeine körperliche Betätigung wird sich ebenfalls positiv auf den ganzen Körper auswirken. Machen Sie sich nicht damit verrückt, zwanghaft Übungen für Bauch, Beine und Po durchzuführen, Sie werden sich nur verletzen. Gemäßigtes globales Training ist sehr produktiv, Sie können aus einer breiten Palette, je nach persönlichen Vorlieben, wählen: Joggen, Radfahren, Schwimmen, Rückschlagsportarten, Walking oder Wandern, Ballsportarten usw.

2. Splittraining

Da wir uns in diesem Buch mit bestimmten Körperpartien beschäftigen, soll ein Teil dem Training und dem Wohlergehen dieser Bereiche gewidmet werden. In den beiden folgenden Kapiteln werden Sie eine Auswahl spezifischer Übungen für Bauch – Beine – Po kennenlernen. Ist es möglich, an einem Bereich des Körpers abzunehmen, ohne andere Bereiche einzubeziehen? Nein (außer durch chirurgische Maßnahmen). Kann der Muskeltonus eines bestimmten Körperbereichs gestärkt werden? Ja, durch spezifisches Training.

Trotzdem empfehlen wir, beim Splittraining alle Muskelgruppen ausgewogen zu trainieren. Andernfalls können Sie muskuläres Ungleichgewicht oder sogar Verletzungen herbeiführen. Wenn z. B. die Bauchmuskeln intensiv trainiert werden, ohne die Antagonisten, wie die Lendenmuskulatur, zu beanspruchen, können Rückenschmerzen auftreten oder langfristig sogar Probleme aufgrund einer Verformung der Wirbelsäule.

6.2 Trainingsdauer

Die Trainingsdauer hängt natürlich zum einen von Ihren Zielen ab, zum anderen von Ihrem Alter, Ihrer körperlichen Verfassung, eventuellen Krankheiten, beruflicher Aktivität, verfügbarer Zeit etc.

Sie sollten sich einen Trainer suchen, sei es in einem Fitnessstudio oder außerhalb. Als allgemeine Empfehlung nennen wir einige Anhaltspunkte, an denen Sie sich orientieren können. Normalerweise empfiehlt sich folgender Trainingsplan:

- An fünf bis sechs Tagen in der Woche
- Davon drei Tage Übungen für den Muskeltonus und Stretching, zwei oder drei Tage aerobe Übungen
- Dauer jeweils 45–90 Minuten
- Ganzjährig, obwohl eine Ruhephase von zwei bis drei Wochen alle drei Monate eingeplant werden kann

Es folgen einige Trainingspläne, die Ihnen als Grundlage dienen können. Bedenken Sie jedoch, dass jeder Plan auf Sie persönlich zugeschnitten werden muss. Zögern Sie nicht, Ihren Trainer zu fragen. Sofern vor allem ein besserer Muskeltonus erreicht und der Körper definiert werden soll, ist der erste Plan besonders geeignet.

PLAN 1	Montag	Dienstag	Mittwoch	Donnerstag	Freitag	Samstag	Sonntag
Vormittag							
Nachmittag	Aerobe Übungen	Muskeltonus Stretching	Aerobe Übungen	Muskeltonus Stretching	Aerobe Übungen		

PLAN 2	Montag	Dienstag	Mittwoch	Donnerstag	Freitag	Samstag	Sonntag
Vormittag		Stretching		Stretching		Stretching	
Nachmittag	Aerobe Übungen	Muskeltonus	Aerobe Übungen	Muskeltonus	Aerobe Übungen	Muskeltonus	

PLAN 3	Montag	Dienstag	Mittwoch	Donnerstag	Freitag	Samstag	Sonntag
Vormittag	Aerobe Übungen		Aerobe Übungen		Aerobe Übungen		
Nachmittag	Stretching	Muskeltonus	Stretching	Muskeltonus	Stretching	Muskeltonus	

PLAN 4	Montag	Dienstag	Mittwoch	Donnerstag	Freitag	Samstag	Sonntag
Vormittag		Aerobe Übungen				Aerobe Übungen	
Nachmittag		Stretching	Muskeltonus		Muskeltonus	Stretching	

PLAN 5	Montag	Dienstag	Mittwoch	Donnerstag	Freitag	Samstag	Sonntag
Vormittag							
Nachmittag	Muskeltonus Stretching	Aerobe Übungen			Aerobe Übungen	Muskeltonus Stretching	

PLAN 6	Montag	Dienstag	Mittwoch	Donnerstag	Freitag	Samstag	Sonntag
Vormittag	Aerobe Übungen			Aerobe Übungen		Aerobe Übungen	Aerobe Übungen
Nachmit-tag	Muskeltonus Stretching		Muskeltonus Stretching		Muskeltonus Stretching		

Alle diese Pläne dienen der allgemeinen Orientierung. Sie müssen in jedem Einzelfall individuell angepasst werden. Konsultieren Sie Ihren Trainer.

6.3 Die besten Übungen

Dies hängt einmal mehr von Ihren Zielen und den vorher genannten Faktoren ab. Allgemein lässt sich sagen:

- Globale aerobe Beanspruchung (Laufen, Radfahren, Schwimmen, Aerobic, u. Ä.). In Frage kommen auch Mannschaftssportarten, wie Fußball, Basketball, Volleyball usw. Bei letzteren besteht allerdings aufgrund des Wettkampfcharakters ein höheres Verletzungsrisiko.

- Übungen für den Muskeltonus mit Gewichten oder Eigenlast (das Gewicht des Körpers selbst), sowohl ganzheitliche als auch spezifische für Bauch – Beine – Po

- Stretching-Übungen, auch hier ganzheitliche und spezifische für Bauch – Beine – Po

- Entspannungsübungen

Wenn Sie nicht besonders fit sind, ist es die beste Übung, wenn Sie zu Fuß gehen. Training in einem Studio kann für jeden Personenkreis angepasst werden.

Denken Sie in jedem Fall daran, Ihren Arzt in Ihre Pläne einzubeziehen. Er kann Ihnen dabei helfen, der einen oder anderen Trainingsform den Vorzug zu geben. Sie sollten aber auch einen qualifizierten Trainer konsultieren, denn er kennt sich mit diesem Thema am besten aus.

6.4 Sportkleidung

Tragen Sie Kleidung, die für die gewählte Sportart geeignet ist. Sie müssen keine größeren Investitionen in Sportkleidung tätigen, Sie sollten jedoch beim Schuhwerk und bei den Socken auf gute Qualität achten. Beides sollte auf den ausgeübten Sport zugeschnitten sein. Was die restliche Kleidung anbelangt, tragen Sie am besten Kleidungsstücke aus natürlichen und atmungsaktiven Materialien.

Schweißfördernde Kleidung, z. B. aus Kunstfasern o. Ä., ist absolut nicht zu empfehlen. Dadurch schaden Sie Ihrer Gesundheit, und falls Sie derartiges beim Sport tragen, kann dies sogar gefährlich sein.

7. Übungen für den Muskeltonus

Möglicherweise haben Sie in Büchern oder Artikeln von erstaunlichen Tricks, wundersamen Geheimnissen und pseudowissenschaftlichen Erkenntnissen gelesen. Übungen zur Stärkung des Muskeltonus unterscheiden sich jedoch nicht grundlegend von denen zum Muskelaufbau. Der Hauptunterschied liegt in der Intensität.

7.1 Den Muskel stärken und aufbauen

Möglicherweise haben Sie in Büchern oder Artikeln von erstaunlichen Tricks, wundersamen Geheimnissen und pseudowissenschaftlichen Erkenntnissen gelesen. Übungen zur Stärkung des Muskeltonus unterscheiden sich jedoch nicht grundlegend von denen zum Muskelaufbau. Der Hauptunterschied liegt in der Intensität.

Der Muskeltonus kann nicht gestärkt werden, ohne die Muskulatur aufzubauen. Sind Bauch oder Gesäß weich, so liegt das daran, dass der Muskel atrophiert ist und/oder so gut wie sicher eine beträchtliche Schicht Fett darüber liegt. Werden Sie die Fettschicht los und trainieren Sie Ihre Muskulatur: das ist der richtige Weg.

An dieser Stelle ist ein kurzer Exkurs zur Erläuterung der spezifischen Terminologie des Muskeltrainings erforderlich:

- **Übung:** Bewegungshandlung, die auf ein Ziel ausgerichtet ist. Beispiel: „Beinpresse".

- **Satz:** Gesamtheit mehrerer identischer Wiederholungen des Bewegungsablaufs einer Übung, nach der eine Pause erfolgt. Beispiel: Vier Sätze der Übung „Beinpresse".

- **Wiederholung:** Gesamtheit von identischen Bewegungshandlungen, aus denen ein Satz besteht, normalerweise ohne Pause bei der Anstrengung, die zusammen einen Satz ergeben. Beispiel: „zehn Wiederholungen" bei jedem der vier Sätze der Beinpresse.

- **Intensität:** Kraftaufwand zur Durchführung einer Wiederholung bzw. eines Satzes im Verhältnis zur Maximalkraft, die dieselbe Person unter ähnlichen Bedingungen aufbringen kann. Sie variiert zwischen 0 und 100 %, kann aber höher sein, wenn man Hilfestellung hat oder bestimmte Rahmenbedingungen gegeben sind. Als 100 % gilt die Fähigkeit, eine einzige korrekte Wiederholung mit maximalem Gewicht auszuführen. Gelingt uns z. B. eine Wiederholung mit 10 kg, liegt in diesem Fall der Wert für 50 % bei 5 kg.

- **Erholungsphase:** Pause bei einer Übung oder einem Satz bis zur Wiederaufnahme des Trainings. Normalerweise wenige Minuten oder sogar nur Sekunden.

- **Schnelligkeit:** Strecke, die unser Körper in einer bestimmten Zeit zurücklegt. Diese Größe wird in den Übungen nicht detailliert dargestellt, obwohl gelegentlich „langsam“, „mäßig schnell“ oder „schnell“ angegeben ist. Normal ist die mittlere Geschwindigkeit, bei der die Bewegung kontrolliert werden kann.

Der Gesamtablauf lässt sich beispielsweise so darstellen:

Beinpresse 3 x 12 60 % (2')

(Drei Sätze mit je zwölf Wiederholungen, 60 % der Maximalkraft, mit zwei Minuten Pause zwischen den Sätzen.)

Welcher Belastungsumfang zur Stärkung des Muskeltonus erforderlich ist, hängt zwar immer von der Einzelperson ab und vom jeweiligen Trainingsstand und den konkreten Zielen, im Allgemeinen sollten Sie aber folgendermaßen trainieren:

- Zwei Übungen für die Beine
- Zwei Übungen für die Gesäßmuskulatur
- Zwei Übungen für den Bauch
- In allen drei Fällen hat jeder Satz 15 Wiederholungen / 60–65 % Intensität (eine Minute Pause zwischen den Sätzen)
- Zweimal pro Woche ist ausreichend.

Dies ist ein allgemeiner Ansatz, der im Einzelfall angepasst werden muss.

Wie erwähnt, sind höhere Intensitäten nicht wünschenswert, wenn man keinen Wert auf Hypertrophie legt. Allerdings sollten Sie davor keine Angst haben, denn das ist schwieriger, als es scheint. Viele Wiederholungen mit geringer Intensität sind nur bei untrainierten Menschen wirksam. Wenn man will, dass sich die Morphologie des Körpers verändert, sollte man innerhalb gewisser Grenzen trainieren. Wenn Sie viele Wiederholungen schaffen, trainieren Sie vielleicht im aeroben und nicht im anaeroben, tonisierenden und muskelaufbauenden Bereich. Das ist zwar nicht schlecht, arbeitet aber auf andere Ziele hin (Gewichtsverlust, aerobe Beanspruchung des Körpers usw.).

Manchmal besteht die Befürchtung, man könnte durch Training mit Lasten „zu viel“ Muskelmasse aufbauen. Darüber sollten Sie sich keine Gedanken machen. Falls Ihr Körper dazu neigt, schnell übermäßig viel Muskelmasse aufzubauen, sollten Sie wissen, dass dieser Vorgang umkehrbar ist. Wollen Sie eine Atrophie eines Muskels herbeiführen, müssen Sie lediglich aufhören, diesen Muskel zu trainieren bzw. die Häufigkeit des Trainings reduzieren. Ich halte dies, wie die meisten Trainer, für einen Fehler, es ist aber eine persönliche Entscheidung.

Wir wiederholen: Wird der Körper nicht trainiert, verwandeln sich die Muskeln nicht in Fett, sondern sie atrophieren und ihr Umfang schrumpft. Fett lagert sich dann ab, wenn man seine körperlichen Aktivitäten einstellt, nicht aufgrund einer mysteriösen Verwandlung.

Das Training zur Stärkung des Muskeltonus sieht sehr ähnlich aus wie Muskelaufbau-Training. Sie sollten mit den Übungen beginnen, bei denen Sie die größte Last bewältigen können, den Grundübungen. Diese gehören zur Gruppe Kniebeugen, Beinpresse, u. Ä.

Die Beinübungen sollten mindestens vier Arten abdecken:

1) Strecken/Beugen der Hüfte: Kniebeugen, Beinpresse, Ausfallschritte u. Ä.

2) Strecken der Knie: Beinstrecken am Gerät für den Quadrizeps u. Ä.

3) Beugen der Knie: Beinbeugen am Gerät für die Kniebeuger u. Ä.

4) Beugen der Fußsohlen: Fersenheben u. Ä.

Da es sich um große Körperpartien handelt, sollten außerdem Übungen für folgende Bereiche eingeplant werden:

5) Beugen des Fußrückens: am Pendel ...

6) Abduktoren: Abduktoren am Gerät ...

7) Adduktoren: Adduktoren am Gerät ...

Für die Beinübungen muss gutes Schuhwerk getragen werden und Sie müssen auf stabilem Untergrund arbeiten. Machen Sie keine Übungen auf instabilen Unterlagen (Bosu-Ball, Wippen usw.), wenn Sie den Beinumfang erhöhen wollen. Für manche sportliche Fertigkeiten, bestimmte Rehabilitationszwecke und zur Vermeidung von Verletzungen sind sie jedoch gut geeignet, sofern Sie dabei wenig Gewicht verwenden.

Für den Bauch sollten vor allem Übungen mit Einrollbewegung durchgeführt werden, ergänzt durch verschiedene Übungen mit Drehbewegung.

An verschiedenen Stellen wurde bereits über Kniebeugen gesprochen, wir wollen uns an dieser Stelle genauer mit dieser Übung beschäftigen. Für viele ist sie die beste Muskelübung überhaupt. Zweifellos handelt es sich um eine sehr gute Übung, ihre Ausführung ist jedoch nicht so einfach, wie es auf den ersten Blick scheint, vor allem dann, wenn mit viel Gewicht gearbeitet wird. Bei dieser Übung sind zwei Bereiche besonders gefährdet: das Knie und der untere Rücken.

Das Verletzungsrisiko sinkt, wenn Sie folgendes beachten:

1. Wärmen Sie Beine, Bauch und den Lendenbereich gut auf.

2. Richten Sie, bevor Sie beginnen, Hüfte, Knie und Knöchel in einer Linie aus.

3. Halten Sie den natürlichen Bewegungsablauf der genannten Gelenke ein. Arbeiten Sie ohne Gewichte, wenn Sie diesen Bewegungsablauf verlassen. Drehen Sie außerdem niemals die Knie oder Knöchel, wenn diese Gelenke außerhalb ihres normalen Bewegungsradius gestreckt oder gebeugt sind.

4. Beugen Sie die Knie nie mehr als 90° (der Oberschenkel sollte höchstens parallel zum Boden gebracht werden, nie tiefer), und strecken Sie die Knie nie soweit durch, dass sie blockieren und der Quadrizeps und die Kniebeuger nicht mehr angespannt sind.

5. Halten Sie bei der Einatmung die Luft an, wenn 60–70 % Ihres Lungenvolumens erreicht sind, vor allem beim Trainieren mit hohen Lasten. Führen Sie die Abwärtsbewegung nicht aus, wenn Sie keine Luft mehr haben oder während des Ausatmens.

6. Konzentrieren Sie sich auf die Übung. Sie sollten währenddessen nicht fernsehen oder sich unterhalten.

7. Holen Sie sich Unterstützung für Sätze mit schweren Lasten. Dies ist der falsche Moment, den Helden zu spielen.

8. Die Kniebeuge, gefolgt von der Beinpresse, ist eine der anspruchsvollsten Übungen im Fitnessbereich. Bei geeigneter Intensität ist sie jedoch für fast jeden äußerst produktiv. Die Anstrengung für den Körper ist so groß, dass vielen Personen bei den letzten Wiederholungen oder kurz nach Ende der Übung schwindlig wird. Beobachten Sie sich genau: so weit sollte es nicht kommen. Falls doch, ergreifen Sie geeignete Maßnahmen.

9. Kniebeugen an der Multipresse (Smith-Maschine) sind weder besser noch sicherer als Kniebeugen mit Langhantel, vorausgesetzt, letztere werden korrekt ausgeführt.

Manche Trainierende machen keine Übungen für Muskeltonus und Muskelaufbau der Beine und führen an, dass sie laufen oder Fahrrad fahren (sogar schwimmen!). Es gibt einen großen Unterschied zwischen Benutzung der Beine einerseits und Muskelaufbau und Stärkung des Muskeltonus andererseits. Bei einem Spaziergang während eines Schaufensterbummels benutzen Sie zwar Ihre Beine, wenn Sie aber Muskelmasse aufbauen oder Ihre Beine über das durchschnittliche Maß hinaus kräftigen wollen, müssen Sie spezifische Übungen machen. Hier kommt das Konzept der „Intensität" ins Spiel, auf das wir später noch genauer eingehen werden.

Folgendes muss uns klar werden: Es gibt keine Übungen zur Steigerung des Volumens und andere zur Definition, Stärkung des Muskeltonus oder für Gewichtsabbau. Der Erfolg ist immer abhängig von der Intensität (und von vielen anderen Faktoren). Langjährige Bodybuilder sagen Ihnen vielleicht, dass mit Kniebeugen oder Beinpresse das Muskelvolumen zunimmt, und dass Sie mit Beinstrecken für den Quadrizeps die Muskeln definieren und formen können. Das ist jedoch ein Irrtum. Wir müssen erneut betonen, dass durch eine bestimmte Übung weder Zuwachs noch Rückgang des Volumens oder der Form bzw. Definition eines Muskels erreicht werden können.

> „Es gibt keine bestimmten Übungen, die einem Muskel Volumen oder Tonus verleihen oder zu Gewichtsrückgang führen. Entscheidend ist immer die Intensität und die Art der Ausführung der Übung."

Diese Feststellung führt zur Frage, welche Variablen die eine oder andere Wirkung auf unseren Körper haben. Folgende Tabelle soll zur Klärung beitragen.

Trainingsbereich	Wirkung oder Nutzen	Intensität %	Geschwindigkeit der Ausführung	Wiederholungen pro Satz	Pause zwischen den Sätzen
Maximalkraft	Maximalkraft	80-100	So schnell wie möglich (nicht erhöht/langsam-zügig)	1– 6 Wdh.	1–5 Wdh. = 1–4 Min. 5–6 Wdh. = 4–5 Min.
Hypertrophie-Kraft	Maximale Hypertrophie Maximalkraft	65–80 %	Zügig	6–15 Wdh.	1,30–5 Min.
Kraftausdauer*	Kraftausdauer Koordination Adaptation Leichte Hypertrophie (Stärkung des Muskeltonus)	30–65 %	Zügig	> 14 Wdh.	30 Sek.–3 Min.
Explosivkraft Schnellkraft	Koordination Reaktionszeit Leichte Hypertrophie	20–50 % 50–80 %	So schnell wie möglich (erhöht/explosiv)	1–5 Wdh.	30 Sek.–3 Min. 2–5 Min.

Tabelle zur Aufstellung eines Trainingsplans für Kraft und Hypertrophie

* Kraftausdauer ist am besten für die Stärkung des sogenannten Muskeltonus geeignet.

Diese Tabelle enthält Richtwerte, und die genannten Werte können leicht abweichen. Für die Mehrheit der Bevölkerung dürfte sie allerdings zutreffen. Anfänger stellen zwar oft Fortschritte mit jeder beliebigen Übung fest, bald jedoch stagniert die Entwicklung und jeder weitere Fortschritt wird wie ein Triumph gefeiert. Falls Ihnen das passiert, konsultieren Sie erneut diese Tabelle und überprüfen Sie, ob Sie innerhalb der empfohlenen Parameter trainieren.

Sollte Ihnen die „Anzahl der Wiederholungen" und deren Verhältnis zur Intensität aufgefallen sein, werden Sie festgestellt haben, dass man nicht immer bis zur vollständigen Ermüdung des Muskels trainieren muss. Dieser Zustand muss nur bei einigen Sätzen des Trainings erreicht werden, im Allgemeinen sind 30 bis 50 % der Sätze ausreichend. Bei allen Sätzen so zu trainieren, könnte zu Überlastung oder sogar Verletzungen führen.

7.2 Verteilung der Trainingseinheiten auf die Woche

Anfänger (unter 3 Monate Training) sollten an allen Trainingstagen das gleiche Pensum absolvieren, aber mit geringer Last und wenig Wiederholungen. Im Vordergrund steht, dass Sie sich die Technik aller Grundübungen gut einprägen. Seien Sie in Ihrer anfänglichen Begeisterung nicht zu übereifrig, Sie könnten sich sonst verletzen.

Nach zwei oder drei Monaten kann die Trainingsroutine zweigeteilt werden. Somit kann jeder Muskel (einschließlich der Beine) zwei- oder dreimal pro Woche trainiert werden. Das Gewicht kann zwar etwas erhöht werden, steht jedoch der Trainingserfolg im Vordergrund, sollte nicht zu viel experimentiert werden.

Wer lediglich die Beweglichkeit der Beine trainieren und Kraft und Fitness beibehalten will, muss nicht unbedingt etwas am Trainingsplan ändern oder ihn verkomplizieren. In diesem Fall kann es ausreichend sein, in regelmäßigen Abständen die Übungen zu variieren, damit sich keine Langeweile einstellt und kein Körperbereich übersehen wird. Falls Sie aber weiter gehen möchten, wird es komplizierter: Es muss ein Trainingsplan für Übungen und Erholungsphasen auf der Grundlage von wissenschaftlich erwiesenen Erkenntnissen erstellt werden.

Da wir uns auf den Bereich Bauch – Beine – Po konzentrieren, befolgen Sie am besten diese Ratschläge, abhängig von der Häufigkeit, mit der Sie wöchentlich trainieren können.

Bei einem leichten Training für Bauch – Beine – Po muss aufgrund der besonderen Zielsetzung zwei- bis dreimal pro Woche trainiert werden, jedoch mit geringer Intensität und durchschnittlichen Wiederholungen.

Falls Sie aber an allen Wochentagen nur wenig Zeit haben, müssen Sie wahrscheinlich fünf- bis sechsmal pro Woche trainieren, wobei kein Trainingsablauf wiederholt werden darf. Da in diesem Fall ein personalisierter Plan aufgestellt werden muss, sollten Sie Ihren Trainer einbeziehen.

7.3 Grundprinzipien drei + eins

In meinem früheren Buch Kompaktkurs Rücken haben wir drei Prinzipien vorgestellt, die hier um ein weiteres ergänzt werden sollen: die Superkompensation.

A) STAGNATION UND VERÄNDERUNG

Ist Ihr Trainingsfortschritt ins Stocken geraten? Verändern Sie Ihr Training!

Viele Sportler, die seit Jahren trainieren, beobachten, dass Anfänger schnell ihr Fitnesslevel einholen und fragen sich: Wie ist das möglich? Die Antwort liefert der vorige Satz: Wenn man Übungen, Intensität, Frequenz etc. beibehält, d. h. wenn alles gleich bleibt: Warum sollte sich etwas ändern?

Im Muskeltraining gibt es das sogenannte Prinzip des wirksamen Belastungsreizes, das besagt, dass eine bestimmte Reizschwelle oder ein bestimmtes Reizniveau überschritten werden muss, um Veränderungen herbeizuführen (wird dieses Niveau sehr weit überschritten, sind Verletzungen die Folge). Wenn man unterhalb dieser Schwelle bleibt, erzielt man keine Fortschritte. Bei Anfängern ist diese Schwelle zur Erreichung von Fortschritten sehr niedrig, und somit kann jegliches Training, auch schlecht geplantes oder nicht korrekt ausgeführtes, Verbesserungen bringen. Wer aber schon länger trainiert, weist eine entsprechend hohe Schwelle auf und muss sich die Frage stellen, ob das Training noch innerhalb der Prämissen der Tabelle erfolgt. Nicht nur das: Vielleicht hat sich Ihr Körper an eine Routine gewöhnt, die zwar anspruchsvoll zu sein scheint, aber aus nichts anderem besteht als Wiederholungen. Ändern Sie etwas! Hier einige Tipps:

- Reduzieren Sie die Last und erhöhen Sie die Anzahl der Wiederholungen.
- Erhöhen Sie die Last und senken Sie die Anzahl der Wiederholungen.
- Verändern Sie die Wochentage, an denen Sie trainieren.
- Verändern Sie die Tageszeit, zu der Sie trainieren.
- Verändern Sie die Reihenfolge der Übungen.
- Verändern Sie die Übungen selbst.
- Falls Sie allein trainieren: Probieren Sie es aus, mit einem Partner zu trainieren.
- Verändern Sie Ihre Ernährung: Essen Sie zu viel Fett?
- Verändern Sie den Anteil an aerobem Training.
- Verlängern oder verkürzen Sie die Erholungszeiten zwischen Sätzen.
- Verlängern oder verkürzen Sie die Erholungszeiten zwischen den Übungen.
- Verändern Sie die Geschwindigkeit bei der Ausführung der Übungen.
- Ändern Sie die Winkel, in denen Sie die Übungen ausführen.
- Ergänzen Sie Detailübungen.
- Machen Sie eine oder zwei Wochen Trainingspause, um sich zu erholen.
- Verändern Sie die Mahlzeit vor und nach dem Training.
- Beginnen Sie mit der Einnahme von Nahrungsergänzungsmitteln bzw. steigen Sie auf andere Produkte um.
- Nehmen Sie eine Zweiteilung Ihrer Trainingsroutine vor, sodass Sie zweimal am Tag trainieren.
- Verändern Sie die Intensität des Trainings in den verschiedenen Jahresabschnitten.
- Trainieren Sie zwei Muskeln, die Sie zuvor einzeln beansprucht haben, direkt nacheinander.
- Trainieren Sie zwei Muskeln, die Sie zuvor gemeinsam beansprucht haben, an verschiedenen Tagen.
- Führen sie dieselbe Übung an einem anderen Gerät durch.
- Arbeiten Sie mit freien Gewichten statt Geräten, oder umgekehrt.

Wie Sie sehen, ist die Liste möglicher Veränderungen, die zur Auswahl stehen, sehr lang. Unser Körper neigt zur Homöostase, d. h. sein inneres Gleichgewicht soll aufrechterhalten werden und konstant bleiben. Training bedeutet eine „Aggression", und der Körper will eine Verteidigung aufbauen, falls sich dieser Angriff wiederholen sollte. Hat er die Mittel bereits gefunden, um der Aggression standzuhalten, hält er keine weitere Veränderung für erforderlich, denn der aktuelle Zustand ist ausreichend. Wenn wir aber Variationen herbeiführen, zwingen wir unseren Körper, sich ebenfalls zu verändern. Selbstverständlich müssen diese Veränderungen wohl überlegt und durchdacht sein und die Gesetze vernünftigen Trainings, die Biomechanik und die Muskulatur berücksichtigen.

Schließlich muss erwähnt werden, dass eine der wirksamsten Maßnahmen zur Erzielung von Fortschritten die Erhöhung der Intensität ist. Dies darf aber nur dann umgesetzt werden, wenn wir in der Lage sind, dieser Belastung ohne offensichtliches Verletzungsrisiko standzuhalten. Man kann die Intensität des aeroben Trainings erhöhen – z. B. durch Steigerung der Geschwindigkeit beim Joggen – oder die des Krafttrainings – indem man beispielsweise mehr Gewicht bei einer Übung verwendet. Bedenken Sie, dass in diesem Fall eventuell Muskelmasse aufgebaut wird, und wägen Sie ab, ob dies zu Ihren Zielen gehört.

B) ZYKLISIERUNG DES TRAININGS

Egal, wie gut Ihr Trainingsplan ist, und egal, wie intensiv Sie trainieren: Sie werden keine gesundheitlich zuträglichen Erfolge verzeichnen, wenn Sie sich nicht ausruhen und erholen. Wenn Sie ohne Ruhephasen trainieren, kann es passieren, dass Sie übertrainieren oder sich sogar verletzen. Bleiben Sie aufmerksam, die Trainingsbegeisterung sollte Sie nicht blind machen, überlegen Sie, ob Sie eventuell zu viel machen. Falls Sie das Gefühl haben, dass es zu einem Übertraining kommt, machen Sie zwei Wochen Pause. Machen Sie sich keine Sorgen, Ihre körperliche Fitness wird sich nicht in so kurzer Zeit in Luft auflösen.

Genauso werden Sie bei zu langen Pausen keinerlei Erfolge verzeichnen. Auch in diesem Fall können Sie sich verletzen, da Ihr Körper keine nennenswerten Veränderungen erfährt, die ihn auf das Training vorbereiten könnten.

Ziehen Sie drei Zyklusmöglichkeiten in Betracht:

- Mikrozyklus: Tage
- Mesozyklus: Wochen
- Makrozyklus: Monate oder sogar Jahre

C) UNSICHTBARES TRAINING

Man könnte sagen, alles, was man nicht sieht, bzw. was nicht Teil des Trainings selbst ist, mache fast die Hälfte des Schlüssels zum Erfolg aus. Stundenlanges Trainieren an mehreren Tagen in der Woche, mit ausgefeilter Technik und beträchtlicher Anstrengung, bringt überhaupt nichts, wenn Sie alle Faktoren außer Acht lassen, die zwar nicht direkt Teil des Trainings sind, aber die entscheidenden Rahmenbedingungen darstellen.

Welche Aspekte des unsichtbaren Trainings spielen eine entscheidende Rolle?

- Ernährung
- Flüssigkeitszufuhr
- Ruhephasen zwischen Sätzen, Übungen und Trainingseinheiten
- Qualität und Quantität der Nachtruhe
- Nahrungsmittelergänzung, falls erforderlich
- Ausheilen von Verletzungen und Erkrankungen

- Andere praktizierte Sportarten oder körperliche Aktivitäten, je nach Nutzen oder Schaden
- Keine Zufuhr toxischer Stoffe (Tabak, Alkohol, Drogen ...)
- Personenkreis, in dem Sie sich bewegen, und wie Sie mit ihm interagieren
- Einstellung zum Training und zum Leben an sich

Verhalten Sie sich wirklich 24 Stunden am Tag wie ein Sportler? Falls nicht, werden Ihre Ergebnisse nur teilweise zufriedenstellend sein. Wir raten nicht zu obsessivem, zwanghaftem Sportverhalten, sondern zu einer positiven Sport- und Lebenseinstellung. Wenn Sie sich gut organisieren, ist es nicht allzu schwierig. Wir wollen Sie ermuntern, den Versuch zu unternehmen.

D) SUPERKOMPENSATION

Dieses Prinzip wurde bereits in verschiedenen Artikeln und Büchern vorgestellt. Ein erneuter Blick darauf in diesem Werk über Bauch – Beine – Po lohnt sich jedoch, vor allem in Bezug auf die Bein- und Gesäßmuskeln.

Der menschliche Körper neigt zur Kompensation seiner Anstrengungen. Man spricht von Superkompensation, wenn der Körper versucht, nach der Kompensationsphase seine vorherige Leistungsfähigkeit zu übertreffen.

An der Beinmuskulatur können vor allem durch Grundübungen wie Kniebeuge und Beinpresse große Steigerungen bei der Intensität erzielt werden, bei der Bauchmuskulatur gelingt dies nicht so leicht. In diesem Körperabschnitt liegen nämlich die größten und stärksten Muskeln, die außerdem in perfekter Synergie zusammenarbeiten (anders z. B. der Trizeps: er ist fast allein für das Strecken des Ellbogens verantwortlich). Dies ist für Anfänger sehr motivierend, sollte jedoch nicht zu übergroßem Enthusiasmus führen. Jedenfalls sollten Sie nicht versuchen, die Beine über Ihre tatsächlichen Möglichkeiten hinaus zu beanspruchen. Die drei genannten Prinzipien sind eine Hilfestellung bei der Überwindung von Stagnationsmomenten.

Kniebeugen

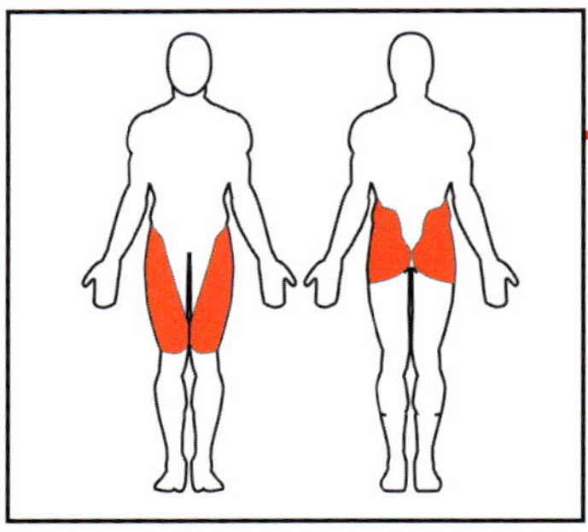

Beteiligte Muskeln

Hauptmuskeln: Quadrizeps und großer Gesäßmuskel

Sekundäre Muskeln: Kniebeuger, Adduktoren, Zwillingswadenmuskeln, Lendenmuskeln, paravertebrale Muskeln etc.

Antagonisten: Lendenmuskel, Darmbeinmuskel, Schneidermuskel etc.

Ausführung

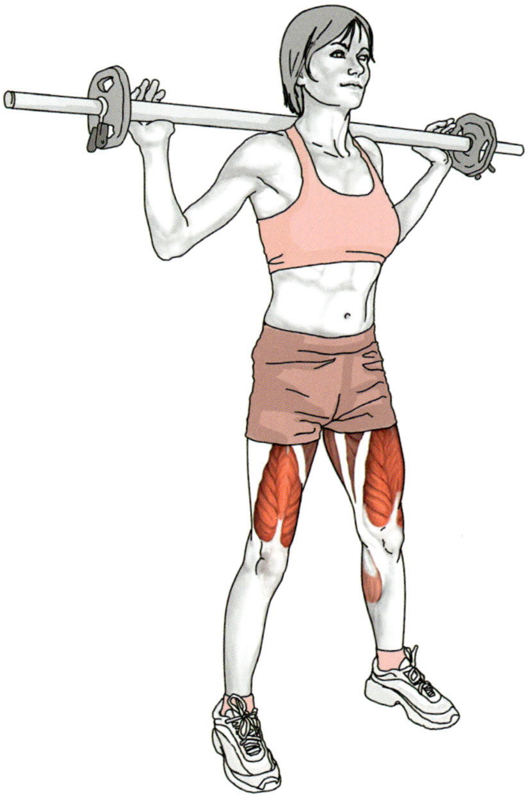

Sie stehen und schauen nach vorne, die Füße stehen etwas mehr als hüftbreit auseinander und zeigen leicht nach außen (Seitwärtsdrehung des Beins um 20° oder 30°). Die Langhantel wird im Obergriff hinter dem Kopf gehalten, sie liegt auf dem Trapez- und hinteren Deltamuskel (wir empfehlen die Verwendung einer im Mittelbereich gepolsterten Langhantel). Die Arme müssen für einen festen Griff angewinkelt sein, die Unterarme sind senkrecht zum Boden ausgerichtet.

Absenken durch Beugen der Knie in Richtung der Füße, bis die Schenkel beinahe parallel zum Boden sind. Bauch- und Lendenmuskeln müssen die ganze Zeit über fest angespannt sein, um den Körper auf natürliche Weise zu stützen. Die Schulter bleibt gerade, der Oberkörper wird allerdings leicht nach vorne gebeugt, um das Gleichgewicht zu halten.

Die Fersen werden nicht angehoben. Falls Sie damit Schwierigkeiten haben, legen Sie eine Unterlage aus Holz oder eine Scheibe darunter.

Zu Beginn der Abwärtsbewegung einatmen, die Luft anhalten und am Ende der Aufwärtsbewegung ausatmen. Beim Trainieren mit großen Lasten führen Sie vor einer Wiederholung einen vollständigen Atemzyklus durch (Ein- und Ausatmen).

Erläuterungen

Diese Übung ist eine der wichtigsten und effektivsten Bewegungen für den Muskelaufbau und -tonus im ganzen Bein. Beim Training mit großen Lasten erfordert sie jedoch eine einwandfreie Technik, um Verletzungen zu vermeiden.

Von der zu tiefen Kniebeuge ist abzuraten. Es ist logisch, dass das Verletzungsrisiko mit zunehmender Beugung und größeren Lasten sowie durch häufigeres Wiederholen steigt. Wenn die Knie abseits ihrer natürlichen Bewegungsachse, also nicht in Richtung der Füße, ausgerichtet sind, steigt das Verletzungsrisiko. Am häufigsten sind Bänder und Meniskus betroffen. Soll der Gesäßmuskel stärker einbezogen werden, muss die Kniebeuge tiefer ausgeführt werden. In diesem Fall empfiehlt es sich, an Geräten zu trainieren oder Varianten zu wählen, bei denen eine starke Beugung der Hüfte, jedoch nicht der Knie erfolgt. Dadurch werden die Kniegelenke geschont.

Häufige Fehler: Federn, ohne das Gewicht kontrolliert zu führen, zu wenige Wiederholungen, zu hohe Last und Aufstützen einer zu kleinen Fläche des Fußes (Gefahr des Abrutschens).

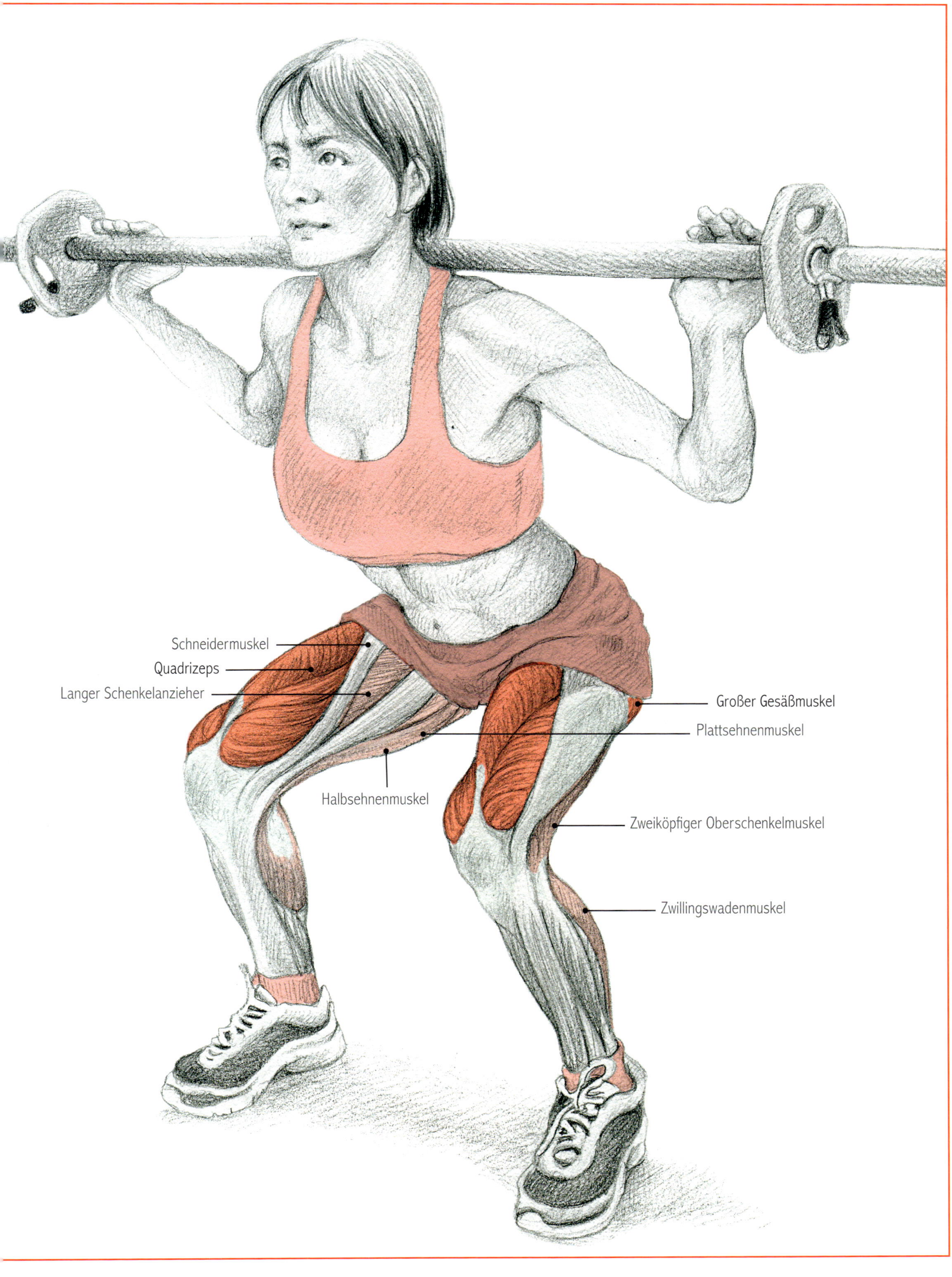
Schneidermuskel
Quadrizeps
Langer Schenkelanzieher
Halbsehnenmuskel
Großer Gesäßmuskel
Plattsehnenmuskel
Zweiköpfiger Oberschenkelmuskel
Zwillingswadenmuskel

Varianten

1.2 ... Beine gegrätscht

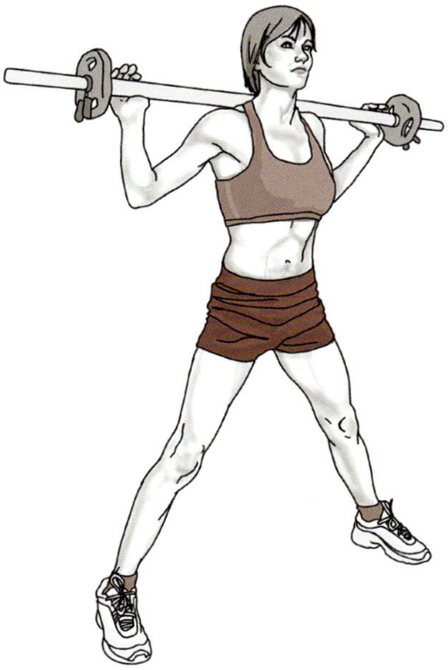

Beteiligte Muskeln. Quadrizeps, großer Gesäßmuskel, Kniebeuger und Adduktoren.

Ausführung. Die Beine werden beim Absenken weiter gegrätscht, die Füße zeigen nach außen. Die Adduktoren werden stärker beansprucht.

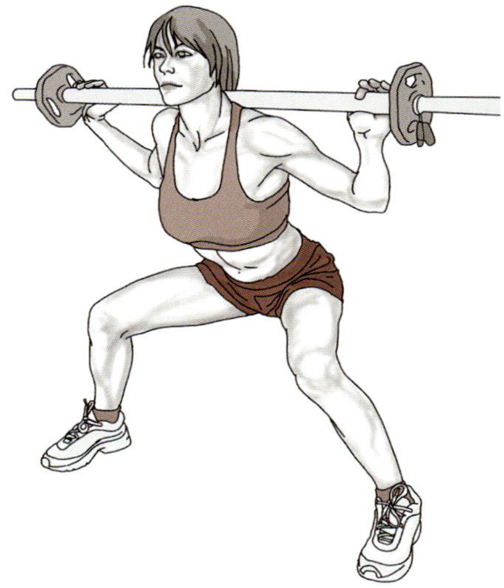

1.3 ... vorne

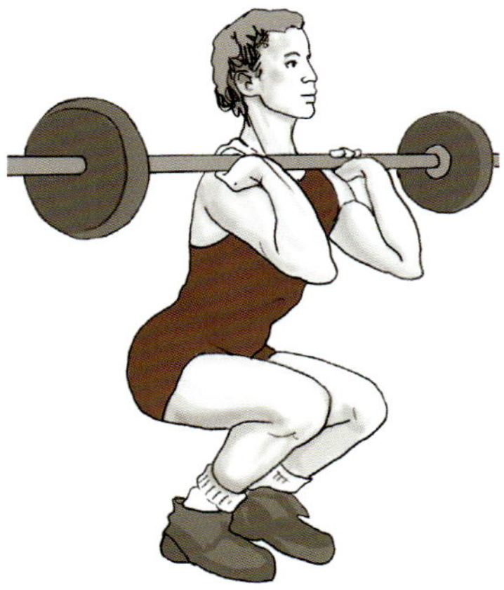

Beteiligte Muskeln. Quadrizeps, großer Gesäßmuskel, Ischiocrurale Muskulatur

Ausführung. Die Stange wird auf den vorderen Teil der Deltamuskeln gelegt, die Arme können über der Brust gekreuzt werden oder nicht. Der Brustkorb ist geweitet, die Ellbogen sind angehoben. Es wird mit weniger Gewicht gearbeitet, doch eine Neigung des Rückens nach vorne wird vermieden. Beides schützt den Rücken. Der Quadrizeps wird intensiv, doch ähnlich wie in der Grundübung beansprucht. Diese Variante wird nicht mehr häufig ausgeführt, da sie gegenüber der Grundübung keine Vorteile bietet.

1.4 ... auf einem Bein/rumänisch

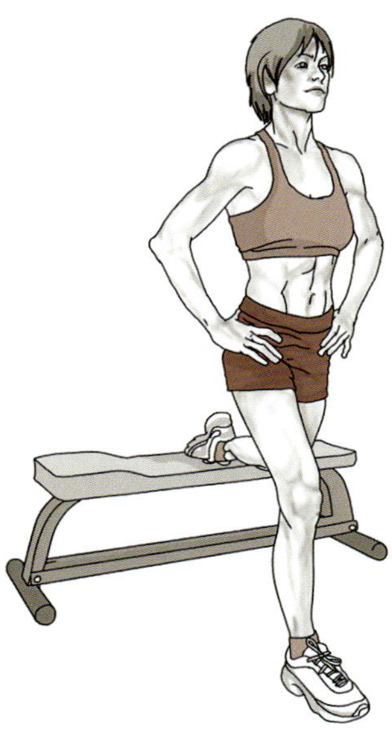

Beteiligte Muskeln. Quadrizeps, großer Gesäßmuskel, Ischiocrurale Muskulatur, Lendendarmbeinmuskel

Ausführung. Ein Knie wird gebeugt, sodass der Spann auf einer Bank hinter uns liegt. Das Bein auf dem Boden trägt beim Absenken nahezu das ganze Gewicht. Verbessert die Koordination und das Gleichgewicht, die Muskeln werden jedoch nicht stärker beansprucht.

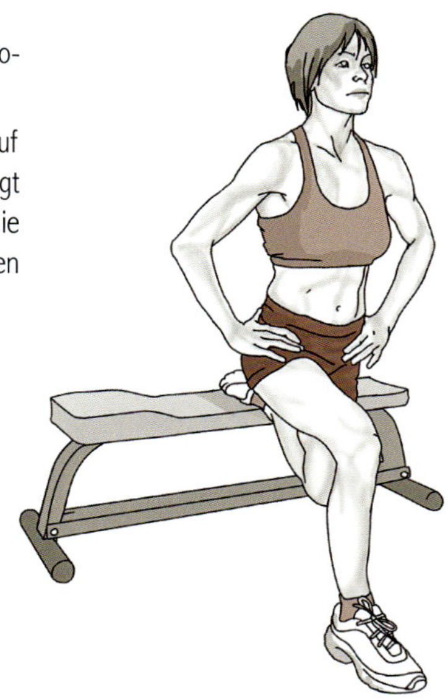

1.5 ... mit Kurzhanteln

Beteiligte Muskeln. Quadrizeps, großer Gesäßmuskel und Kniebeuger

Ausführung. Für Menschen mit Wirbelsäulenproblemen (insbesondere der Halswirbelsäule) bietet diese Variante Flexibilität, um die Hantel sicher anzuheben. Anderen kann sie als Abwechslung dienen. Die Kurzhanteln werden im neutralen Griff seitlich vom Körper gehalten.

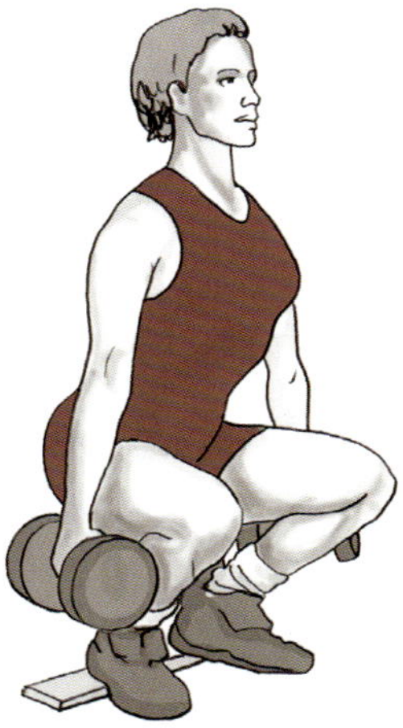

1.6 ... hinter dem Körper/Hack squats mit Stange

Beteiligte Muskeln. Quadrizeps, großer Gesäßmuskel

Ausführung. Diese Übung wird fälschlich als „Sissy-Kniebeuge“ bezeichnet. Die Stange wird, meist im Wechselgriff, hinter dem Körper gehalten. Bei der Abwärtsbewegung werden die Fersen etwas angehoben, ohne dabei die Stange vom Gesäß zu lösen. Die Wirkung auf den gesamten Quadrizeps ist stärker, die Kniebeuger und Adduktoren werden weniger beansprucht (je nach Technik).

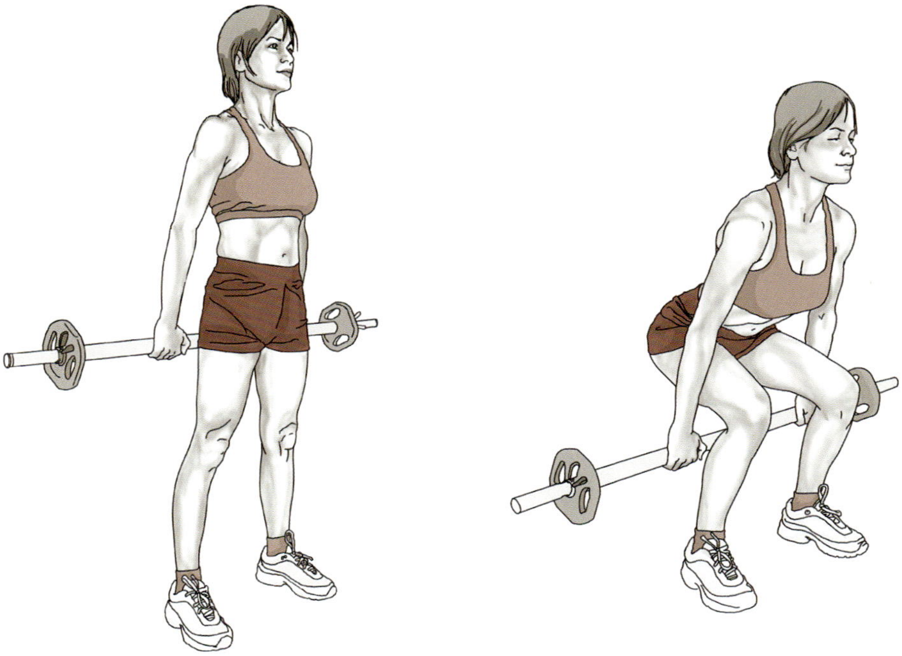

Stufensteigen

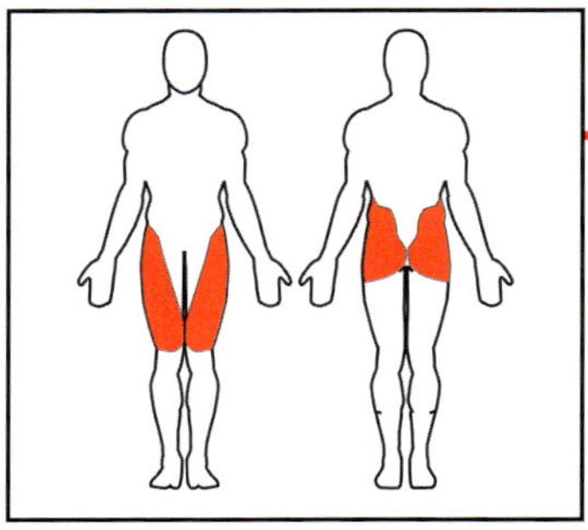

Beteiligte Muskeln

Hauptmuskeln: Großer Gesäßmuskel und Quadrizeps

Sekundäre Muskeln: Kniebeuger, Adduktoren etc.

Antagonisten: Lendenmuskel, Darmbeinmuskel, Schneidermuskel etc.

Ausführung

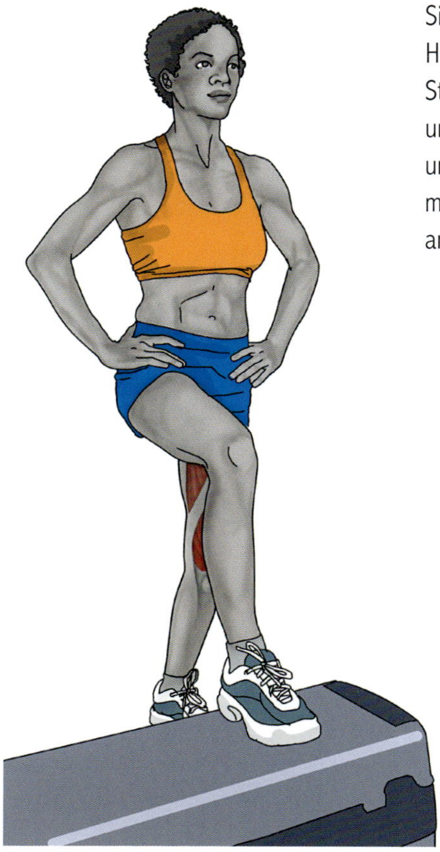

Sie stehen vor einer Stufe oder einem Step, etwas weniger als kniehoch. Die Hände sind in der Hüfte abgestützt oder halten das Gleichgewicht an einer Stütze. Mit dem obenstehenden Bein wird der Körper auf die Stufe gehoben und sofort wieder auf gleichem Weg abgesenkt. Danach den Fuß wechseln und die Bewegung wiederholen. Die Atmung erfolgt natürlich. Beim Training mit schweren Lasten wird kurz vor der Aufwärtsbewegung eingeatmet und am Ende der Abwärtsbewegung ausgeatmet.

Erläuterungen

Dies ist eine gute und einfache Übung, bei der bei korrekter Technik die Beanspruchung des Gesäßmuskels intensiv ist. Anfänger führen sie ohne Zusatzgewicht und an einer niedrigen Stufe bzw. Step aus. In diesem Fall können die Hände auf die Hüfte gelegt werden. Langsames Stufensteigen mit einer Last stellt eine gute Alternative dar, doch dabei fällt der exzentrische Teil (die Abwärtsbewegung) weg, der ebenfalls von Nutzen ist.

Häufige Fehler: Zuhilfenahme des untenstehenden Fußes (dreiköpfiger Wadenmuskel), um Schwung zu holen, oder der Hand, die das Gleichgewicht auf der Stütze hält, Federn vor dem Hochsteigen, um Schwung zu holen, starkes Vorbeugen des Oberkörpers während des Hochsteigens und mögliches Ungleichgewicht.

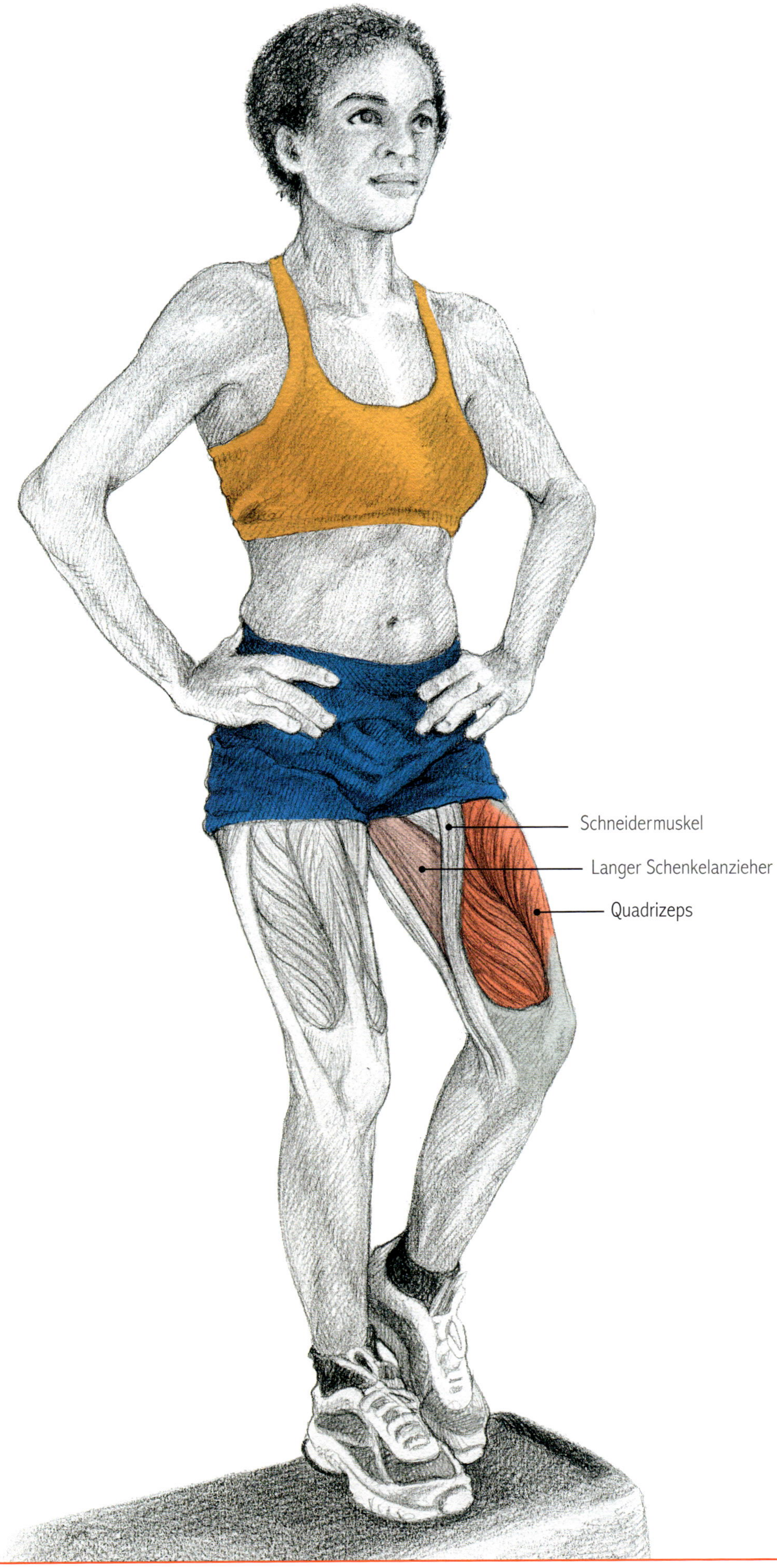
Schneidermuskel
Langer Schenkelanzieher
Quadrizeps

Varianten

2.2 ... immer mit dem gleichen Fuß

Beteiligte Muskeln. Großer Gesäßmuskel, Quadrizeps und Kniebeuger

Ausführung. Die Ausführung erfolgt genau wie zuvor, auch wenn nun das Bein beim Absenken nicht gewechselt wird, sondern bis zum Ende des Satzes oben bleibt. Natürlich ist die Beanspruchung etwas größer, da die kurzen Ruhezeiten entfallen.

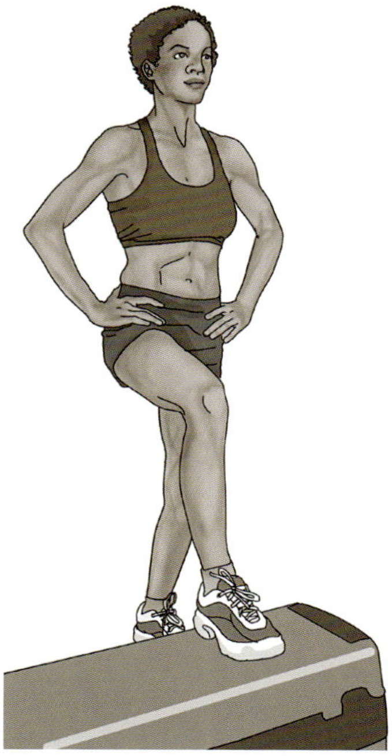

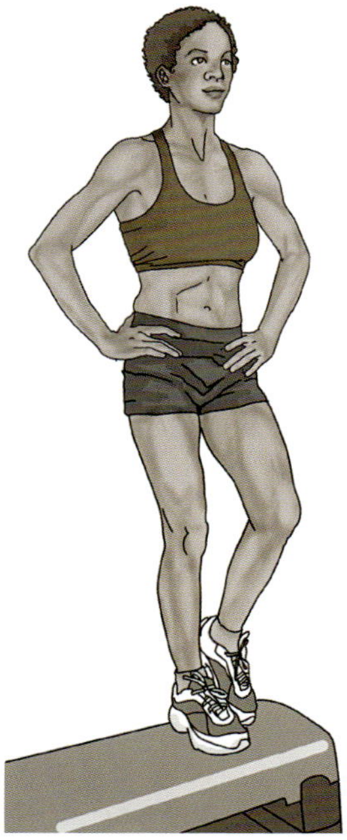

2.3 ... seitlich

Beteiligte Muskeln. Großer und mittlerer Gesäßmuskel, Adduktoren, Quadrizeps, Oberschenkelmuskeln, oberflächliche Fasern des großen Gesäßmuskels und Spanner der Oberschenkelbinde

Ausführung. Diese Variante ist den vorherigen sehr ähnlich, doch nun wird von der Seite auf die Stufe gestiegen. Zunächst wird ein Bein abduziert, dann das andere oben daneben gestellt. Die Adduktoren und Abduktoren werden stärker beansprucht als bei den anderen Übungen.

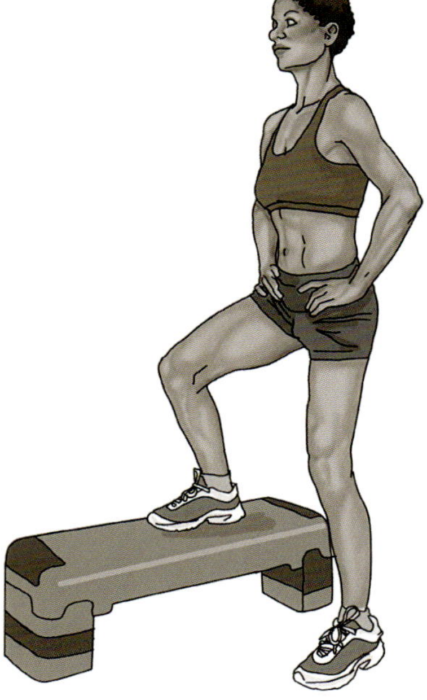

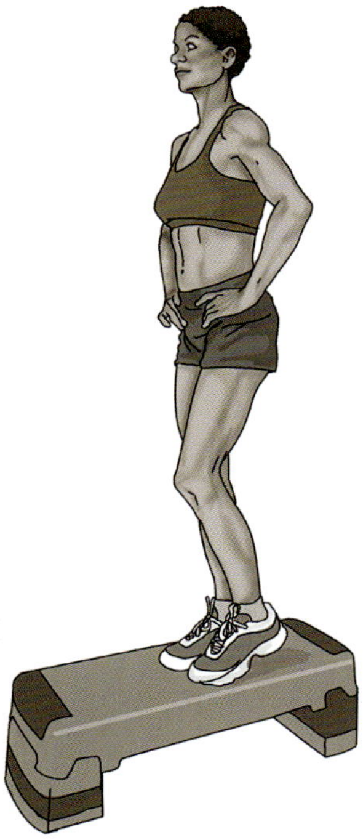

2.4 ... Seitenwechsel

Beteiligte Muskeln. Quadrizeps und großer Gesäßmuskel

Ausführung. Die Ausführung erfolgt wie bei der Grundübung, doch die Bewegung wird so weit fortgeführt, dass Sie auf der anderen Seite hinuntersteigen. Auf dem gleichen Weg steigen Sie durch umgekehrte Ausführung der Bewegung wieder zurück. Bei sehr langsamer Ausführung ist diese Variante für die Quadrizeps-Muskeln recht hart. Die Stufe sollte etwa auf halber Höhe zwischen Boden und Knie sein.

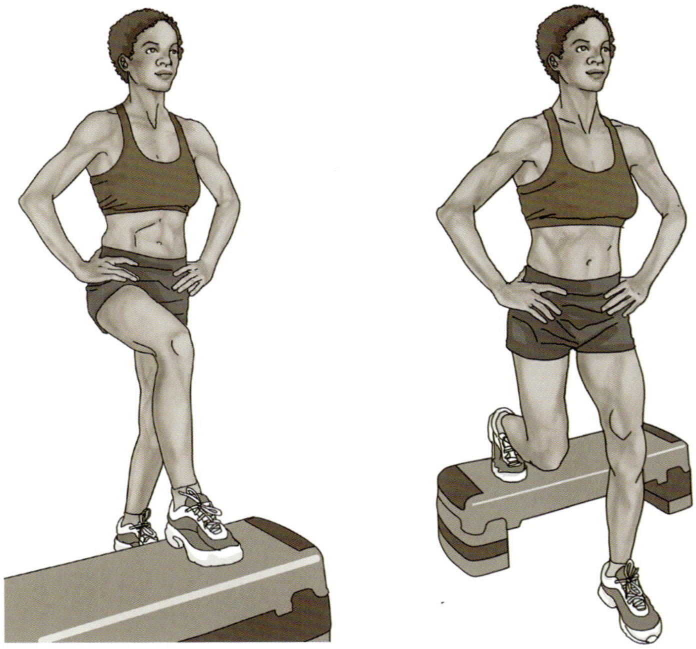

Ausfallschritte

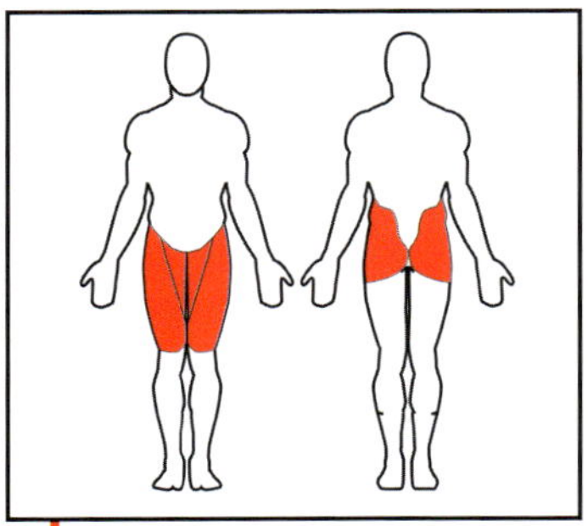

Beteiligte Muskeln

Hauptmuskeln: Quadrizeps, großer Gesäßmuskel und Adduktoren

Sekundäre Muskeln: Kniebeuger, gerader Oberschenkelmuskel des Quadrizeps etc.

Antagonisten: Lendenmuskel, Darmbeinmuskel, Schneidermuskel etc.

Ausführung

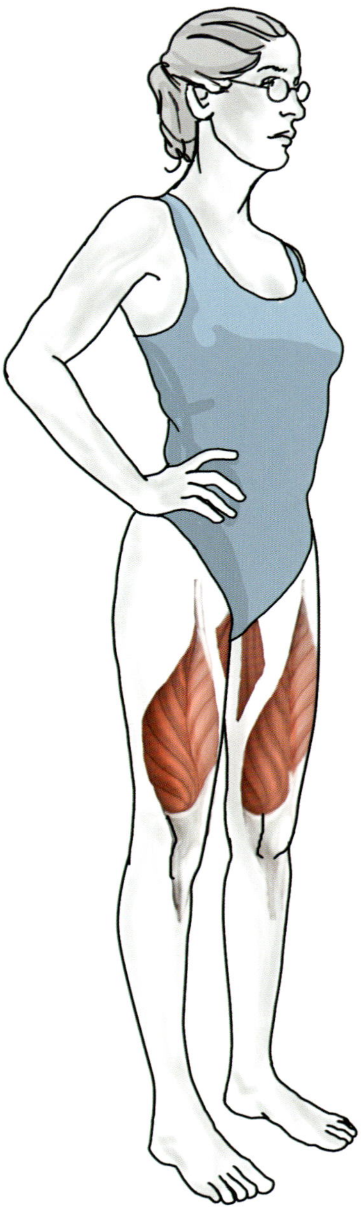

Wir stehen, halten die Langhantel oder den Holzstab im Obergriff und legen sie auf dem Trapez- und hinteren Deltamuskel ab (wie bei den Kniebeugen). Wir machen einen großen Schritt nach vorne und verlagern unser Gewicht auf das vordere Bein, während das hintere Bein gebeugt und das Knie in Richtung Boden geführt wird. Der Rücken bleibt aufrecht und hält das Gleichgewicht. Der vordere Fuß muss in senkrechter Linie unter dem Knie stehen. Dann den Körper mit einem Schwung des vorderen Beins wieder nach hinten führen. Zu Beginn der Abwärtsbewegung einatmen, am Ende der Aufwärtsbewegung ausatmen.

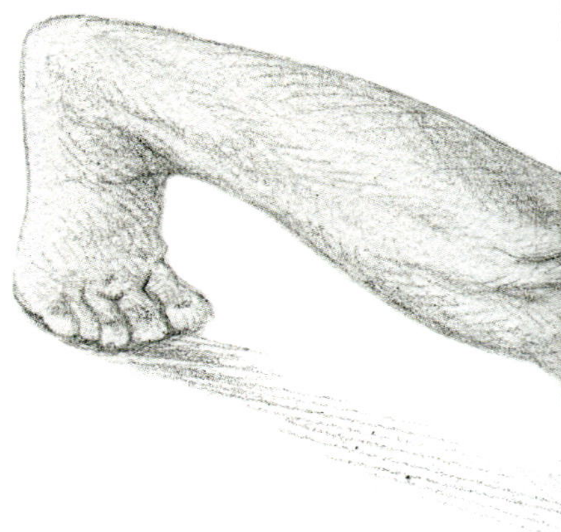

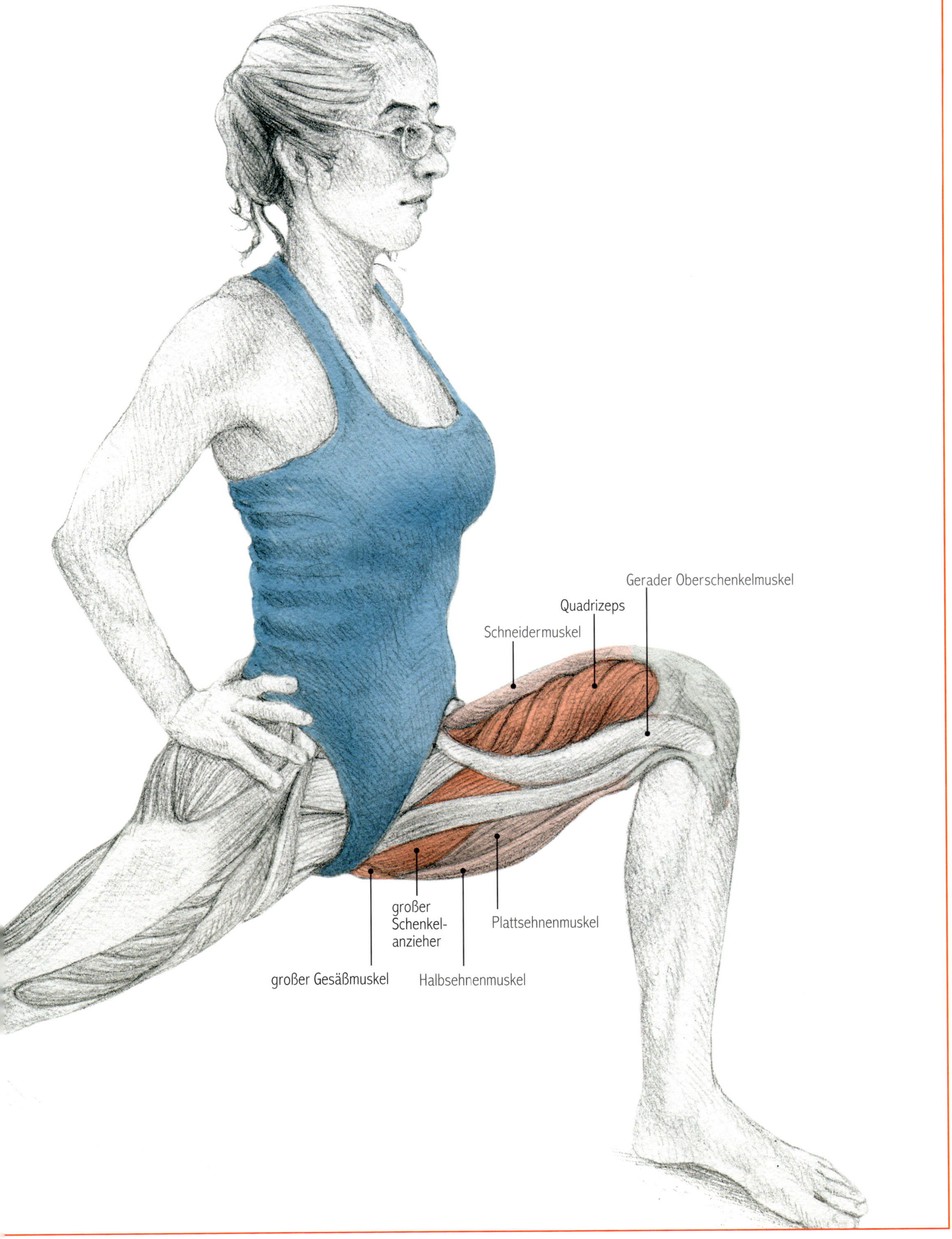
Gerader Oberschenkelmuskel
Quadrizeps
Schneidermuskel
großer Schenkel-anzieher
Plattsehnenmuskel
großer Gesäßmuskel
Halbsehnenmuskel

Ausfallschritte

Erläuterungen

Diese Übung erfordert ein gewisses Maß an Koordination und Gleichgewicht und kann nicht mit so schweren Lasten ausgeführt werden wie Kniebeugen oder ähnliche Übungen. Das Gleichgewicht lässt sich leichter halten, wenn man mit den Augen auf einen festen Punkt schaut. Ein Holzstab kann ebenso verwendet werden wie eine Metallstange oder Kurzhanteln. Die ersten beiden sorgen dafür, dass der Oberkörper die ganze Zeit aufrecht bleibt. Anfänger sollten die Übungen nur mit dem Stab ausführen, mit den Händen auf der Hüfte oder, zur besseren Kontrolle der Abwärtsbewegung, abgestützt auf dem vorderen, angewinkelten Bein. Die Muskelbeanspruchung hängt von der Technik ab, die Belastung des großen Gesäßmuskels ist bei größerem Ausfallschritt höher. Bei kleinem Ausfallschritt wird der Quadrizeps mehr beansprucht. Das Gleichgewicht ist dann gewährleistet, wenn das Knie bei der Abwärtsbewegung genau über dem Fuß steht, welcher mit der ganzen Sohle auf dem Boden stehen sollte.

Eine bessere Technik kann dadurch unterstützt werden, dass der Impuls von der gesamten Fußsohle und nicht nur von den Zehen ausgeht.

Häufige Fehler: Knie steht weiter vorne als der Fuß, Beugen des Rückens bei der Abwärtsbewegung, Federn und unzureichendes Absenken.

Varianten

3.2 ... ein Fuß nach hinten

Beteiligte Muskeln. Großer Gesäßmuskel, Quadrizeps, Adduktoren und Kniebeuger.

Ausführung. Ähnlich wie zuvor, doch nun bleibt das beanspruchte Bein stehen und das andere wird nach hinten gestellt. Indem das Gewicht bei der Aufwärtsbewegung nach vorne statt nach hinten geführt wird, lässt sich die Beanspruchung etwas stärker auf die Gesäßmuskeln konzentrieren (bei richtiger Technik). Für diese Variante kann auch ein Seil vom tiefen Seilzug an der Hüfte befestigt werden, doch dies ist in der Regel unbequemer als mit freien Gewichten.

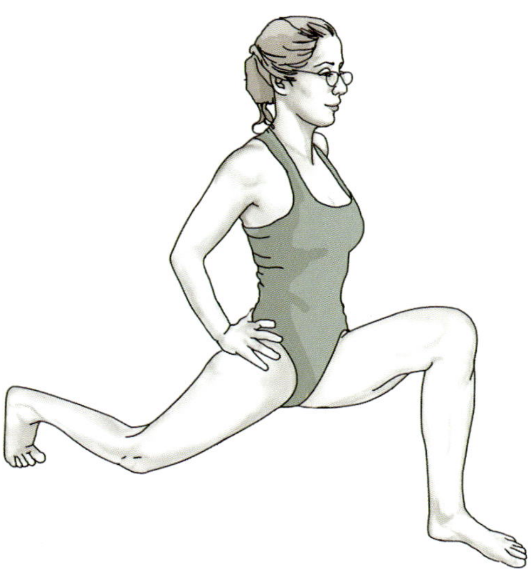

3.3 ... ein Schritt nach vorne

Beteiligte Muskeln. Großer Gesäßmuskel, Quadrizeps, Adduktoren und Kniebeuger

Ausführung. Nun machen Sie keinen Schritt zurück, sondern gehen in großen Schritten nach vorne. Dadurch werden die Gesäßmuskeln, wie bei der Variante mit einem Fuß nach hinten, etwas stärker beansprucht als bei der herkömmlichen Übung, wenn der Schub senkrecht erfolgt. Es ist hilfreich, sich ein Ziel weiter vorne zu setzen, das wir mit den Ausfallschritten erreichen wollen. Dorthin wird der Blick gerichtet, um das Gleichgewicht besser zu halten. Am Ziel erfolgt eine kurze Pause vor dem nächsten Satz, mit dem wir wieder zurückgehen. Dies ist eine gute Übung.

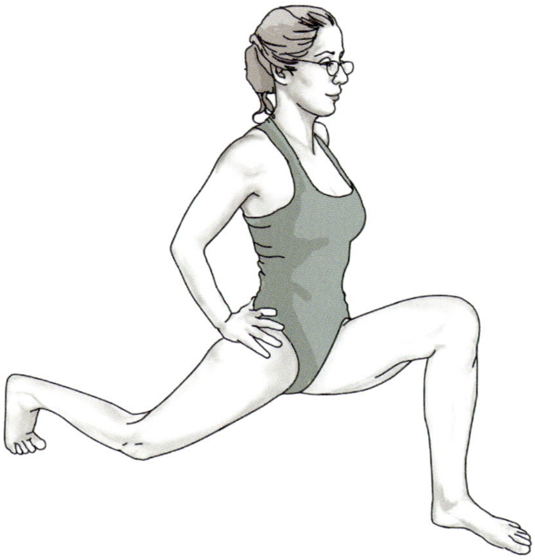

3.4 ... zur Seite

Beteiligte Muskeln. Quadrizeps, Deltamuskel des Gesäßes (oberflächliche Fasern des großen Gesäßmuskels und Spanner der Oberschenkelbinde), großer Gesäßmuskel, Adduktoren und Kniebeuger

Ausführung. Die Ausgangs- und Endposition ist dieselbe, doch die Bewegung erfolgt zur Seite. Zuerst wird das Bein weit abgespreizt und das Gewicht darauf verlagert. Dann das Bein mit einem Schwung wieder aufstellen bis zur Ausgangsposition. Diese Variante wirkt stärker auf die Abduktoren, erfordert aber auch eine noch bessere Koordination.

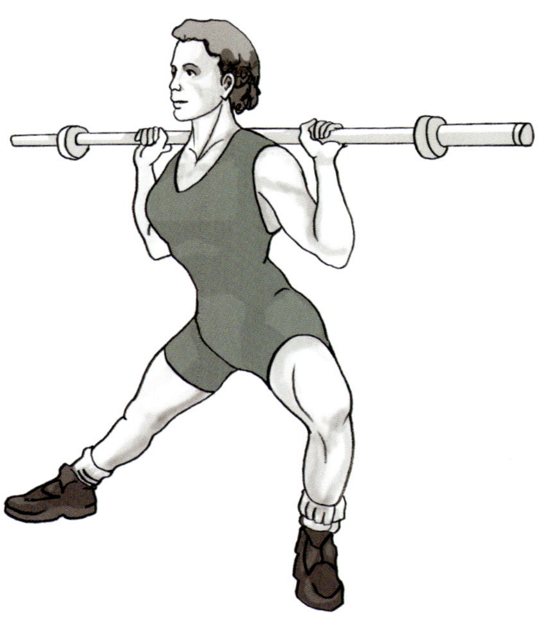

Kreuzheben

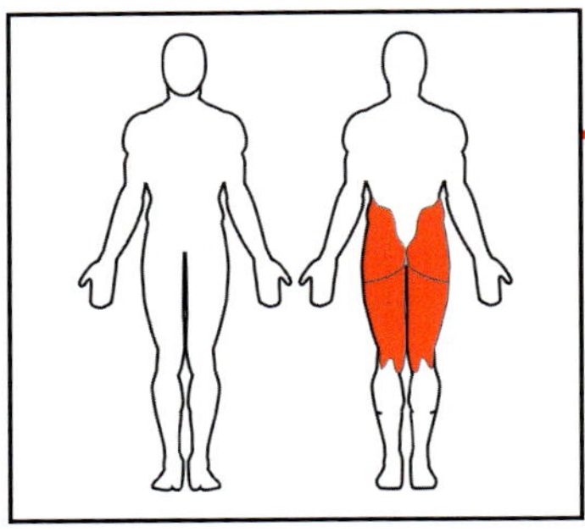

Beteiligte Muskeln

Hauptmuskeln: Großer Gesäßmuskel, Kniebeuger, Plattsehnenmuskel, Halbsehnenmuskel, langer Kopf des zweiköpfigen Oberschenkelmuskels, Lendenmuskeln und paravertebrale Muskeln

Sekundäre Muskeln: Mittlerer Gesäßmuskel (hintere Fasern), großer Schenkelanzieher, kleiner Schenkelanzieher und birnenförmiger Muskel

Antagonisten: Lendenmuskel, Darmbeinmuskel, gerader Oberschenkelmuskel des Quadrizeps, Spanner der Oberschenkelbinde, Kammmuskel, Schneidermuskel etc.

Ausführung

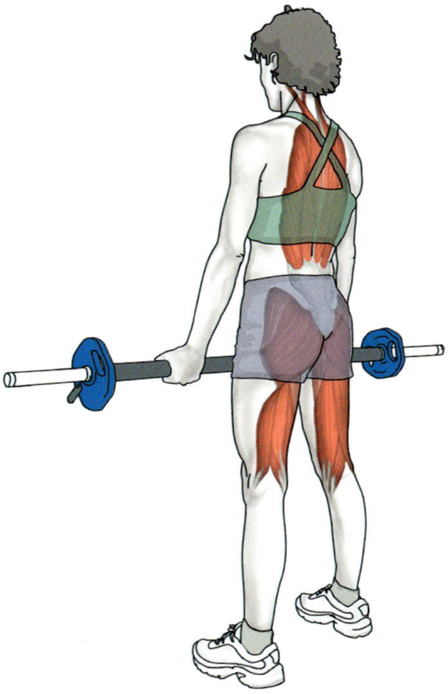

Sie stehen mit fast durchgestreckten und leicht gegrätschten Beinen und blicken nach vorne. Die Stange wird im Obergriff (mit den Handflächen Richtung Oberschenkel) oder im Wechselgriff („umgekehrter Powergriff") auf den Oberschenkel gelegt. Sie senken den Oberkörper und blockieren gleichzeitig beim Einatmen, wobei die Stange nie zu weit vom Oberkörper entfernt wird. Die Hüfte wird gebeugt und gleichzeitig leicht nach hinten verlagert, ohne jedoch den Rücken durchzubiegen. Am Ende der Abwärtsbewegung berühren die Scheiben nicht den Boden, und Sie spüren den Druck auf den Fersen, nicht auf den Zehen. Die Anstrengung ist mental auf die Hüftstrecker im hinteren Bereich des Oberschenkels zu richten, weniger jedoch auf den Rücken. Zu Beginn der Abwärtsbewegung einatmen, am Ende der Aufwärtsbewegung ausatmen. Vor der nächsten Wiederholung durchatmen.

Erläuterungen

Die zweigelenkigen Kniebeuger und die Gesäßmuskeln müssen die Hüfte drehen, um sie nach dem Absenken wieder aufzurichten. Durch das Blockieren beim Einatmen und die Anspannung des Lenden- und Bauchbereichs entsteht eine natürliche „Bauchbinde", welche zur Vorbeugung von Verletzungen und zum Halten des Gleichgewichts unverzichtbar ist. Zwar ist die Verbesserung der Dehnbarkeit nicht zu unterschätzen, doch es gibt Varianten, die zu einer wirksameren Dehnung führen und bei denen keine Last und kein Federn erforderlich sind (schwierig, da der myotatische Reflex ausgelöst wird).

Es existieren zwei neue Varianten des Kreuzhebens, eine mit gebeugten und die andere mit gestreckten Beinen. Die erste bezeichnet man als Kreuzheben/rumänisch. Sie kann mit mehr Last durchgeführt werden, die Beanspruchung der hinteren Oberschenkelmuskeln ist jedoch geringer.

Diese Übung darf aufgrund des hohen Verletzungsrisikos niemals mit großen Lasten durchgeführt werden. Auch bei sehr guter Technik kann der Druck auf die Wirbelsäule zu groß werden. Außerdem eignet sie sich nicht besonders gut für die Entwicklung der Kniebeuger. Der Wechselgriff, auch „umgekehrter Powergriff" genannt, wird eingesetzt, damit sich die Stange nicht dreht, doch er gefährdet den zweiköpfigen Muskel des supinierten Unterarms (insbesondere an seinem rumpffernen einsehnigen Ansatz nahe dem Ellbogen).

Häufige Fehler: Durchbiegen des Rückens beim Absenken, unangemessenes Gewicht und falsche Atmung (sehr gefährlich).

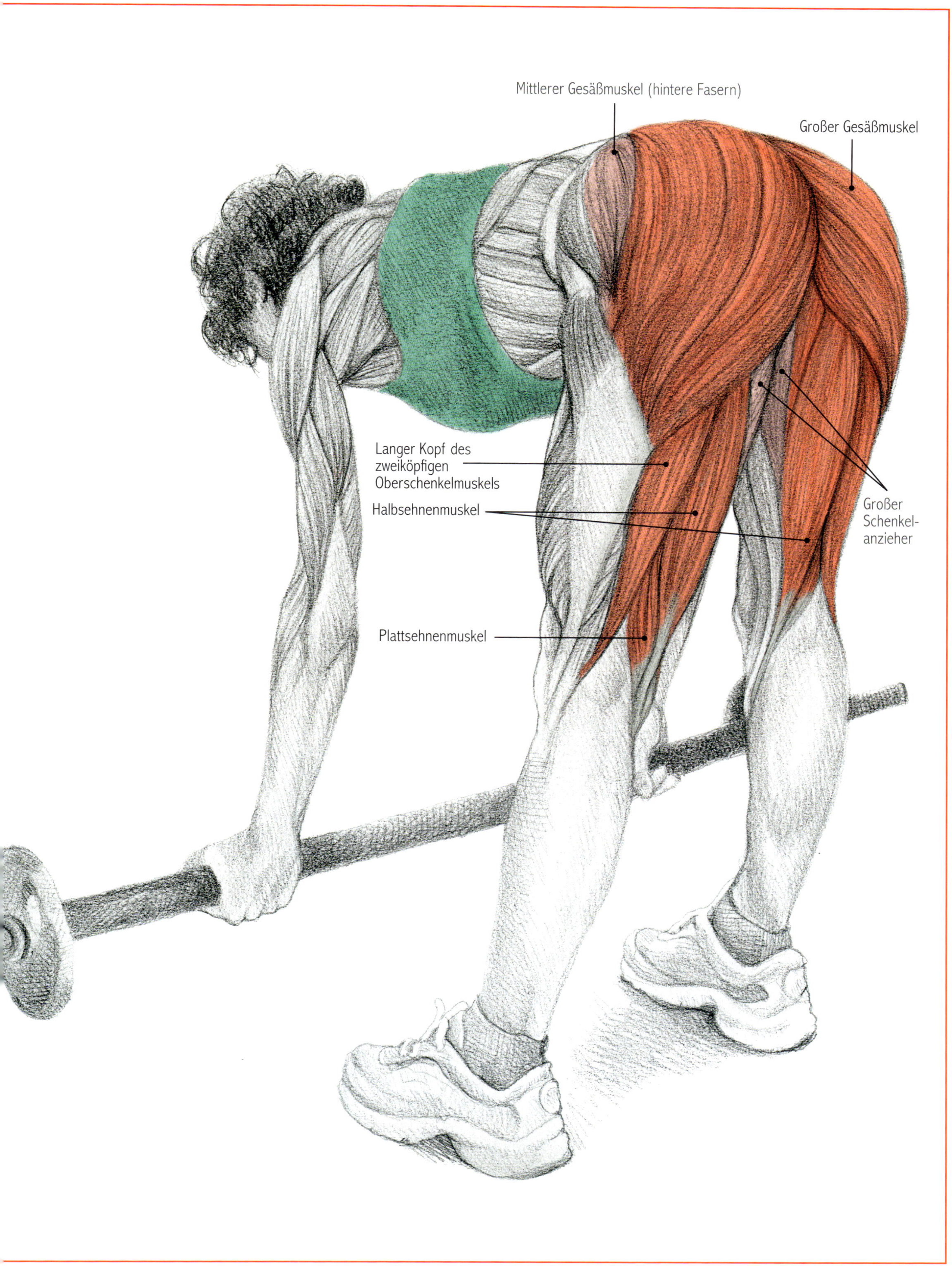
Mittlerer Gesäßmuskel (hintere Fasern)
Großer Gesäßmuskel
Langer Kopf des zweiköpfigen Oberschenkelmuskels
Halbsehnenmuskel
Großer Schenkel-anzieher
Plattsehnenmuskel

Varianten

4.2 ... mit Kurzhanteln

Beteiligte Muskeln. Großer Gesäßmuskel, Kniebeuger, Plattsehnenmuskel, Halbsehnenmuskel, langer Kopf des zweiköpfigen Oberschenkelmuskels, Lendenmuskeln und paravertebrale Muskeln.

Ausführung. Der einzige Unterschied ist die Verwendung von einer oder zwei Kurzhanteln. Im ersteren Fall wird diese mit beiden Händen gehalten. Von der Variante, bei der die Kurzhantel von einer Seite zum gegenüberliegenden Fuß geführt wird (durch Drehen des Oberkörpers) ist unbedingt abzuraten.

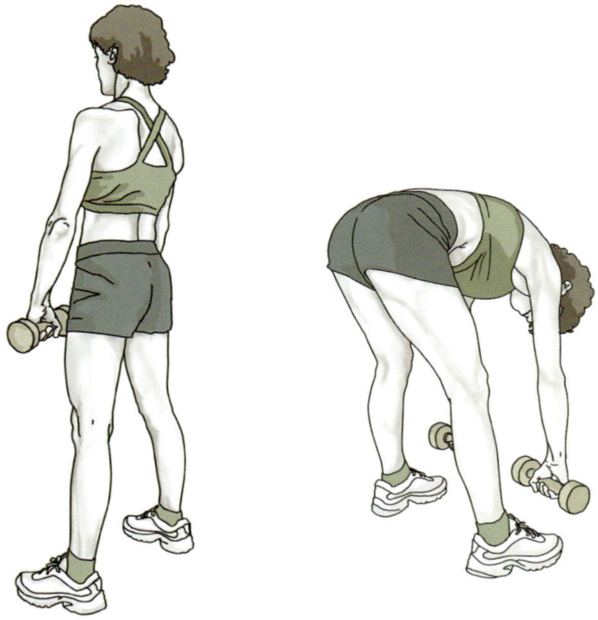

4.3 ... „Good Morning"

Beteiligte Muskeln. Großer Gesäßmuskel, Kniebeuger, Plattsehnenmuskel, Halbsehnenmuskel, langer Kopf des zweiköpfigen Oberschenkelmuskels, Lendenmuskeln und paravertebrale Muskeln.

Ausführung. Die Ausführung ist ähnlich wie bei der Grundübung, doch in technischer Hinsicht etwas komplizierter und gefährlicher. Die Stange wird wie bei den Kniebeugen gehalten (siehe Übung), doch das Gewicht ist viel geringer, denn der Angriffspunkt der Last ist weit entfernt von der Bewegungsachse.

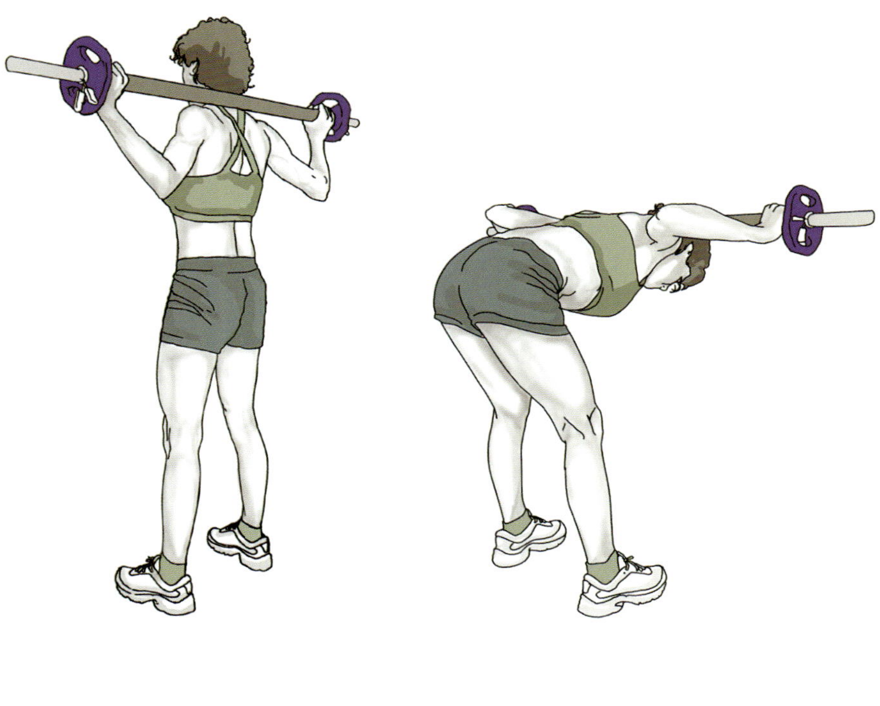

4.4 ... auf einer Stufe

Beteiligte Muskeln. Großer Gesäßmuskel, Kniebeuger, Plattsehnenmuskel, Halbsehnenmuskel, langer Kopf des zweiköpfigen Oberschenkelmuskels, Lendenmuskeln und paravertebrale Muskeln.

Ausführung. Beim Absenken kann es passieren, dass die Scheiben (oder die bloße Stange ohne Scheiben) den Boden berühren. Um dies zu verhindern, muss die Übung auf einer Stufe ausgeführt werden. Es wird weniger Gewicht verwendet, da hier bei der Bewegung eine größere Gelenkamplitude erzielt werden soll. Soll die Bewegungsstrecke der Hüfte und die Dehnbarkeit der hinteren Oberschenkelmuskeln vergrößert werden, müssen dafür spezifische Übungen gewählt werden, nicht das Kreuzheben.

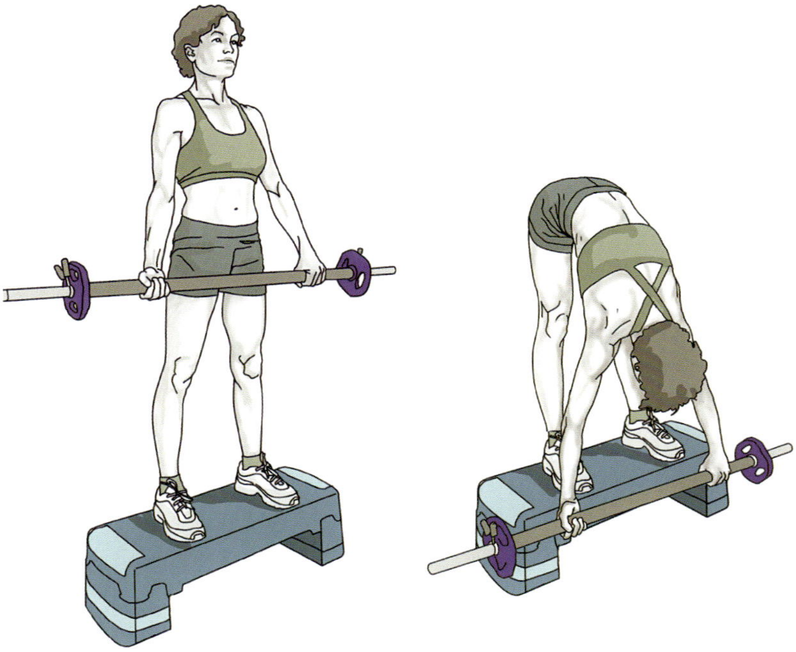

4.5 ... Oberschenkelbeugen auf der Bauchmuskelbank

Beteiligte Muskeln. Kniebeuger, Plattsehnenmuskel, Halbsehnenmuskel, langer Kopf des zweiköpfigen Oberschenkelmuskels, großer Gesäßmuskel, Lendenmuskeln und paravertebrale Muskeln

Ausführung. Sie knien auf einer flachen Bauchmuskelbank, die Knöchel sind unter den Polsterrollen fixiert (oder ein Partner setzt sich darauf). Die Hände werden über Kreuz vor die Brust gehalten. Dann den Körper langsam nach unten senken, sodass sich der Oberkörper dem Boden nähert, und anschließend wieder hochkommen. Diese interessante Übung wird nicht häufig ausgeführt. Sie eignet sich nur für Fortgeschrittene, die Abwechslung in ihr Training bringen möchten. Um die Intensität zu erhöhen, kann Zusatzgewicht in die Hände genommen werden.

Bei dieser Übung muss für die Knie unbedingt eine gepolsterte Unterlage verwendet werden. Es existiert eine spezielle Bank hierfür, die in einigen Ländern sehr verbreitet ist, in anderen gar nicht. Ihre Bezeichnung ist *Glute Ham Raise.* Durch ihre Form eines umgekehrten V wird die Durchführung der Übung unterstützt.

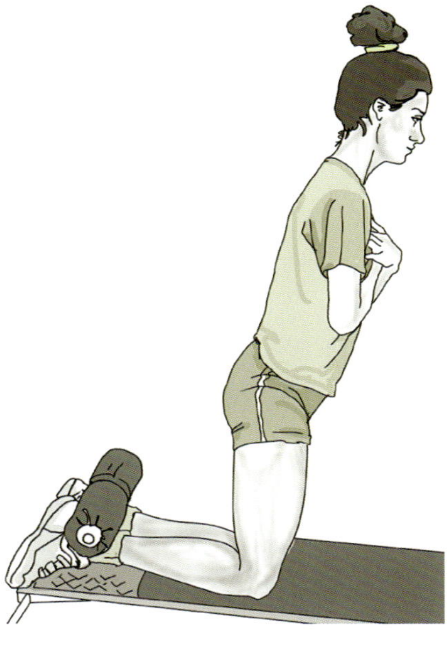

Fersenheben

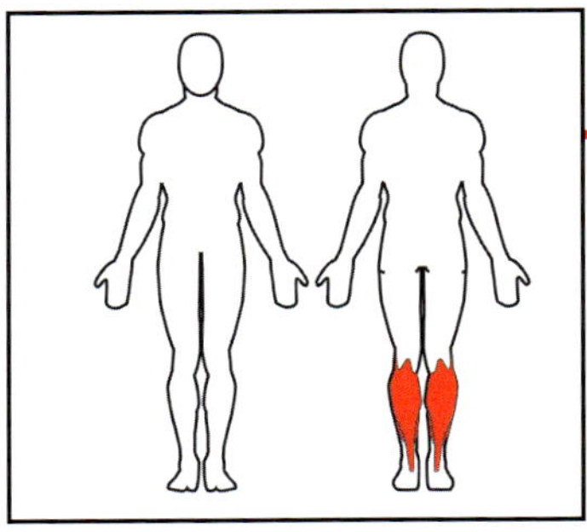

Beteiligte Muskeln

Hauptmuskeln: Dreiköpfiger Wadenmuskel (Schollenmuskel und Zwillingswadenmuskeln)

Sekundäre Muskeln: Langer und kurzer Wadenbeinmuskel, hinterer Schienbeinmuskel und langer Zehenbeuger

Antagonisten: Vorderer Schienbeinmuskel und Zehenstrecker

Ausführung

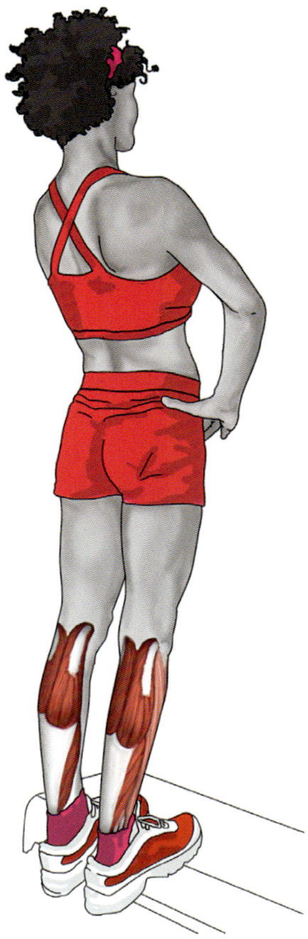

Sie stellen sich mit dem Mittelfuß auf den Rand einer Stufe. Die Füße stehen etwa hüftbreit auseinander. Aus der tiefsten Position heraus senken Sie den Fuß ab, um die Fersen – und mit ihnen den ganzen Körper – so weit wie möglich nach oben zu heben. Dann kontrolliert absenken. Um die Knie zu schützen, bleiben diese ganz leicht gebeugt. Die Atmung erfolgt natürlich. Um einen angemessenen Takt beizubehalten, ist es jedoch hilfreich, beim Absenken des Körpers einzuatmen und am Ende der Aufwärtsbewegung auszuatmen.

Erläuterungen

Die an dieser Übung beteiligte Muskelgruppe ist kräftig und ermüdungsresistent, denn sie wird beim Gehen und Laufen stark beansprucht. Aktivitäten, die der Mensch seit Jahrtausenden ausübt.

Es wird empfohlen, die Knöchel weder zu drehen noch zu neigen, sondern den natürlichen Bewegungsabläufen zu folgen.

Es ist ratsam, eine niedrige Stufe (3 bis 4 cm) zu verwenden. Bei zu starkem Absenken der Fersen können diese dann auf dem Boden abgestützt werden. Dadurch ist außerdem das Verletzungsrisiko beim Abrutschen von der Aufstellfläche geringer.

Häufige Fehler: Federn, ohne das Gewicht kontrolliert zu führen, zu wenige Wiederholungen und/ oder zu geringe Last, Aufstellen einer zu kleinen Fläche des Fußes, Drehen des Fußes und Wechseln der Aufstellfläche.

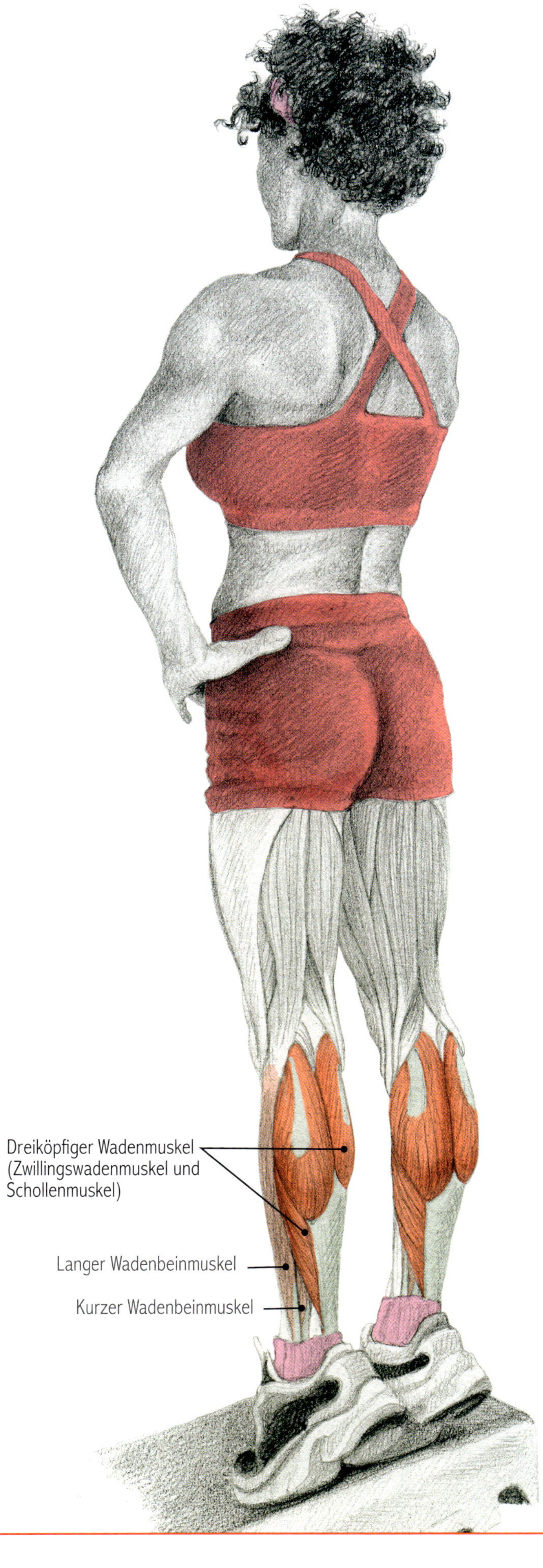

Dreiköpfiger Wadenmuskel (Zwillingswadenmuskel und Schollenmuskel)
Langer Wadenbeinmuskel
Kurzer Wadenbeinmuskel

Varianten

5.2 ... auf einem Fuß

Beteiligte Muskeln. Dreiköpfiger Wadenmuskel

Ausführung. Es handelt sich, was die Intensität anbelangt, um einen Zwischenschritt zwischen der Übung auf beiden Füßen und der Verwendung von Zusatzgewicht, da hier das Körpergewicht auf einem Bein angehoben wird. Der Ablauf ist ansonsten identisch.

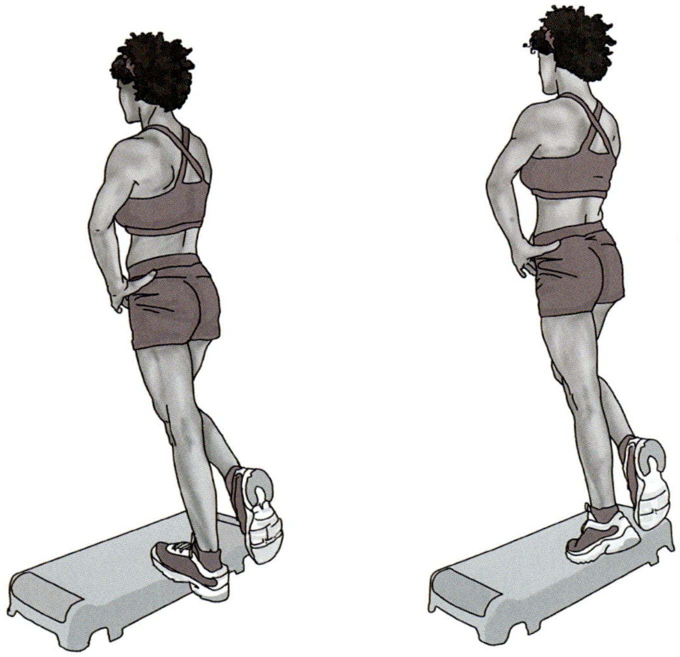

5.3 ... „Donkey Calf Raise“

Beteiligte Muskeln. Dreiköpfiger Wadenmuskel.

Ausführung. Bei dieser traditionellen Bodybuilder-Übung übernimmt ein Partner die Rolle des Zusatzgewichts ein, indem er sich auf die Hüfte (nicht auf den Rücken) des Trainierenden setzt. Letzterer beugt den Oberkörper um beinahe 90° und stützt sich ab, um das Gleichgewicht zu halten. Die Position des Oberkörpers ändert nichts an der Einbeziehung des dreiköpfigen Wadenmuskels.

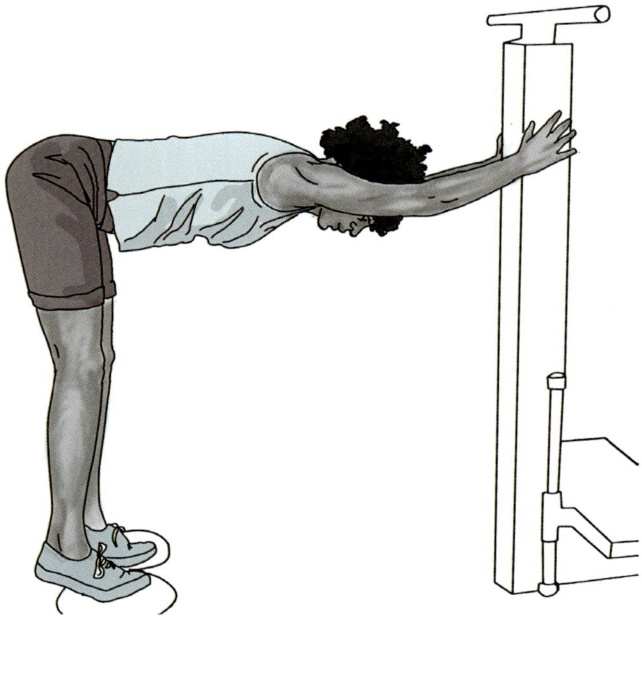

5.4 ... auf einem Fuß „von 1 bis 15“

Beteiligte Muskeln. Dreiköpfiger Wadenmuskel

Ausführung. Die Übung ist darauf ausgerichtet, durch das abwechselnde Fersenheben auf einem Fuß die „Kraftausdauer“ zu steigern. Mit dem einen Fuß wird eine gezielte Wiederholung ausgeführt, während der andere in der Luft bleibt. Dann wechseln. Jetzt ist der erste Fuß wieder an der Reihe und macht zwei Wiederholungen, dann folgen zwei Wiederholungen mit dem anderen ... und so geht es weiter, bis beide Füße 15 Wiederholungen gemacht haben. Anschließend wird rückwärts gezählt, 14 und 14 ..., bis beide Füße wieder nur eine Wiederholung machen. Weniger trainierte Menschen können mit einer geringeren Zahl beginnen (z. B. 8 oder 10 Wiederholungen).

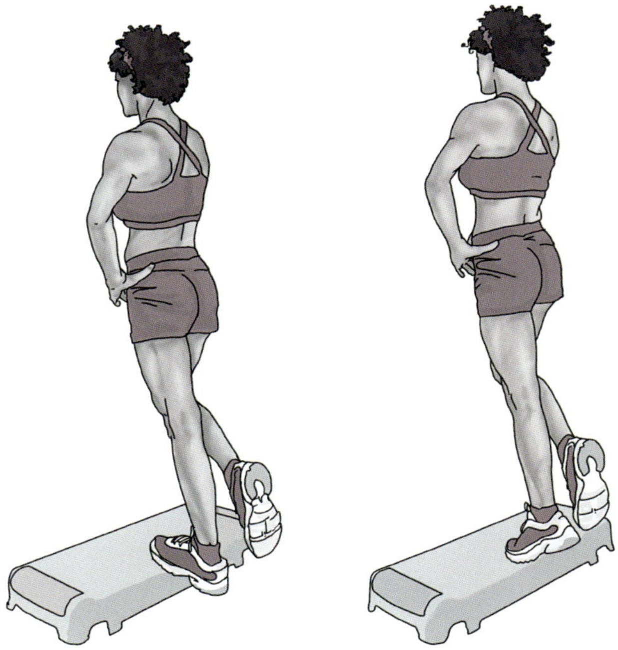

5.5 ... mit Zusatzgewicht

Beteiligte Muskeln. Dreiköpfiger Wadenmuskel

Ausführung. Der Ablauf entspricht dem der Grundübung, doch nun wird ein Zusatzgewicht benutzt. Dies ist eine Alternative zur Variante „Donkey Calf Raise“, die den Vorteil hat, dass sich die verwendete Kilozahl frei wählen lässt.

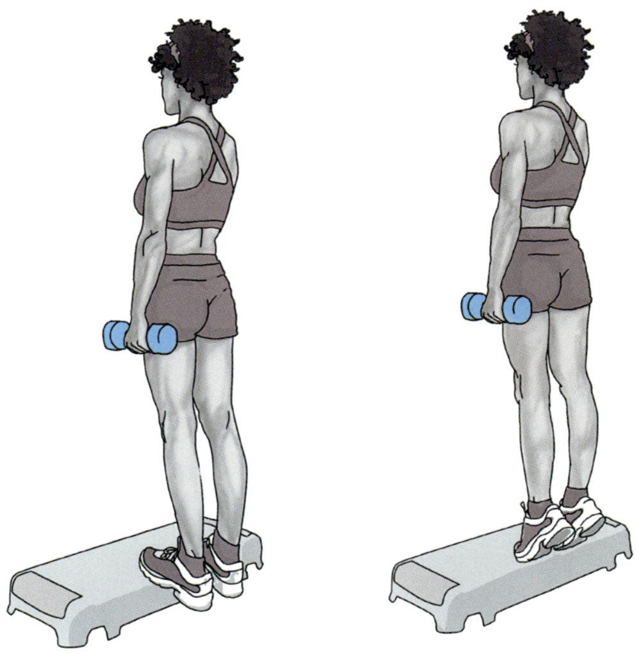

Fersenheben im Sitzen mit Langhantel

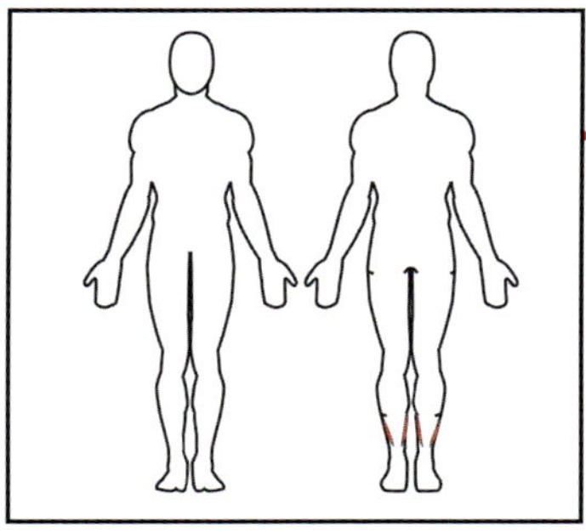

Beteiligte Muskeln

Hauptmuskeln: Schollenmuskel

Sekundäre Muskeln: langer und kurzer Wadenbeinmuskel, Zwillingswadenmuskel, hinterer Schienbeinmuskel und Fußsohlenbeuger

Antagonisten: vorderer Schienbeinmuskel und Zehenstrecker

Ausführung

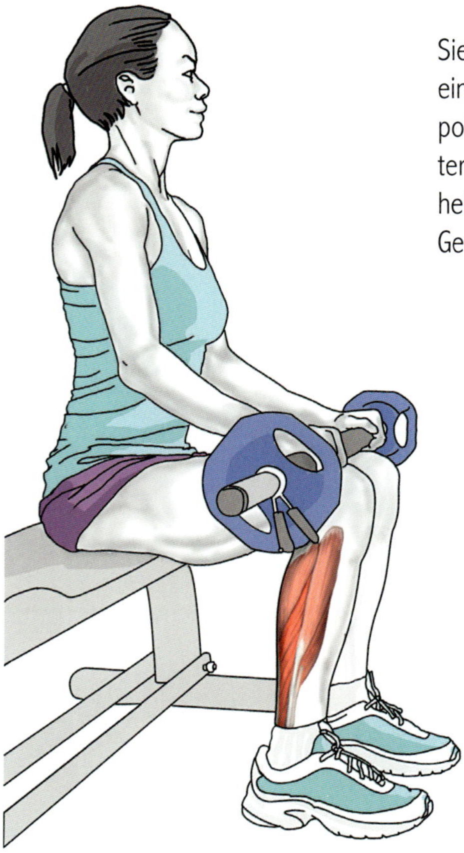

Sie sitzen und haben die Knie um 90° gebeugt. Die Füße stehen auf einer Erhöhung, sodass sich die Fersen in der Luft befinden. Eine gepolsterte Langhantel mit mehr oder weniger Gewicht wird auf den unteren Teil des Quadrizeps gelegt. Dann die Fersen so weit wie möglich heben. Einen Moment oben halten und wieder absenken, ohne das Gewicht auf dem Boden abzulegen. Die Atmung erfolgt natürlich.

Erläuterungen

Bei dieser Übung wird vor allem der Schollenmuskel trainiert, da aufgrund der durchgehenden Beugung des Knies die Zwillingswadenmuskeln entlastet werden. Es empfiehlt sich, eine Erhöhung von nur wenigen Zentimetern zu verwenden, sodass die Ferse abgesetzt werden kann, wenn sie zu weit herabgesenkt wird. In der Regel sind 3 oder 4 Zentimeter ausreichend. Das Gewicht sollte abgenommen werden, bevor ein Fuß weggezogen wird.

Diese Übung ist besonders für Menschen geeignet, die einen sogenannten „hohen Zwillingswadenmuskel" haben.

Häufige Fehler: Federn, ohne das Gewicht kontrolliert zu führen, zu wenige Wiederholungen und/oder zu geringe Last und Aufstellen einer zu geringen Fläche des Fußes.

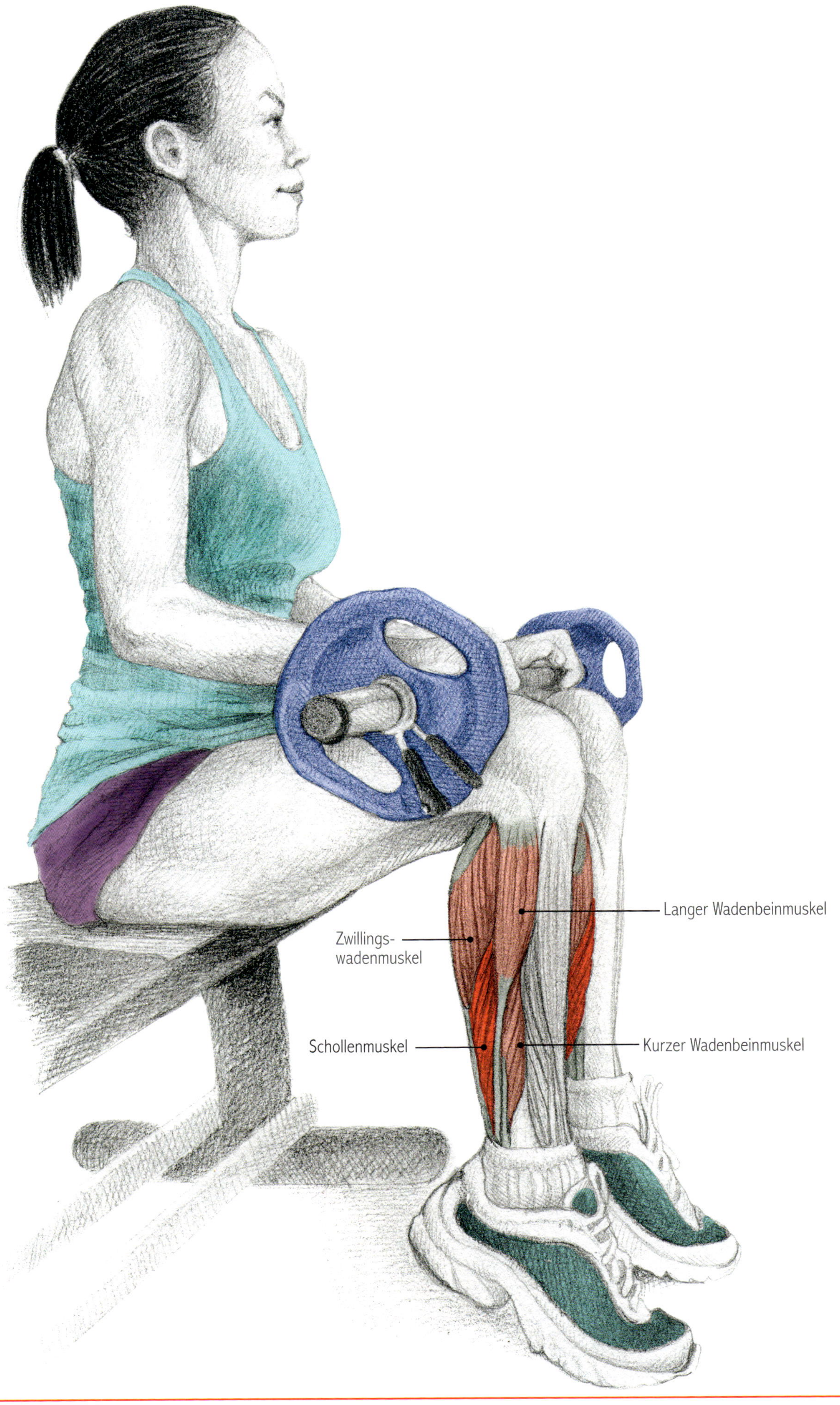
Langer Wadenbeinmuskel
Zwillings-
wadenmuskel
Schollenmuskel
Kurzer Wadenbeinmuskel

Varianten

6.2 ... mit Kurzhanteln

Beteiligte Muskeln. Schollenmuskel

Ausführung. Die Ausführung erfolgt ebenso wie mit der Langhantel. Manchmal werden jedoch Kurzhanteln bevorzugt, weil sie bequemer zu handhaben sind und beim Ablegen auf das Bein einen weniger schmerzhaften Druck ausüben. Die Kurzhanteln werden im Obergriff (in leicht pronierter Stellung) mit der flachen Seite der Scheibe dort abgestützt, wo vorher die Langhantel auflag: auf dem unteren Teil des Quadrizeps.

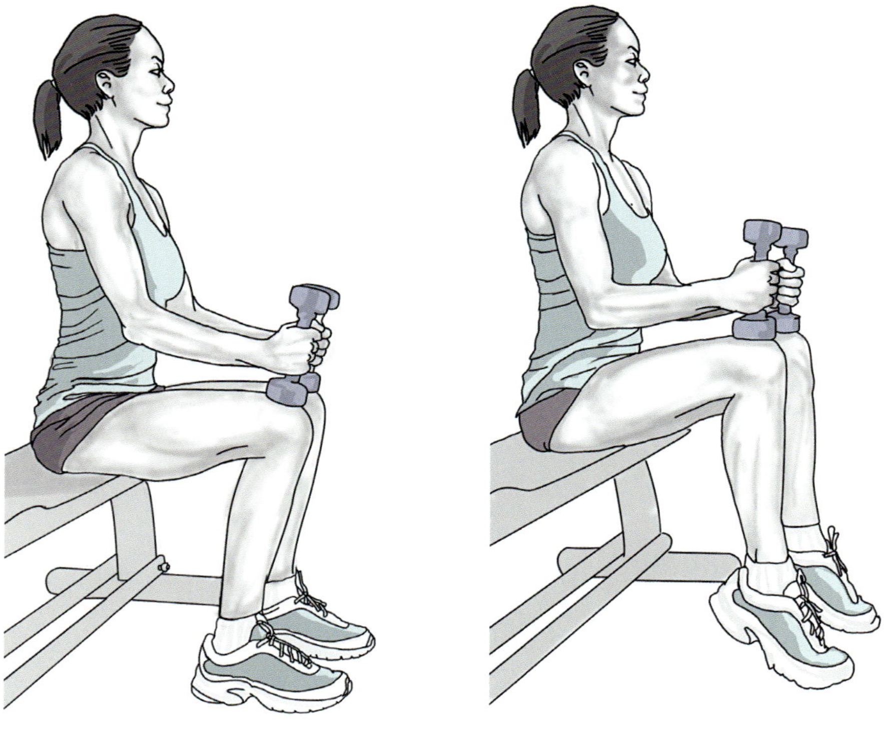

6.3 ... auf einem Fuß

Beteiligte Muskeln. Schollenmuskel

Ausführung. Die Ausführung erfolgt genau wie in der vorigen Variante, doch nun wird nur eine Kurzhantel verwendet und immer nur ein Fuß abwechselnd trainiert. Dabei werden natürlich die gleichen Muskeln beansprucht und die Unterschiede liegen in der Betonung nur eines Teils des Körpers, um danach den anderen zu betonen.

Die Varianten mit einer Drehung des Knies werden hier nicht vorgestellt, da sie keinen grundlegend anderen Bereich des Schollenmuskels beanspruchen als die hier erläuterten Varianten.

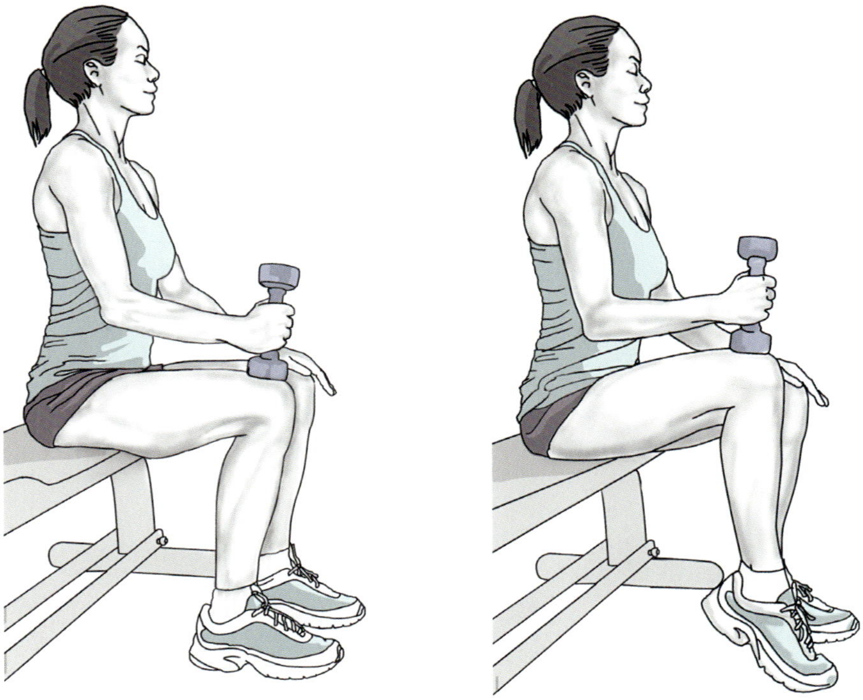

Gesäß-Kicks

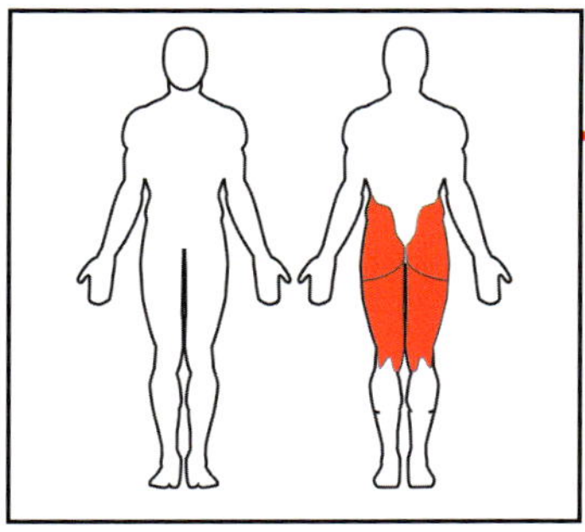

Beteiligte Muskeln

Hauptmuskeln: Plattsehnenmuskel, Halbsehnenmuskel und zweiköpfiger Oberschenkelmuskel (langer Kopf)

Sekundäre Muskeln: Großer Gesäßmuskel, hintere Fasern des mittleren (und kleinen) Gesäßmuskels, großer Schenkelanzieher, birnenförmiger Muskel und viereckiger Schenkelmuskel

Antagonisten: Lendenmuskel, Darmbeinmuskel, Schneidermuskel, gerader Oberschenkelmuskel des Quadrizeps etc.

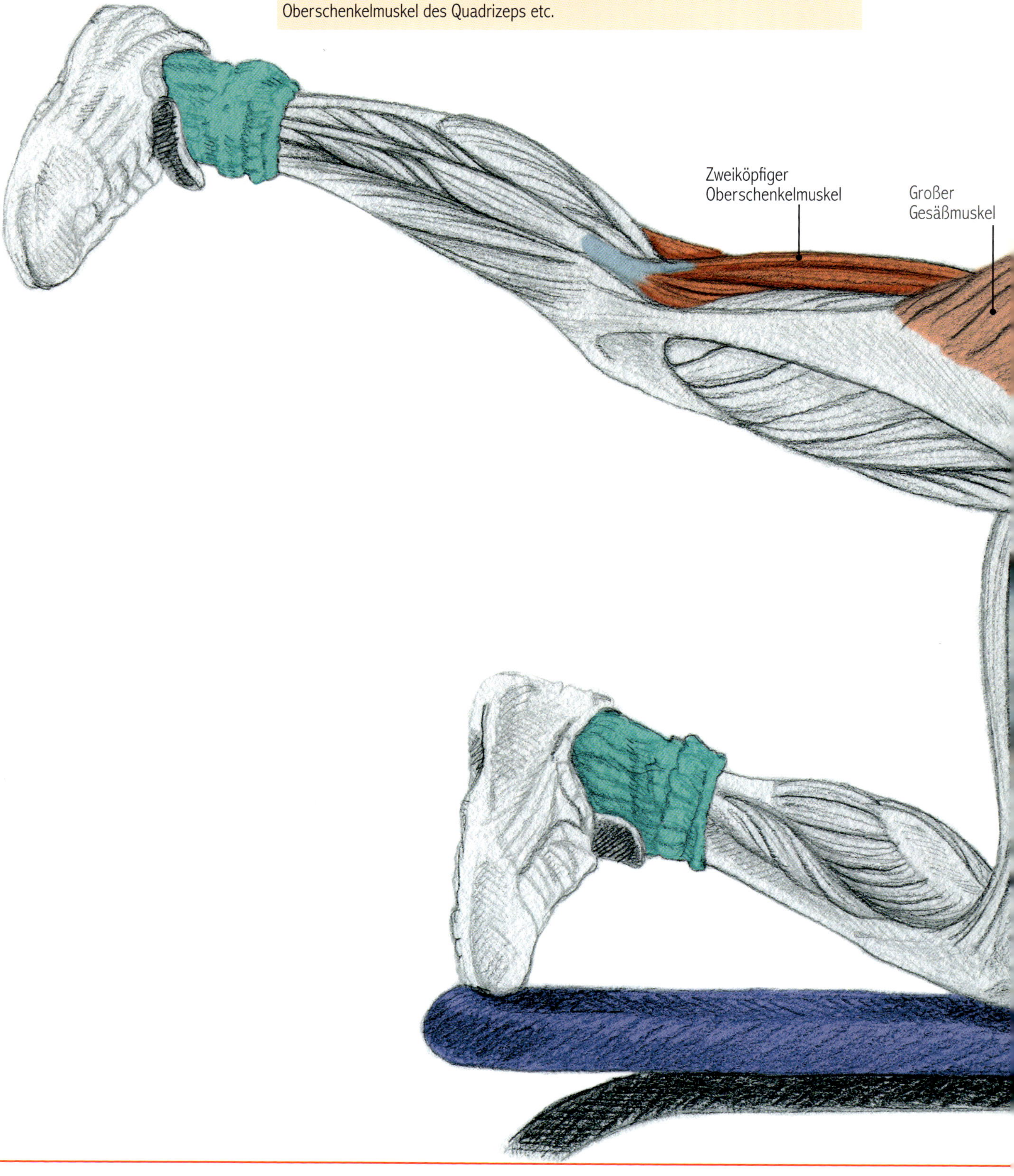

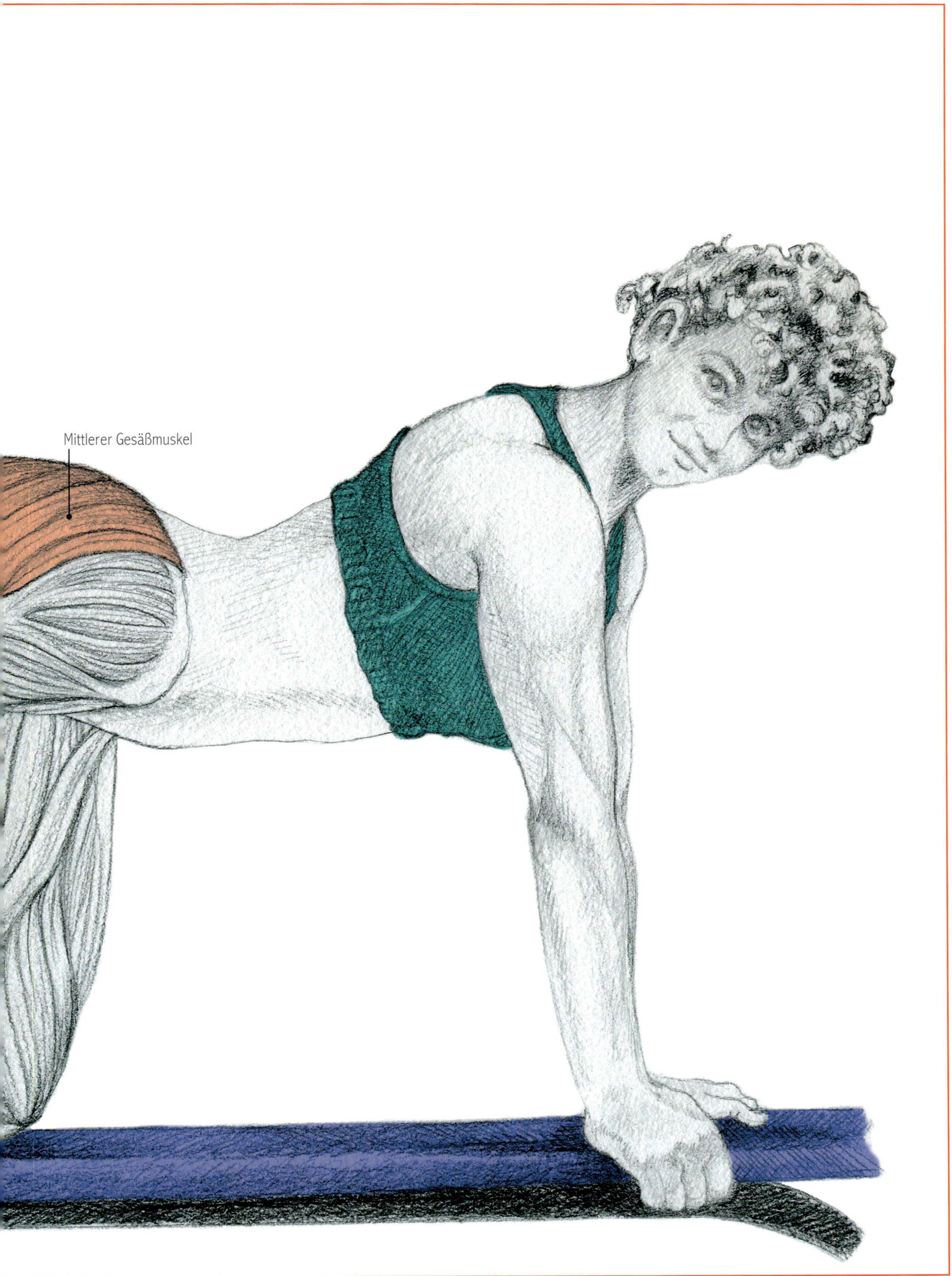
Mittlerer Gesäßmuskel

Gesäß-Kicks

Ausführung

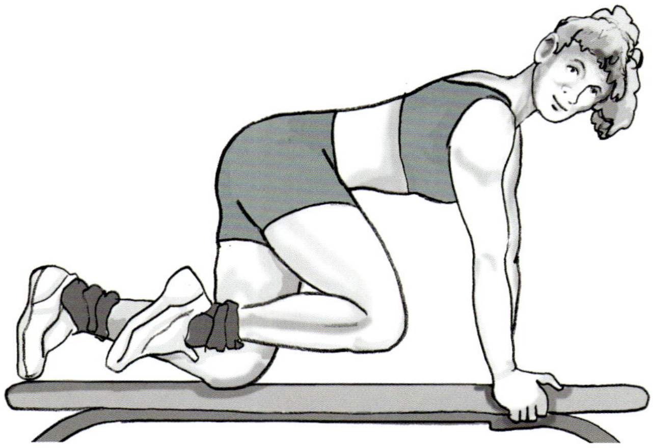

Sie begeben sich in den Vierfüßlerstand (auf die Knie, die Hände oder Ellbogen aufgestützt). Ein Bein wird angewinkelt und leicht angehoben. Mit diesem Bein nach hinten oben kicken. Die Bewegung muss kontrolliert erfolgen und etwas über die Waagerechte hinausgehen, ohne dabei jedoch den Rücken zu sehr durchzubiegen. Wem es leichter fällt, der kann anstelle der Hände auch die Ellbogen aufstützen. Während der Streckung der Hüfte kann ebenso das Bein ausgestreckt werden, um einen Teil der Beanspruchung auf die Kniebeuger zu verlagern. Die Atmung erfolgt natürlich. Für gewöhnlich ist es am angenehmsten, wenn die Einatmung während der Absenkbewegung erfolgt und die Ausatmung in der zweiten Hälfte der Aufwärtsbewegung. Da bei dieser Übung keine großen Lasten zum Einsatz kommen, spielt dies aber keine große Rolle.

Erläuterungen

Diese Übung, deren Bezeichnung etwas irreführend ist, ist einfach und kann von Anfängern ausgeführt werden. Aufgrund der Leichtigkeit der Bewegung und der großen Kraft der beanspruchten Muskeln (sie gehören zu den kräftigsten des Körpers) können Fußmanschetten mit Gewicht hinzugenommen werden. Beim Trainieren ohne Zusatzgewicht werden die Gesäßmuskeln kaum beansprucht. Trotz der verbreiteten Bezeichnung dieser Übung wird der Großteil der Leistung von den Kniebeugern erbracht. Der Gesäßmuskel ist nur am Rande beteiligt, spielt aber eine wichtigere Rolle, wenn das Knie die ganze Zeit über angewinkelt bleibt (ohne es zu irgendeinem Zeitpunkt zu strecken). Der kleine Gesäßmuskel ist nicht sehr stark beteiligt, wenn die anderen Muskeln ihre Funktion normal ausführen können. Viele Sportler sind falsch informiert und denken, dass sich durch diese Übung der Umfang oder das Fett in diesem Bereich reduzieren lassen.

Varianten

7.2 ... auf einer Bank, mit beiden Beinen gleichzeitig

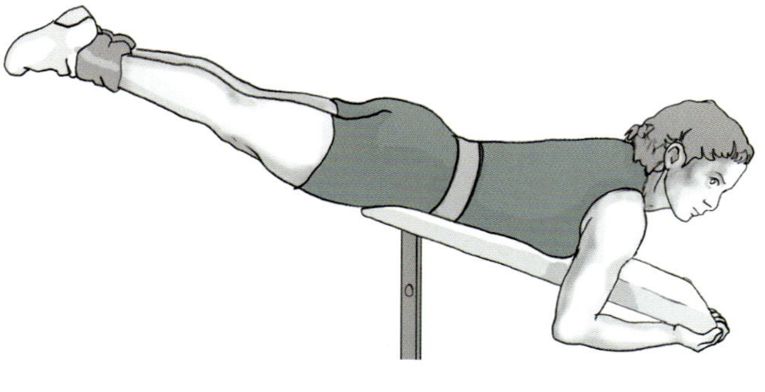

Beteiligte Muskeln. Großer Gesäßmuskel, hinterer Oberschenkelmuskel und Rückenstrecker

Ausführung. Sie legen sich in Bauchlage auf eine Bank (Brust liegt auf) und umfassen diese mit den Armen. Die Beine sind vollständig in der Luft und angewinkelt. Dann beide Beine gleichzeitig bis zur Senkrechten heben, einen Moment halten und wieder absenken. Diese Variante ist bedeutend anspruchsvoller als die vorige, doch die Beanspruchung des Hauptmuskels – des großen Gesäßmuskels – ist nicht viel intensiver. Die hohe Schwierigkeit ergibt sich aus der starken isometrischen Kontraktion der Lendenmuskeln, um das Gelenk zu fixieren.

Häufige Fehler: Absenken über die Senkrechte hinaus, um Schwung zu holen, zu starkes Durchbiegen des Rückens in der oberen Position und zu kurze Bewegungsstrecke oder zu wenige Wiederholungen.

7.3 ... nur die Endbewegung

Beteiligte Muskeln. Großer Gesäßmuskel und Kniebeuger.

Ausführung. Wird nur die Endphase der Bewegung ausgeführt, also Heben und Senken in der Luft, lässt sich eine gezieltere Beanspruchung der eingesetzten Muskeln erreichen, da auf diese Weise ein Großteil der Beanspruchung wegfällt, die kaum gegen die Schwerkraft gerichtet war und nur zum Schwungholen des Beines diente. Bei angewinkeltem Knie kommt dem Gesäßmuskel eine bedeutende Rolle zu, bei gestreckten Knien sind in erster Linie die hinteren Oberschenkelmuskeln für die Bewegung zuständig.

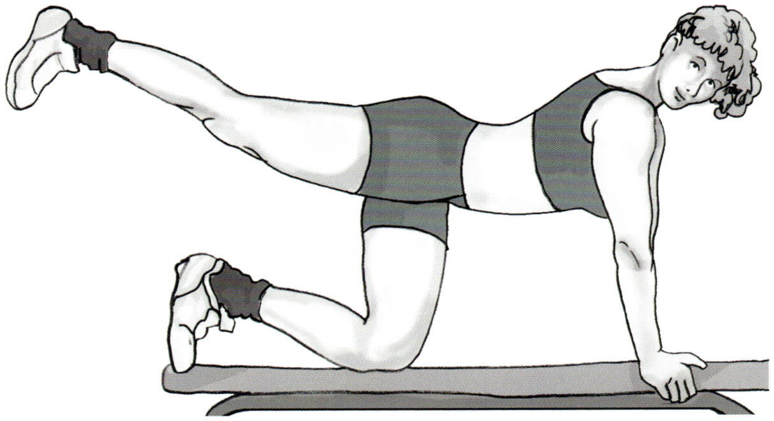

7.4 ... Hüftheben im Liegen

Beteiligte Muskeln. Großer Gesäßmuskel, Kniebeuger und Lendenmuskeln

Ausführung. Sie liegen auf dem Boden (auf dem Rücken), die Knie sind angewinkelt und die Füße fest aufgestellt. Sie heben die Hüfte (streng genommen führen Sie eine Streckung aus), bis Sie nur noch auf den Füßen und den Schultern abgestützt sind. Diese einfache Übung eignet sich gut für Anfänger oder zum Aufwärmen, denn bei bequemer und sicherer Ausführung kann kein Zusatzgewicht verwendet werden. Um die Intensität zu erhöhen, kann ein Bein ganz ausgestreckt werden und das Anheben nur mit dem anderen erfolgen.

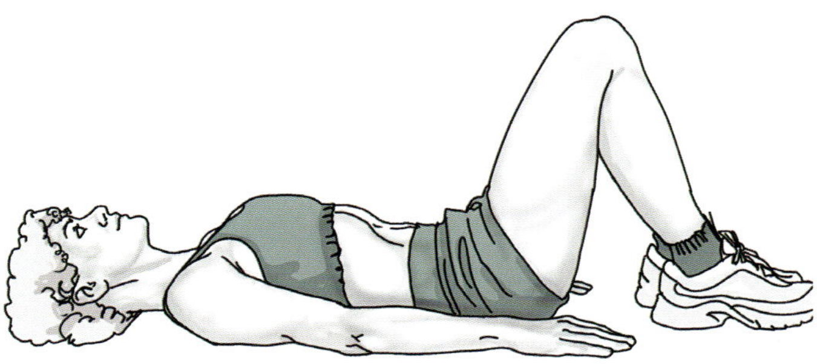

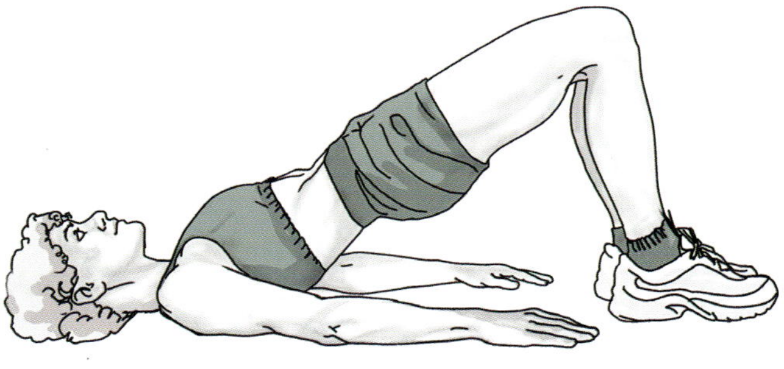

Seitliches Beinheben/Hüftabduktion

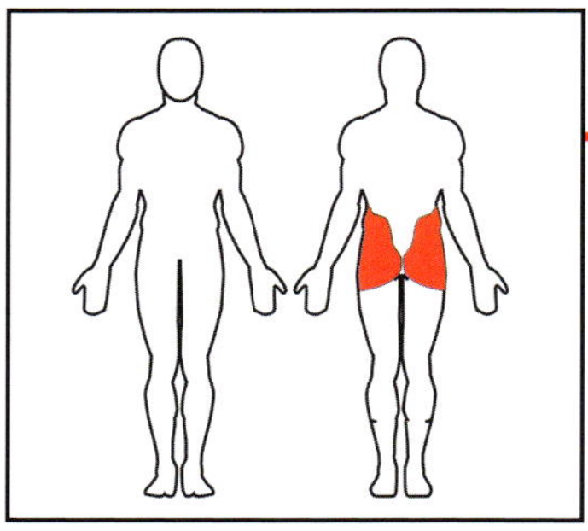

Beteiligte Muskeln

Hauptmuskeln: Mittlerer Gesäßmuskel, Deltamuskel des Gesäßes (oberflächliche Fasern des großen Gesäßmuskels und Spanner der Oberschenkelbinde)

Sekundäre Muskeln: Kleiner Gesäßmuskel, birnenförmiger Muskel, innerer Hüftlochmuskel, Zwillingsmuskeln, Schneidermuskel etc.

Antagonisten: Adduktoren (großer, mittlerer, kleiner und kleinster) und Kammmuskel

Ausführung

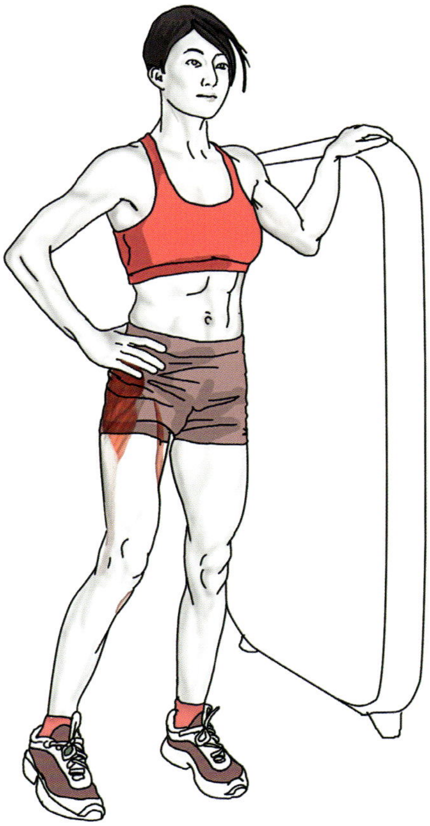

Sie stehen und halten sich zur Stabilisierung mit einer Hand an einer seitlichen Stütze fest. Das Bein wird aus der Vertikalen bis zur höchsten Position abgespreizt, ohne dabei den Oberkörper zu bewegen oder im Becken auszuweichen. Absenken bis kurz vor den Ausgangspunkt. Bei der Aufwärtsbewegung einatmen, bei der Abwärtsbewegung ausatmen.

Erläuterungen

Wie die vorige Übung ist auch diese einfach und für Anfänger geeignet. Um die Intensität zu erhöhen, empfiehlt sich die Verwendung einer Fußmanschette mit Gewicht. Der höchste Punkt der Aufwärtsbewegung ist durch den Knochenanschlag in der Hüfte begrenzt. Er variiert von Mensch zu Mensch und sollte nicht wiederholt ausgereizt werden. Es mag zwar selbstverständlich erscheinen, doch es soll noch einmal daran erinnert werden, dass diese Übung weder „schlank macht“, noch das Fett in diesem bestimmten Bereich abbaut (siehe „Vorwort“ und „Einleitung“). Bei den im Folgenden aufgeführten Varianten bietet es sich in der Regel an, die Intensität etwas zu erhöhen, da diese Übung in der Form, wie sie hier erläutert wird, sehr leicht ist. Eine Durchführung dieser Übung ohne Gewicht empfiehlt sich nur für Personen, die Aufbautraining nach Verletzungen absolvieren, oder für ältere Sportler. Aufgrund der geringen Intensität ist die Beanspruchung für alle anderen Personengruppen zu gering.

Häufige Fehler: Berühren des Bodens und Ausruhen bei der Abwärtsbewegung, Seitwärtsbeugen des Körpers, um höher zu kommen, Bewegung über die Vertikale hinaus, um Schwung zu holen, Ausführen einer Beugung statt einer Abduktion in der Hüfte (das heißt, Anheben des Beins nach vorne statt zur Seite), wiederholtes Ausreizen der oberen Bewegungsgrenze.

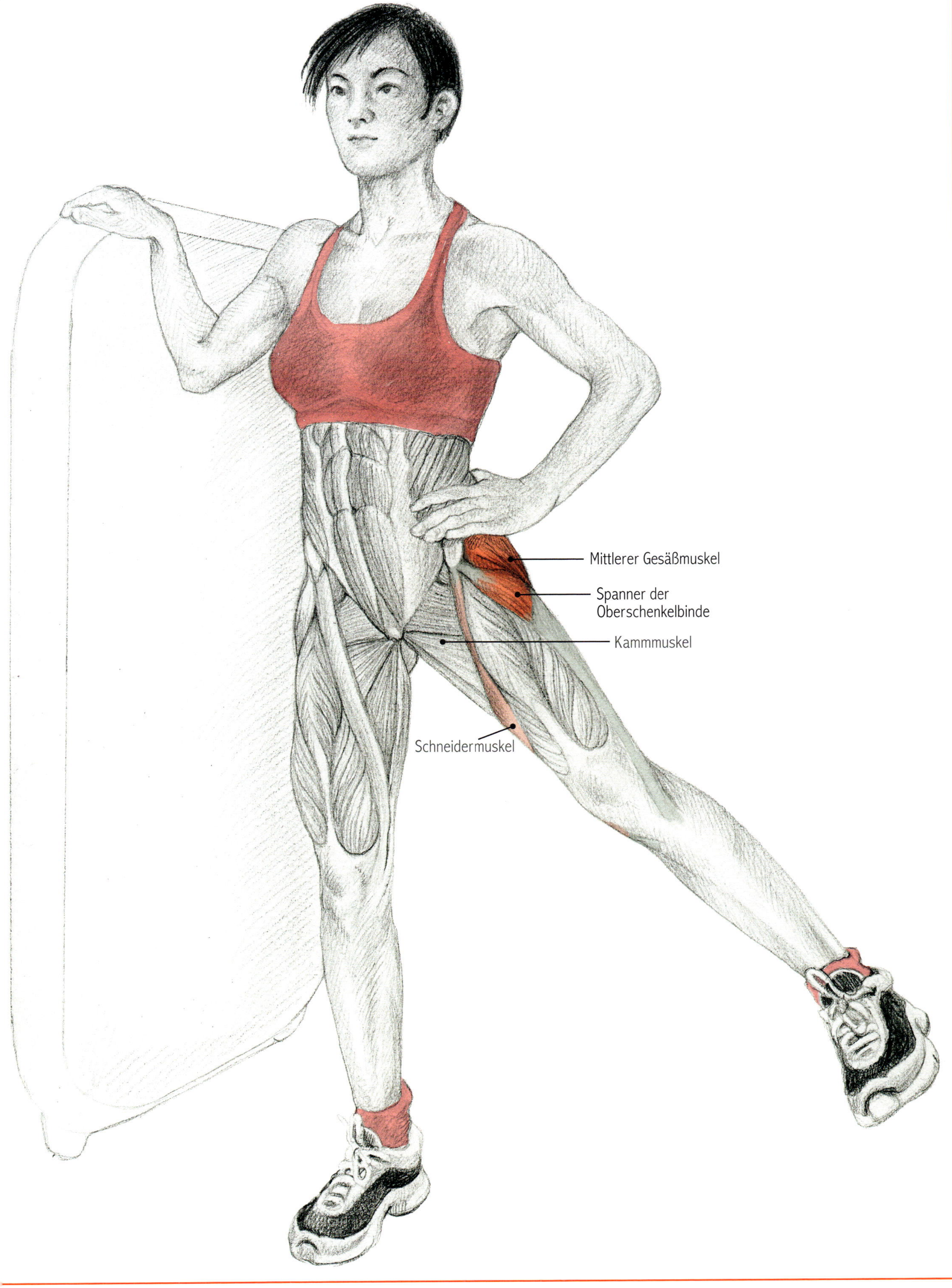
Mittlerer Gesäßmuskel
Spanner der Oberschenkelbinde
Kammmuskel
Schneidermuskel

Varianten

8.2 ... im Liegen

Beteiligte Muskeln. Mittlerer Gesäßmuskel und Deltamuskel des Gesäßes.

Ausführung. Die Bewegung kann auch im Liegen auf der Seite ausgeführt werden. Die Beine werden ebenfalls abgespreizt, dabei wird besonders darauf geachtet, dass die Hüfte nicht gebeugt wird, um eine Beugung statt einer Abduktion auszuführen, wie es hier verlangt ist. Der Vorteil der Ausführung auf dem Boden ist die ständige Kontraktion gegen die Schwerkraft, die vorher in der untersten Phase der Fußbewegung wegfiel. Ebenso wie in jenem Fall empfiehlt sich beinahe immer die Verwendung von Fußmanschetten mit Gewicht.

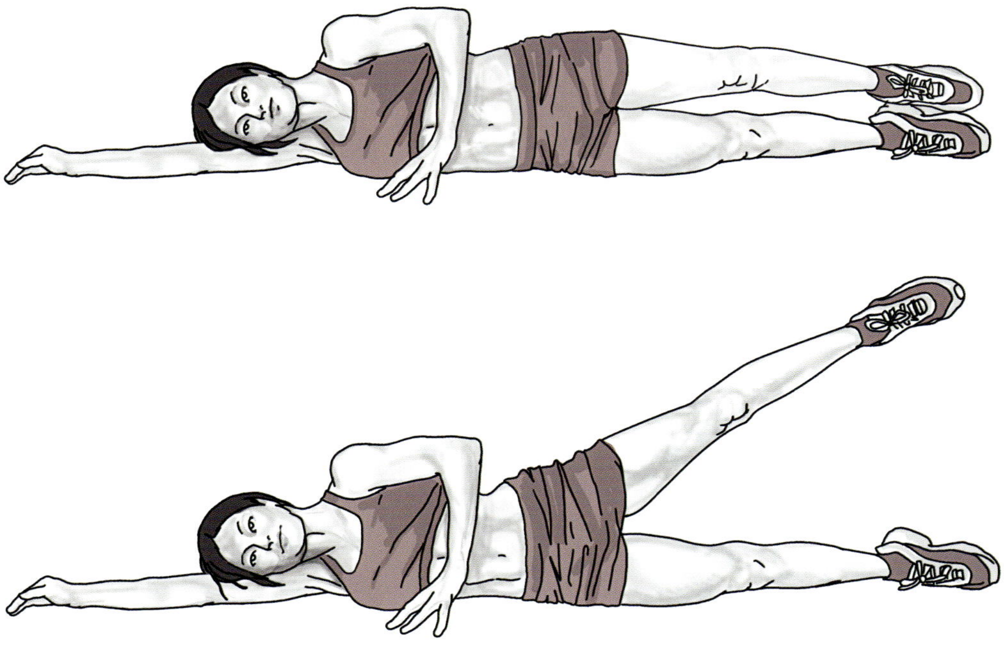

8.3 ... im Liegen mit angewinkeltem Knie

Beteiligte Muskeln. Mittlerer Gesäßmuskel, Deltamuskel des Gesäßes, großer Gesäßmuskel, viereckiger Schenkelmuskel und innerer Hüftlochmuskel

Ausführung. Die Haltung entspricht der vorigen Variante, doch die Knie sind in einem Winkel von beinahe 90° angewinkelt. Zu der Abduktion kommt eine Auswärtsdrehung hinzu, und so werden andere Muskeln einbezogen (die äußeren Drehmuskeln). Daher wird bei der Bewegung nicht nur das eine Bein vom anderen entfernt, sondern das Knie formt beim Anheben einen kleinen Bogen. Eine ähnliche Bewegung lässt sich auch auf Knien im Vierfüßlerstand ausführen.

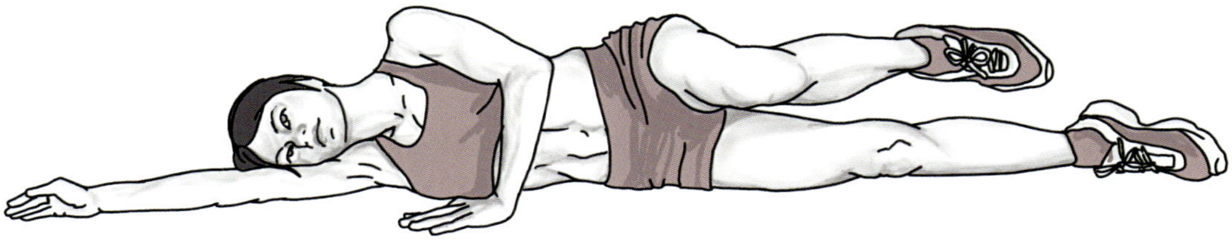

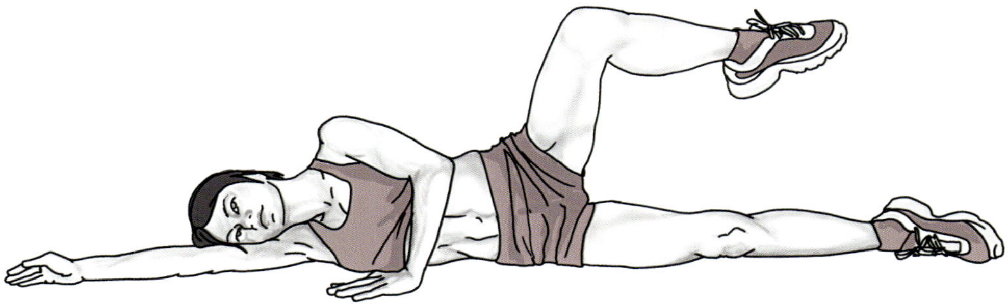

Adduktoren im Stehen/Hüftadduktion

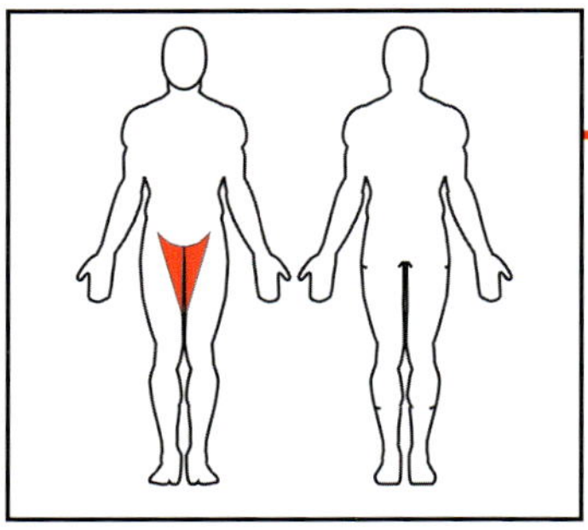

Beteiligte Muskeln

Hauptmuskeln: Adduktoren (großer, mittlerer, kleiner und kleinster)

Sekundäre Muskeln: Tiefliegender großer Gesäßmuskel, schlanker Muskel, Kammmuskel, viereckiger Schenkelmuskel, äußerer Hüftlochmuskel, Lendendarmbeinmuskel und Kniebeuger (hauptsächlich der Plattsehnenmuskel)

Antagonisten: Mittlerer Gesäßmuskel, Deltamuskel des Gesäßes (oberflächliche Fasern des großen Gesäßmuskels und Spanner der Oberschenkelbinde)

Ausführung

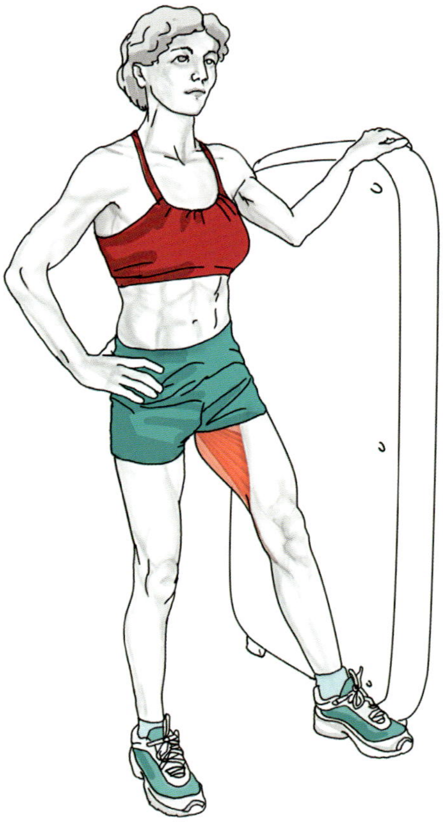

Sie stehen und halten sich zur Stabilisierung mit einer Hand an einer seitlichen Stütze fest. Das Bein wird aus der Vertikalen bis zur höchsten Position auf der Gegenseite angezogen, ohne dabei den Oberkörper zu bewegen. Absenken bis kurz vor den Ausgangspunkt. Die Atmung erfolgt natürlich, oder es wird bei der Aufwärtsbewegung ein- und bei der Abwärtsbewegung ausgeatmet.

Erläuterungen

Wie andere Übungen ähnlicher Art ist auch diese einfach und für Anfänger geeignet. Um die Intensität zu erhöhen, empfiehlt sich die Verwendung einer Fußmanschette mit Gewicht. Doch auch damit erfolgen nur wenige Phasen der Bewegung gegen die Schwerkraft, weshalb eine Variante im Liegen oder am Gerät gewählt werden kann. Da das Bein beim Überschreiten der Senkrechten gegen das andere Bein stoßen würde, muss es entweder vorne oder hinten entlanggeführt werden (z. B. abwechselnd ein Satz zu jeder Seite). Auch ist darauf zu achten, dass die Streckung des Beins nicht zu einer Beugung (oder Vorwärtsbewegung) wird, bei der fast die gesamte Leistung durch den Lendendarmbeinmuskel und den geraden Oberschenkelmuskel des Quadrizeps erbracht würde.

Häufige Fehler: Schwingen des Beins, um Schwung zu holen.

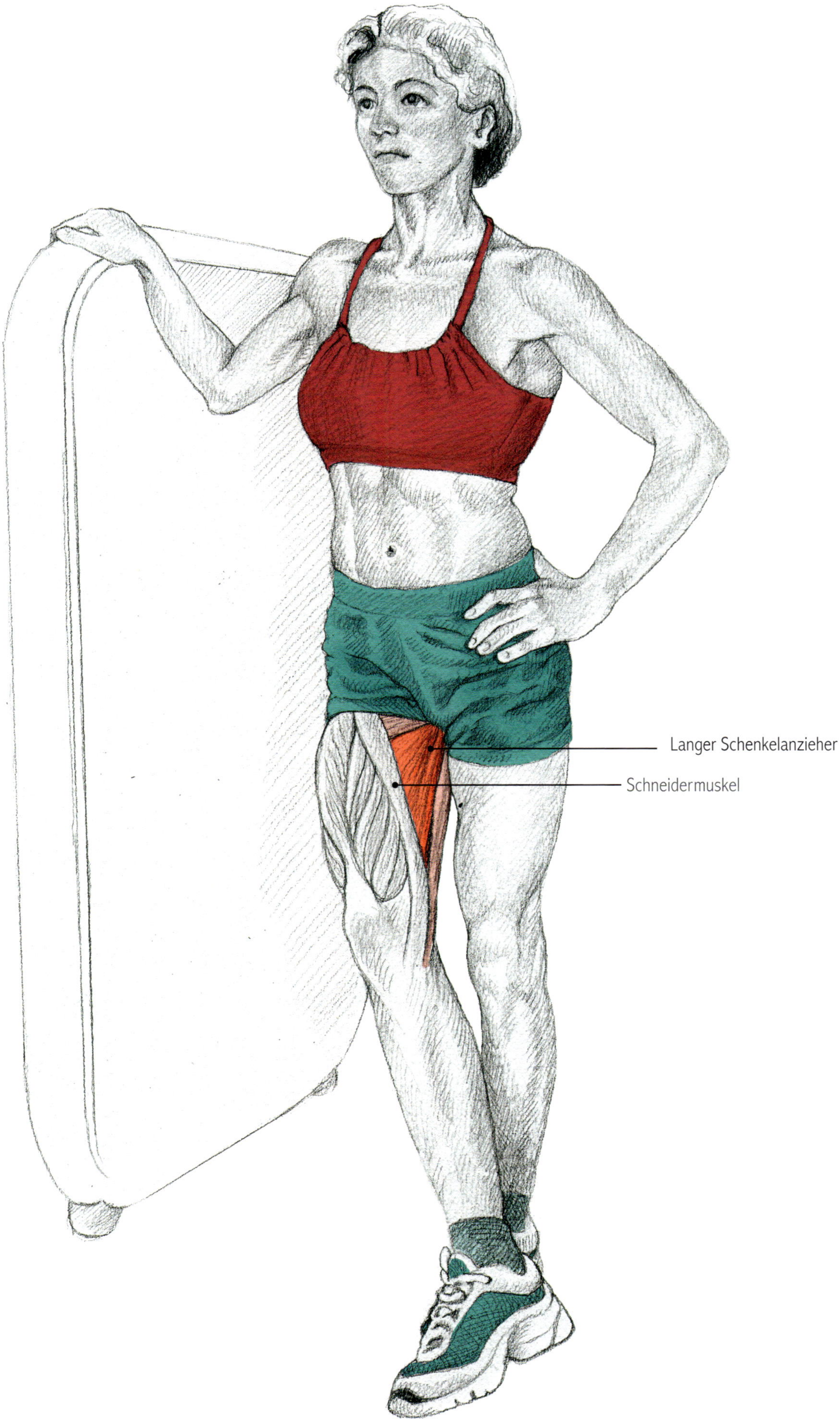

Langer Schenkelanzieher
Schneidermuskel

Varianten

9.2 ... im Liegen

Beteiligte Muskeln. Adduktoren

Ausführung. Die Bewegung kann auch in der Seitenlage ausgeführt werden. Dafür wird das gegenüberliegende (obere) Bein auf dem Fuß abgestützt und die Hüfte leicht geneigt. Der Vorteil der Ausführung auf dem Boden ist, dass durchgehend gegen die Schwerkraft gearbeitet wird, was sonst in der untersten Phase der Fußbewegung nicht der Fall wäre, auch wenn hier der Lendendarmbeinmuskel stärker beteiligt ist. Ebenso wie in jenem Fall empfiehlt sich beinahe immer die Verwendung von Fußmanschetten mit Gewicht.

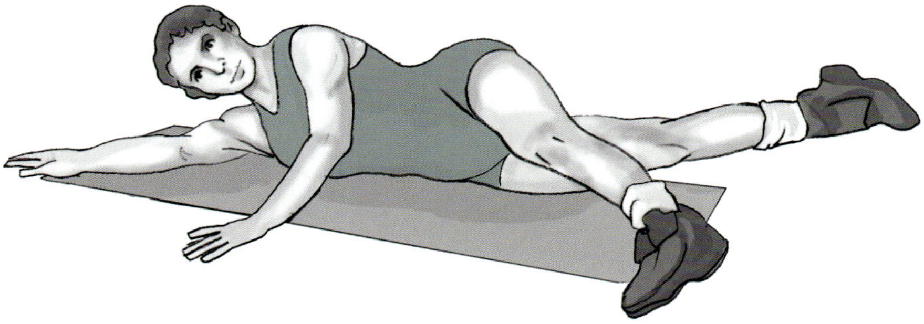

9.3 ... im Liegen, Beine grätschen

Beteiligte Muskeln. Adduktoren, Kammmuskel, Zwillingsmuskeln, Lendendarmbeinmuskel und gerader Oberschenkelmuskel des Quadrizeps

Ausführung. Wir gehen in die Rückenlage, die Beine sind zusammen und zeigen senkrecht nach oben (ohne die Hüfte vom Boden zu heben). Die Hände liegen seitlich vom Körper, um die Rückenlage zu stabilisieren. Die Beine werden gleichzeitig geöffnet, so weit es die Dehnbarkeit zulässt, und anschließend wieder geschlossen und so in ihre Ausgangsposition zurückgeführt. Dies ist die wirksamste der hier aufgeführten Varianten ohne Geräte. Die Hüftbeuger arbeiten in erster Linie isometrisch, um zu verhindern, dass die Beine fallen. Ebenso wie bei den anderen Übungen empfiehlt sich beinahe immer die Verwendung von Fußmanschetten mit Gewicht.

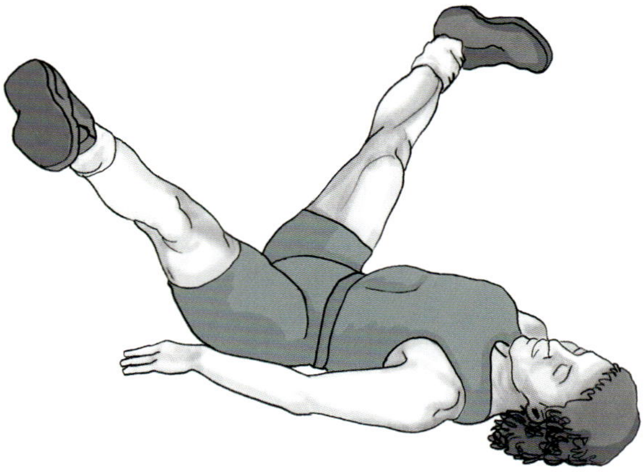

Sissy-Kniebeugen

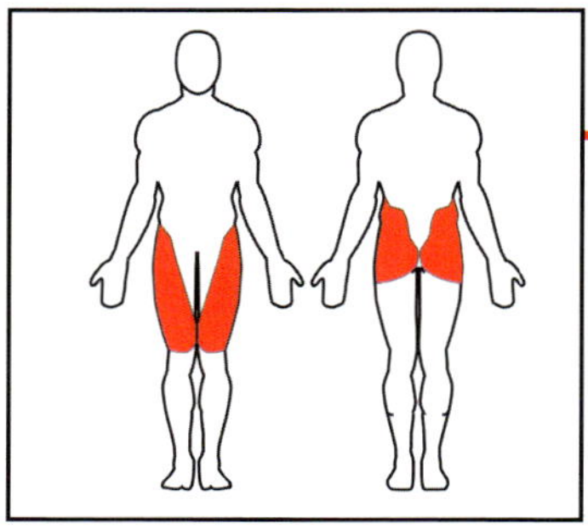

Beteiligte Muskeln

Hauptmuskeln: Quadrizeps

Sekundäre Muskeln: Großer Gesäßmuskel, Zwillingswadenmuskeln etc.

Antagonisten: Lendenmuskel, Darmbeinmuskel, Schneidermuskel etc.

Ausführung

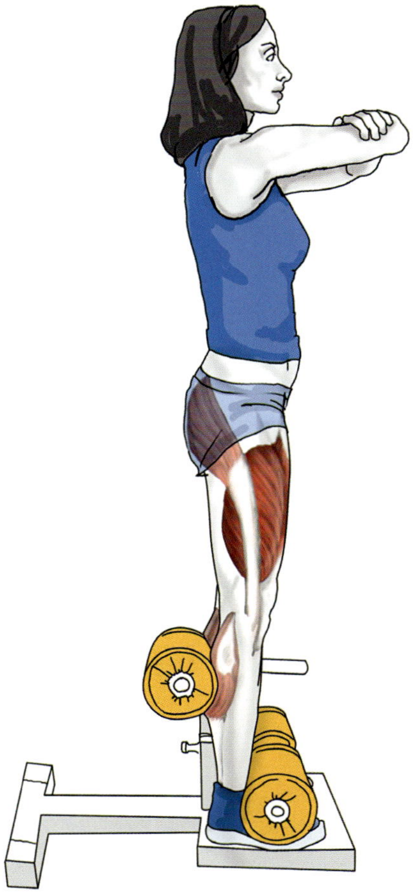

Wir stehen, die Beine sind etwa hüftbreit gegrätscht. Mit einer Hand halten wir uns seitlich an einer Stütze fest, die andere liegt an der Taille oder auf der Brust – wahlweise mit einer Scheibe, wenn mit Zusatzgewicht gearbeitet werden soll. Der Körper wird tief nach unten gebeugt, doch der Oberkörper wird nach hinten gelehnt und die Hüfte dabei kaum gebeugt. Die Fersen werden angehoben. Die Aufwärtsbewegung muss nach vorne erfolgen, nicht nur nach oben, und die Anstrengung muss auf die Quadrizeps wirken. Zu Beginn der Abwärtsbewegung einatmen, am Ende der Aufwärtsbewegung ausatmen.

Erläuterungen

Diese Übung mit dem etwas unglücklichen Namen („Sissy" bedeutet auf Englisch „verweichlicht") ist aufgrund ihrer Intensität und der technischen Schwierigkeit der Bewegungen für Fortgeschrittene geeignet. Sie bietet zwar im Vergleich zu den herkömmlichen Übungen keine großen Vorteile, doch sie kann etwas Abwechslung in den gewohnten Trainingsablauf bringen. Wer Knieprobleme hat, sollte diese Übung allerdings meiden. Die am stärksten beanspruchten Muskeln sind die Quadrizeps-Muskeln mit all ihren Köpfen. Die Adduktoren und die Kniebeuger spielen hingegen eine untergeordnete Rolle. Es gibt Beinstützen, die die Ausführung erleichtern.

Häufige Fehler: Beugen der Hüfte, Ausführung einer klassischen Kniebeuge und Unfähigkeit, die Belastung auf die gewünschten Muskeln auszurichten.

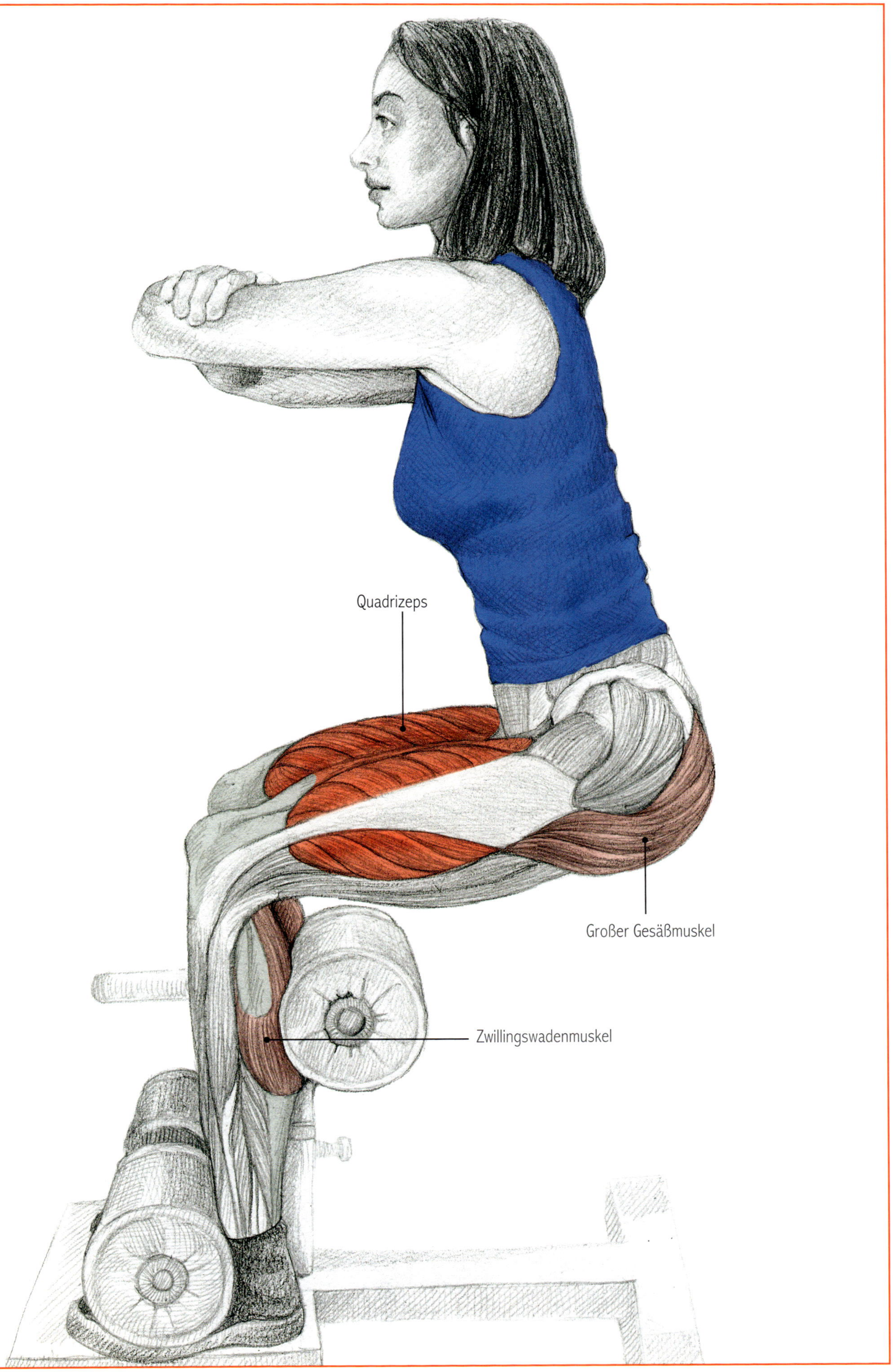
Quadrizeps
Großer Gesäßmuskel
Zwillingswadenmuskel

Kniebeugen am Gerät

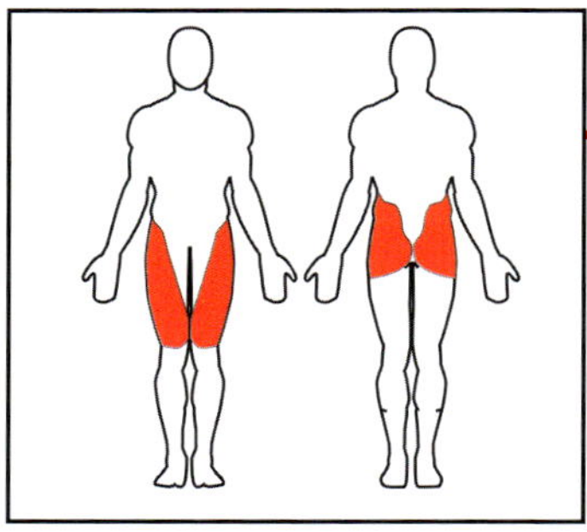

Beteiligte Muskeln

Hauptmuskeln: Quadrizeps, großer Gesäßmuskel

Sekundäre Muskeln: Kniebeuger, Adduktoren, Zwillingswadenmuskeln, Rückenstrecker, paravertebrale Muskeln, etc.

Antagonisten: Lendenmuskel, Darmbeinmuskel, Schneidermuskel

Ausführung

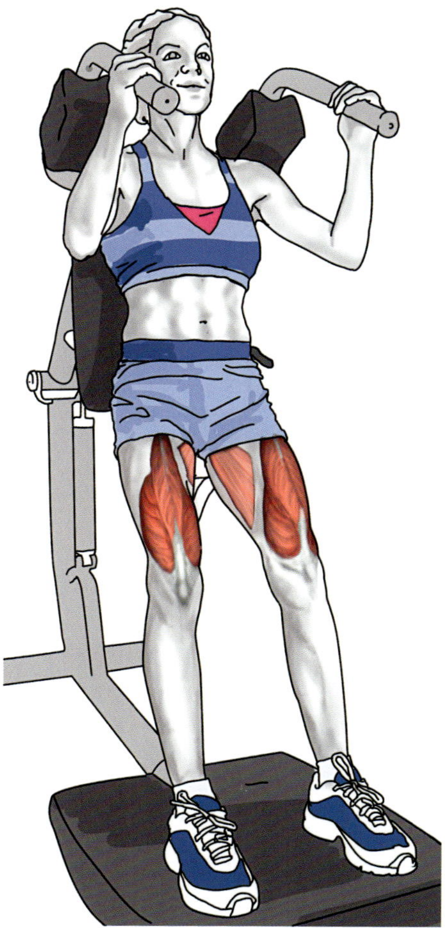

Die Ausgangshaltung ist ähnlich wie bei der Kniebeuge mit freien Gewichten: Wir stehen, richten den Blick nach vorne, die Füße zeigen leicht nach außen (seitliche Drehung der Beine um ca. 20-30°) und stehen etwas mehr als hüftbreit auseinander. Die Polster liegen auf den Schultern auf (auf dem Trapezmuskel und den Deltamuskeln).

Absenken durch Beugen der Knie in Richtung der Füße, bis die Schenkel beinahe parallel zum Boden und die Knie beinahe senkrecht über den Füßen sind. Während der gesamten Bewegung müssen Bauch- und Rückenmuskulatur fest angespannt sein, um den Körper natürlich zu stützen. Der Rücken bleibt gerade und etwas mehr aufgerichtet als bei der Kniebeuge mit freien Gewichten.

Die Fersen sollten nicht angehoben werden. Zur Unterstützung kann ein Holzklötzchen oder ähnliches untergelegt werden. Beim Trainieren am Gerät können allerdings die Füße weiter vorne stehen, wodurch ein Anheben der Fersen am tiefsten Punkt der Übung verhindert wird.

Am Beginn der Abwärtsbewegung einatmen, dann die Luft anhalten und am Ende der Aufwärtsbewegung ausatmen. Falls nötig, vor der nächsten Wiederholung durchatmen (eine Ein- und Ausatmung).

Erläuterungen

Diese Übung am Gerät entspricht der Variante mit freien Gewichten. Dadurch, dass jedoch das Gleichgewicht eine weniger große Rolle spielt, kann der Rücken senkrecht gehalten und im Lendenbereich so ein Teil der Spannung abgebaut werden. Daneben handelt es sich um eine schwere Grundübung für das gesamte Bein, insbesondere für den Quadrizeps (der gerade Oberschenkelmuskel ist etwas weniger beteiligt) und für die Gesäßmuskeln. Sie kann für Anfänger ein guter Einstieg in die Kniebeugen sein, doch mit viel Gewicht eignet sie sich nur für Fortgeschrittene. Darüber hinaus ist die Spannung auf der Kniescheibe geringer als bei den Kniebeugen mit freien Gewichten, da vermieden werden kann, dass das Knie die senkrechte Linie über dem Fuß überschreitet. Das Gewicht darf niemals bei blockiertem, völlig gestrecktem Knie abgelegt werden. Außerdem wird empfohlen, eine Beugung der Knie um mehr als 110–120° zu vermeiden.

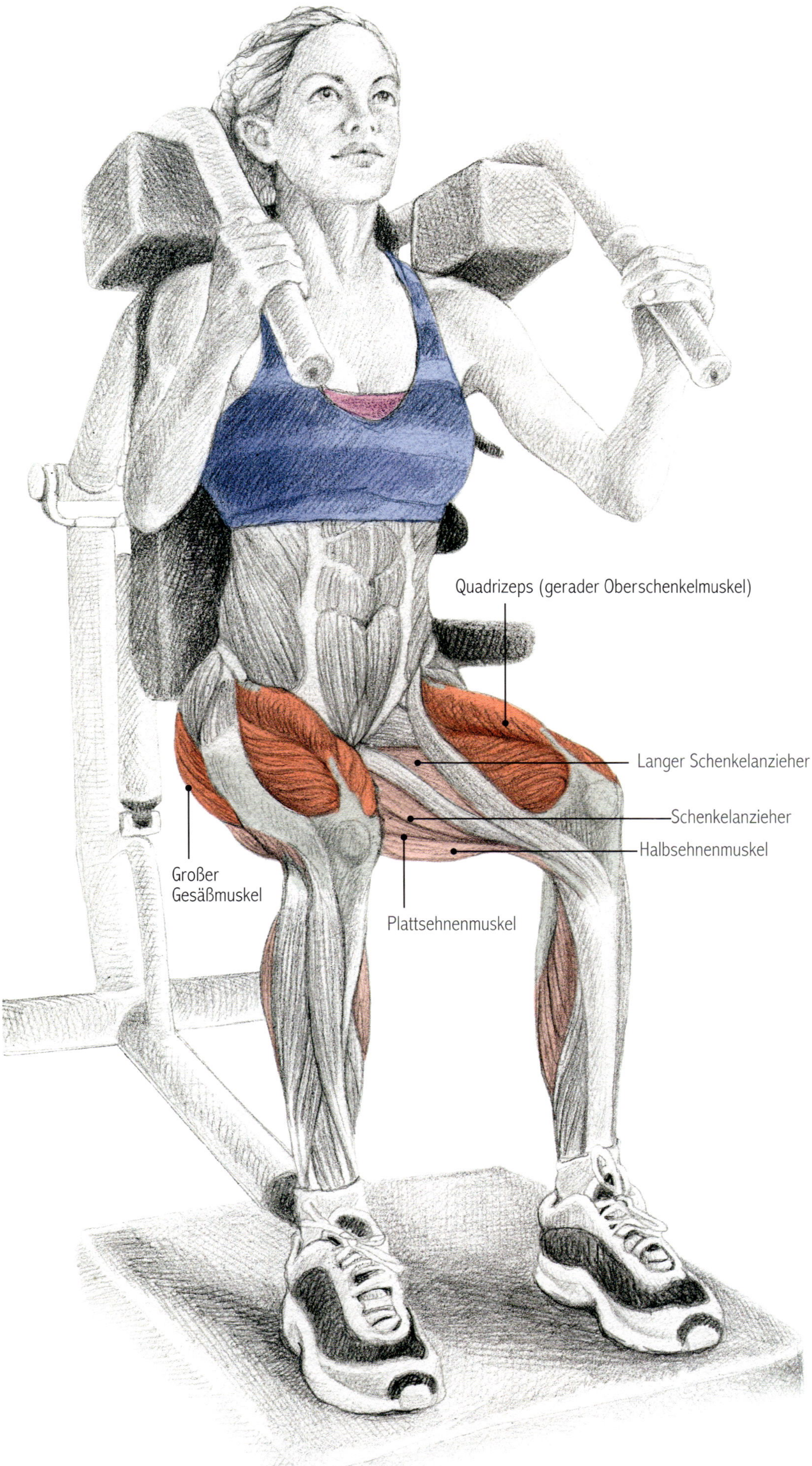
Quadrizeps (gerader Oberschenkelmuskel)
Langer Schenkelanzieher
Schenkelanzieher
Halbsehnenmuskel
Großer Gesäßmuskel
Plattsehnenmuskel

Häufige Fehler: Beugen des Oberkörpers und Überlastung des Rückens, zu tiefes Absenken (tiefe Kniebeuge) bei hoher Last, Blockieren der Knie in der oberen Position (gefährlich, da das Gewicht dabei auf den Bändern ruht statt auf den kräftigen Muskeln dieses Bereichs) und ungleicher Schub mit beiden Beinen.

Varianten

11.2 ... an der Multipresse mit den Füßen nach vorne

Beteiligte Muskeln. Großer Gesäßmuskel, Quadrizeps, Adduktoren und Kniebeuger

Ausführung. Die Ausführung erfolgt genauso wie am Gerät, doch nun wird die Stange so aufgelegt wie bei den herkömmlichen Kniebeugen mit freien Gewichten, wobei die Füße jedoch weiter vorne stehen (die Gefahr, nach hinten zu fallen, besteht nicht). Bei dieser Übung wird die klassische Kniebeuge ideal unterstützt, denn die Multipresse – oder Smith-Maschine – ermöglicht die Konzentration auf das Heben des Gewichts, ohne sich allzu sehr mit dem Halten des Gleichgewichts zu beschäftigen. Darüber hinaus wird dadurch, dass die Füße weiter vorne stehen, der Gesäßmuskel stärker beansprucht und die Spannung auf der Kniescheibe verringert. Die Haltung bei dieser Variante ermöglicht ein etwas tieferes Absenken als bei den klassischen Kniebeugen mit freien Gewichten, da die Beugung der Knie nicht so ausgeprägt ist. Der Griff an der Stange darf nie gelockert werden, obwohl die Unterstützung durch die Führungen ein höheres Maß an Sicherheit gewährleistet.

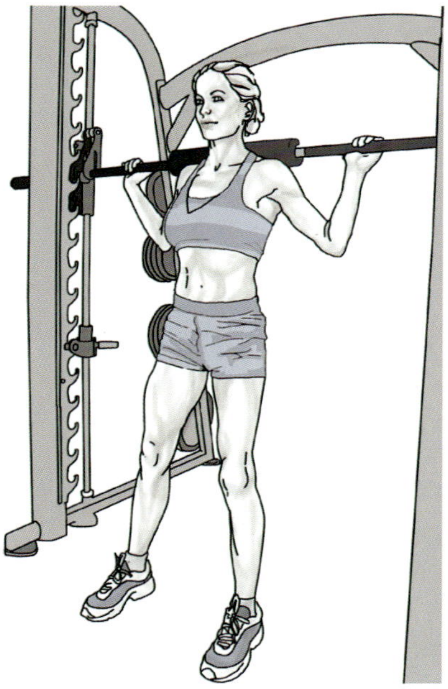

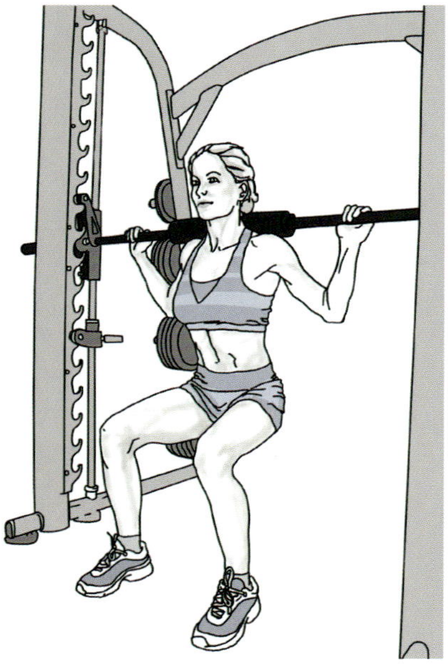

11.3 ... an der Multipresse mit den Füßen nach hinten

Beteiligte Muskeln. Quadrizeps, großer Gesäßmuskel, Adduktoren und Kniebeuger

Ausführung. Die Erläuterungen zu der vorigen Übung gelten größtenteils auch hier, doch nun bleiben die Füße senkrecht unter dem Körper. Bei Bedarf kann ein Holzklötzchen unter die Fersen gelegt werden, was deren Anheben bei der Abwärtsbewegung verhindert. Das Ziel ist eine stärkere Wirkung auf die Quadrizeps-Muskeln. Dagegen spricht, dass auf diese Weise eine höhere Spannung auf die Knie und die Knöchel wirkt, weshalb von dieser Variante in der Regel abgeraten wird. Soll sie dennoch durchgeführt werden, kann man sich auf ein Drittel der Abwärtsbewegung beschränken, wodurch die Spannung auf die Kniescheibe in einem vertretbaren Rahmen bleibt.

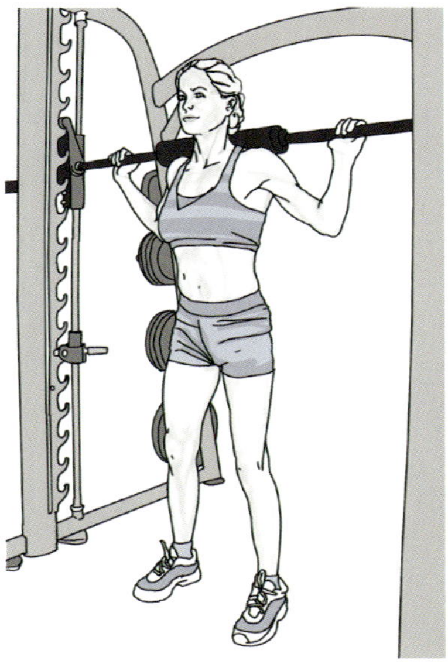

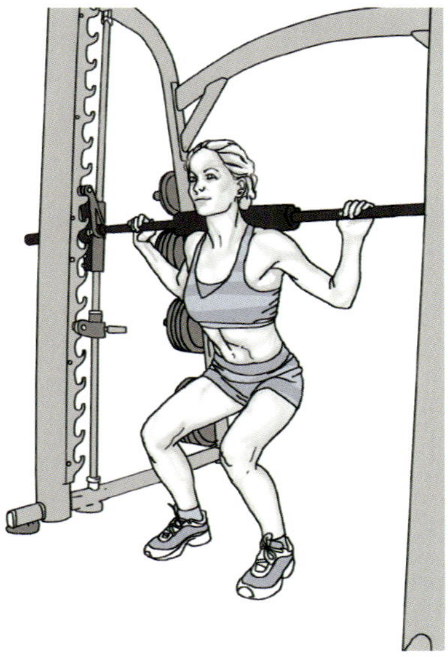

11.4 ... an der Multipresse, Stange vorne

Beteiligte Muskeln. Quadrizeps, großer Gesäßmuskel und Adduktoren

Ausführung. Die Stange wird auf den vorderen Teil der Deltamuskeln gelegt, die Unterarme können über der Brust gekreuzt werden oder nicht. Der Brustkorb ist geweitet, die Ellbogen sind angehoben. Es wird mit weniger Gewicht gearbeitet, doch eine Neigung des Rückens nach vorne wird vermieden. Beides schützt den Rücken. Der Quadrizeps wird intensiv, doch ähnlich wie in der Grundübung beansprucht. Die Haltung ist unbequemer und sogar schmerzhaft für die Schultern, daher wird diese Variante viel seltener ausgeführt.

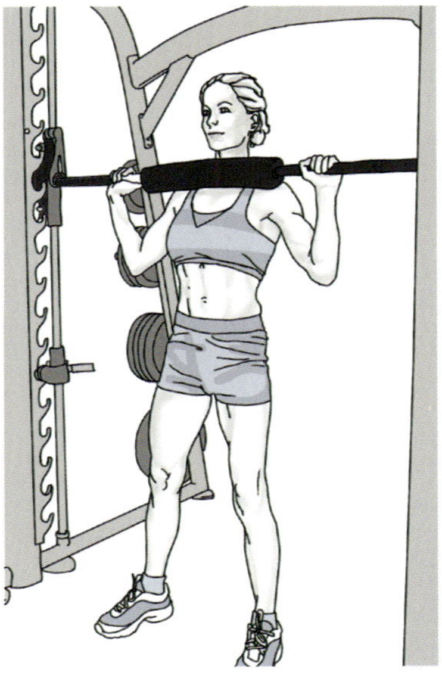

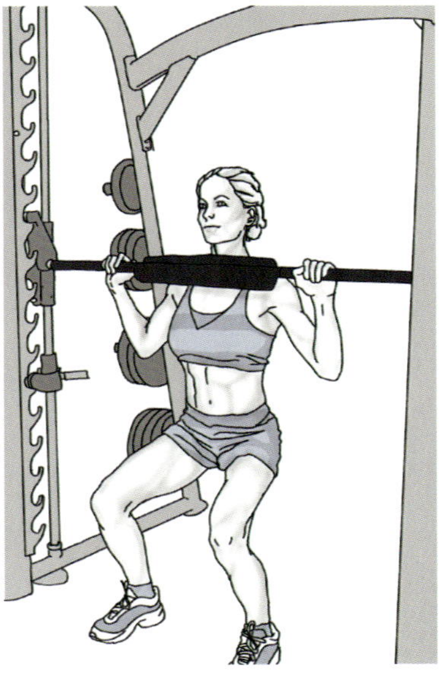

Beinpresse

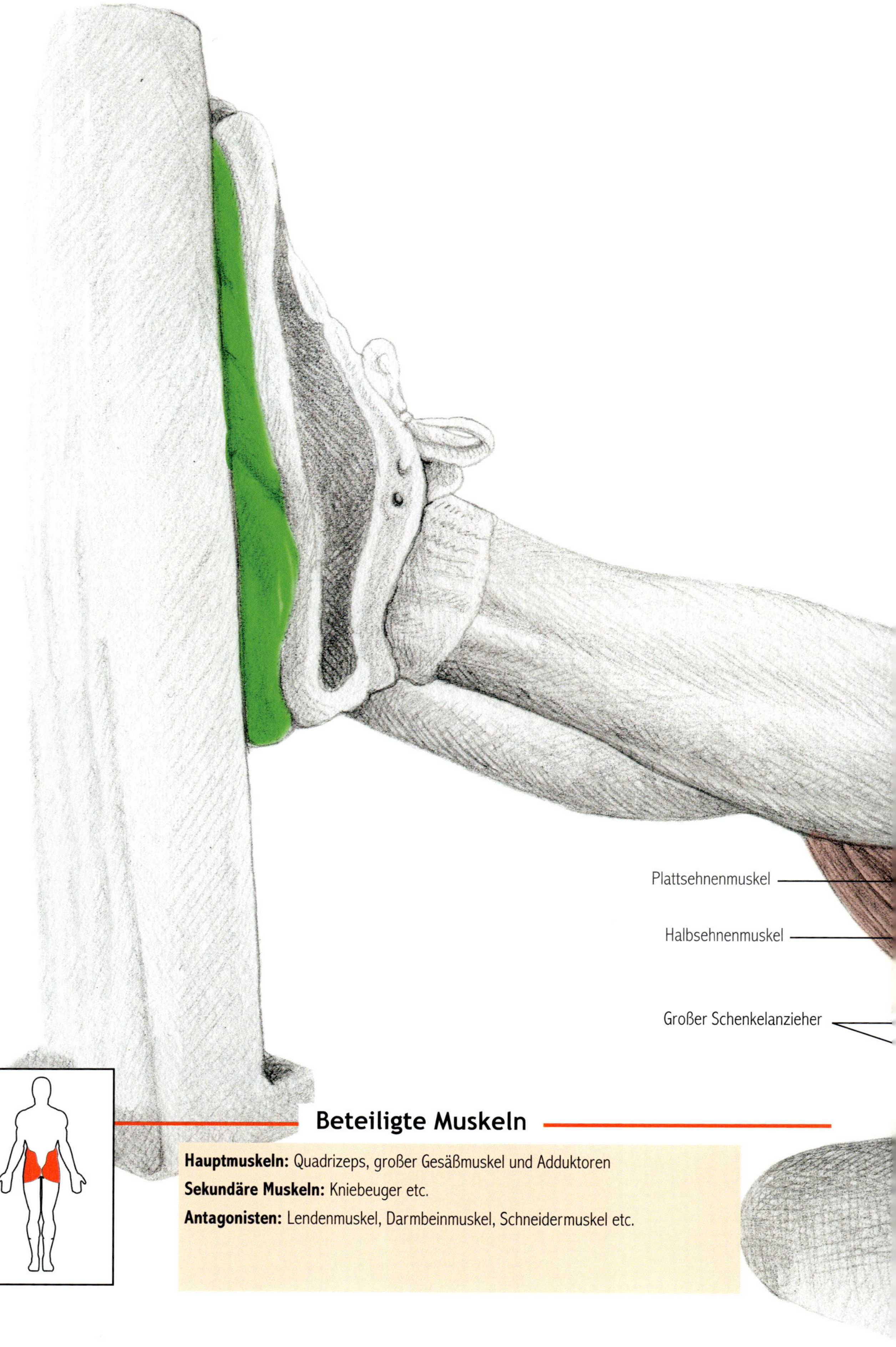

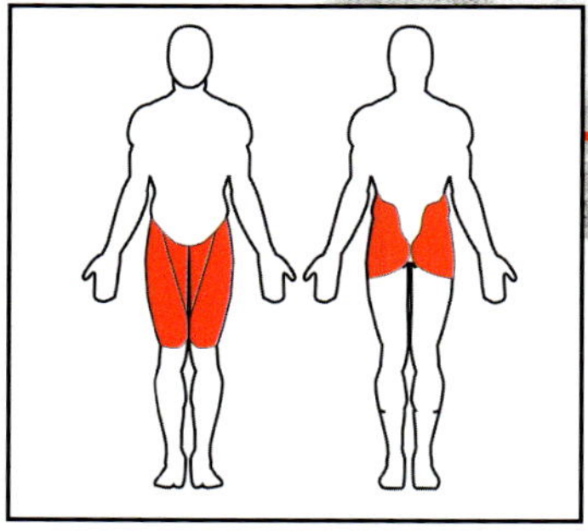

Beteiligte Muskeln

Hauptmuskeln: Quadrizeps, großer Gesäßmuskel und Adduktoren

Sekundäre Muskeln: Kniebeuger etc.

Antagonisten: Lendenmuskel, Darmbeinmuskel, Schneidermuskel etc.

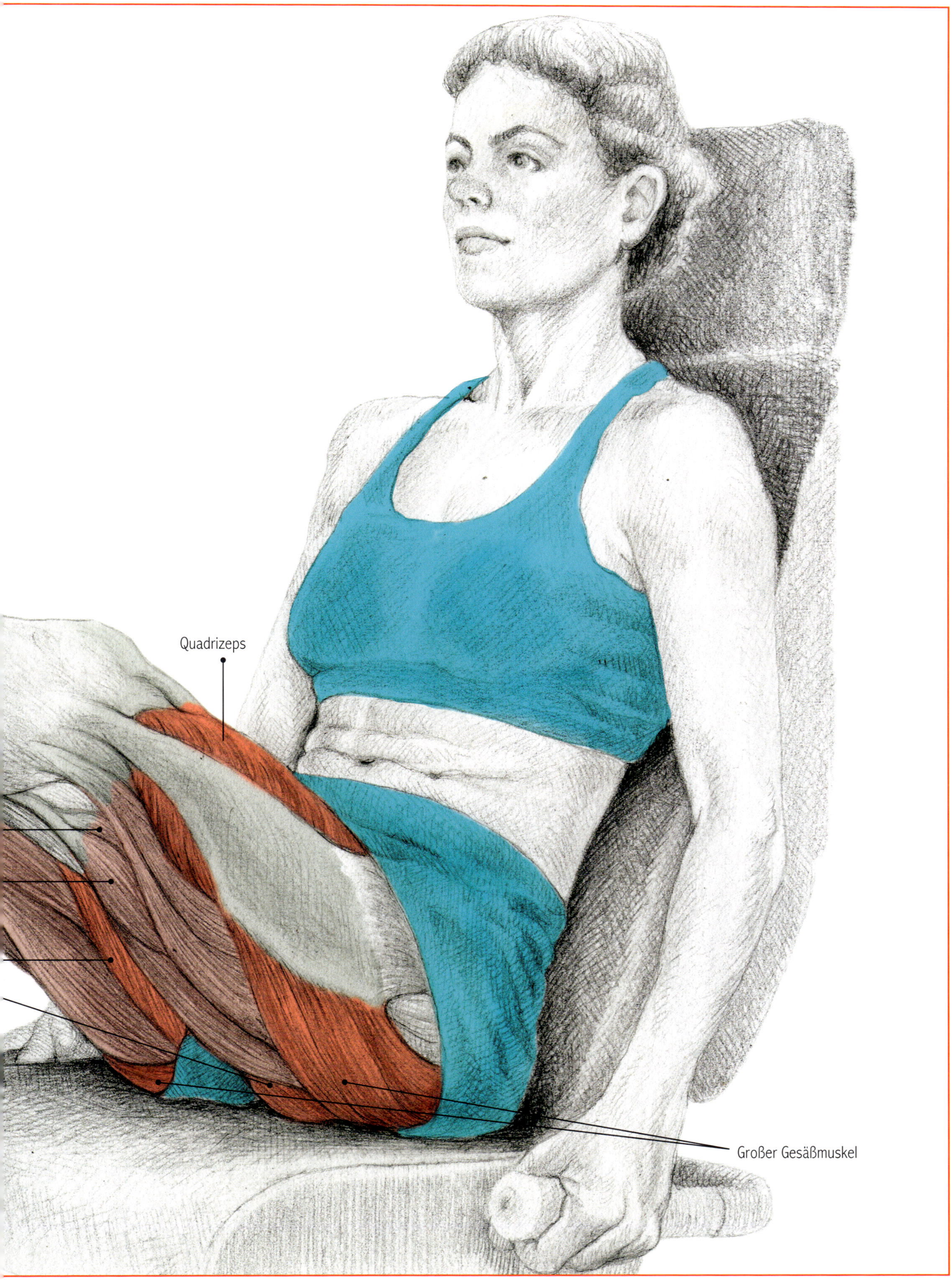
Quadrizeps
Großer Gesäßmuskel

Beinpresse

Ausführung

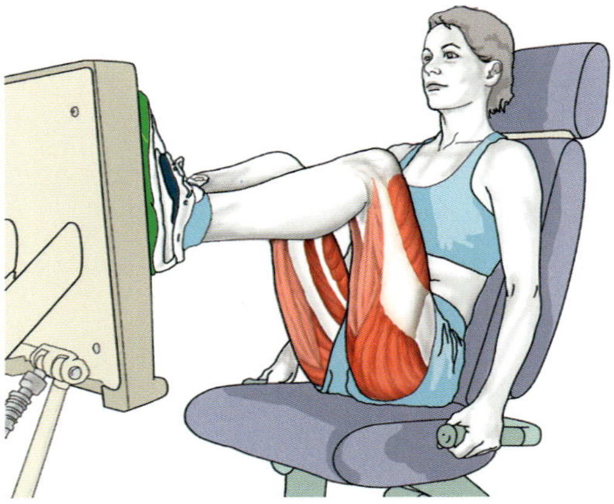

Sie liegen auf der schräg gestellten Bank der Presse, Rücken und Hüfte liegen vollständig auf dem Polster auf. Die Füße werden in etwas mehr als hüftbreitem Abstand auf die Platte gestellt, die Fußspitzen zeigen leicht nach außen. Dann absenken, bis die Schenkel nahe am Oberkörper sind, ohne jedoch die Hüfte von dem Polster abzuheben. Kontrolliert, aber mit Energie wieder nach oben bewegen, fast bis zur völligen Streckung. Während des ersten Drittels der Abwärtsbewegung einatmen, am Ende der Aufwärtsbewegung ausatmen.

Erläuterungen

Hinter dieser beunruhigenden Bezeichnung verbirgt sich eine gute Grundübung für die Beine, die auch, falls gewünscht, mit hoher Belastung durchgeführt werden kann. Insbesondere die Quadrizeps-Muskeln werden trainiert, vor allem die seitlichen Schenkelanzieher, aber auch die Gesäßmuskeln und die Kniebeuger werden beansprucht. Sie ermöglicht eine fast ebenso gute Kräftigung des gesamten Organismus wie die Kniebeuge, die Beanspruchung der Beine ist jedoch sehr effektiv. Weitere Vorteile sind: Gleichgewichtsverlust wird vermieden, Zuhilfenahme der Hände bei einem sehr anstrengenden Satz, kein Druck auf die Bereiche, auf denen bei der Kniebeuge die Stange aufliegt, der Rücken wird geschützt und die Last kann schneller erhöht oder verringert werden als beim Verwenden einer Stange.

Die besten Vorkehrungen zur Vermeidung von Verletzungen sind: die Knie nicht vollständig durchstrecken oder beugen, ihre natürliche Bewegungsstrecke (in Richtung der Füße) nicht verlassen, den Rücken nicht von der Lehne abheben (die Oberschenkel dürfen die Brust nicht berühren).

Varianten, bei denen die Beine sehr weit gegrätscht sind oder sehr eng aneinanderstehen, werden hier nicht aufgeführt, da sie eine unnatürliche Bewegung der Knie mit sich bringen. Training mit gegrätschten Beinen führt nicht zu einer größeren Beanspruchung der Adduktoren. Wir erinnern uns: Die Hauptfunktion dieser Muskeln ist das Annähern der Beine aneinander (Adduktion), nicht die Ausführung einer Streck- und Beugebewegung. Bei einer gute Presse kann der Winkel zum Boden von 0° bis 45° (genannt „V"-Form) verstellt werden. Innerhalb dieses Bereichs ist jede Einstellung für das Training geeignet.

Häufige Fehler: Anheben der Hüfte bei der Abwärtsbewegung, Blockieren der Knie in der obersten Position, unvollständige oder übertriebene Bewegungsamplitude, zu wenig oder zu viel Gewicht und ungleicher Kraftaufwand mit beiden Beinen.

Varianten

12.2 ... Füße oben

Beteiligte Muskeln. Großer Gesäßmuskel, Quadrizeps, Adduktoren und Kniebeuger

Ausführung. Die Füße werden auf den oberen Teil der Presse gestellt, so lässt sich ein Großteil der Beanspruchung auf die Gesäßmuskeln verlagern (durch das Strecken der Hüfte). Es gibt Studien, denen zufolge die Kniebeuger daran nur sehr geringfügig beteiligt sind, besonders bei leichten Lasten. Die Angaben zum geraden Oberschenkelmuskel sind widersprüchlich, doch er gehört vermutlich nicht zu den am stärksten beanspruchten. Diese Variante ist für die Knie sicherer als die übrigen, doch muss mehr darauf geachtet werden, dass die Hüfte nicht von der Lehne abgehoben wird.

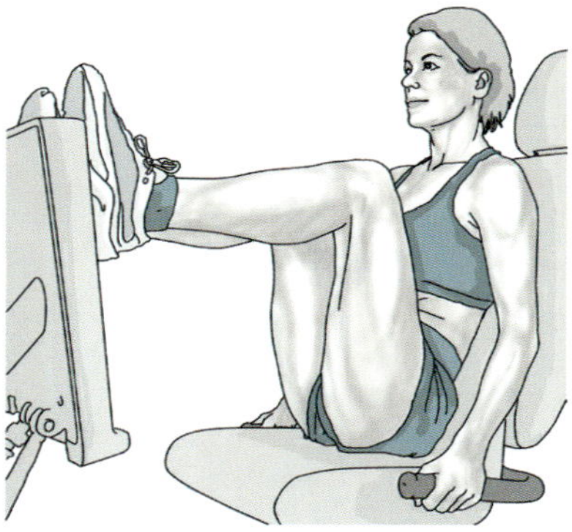

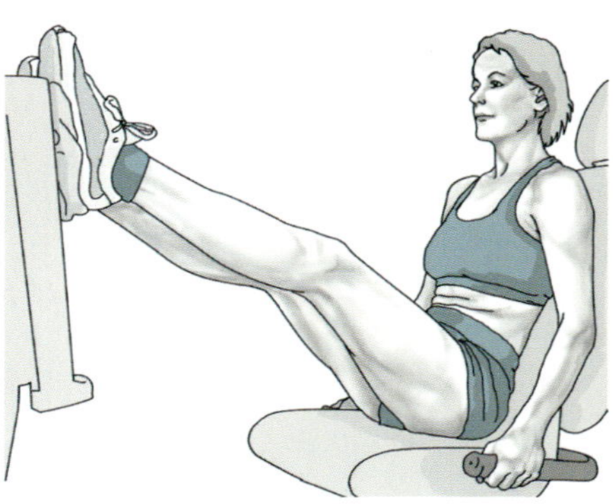

12.3 ... Füße unten

Beteiligte Muskeln. Quadrizeps, großer Gesäßmuskel, Adduktoren und Kniebeuger

Ausführung. Die Füße müssen tiefer gestellt werden als üblicherweise. Manche Studien besagen, dass hier nicht mehr der lange Schenkelanzieher die wichtigste Rolle spielt, sondern der zweiköpfige Oberschenkelmuskel. Eindeutig scheint die stärkere Einbeziehung der Quadrizeps, doch aufgrund der Spannung auf den Knöcheln und Knien wird von dieser Variante abgeraten. In jedem Fall sollte eine extreme Beugung vermieden werden.

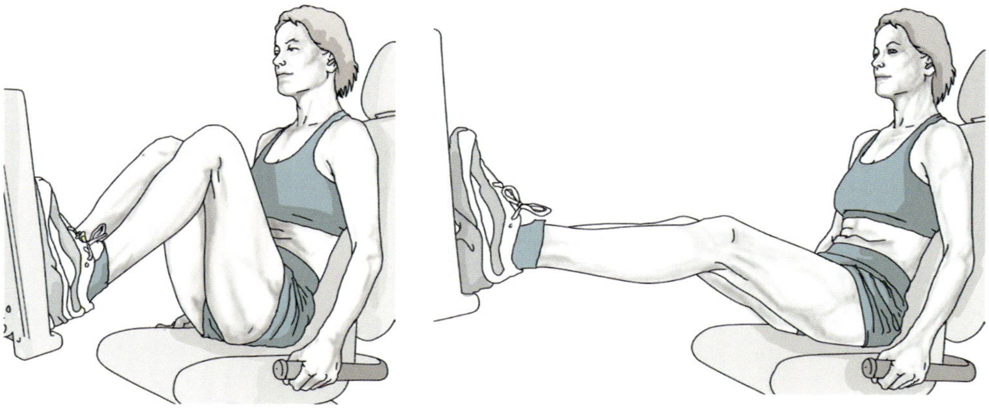

12.4 ... im Stehen/Hack-Squat-Presse

Beteiligte Muskeln. Quadrizeps, Adduktoren (der lange etwas weniger) und großer Gesäßmuskel

Ausführung. Für diese Variante müssen wir uns in die schräg gestellte Hack-Presse stellen (engl. hack bedeutet „Gespann"). Die Schultern liegen unter den Polstern. Hierbei ist der Rücken besser geschützt als bei der klassischen Kniebeuge. Die Quadrizeps-Muskeln werden stark beansprucht, insbesondere der äußere und mittlere Oberschenkelmuskel; die Kniebeuger sind ebenfalls beteiligt, jedoch nicht im gleichen Maße. Der gerade Oberschenkelmuskel spielt im Vergleich zu den anderen eine untergeordnete Rolle. Damit er stärker beansprucht wird, müssen die Füße nach hinten gestellt werden, doch dadurch entsteht ein höherer Druck auf das Knie. An schlecht konstruierten Geräten lassen sich die Füße nicht weit genug nach vorne stellen. Beim Absenken des Knies wird dieses daher über die Füße hinaus geführt, wodurch es unter eine zu hohe Spannung gerät.

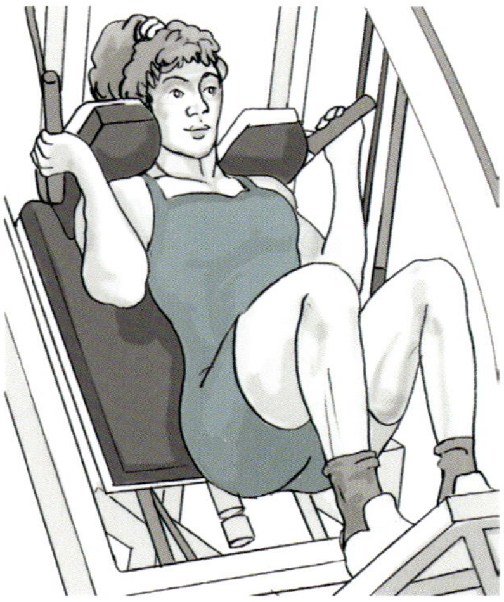

12.5 ... senkrecht/athletisch

Beteiligte Muskeln. Quadrizeps, großer Gesäßmuskel, Kniebeuger und Adduktoren

Ausführung. Dieses Gerät, das immer seltener verwendet wird (obwohl es weniger Platz einnimmt als das schräge Gerät), ist eine umgebaute Presse für die senkrechte Ausführung. Dabei ist besonders darauf zu achten, dass der Rücken nicht durchgebogen und die Hüfte nicht vom Boden gehoben wird. Die Beanspruchung ist natürlich viel höher, ebenso das Gewicht. Bei dieser Variante muss jedoch das Herz mehr arbeiten, um das Blut zu den beanspruchten Muskeln zu pumpen.

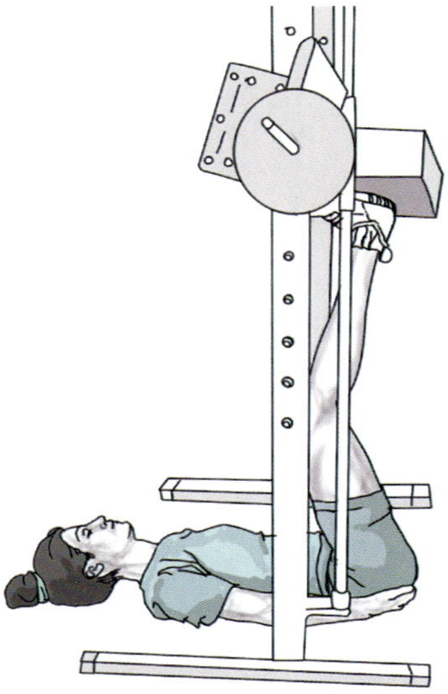

Beinstrecken am Gerät für den Quadrizeps

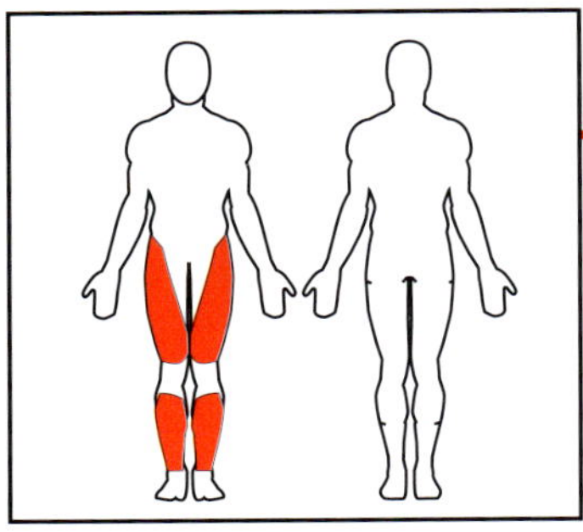

Beteiligte Muskeln

Hauptmuskeln: Quadrizeps (innerer und äußerer Oberschenkelmuskel)

Sekundäre Muskeln: Gerader Oberschenkelmuskel des Quadrizeps und Deltamuskel des Gesäßes (Spanner der Oberschenkelbinde und oberflächliche Fasern des großen Gesäßmuskels)

Antagonisten: Kniebeuger, kurzer Kopf des zweiköpfigen Oberschenkelmuskels, schlanker Muskel, Schneidermuskel, Zwillingswadenmuskeln etc.

Ausführung

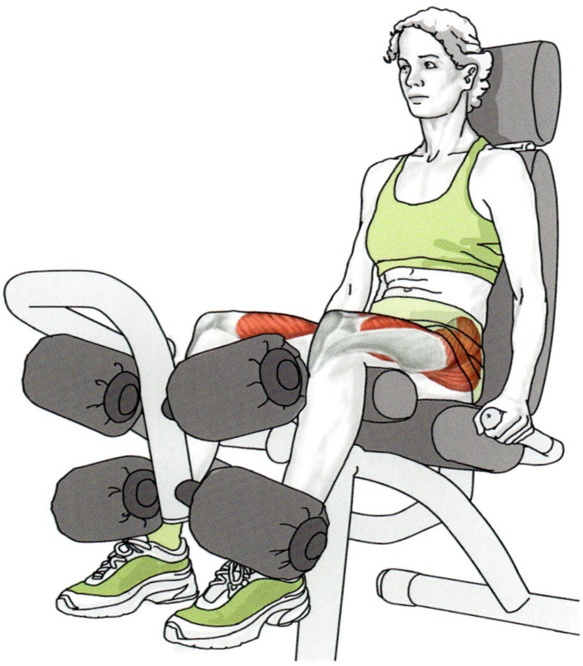

Wir setzen uns auf die speziell dafür ausgelegte Bank, der obere Teil der Knöchel liegt unter den gepolsterten Rollen. Die Rückseite der Knie liegt auf dem Rand der Bank und bildet eine Linie mit der Achse des Geräts. Das Gewicht wird um etwa 90° angehoben, bis beinahe zur völligen Streckung, und in exzentrischer Kontraktion kontrolliert abgelassen. Bei sehr schweren Lasten und in der Rehabilitation wird in der Regel davon abgeraten, das Knie stark zu beugen, aufgrund der Spannung, die es dabei aushalten muss. Bei der Abwärtsbewegung einatmen, am Ende der Aufwärtsbewegung ausatmen.

Erläuterungen

Obwohl sich diese Übung für Anfänger eignet, weil sie so einfach ist, können auch erfahrene oder fortgeschrittene Sportler von ihr profitieren, vor allem, wenn sie mit allgemeineren Übungen wie Kniebeugen oder Beinpresse kombiniert wird. In diesem Fall sollten sie im Anschluss an diese beiden Übungen durchgeführt werden.

Die drei eingelenkigen Köpfe arbeiten immer gemeinsam, obwohl die seitlichen Schenkelanzieher stärker beansprucht werden. Die Beteiligung des geraden (zweigelenkigen) Oberschenkelmuskels kann durch eine stärkere Neigung der Lehne nach hinten (Strecken der Hüfte) verstärkt werden. Durch Beugen oder Ausstrecken des Fußes ändert sich nichts an der Beanspruchung des Quadrizeps. Manche gut konstruierte Geräte verfügen über eine Vorrichtung, mit der das Gewicht zum Einnehmen der Position am Anfang und am Ende von Hand gelöst werden kann. Dies ist eine sinnvolle Maßnahme zur Vermeidung von Verletzungen, da eine zu starke Beugung das größte Risiko bei dieser Übung darstellt. Bei der Verwendung großer Lasten ist sie zu vermeiden.

Häufige Fehler: schnelle Bewegung, um die Trägheit zu nutzen, zu tiefes Absenken bis zum Anschlag des Geräts und Drehen der Hüfte/des Knies, während das Gewicht bewegt wird.

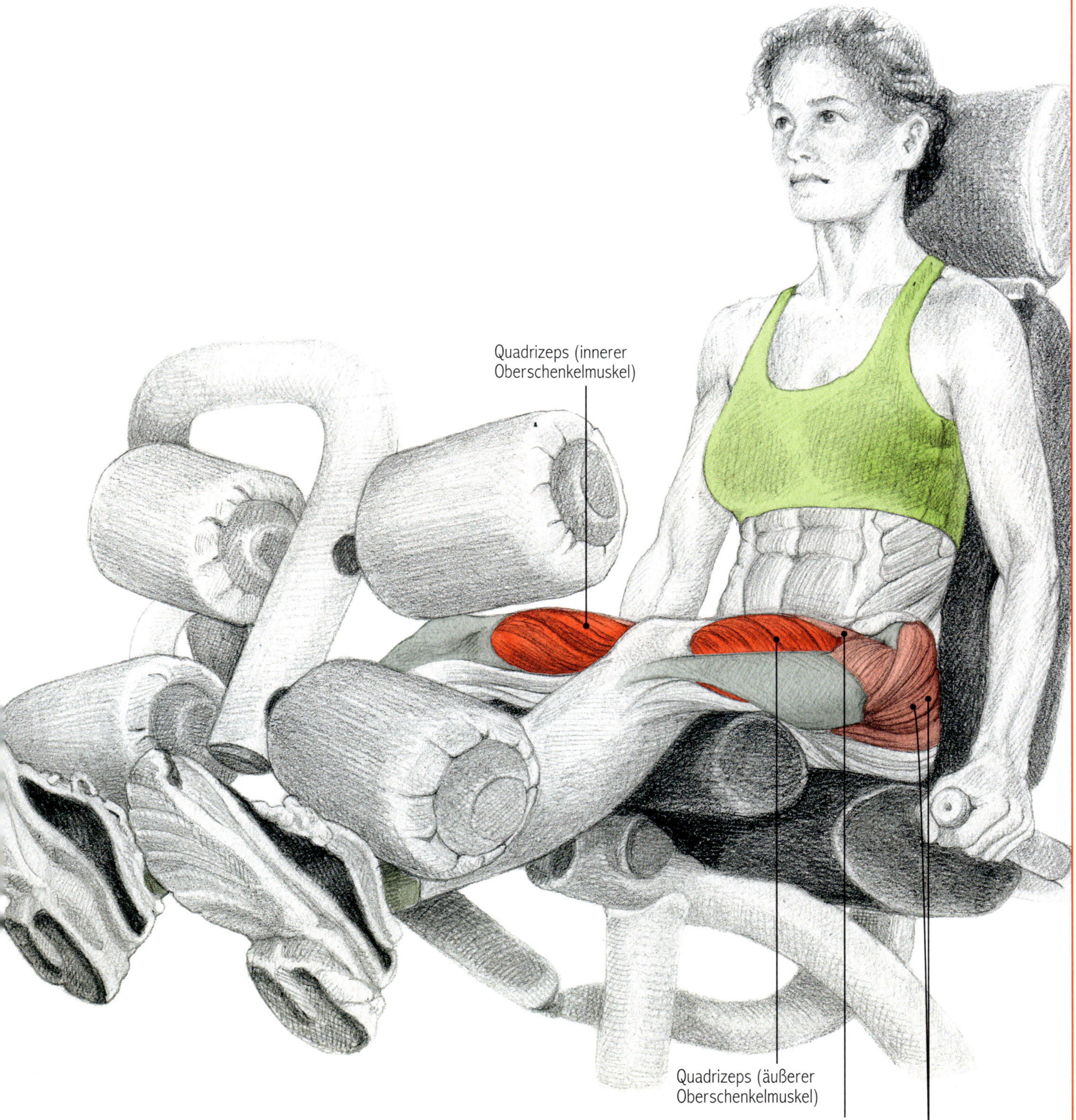
Quadrizeps (innerer
Oberschenkelmuskel)
Quadrizeps (äußerer
Oberschenkelmuskel)
Gerader Oberschenkelmuskel
Spanner der Oberschenkelbinde
und oberflächliche Fasern des
großen Gesäßmuskels

Varianten

13.2 ... Fußspitzen nach innen

Beteiligte Muskeln. Quadrizeps

Ausführung. Wenn das Knie gebeugt ist, kann es leicht gedreht werden, hier erfolgt diese Drehung jedoch hauptsächlich in der Hüfte und den Knöcheln. Bei dieser Variante mit weniger Gewicht können die Fußspitzen nach innen gerichtet und die Schenkel mit der Innenseite auf die Bank gelegt werden. So wird die Beanspruchung mehr auf den äußeren Oberschenkelmuskel des Quadrizeps verlagert. Die übrigen Anteile des Muskels sind weiterhin beteiligt, jedoch weniger intensiv.

Diese Übung sollte vermieden werden, außer sie wird als Rehabilitationsmaßnahme verschrieben, wenn eine Bänderschwäche, eine Verschiebung der Kniescheibe nach innen (seltener Fall) oder ähnliches vorliegt. Erinnern wir uns daran, dass sich die Kniescheibe leicht nach außen verrenken kann, insbesondere bei Überstreckung (eine etwas unglückliche Bezeichnung), da sie weniger fest sitzt. Daher wird von dieser Variante in der Regel abgeraten.

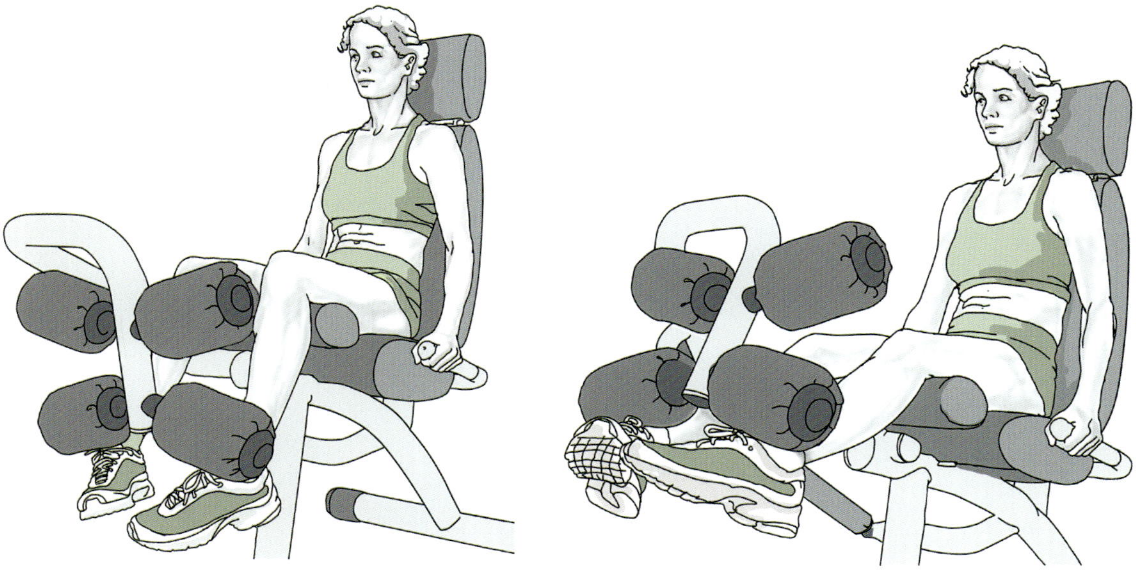

13.3 ... Fußspitzen nach außen

Beteiligte Muskeln. Quadrizeps

Ausführung. Die Ausführung erfolgt gleich, mit weniger Gewicht, aber nun zur Seite gedreht, und es wird etwas mehr Beanspruchung auf den inneren Oberschenkelmuskel des Quadrizeps verlagert. Der äußere Oberschenkelmuskel ist weiterhin beteiligt, aber weniger intensiv. Wie schon die vorige Übung wird auch diese nur zur Rehabilitation in bestimmten Fällen empfohlen. Der innere Oberschenkelmuskel ist kräftiger als der äußere und dies sollte auch immer so sein, damit sich die Kniescheibe bei der Streckung weniger leicht seitlich verrenkt. Diese Variante ist nur in Einzelfällen und nur bei guter Beratung zu empfehlen.

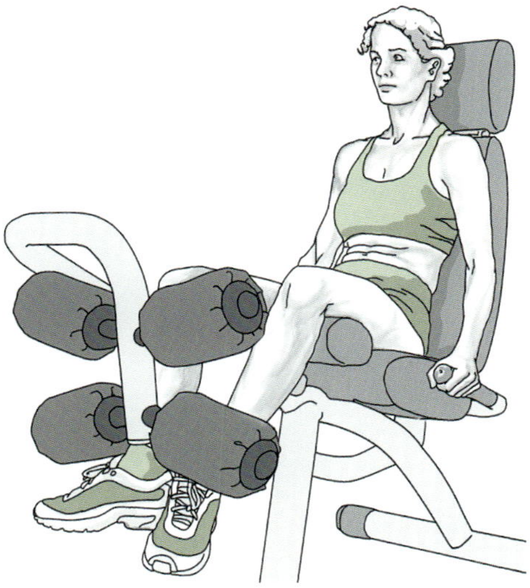

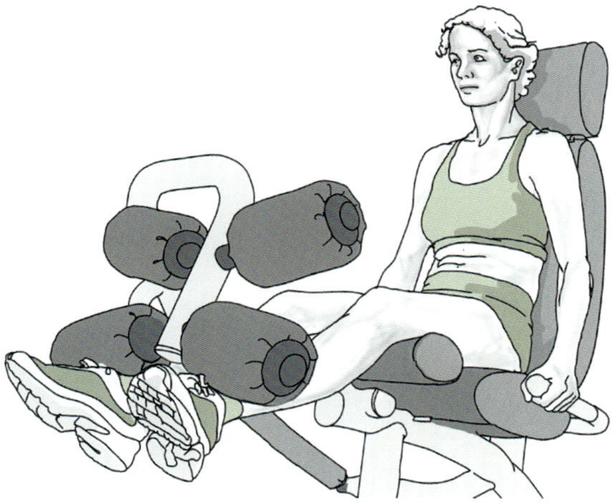

13.4 ... mit einem Bein

Beteiligte Muskeln. Quadrizeps

Ausführung. Diese Übung wird genauso ausgeführt wie die Grundübung, doch es wird zunächst mit einem und dann mit dem anderen Bein gearbeitet. Dabei kann man einen ganzen Satz mit demselben Bein ausführen oder nach jeder Wiederholung wechseln (Letzteres ist aufgrund der kurzen Pausen leichter). Die Beanspruchung der Muskeln bleibt die gleiche, doch für die Rehabilitation kann diese Variante von Nutzen sein. Auch lässt sich auf diese Weise gut vermeiden, dass das starke Bein dem schwachen hilft, wie es bei der Grundübung vorkommen kann, denn die Geräte sind oft nicht dafür geeignet, dass beide Beine gleichzeitig eingesetzt werden. Diese Übung gilt als eine der wenigen, bei denen die einseitige Arbeit Vorteile gegenüber der beidseitigen hat.

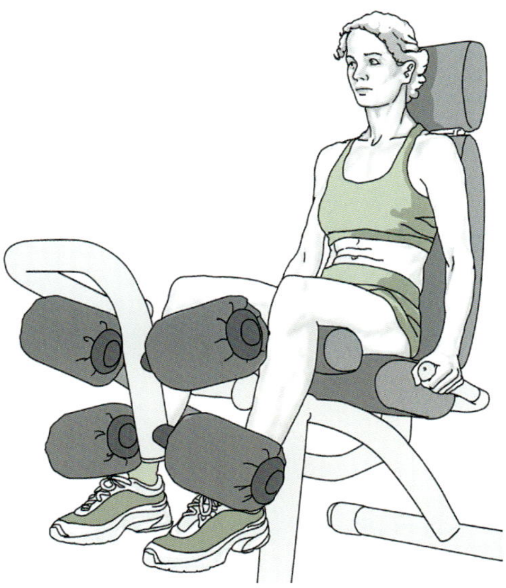

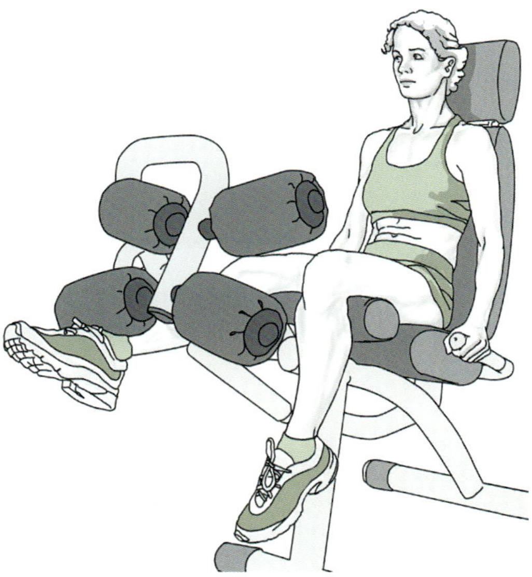

Curl/Beinbeugen in Bauchlage

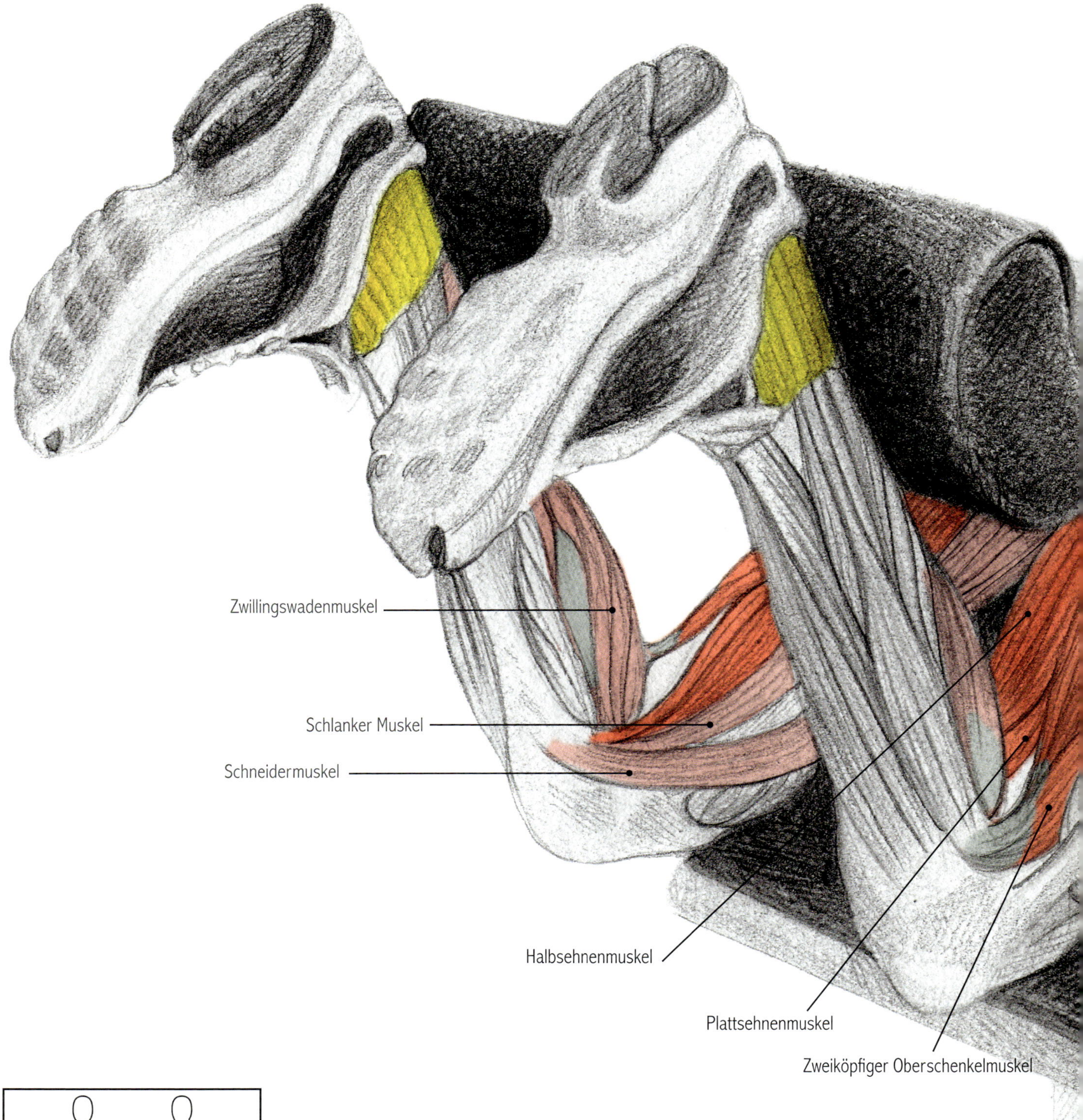

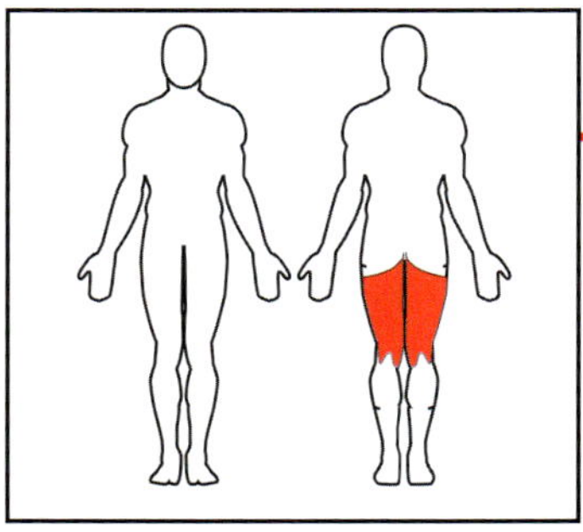

Beteiligte Muskeln

Hauptmuskeln: Kurzer Kopf des zweiköpfigen Oberschenkelmuskels, Kniebeuger (Plattsehnenmuskel, Halbsehnenmuskel und langer Kopf des zweiköpfigen Oberschenkelmuskels)

Sekundäre Muskeln: Schlanker Muskel, Schneidermuskel, Zwillingswadenmuskeln, Kniekehlenmuskel etc.

Antagonisten: Quadrizeps

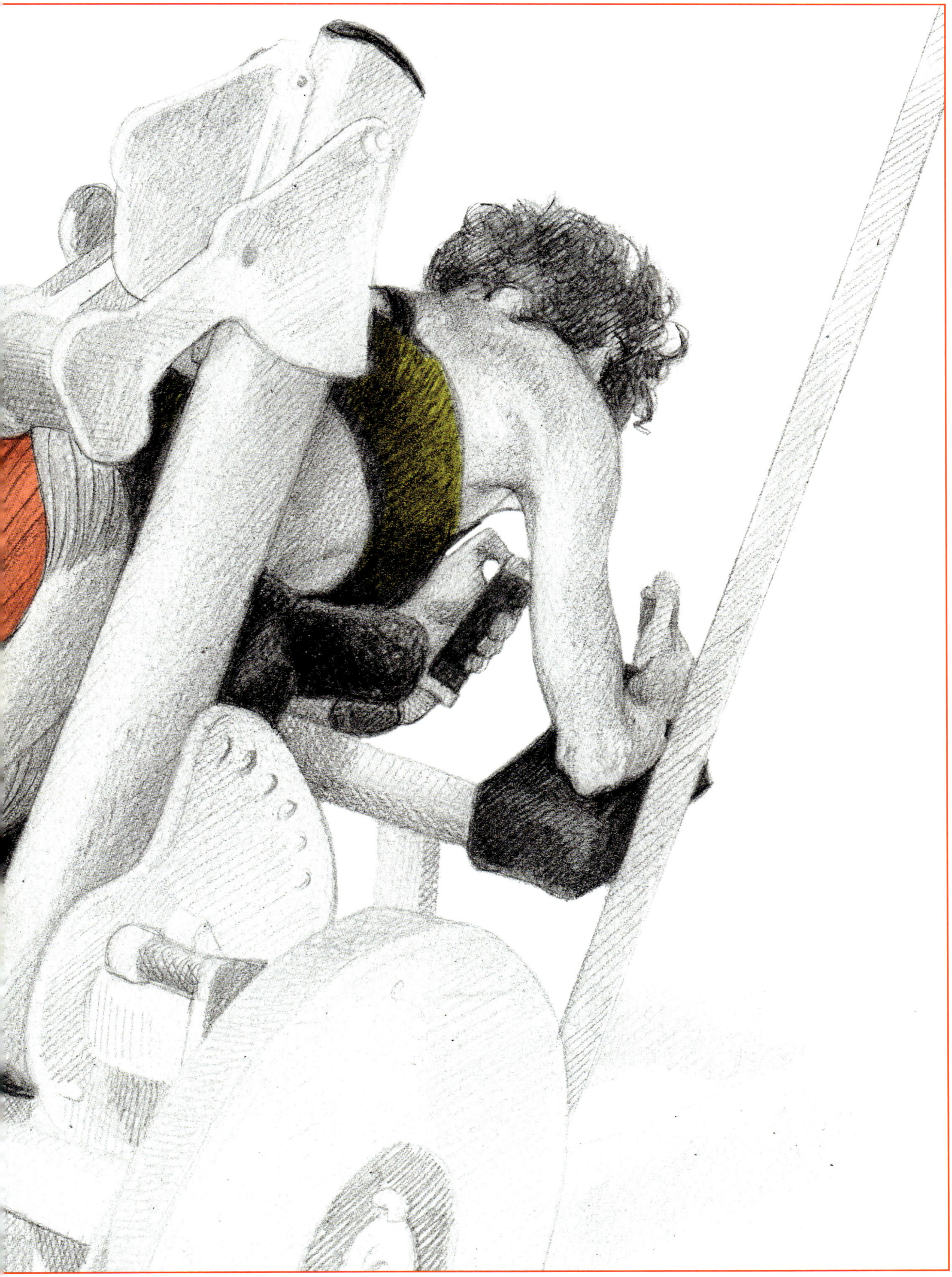

Curl/Beinbeugen in Bauchlage

Ausführung

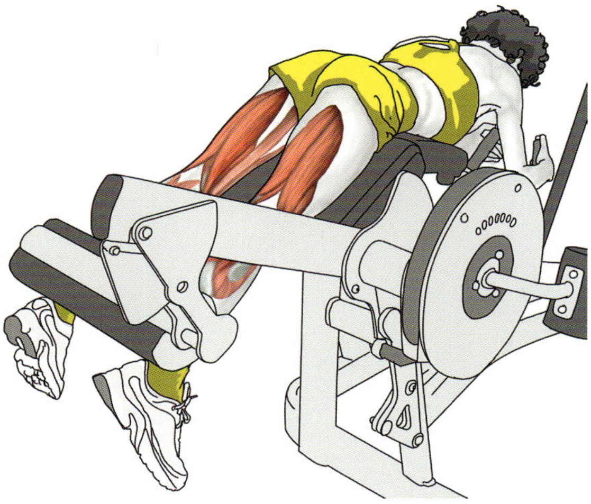

Wir legen uns bäuchlings (auf Brust und Bauch) auf eine nicht ganz flache Bank (Hüfte leicht gebeugt) und umfassen die Griffe oder die Bank selbst mit den Händen, um uns zu stabilisieren. Die Füße sind nach unten abgesenkt, die Rolle wird fast auf die Fersen platziert. Die Knie liegen außerhalb der Bank, auf einer Linie mit der Drehachse des Geräts. Aus der beinahe völligen Streckung werden die Knie gebeugt und so weit es geht kontrolliert nach oben bewegt (etwa 120°). Nie bis zur völligen Streckung absinken lassen. Zu Beginn der Streckung einatmen, am Ende der Beugung ausatmen.

Erläuterungen

Dies ist die beste Übung, um die Kniebeuger „isoliert" zu trainieren, eine Gruppe von Muskeln, die gegenüber dem Quadrizeps nicht vernachlässigt werden darf, auch wenn sie etwa 60 oder 70 % schwächer ist als dieser. Werden die Füße in Richtung Fußrücken gebeugt, kann etwas mehr Gewicht gehoben werden (oder ein Satz leichter zu Ende geführt werden), denn auf diese Weise sind die Zwillingsmuskeln stärker beteiligt. Eine gut konstruierte Bank ist in der Mitte abgewinkelt, sodass die Hüfte gebeugt ist, wodurch nicht nur die Kniebeuger vorgedehnt werden, sondern auch die Spannung auf dem geraden Oberschenkelmuskel des Quadrizeps reduziert wird. Bei einer stärkeren Beugung der Hüfte kann das Knie um 140° gebeugt werden, 20 % mehr als bei den früheren flachen Bänken. Aufgrund des Aufeinandertreffens der Muskeln im Schenkel berührt der Fuß den Gesäßmuskel nicht, was bei der passiven Beugung (beim Drehen) hingegen passieren muss.

Sie steigen korrekt auf das Gerät und wieder herunter, indem Sie das Knie halb gestreckt blockieren, denn die Übung sollte nicht in maximaler Streckung begonnen werden. Genau diese vollständige Streckung unter Last und das Federn sind die beiden größten Fehler bei dieser Übung. Daher sollte die Bewegung langsam und kontrolliert erfolgen. Bei korrekter Durchführung spricht nichts gegen diese Übung.

Häufige Fehler: zu starkes Strecken des Knies beim Absenken, zu schnelles Hochheben mit Schwung, Positionierung des Knies (nicht auf einer Linie mit der Drehachse des Geräts) und unvorsichtiges Auf- und Absteigen.

Varianten

14.2 ... Fußspitzen nach innen

Beteiligte Muskeln. Kniebeuger

Ausführung. Mit weniger Gewicht können die Fußspitzen nach innen gerichtet und die Seite des Beins aufgestützt werden (Einwärtsdrehung des Beins und der Hüfte). So wird die Beanspruchung etwas mehr auf den Plattsehnenmuskel und den Halbsehnenmuskel verlagert, auch wenn in der Praxis alle beteiligt sind (siehe Übung 14).

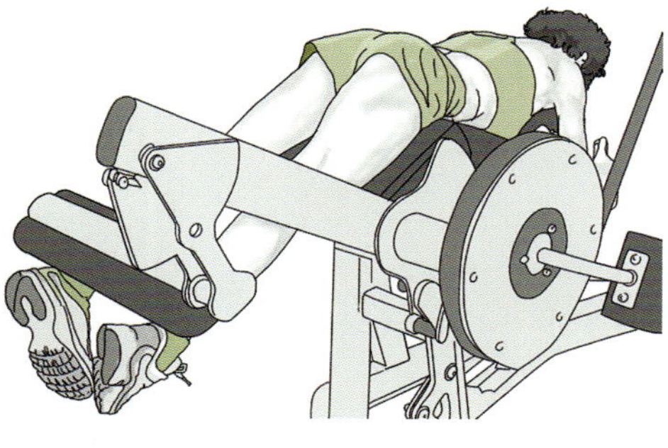

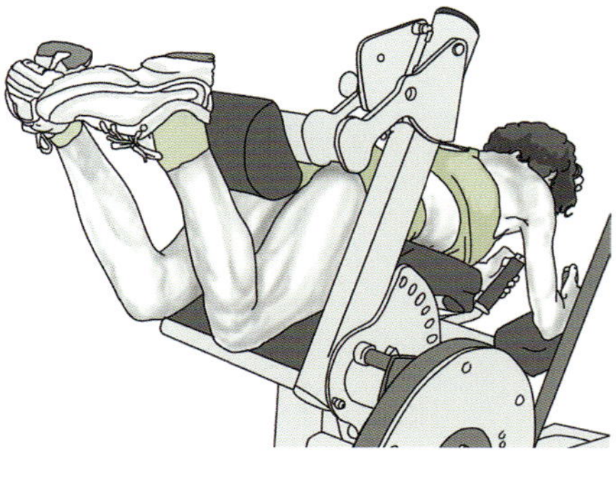

14.3 ... Fußspitzen nach außen

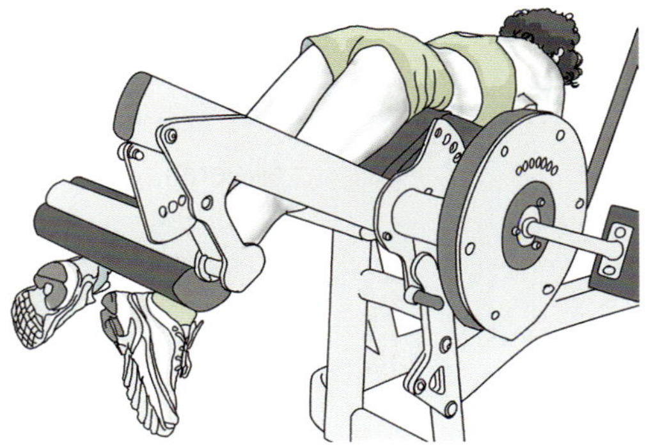

Beteiligte Muskeln. Kniebeuger und kurzer Kopf des zweiköpfigen Oberschenkelmuskels

Ausführung. Anders als in der vorigen Variante wird die Beanspruchung nun ein wenig mehr auf den zweiköpfigen Oberschenkelmuskel (also den seitlichen Bereich des Schenkels) verlagert (siehe Übung 14).

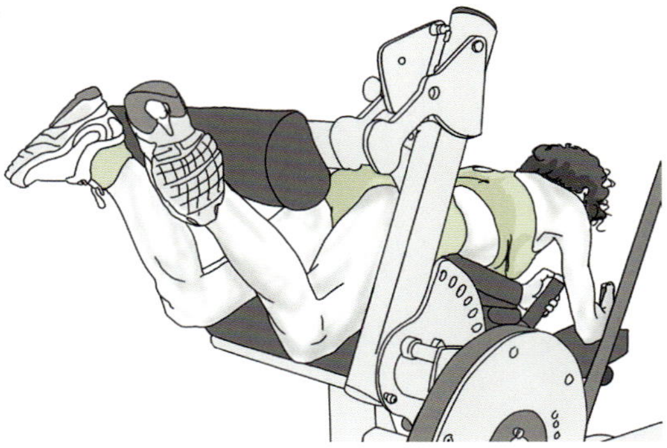

14.4 ... mit einem Bein

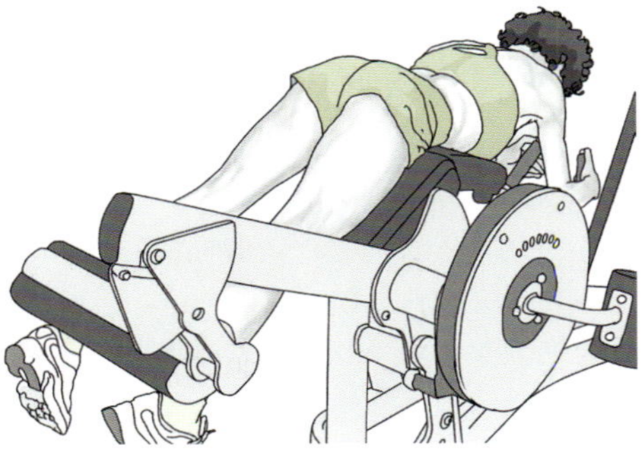

Beteiligte Muskeln. Kniebeuger und kurzer Kopf des zweiköpfigen Oberschenkelmuskels

Ausführung. Es kann ein ganzer Satz mit demselben Bein ausgeführt oder nach jeder Wiederholung gewechselt werden. Letzteres ist aufgrund der kurzen Pausen leichter (siehe Übung 14.4). Auch hier ist die einseitige Ausführung der beidseitigen vorzuziehen.

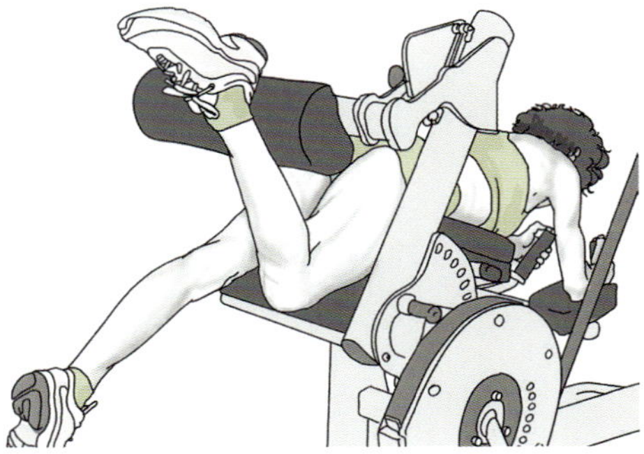

14.5 ... im Stehen mit einem Bein

Beteiligte Muskeln. Kurzer Kopf des zweiköpfigen Oberschenkelmuskels, Kniekehlenmuskel und Kniebeuger

Ausführung. Sie stehen, der Oberkörper ist aufrecht oder um 90° nach vorne geneigt (dies verhindert eine Spannung auf dem geraden Oberschenkelmuskel des Quadrizeps und erleichtert die Bewegung). Sie halten sich am Gerät fest und stellen einen Fuß vor die Rolle. Das Knie liegt auf einer Linie mit der Drehachse des Geräts. Die Beteiligung der Muskeln ist fast identisch wie bei der Übung im Liegen.

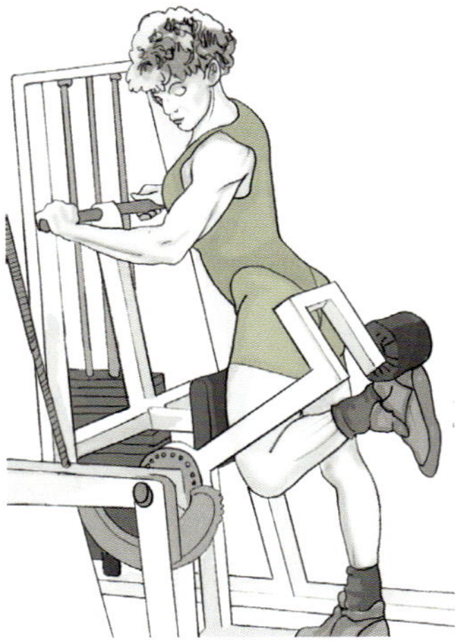

14.6 ... im Sitzen

Beteiligte Muskeln. Halbsehnen-, Halbplattenmuskel und kurzer Kopf des zweiköpfigen Oberschenkelmuskels

Ausführung. Wir nehmen dieselbe Ausgangsposition ein wie beim Beinstrecken am Gerät für den Quadrizeps, jedoch liegt das Bein auf der Fußrolle und die Oberschenkel werden unter einem Stützpolster fixiert. Es gibt Studien, denen zufolge dabei der Schneidermuskel stärker beteiligt wird und der Bizeps weniger, doch die Unterschiede sind unbedeutend. Bei diesen Bänken können die beanspruchten Muskeln durch das aufliegende Stützpolster eingeklemmt werden, was nicht ratsam ist. Wenn dieses Problem aufgrund der Bauart des Geräts nicht auftritt, ist die Variante im Sitzen sehr zu empfehlen.

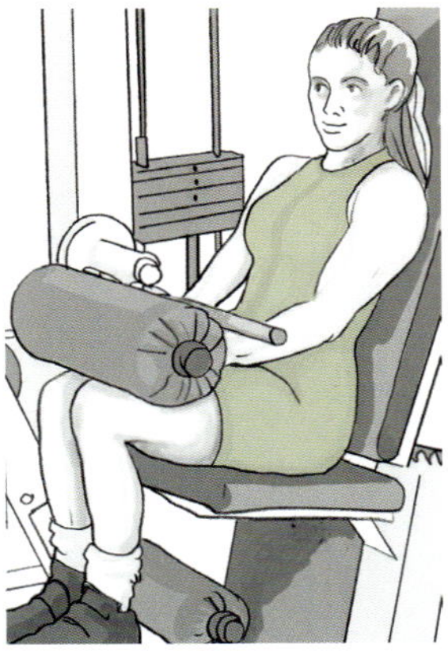

Fersenheben am Gerät

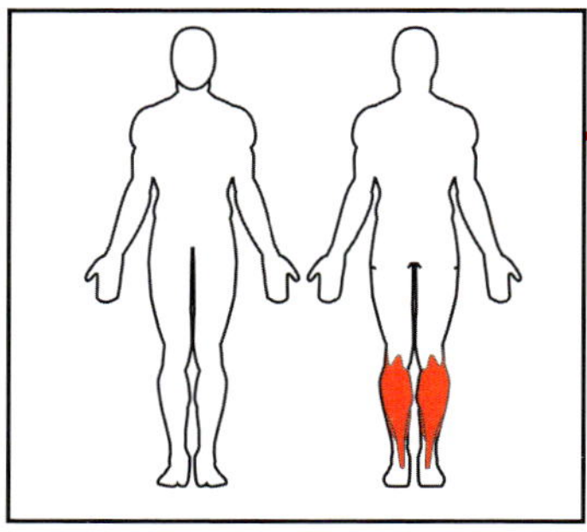

Beteiligte Muskeln

Hauptmuskeln: Dreiköpfiger Wadenmuskel (Schollenmuskel und Zwillingswadenmuskeln)

Sekundäre Muskeln: Langer und kurzer Wadenbeinmuskel, langer Zehenbeuger und hinterer Schienbeinmuskel

Antagonisten: Vorderer Schienbeinmuskel und Zehenstrecker.

Ausführung

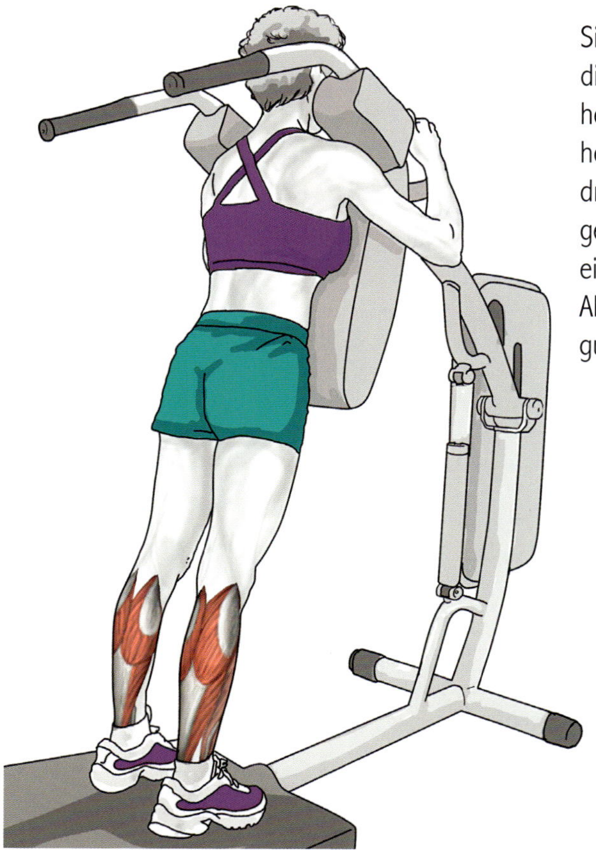

Sie stehen, der Mittelfuß ist auf dem Rand einer Stufe abgestützt und die Füße stehen etwa hüftbreit auseinander. Aus der untersten Position heraus werden die Füße nach unten abgesenkt, um die Fersen anzuheben und damit den ganzen Körper so weit wie möglich nach oben zu drücken. Dann kontrolliert absinken lassen. Die Knie bleiben minimal gebeugt, um das Gelenk zu schützen. Die Atmung erfolgt natürlich. Um einen angemessenen Takt beizubehalten, ist es jedoch hilfreich, beim Absenken des Körpers einzuatmen und am Ende der Aufwärtsbewegung auszuatmen.

Erläuterungen

Die sekundären Muskeln sind bei dieser Übung sehr schwach im Vergleich zu dem äußerst kräftigen dreiköpfigen Wadenmuskel.

Es gibt verschiedene Geräte, bei denen die Zwillingswadenmuskeln trainiert werden (schräg, senkrecht, umgekehrtes Hack-Squat-Gerät ...), die keine grundlegend andere Einbeziehung der Muskeln bewirken.

Häufige Fehler: Federn, ohne das Gewicht kontrolliert zu führen, zu wenige Wiederholungen, zu hohe Last, Absetzen eines Fußes und dann des anderen am Ende der Übung (es müssen die Knie gebeugt und das Gewicht abgelassen werden), Bewegen der Knie und/oder der Hüfte und Aufstellen einer zu kleinen Fläche des Fußes.

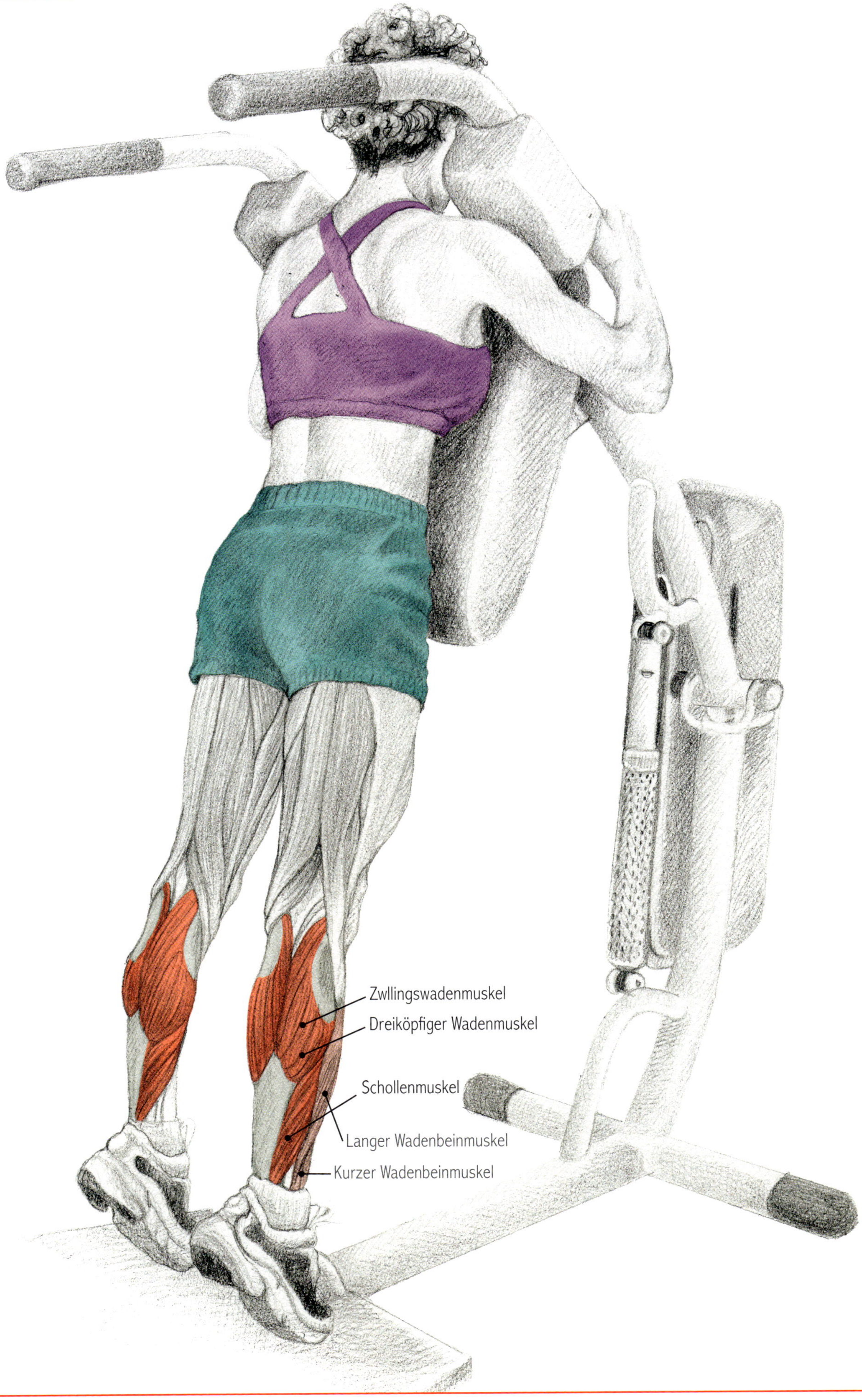
Zwllingswadenmuskel
Dreiköpfiger Wadenmuskel
Schollenmuskel
Langer Wadenbeinmuskel
Kurzer Wadenbeinmuskel

Varianten

15.2 ... Fußspitzen nach innen

Beteiligte Muskeln. Dreiköpfiger Wadenmuskel

Ausführung. Mit nach innen gedrehtem und leicht supiniertem Fuß richtet sich die Beanspruchung stärker auf den äußeren Kopf des Zwillingswadenmuskels. Die Übung wird mit sehr wenig Gewicht ausgeführt und nur, wenn diese Seite des Zwillingswadenmuskels unterentwickelt ist.

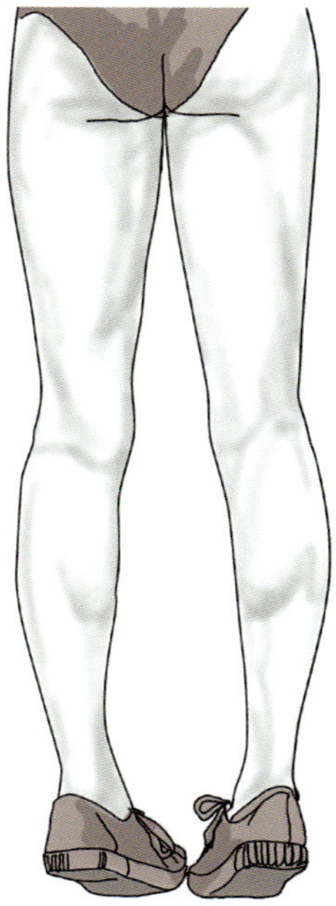

15.3 ... Fußspitzen nach außen

Beteiligte Muskeln. Dreiköpfiger Wadenmuskel

Ausführung. Mit nach außen gedrehtem und leicht proniertem Fuß richtet sich die Beanspruchung stärker auf den inneren Kopf des Zwillingswadenmuskels. Die Übung wird mit sehr wenig Gewicht ausgeführt und nur, wenn diese Seite des Zwillingswadenmuskels unterentwickelt ist.

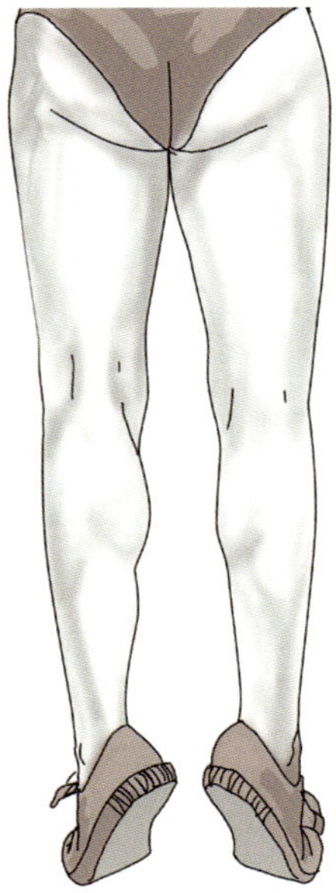

15.4 ... „Donkey Calf Raise“ am Gerät

Beteiligte Muskeln. Dreiköpfiger Wadenmuskel

Ausführung. Wir stehen mit gebeugtem Oberkörper, die Last liegt auf der Hüfte auf (nicht auf dem Rücken) und wir halten uns an einer Stütze fest, um das Gleichgewicht zu halten. Zwar verändert sich dabei manchen Studien zufolge die muskuläre Beanspruchung gegenüber der Grundhaltung, doch nach Ansicht des Autors ändert die Haltung des Oberkörpers nichts an der Einbeziehung des dreiköpfigen Wadenmuskels. Bevor ein Fuß von der Stütze genommen wird, muss das Gewicht des Geräts gelöst werden, da sonst die ganze Last auf nur einem Fuß aufliegen würde.

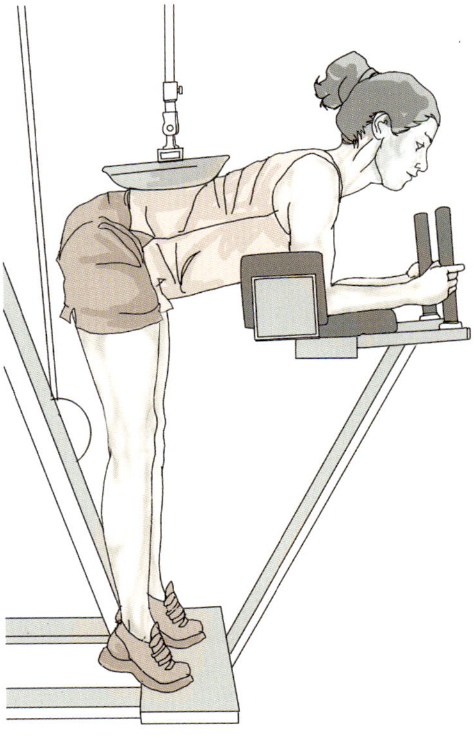

Adduktion im Sitzen

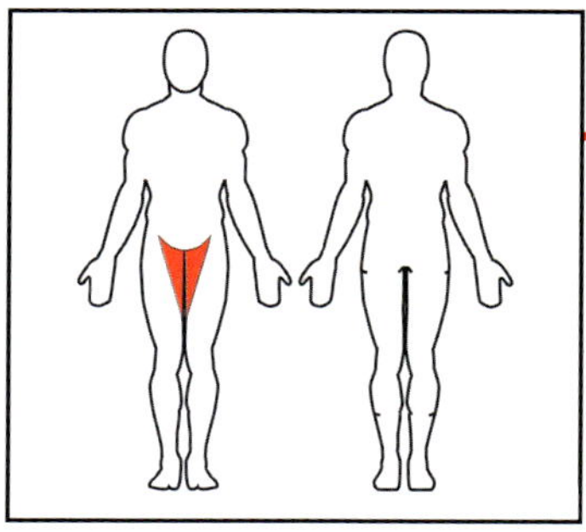

Beteiligte Muskeln

Hauptmuskeln: Adduktoren (großer, mittlerer, kleiner und kleinster)

Sekundäre Muskeln: Tiefliegender großer Gesäßmuskel, Kammmuskel, schlanker Muskel, viereckiger Schenkelmuskel, äußerer Hüftlochmuskel, Lendendarmbeinmuskel und Kniebeuger (hauptsächlich der Plattsehnenmuskel)

Antagonisten: Mittlerer Gesäßmuskel und Deltamuskel des Gesäßes (oberflächliche Fasern des großen Gesäßmuskels und Spanner der Oberschenkelbinde)

Ausführung

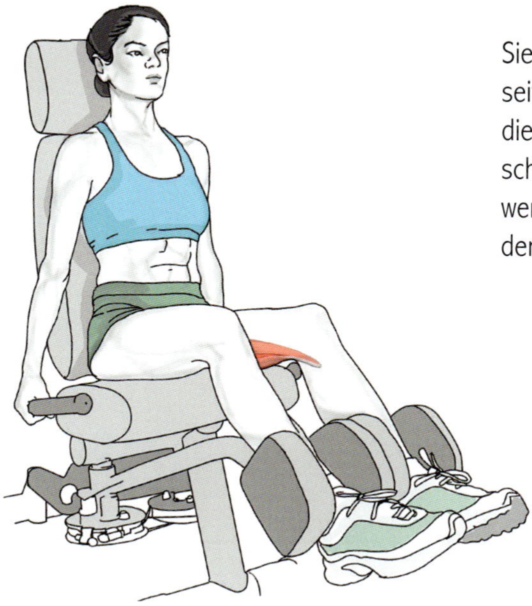

Sie sitzen am Adduktorengerät und legen die Stützen an die Innenseiten der Knöchel oder der Knie (je nach Konstruktion). Sie öffnen die Beine so weit, wie es die Beweglichkeit Ihrer Gelenke zulässt und schließen sie durch Adduktion. Die Atmung erfolgt natürlich. Bei Verwendung von viel Gewicht wird beim Öffnen eingeatmet und am Ende der schließenden Bewegung ausgeatmet.

Erläuterungen

Diese Übung dient dem gezielten Training der Beinadduktoren, vor allem des großen Schenkelanziehers. Sie eignet sich für Anfänger ebenso wie für Fortgeschrittene. Achten Sie darauf, dass Sie sich gut aufwärmen und dass Sie die Beine nicht üner die Grenzen der Beweglichkeit hinaus öffnen, damit Sie sich nicht verletzen.

Durch die zusätzlich zur Adduktion ausgeführte Beugung kommt es zu einer instabilen Hüftstellung. Ein kluger Hersteller würde sein Gerät so konstruieren, dass die Lehne bis zur Horizontalen gesenkt werden könnte. Bei Personen mit gesunder Hüfte gibt es jedoch keine Probleme.

Eine Alternative ist die Übung am Seilzug im Stehen. Die Beinbewegung erfolgt aus einer Abduktion von etwa 30–45° bis zur Senkrechten (bis beide Beine sich berühren). Geräte, bei denen für diese Übung die Knie gebeugt werden, beanspruchen den schlanken Muskel weniger, wenn jedoch der Druck auf das Polster vom Knie selbst ausgeht und nicht vom Knöchel, verringert sich die Spannung auf das Knie. Diese Übung ist traditionell bei Frauen sehr beliebt, da man glaubt, dass durch sie die Beine besser definiert oder sogar schlanker werden als bei anderen Übungen. Selbstverständlich handelt es sich um eine gute Übung für Männer und Frauen, allerdings führt sie unter keinen Umständen zur einer lokalen Verringerung des Beinumfangs (jedenfalls nach heutigen wissenschaftlichen Gesichtspunkten).

Häufige Fehler: zu wenig Gewicht, schnelle Bewegungen, zu weites Öffnen der Beine, Federn.

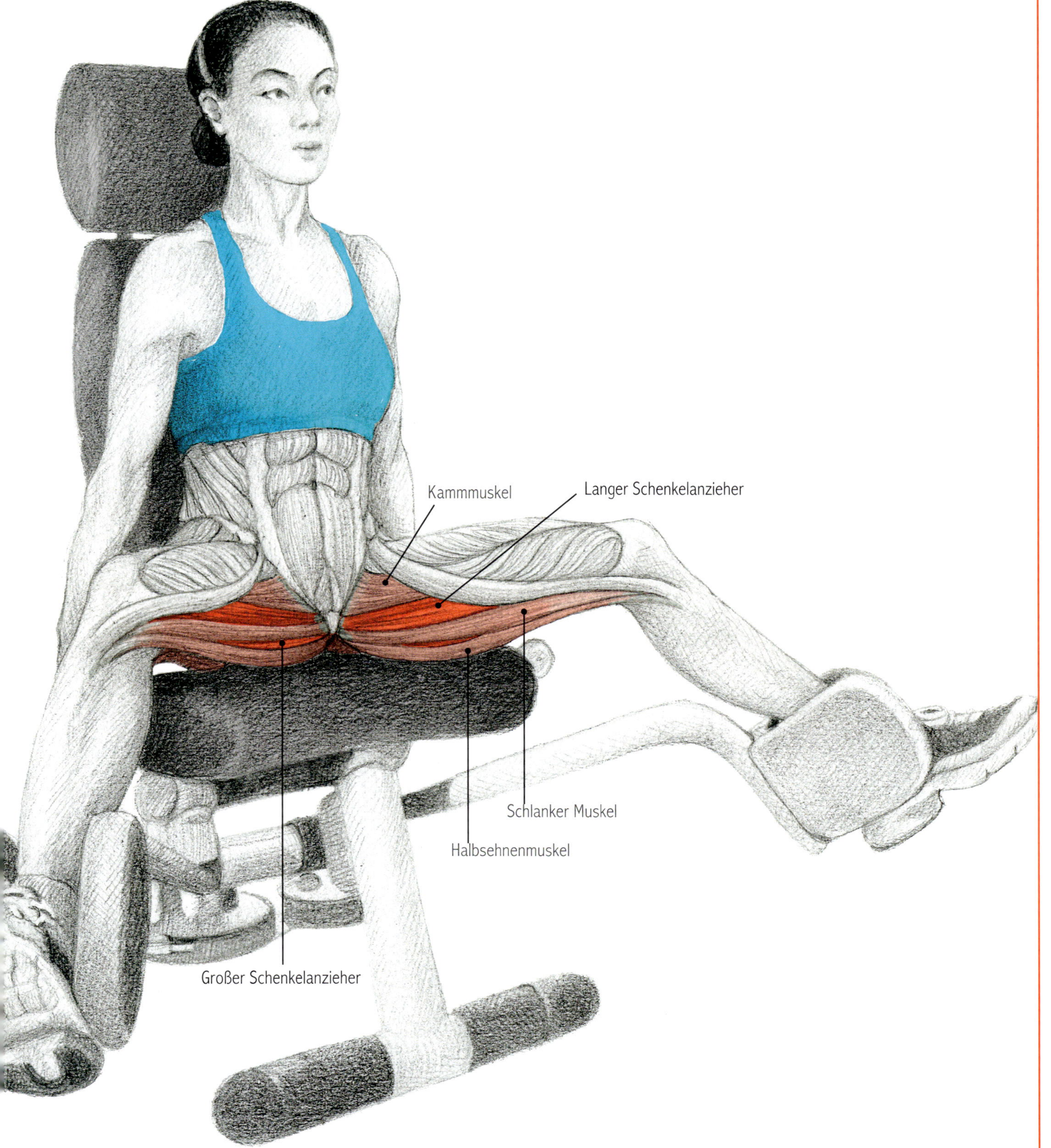
Kammmuskel
Langer Schenkelanzieher
Schlanker Muskel
Halbsehnenmuskel
Großer Schenkelanzieher

Varianten

16.2 ... Lehne schräg nach hinten

Beteiligte Muskeln. Adduktoren, Zwillingswadenmuskel, Kniebeuger (insbesondere der Plattsehnenmuskel und der Halbsehnenmuskel und Kammmuskel.

Ausführung. Diese Variante entspricht fast genau der Grundübung, doch mit einer deutlich stärkeren Neigung der Lehne nach hinten. Auf diese Weise wird ein Teil der Beanspruchung auf die hinteren Beinmuskeln verlagert, die bei der Adduktion mitwirken. Dieses Gerät wäre sehr gut geeignet, wenn sich die Lehne bis zur Waagerechten neigen ließe. Aufgrund mangelnder Kenntnis vieler Hersteller oder des größeren Platzbedarfs ist es jedoch nicht häufig anzutreffen.

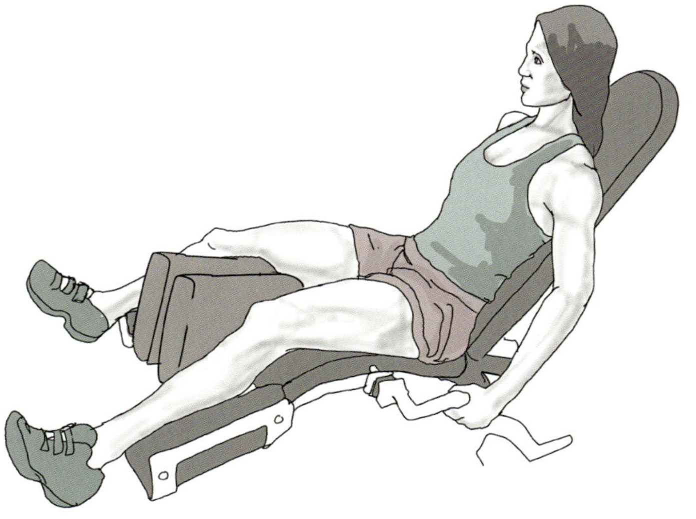

16.3 ... am tiefen Seilzug

Beteiligte Muskeln. Adduktoren, Zwillingsmuskeln und Kammmuskel

Ausführung. Sie stehen seitlich am tiefen Seizug. Dabei müssen Sie sich am Gerät festhalten und so weit vom Seilzug entfernt stehen, dass eine lange Bewegung möglich ist, bevor die Gewichtsplatten beim Absenken aufprallen. Sie ziehen an dem Seil, das am Knöchel befestigt ist und vom Seilzug kommt und führen das Bein bis zur Senkrechten oder etwas weiter (höchstens 30°), am besten hinter dem Körper.

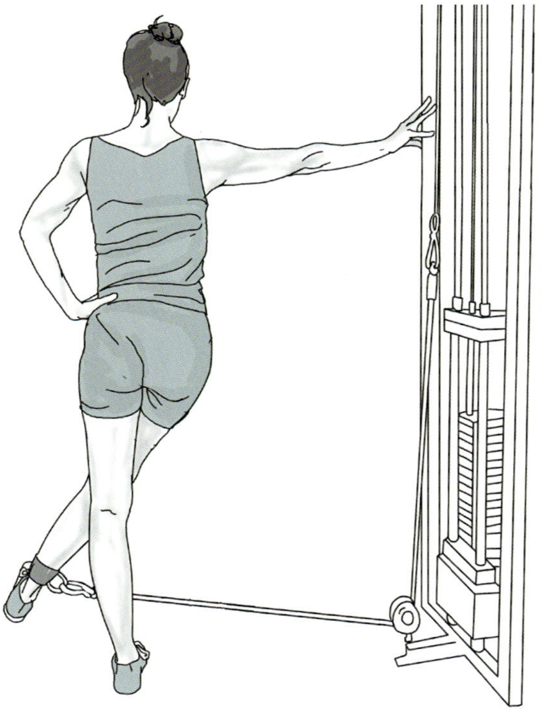

16.4 ... am Hüftpendel

Beteiligte Muskeln. Adduktoren, Zwillingsmuskeln und Kammmuskel

Ausführung. Sie stehen mittig am Hüftpendel. Halten Sie sich am Gerät fest und platzieren Sie die Rolle an der Unterschenkelinnenseite des Beins. Führen Sie eine Adduktion bis zur Vertikalen oder etwas weiter aus (höchstens 30°). Die Muskeln werden genauso beansprucht wie am vorigen Gerät im Sitzen. Bei richtiger Konstruktion ermöglicht dieses Gerät eine gezieltere Übung, doch die Bewegung sollte nie weiter als ein paar Grad über die Horizontale hinaus geführt werden, wie bei der vorigen Variante (am Seilzug) bereits erläutert. Die hier erläuterte Variante ist zwar die häufigste, doch aus den zuvor genannten Gründen ist es besser, sich mit dem Rücken zum Gerät zu stellen und die Adduktion hinter dem Körper auszuführen.

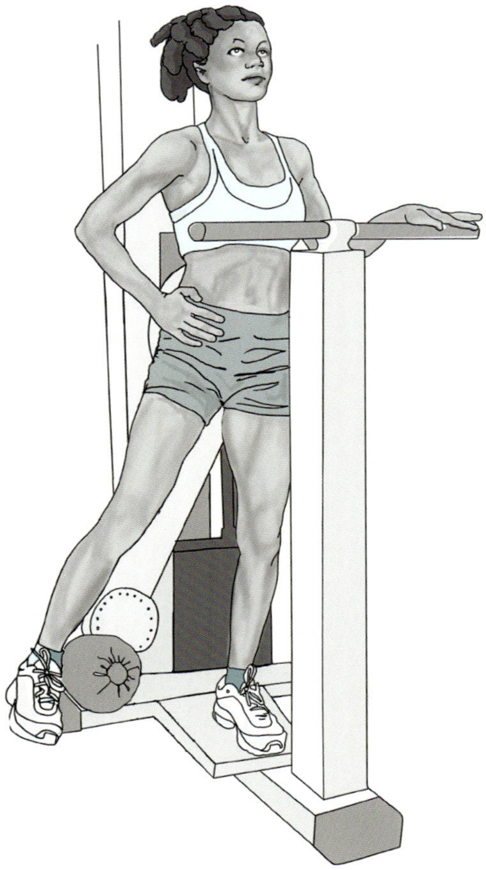

Abduktion im Sitzen

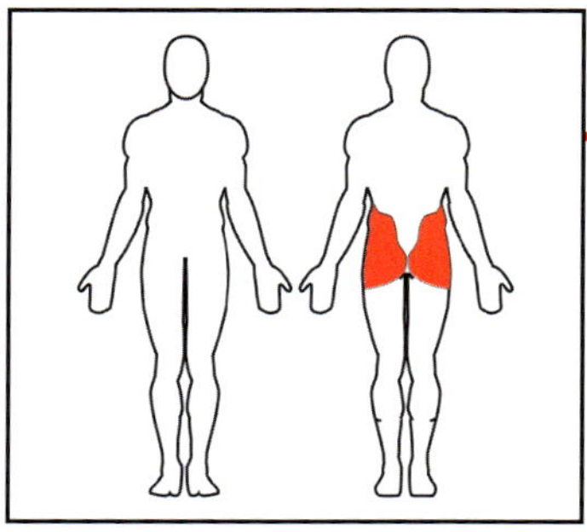

Beteiligte Muskeln

Hauptmuskeln: Mittlerer Gesäßmuskel und Deltamuskel des Gesäßes (Spanner der Oberschenkelbinde und oberflächliche Fasern des großen Gesäßmuskels)

Sekundäre Muskeln: Kleiner Gesäßmuskel, birnenförmiger Muskel, innerer Hüftlochmuskel, Zwillingsmuskeln, Schneidermuskel etc.

Antagonisten: Adduktoren (großer, mittlerer, kleiner und kleinster) und Kammmuskel

Ausführung

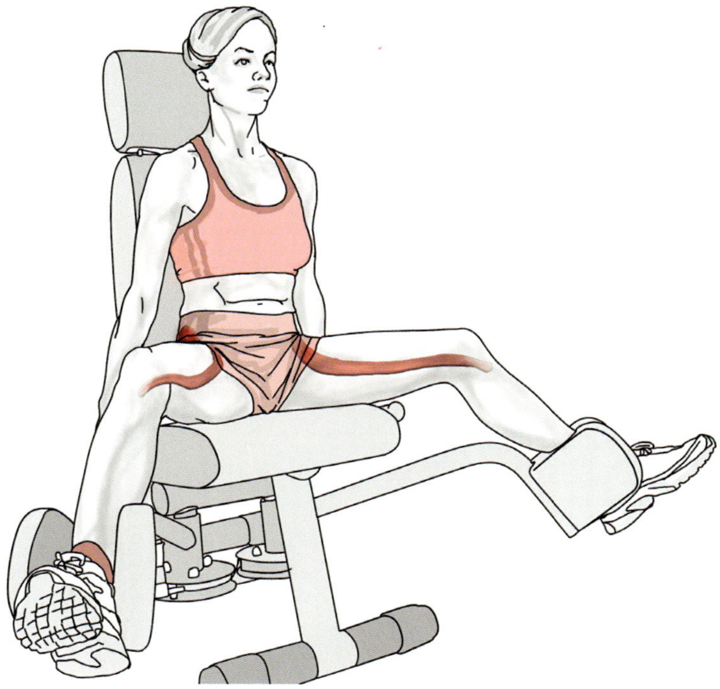

Sie sitzen an dem Gerät, das fälschlicherweise als „Adduktoren-Gerät" bezeichnet wird (denn in diesem Bereich gibt es keine Muskeln mit diesem Namen, sondern nur Muskeln, die diese Funktion ausüben). Die Stützen liegen seitlich (außen) an den Knöcheln oder Knien (je nach Konstruktion). Die Beine werden so weit nach außen geführt, wie es die Beweglichkeit der Gelenke zulässt, und anschließend wieder zusammengeführt. Die Atmung erfolgt natürlich. Bei Verwendung von viel Gewicht wird zu Beginn der öffnenden Bewegung eingeatmet und am Ende der schließenden Bewegung ausgeatmet.

Erläuterungen

Diese Übung beansprucht eine Reihe von Muskeln, die die Funktion der Abduktion ausüben, doch auch dabei ist es nicht möglich, gezielt Fett in diesem Bereich abzubauen, was viele schlecht informierte Menschen glauben. Im Gegenteil, es könnte sogar zu einer Zunahme des Hüftumfangs kommen, falls man im Trainingsbereich Muskelaufbau arbeitet.

Anfänger und Fortgeschrittene können die Übung ausführen ohne großes Risiko des Knochenanschlags in der Hüfte, wie bei der Variante im Stehen, bei der die Hüfte gestreckt ist. Bei stärker geneigter Rückenlehne wir der mittlere Gesäßmuskel stärker beansprucht (der „Abduktor" par exellence). Für die Stabilität der Hüfte wäre es ideal, sie bis in die Waagerechte zu neigen, doch dies würde erneut die Beweglichkeit einschränken. Hin und wieder wird für die Abduktoren und die Adduktoren ein und dasselbe Gerät verwendet, an dem sich die Position der Beine entsprechend verstellen lässt. Doch in der Regel verkaufen die Hersteller aus geschäftlichen Gründen beide Geräte separat.

Häufige Fehler: zu wenig Gewicht und zu schnelle Bewegungen.

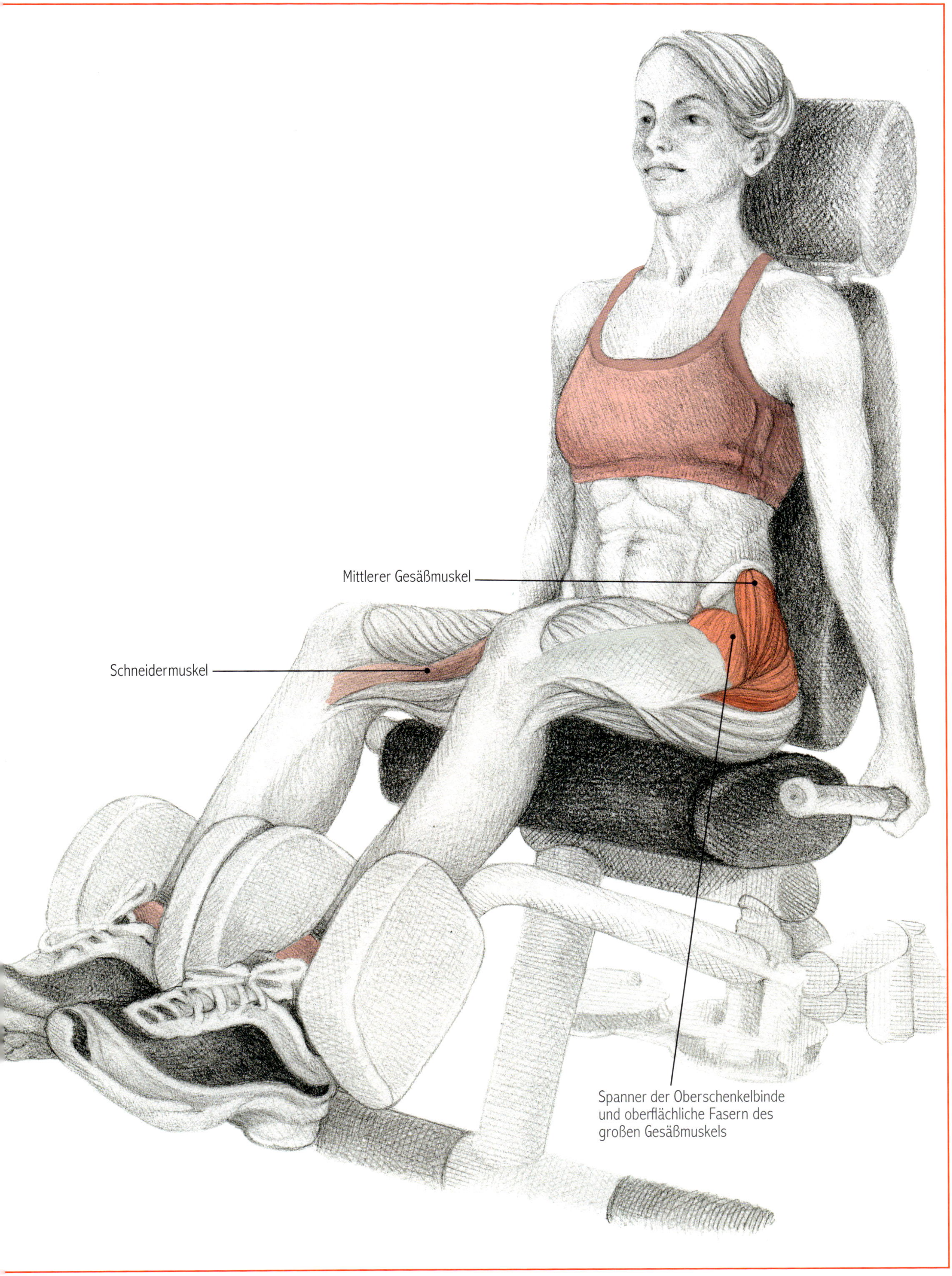
Mittlerer Gesäßmuskel
Schneidermuskel
Spanner der Oberschenkelbinde
und oberflächliche Fasern des
großen Gesäßmuskels

Varianten

17.2 ... am tiefen Seilzug

Beteiligte Muskeln. Mittlerer Gesäßmuskel und Deltamuskel des Gesäßes

Ausführung. Sie stehen seitlich am tiefen Seilzug. Dabei müssen Sie sich am Gerät festhalten und so weit vom Seilzug entfernt stehen, dass eine lange Bewegung möglich ist, bevor die Gewichtsplatten beim Absenken aufprallen. Das Seil wird an dem vom Seilzug entfernt stehenden Bein befestigt. Sie ziehen an dem Seil und führen es durch Abspreizen des Beins so weit wie möglich nach oben, ohne dass es zu einem Anstoßen im Hüftgelenk kommt. Dabei ist darauf zu achten, dass die Hüfte kaum gebeugt wird und dass Sie seitlich stehen bleiben, damit Sie das Bein nicht beugen, sondern abspreizen. Es soll daran erinnert werden, dass bei der Abduktion eines Beins das andere unter normalen Umständen die Hälfte der Bewegung übernimmt (vor allem ab 30°), auch wenn es dem Halt dient, und dass sich die Bewegungsstrecke bei dieser Übung, im Gegensatz zur Ausführung im Sitzen, ganz einfach vergrößern lässt, denn die Ausgangsposition kann jenseits der Horizontalen liegen, wenn das beanspruchte Bein an den Seilzug angenähert wird.

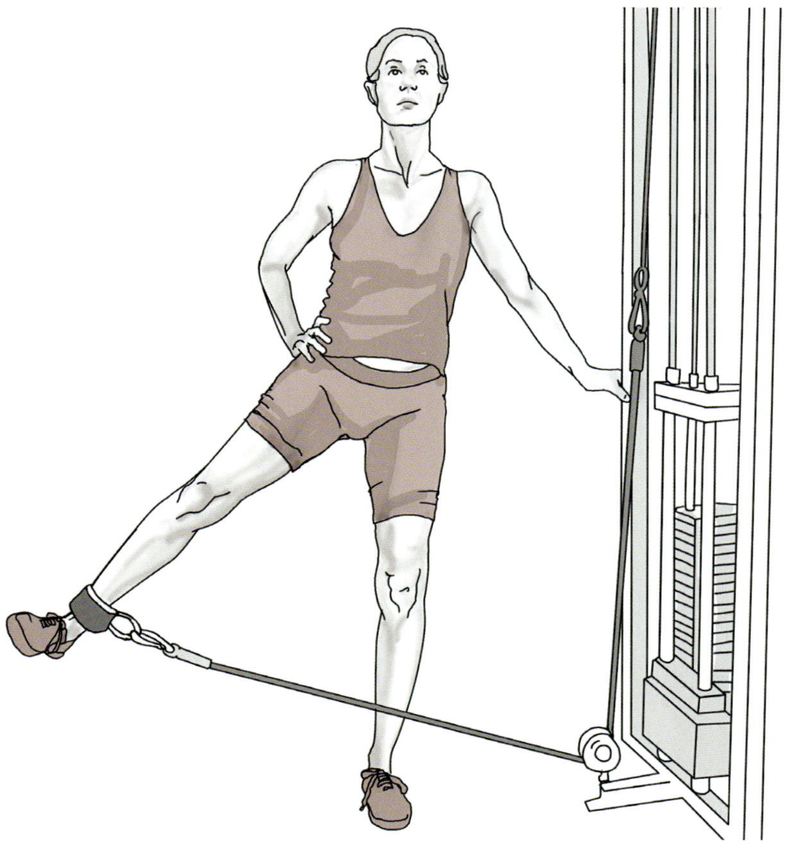

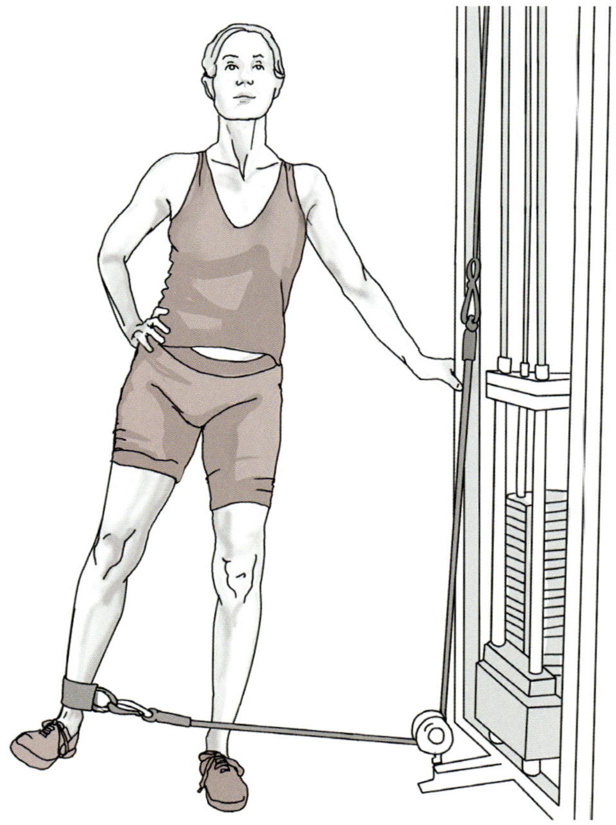

17.3 … am Hüftpendel

Beteiligte Muskeln. Mittlerer Gesäßmuskel und Deltamuskel des Gesäßes

Ausführung. Sie stehen mittig am Hüftpendel und halten sich am Gerät fest. Die Rolle wird an der Unterschenkelaußenseite des Beins platziert. Das Bein wird so weit wie möglich abgespreizt (bis kurz vor dem Knochenanschlag). Die Beanspruchung der Muskeln ist die gleiche wie am Gerät Seilzug, doch dieses Gerät ermöglicht eine gezieltere Ausführung der Übung – vorausgesetzt, es ist richtig konstruiert. Um den Spanner der Oberschenkelbinde weniger und den Gesäßmuskel stärker zu belasten, genügt es, den Körper um ein paar Grad zu drehen, so dass die Bewegung diagonal nach hinten erfolgt, eine Zwischenstufe zwischen der hier beschriebenen Übung und den Kicks für den Gesäßmuskel („Gesäßmuskeln am Hüftpendel“, siehe Übung 21).

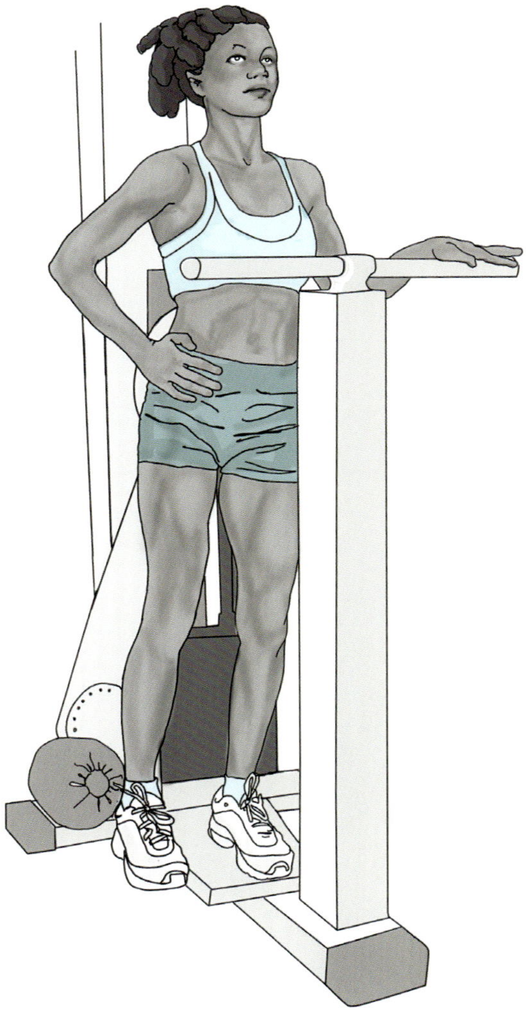

Gesäßmuskel am Hüftpendel

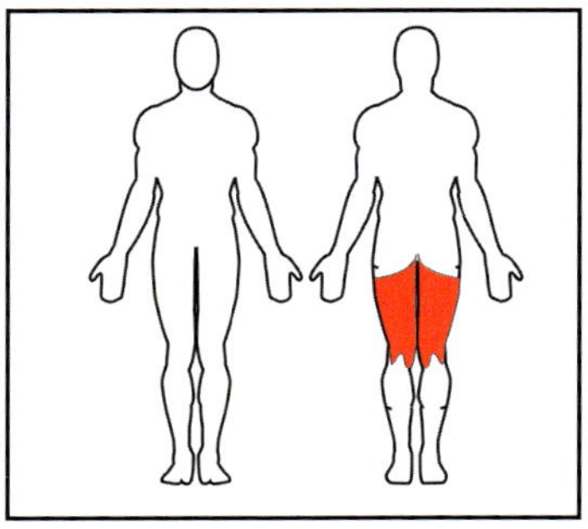

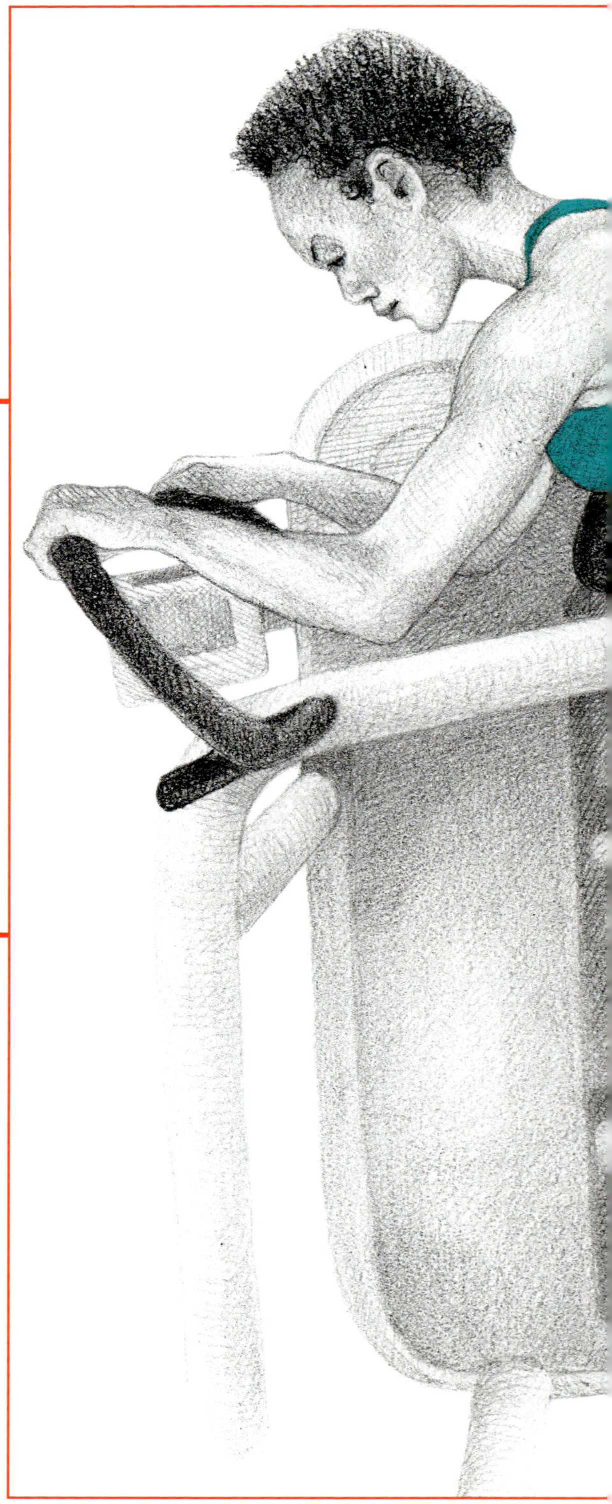

Beteiligte Muskeln

Hauptmuskeln: Kniebeuger

Sekundäre Muskeln: Großer und mittlerer Gesäßmuskel (hintere Fasern), großer Schenkelanzieher, birnenförmiger Muskel, viereckiger Schenkelmuskel und kleiner Gesäßmuskel

Antagonisten: Lendenmuskel, Darmbeinmuskel, Schneidermuskel, gerader Oberschenkelmuskel des Quadrizeps etc.

Ausführung

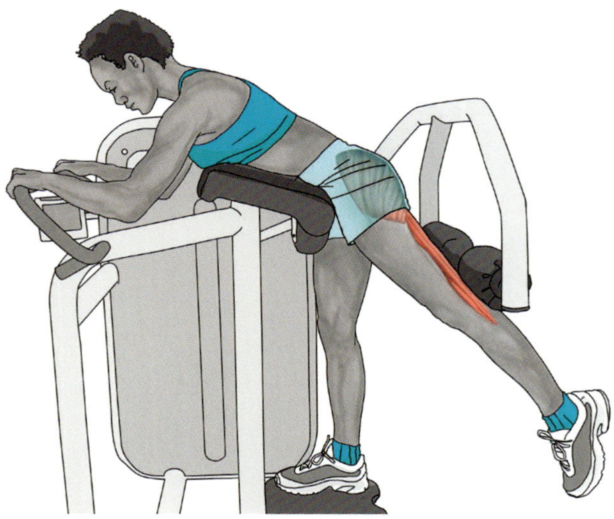

Wir stehen frontal zum Hüftpendel, so dass die leicht gebeugte Hüfte auf der Achse des Geräts liegt. Die Hände halten sich an den Stützen des Geräts und fixieren so den Körper. Je nach Konstruktion des Geräts wird der Bereich des Schollenmuskels oder (besser) die Rückseite des Knies an das Polster gelegt, das zuvor von uns angehoben wurde. Das Knie sollte halb gebeugt bleiben. Das Bein wird leicht über die Senkrechte hinaus gestreckt und wieder zur Ausgangsposition zurückgeführt. Zu Beginn der Anstrengung einatmen, gegen Ende ausatmen.

Häufige Fehler: Schaukeln mit dem Körper um die Ausführung zu erleichtern, Federn des Gewichts beim Absenken und mangelnde Konzentration auf den beanspruchten Bereich.

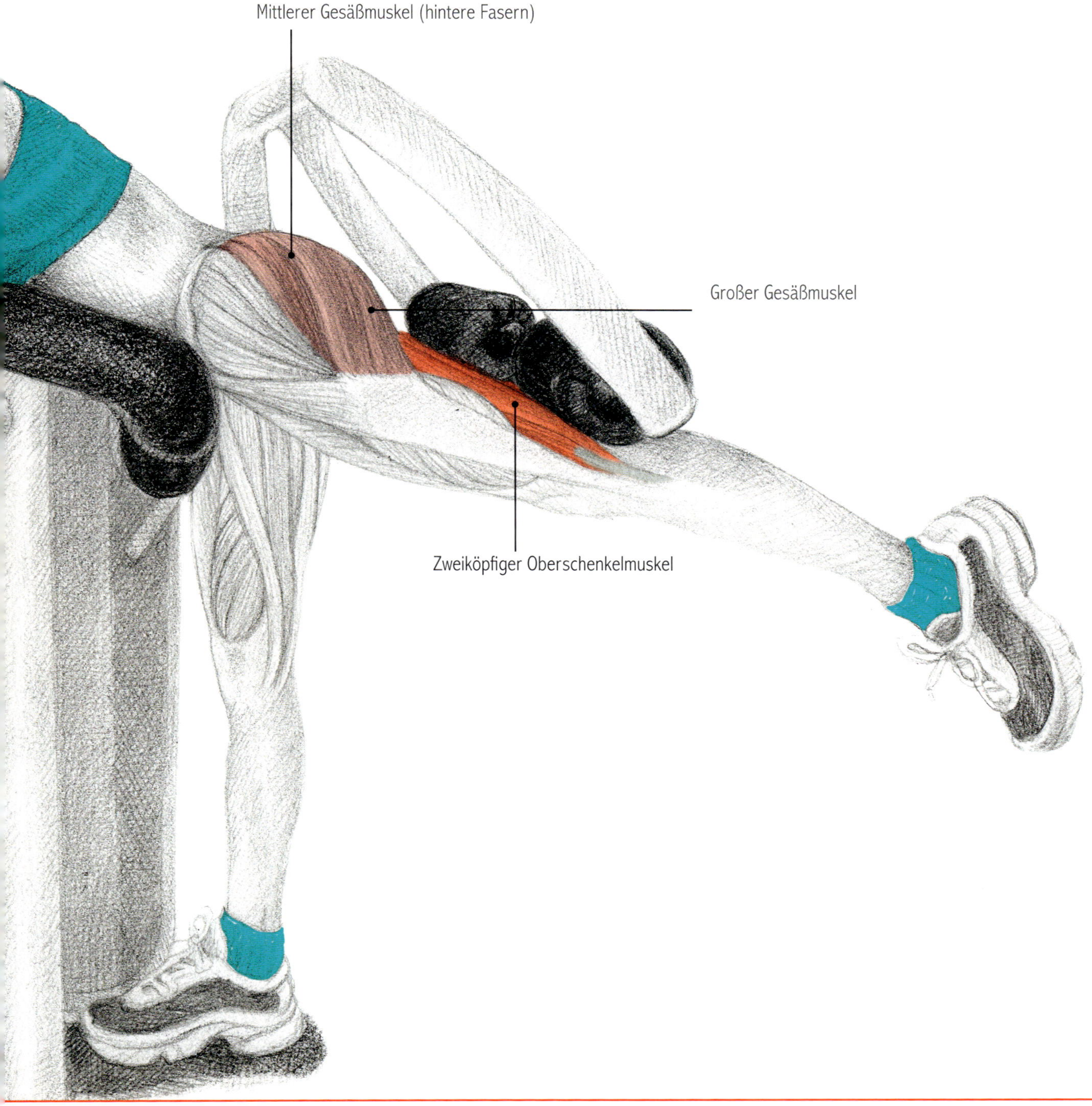

Erläuterungen

Hinsichtlich dieser Übung bestehen häufig zwei große Irrtümer: Zum einen führt sie nicht zum punktuellen Abbau von Fett und zum anderen beansprucht sie den großen Gesäßmuskel kaum. Sie ahmt im Grunde den menschlichen Gang nach, bei dem dieser Muskel kaum einbezogen ist. Der erste Irrtum geht möglicherweise auf Unkenntnis der energetischen Systeme des Körpers zurück. Der zweite Irrtum ist eher verständlich, denn die Hauptfunktion des großen Gesäßmuskels besteht durchaus in der Streckung des Oberschenkels, aber nicht bei fast gestrecktem Bein und schon gar nicht bei leichten Lasten. Um dies so weit wie möglich auszugleichen, muss der Gesäßmuskel auf der beanspruchten Seite kontrahiert, das Knie gebeugt und das Gewicht erhöht werden. Dieser Muskel reagiert jedoch besser auf zusammengesetzte Übungen wie z. B. Kniebeugen, Stufensteigen, Ausfallschritte nach vorne usw.

Varianten

18.2 ... am tiefen Seilzug

Beteiligte Muskeln. Kniebeuger und Gesäßmuskeln

Ausführung. Sie stehen am tiefen Seilzug, der Körper ist leicht nach vorne gebeugt, die Hände stützen sich am Gerät ab. Das Seil wird am Knöchel befestigt und der Muskel wird nach den gleichen Prinzipien gestreckt wie bei der zuvor erläuterten Übung am Gerät. Die Bewegungsstrecke ist im Allgemeinen kürzer und aus biomechanischer Sicht weniger gelungen als am Hüftpendel.

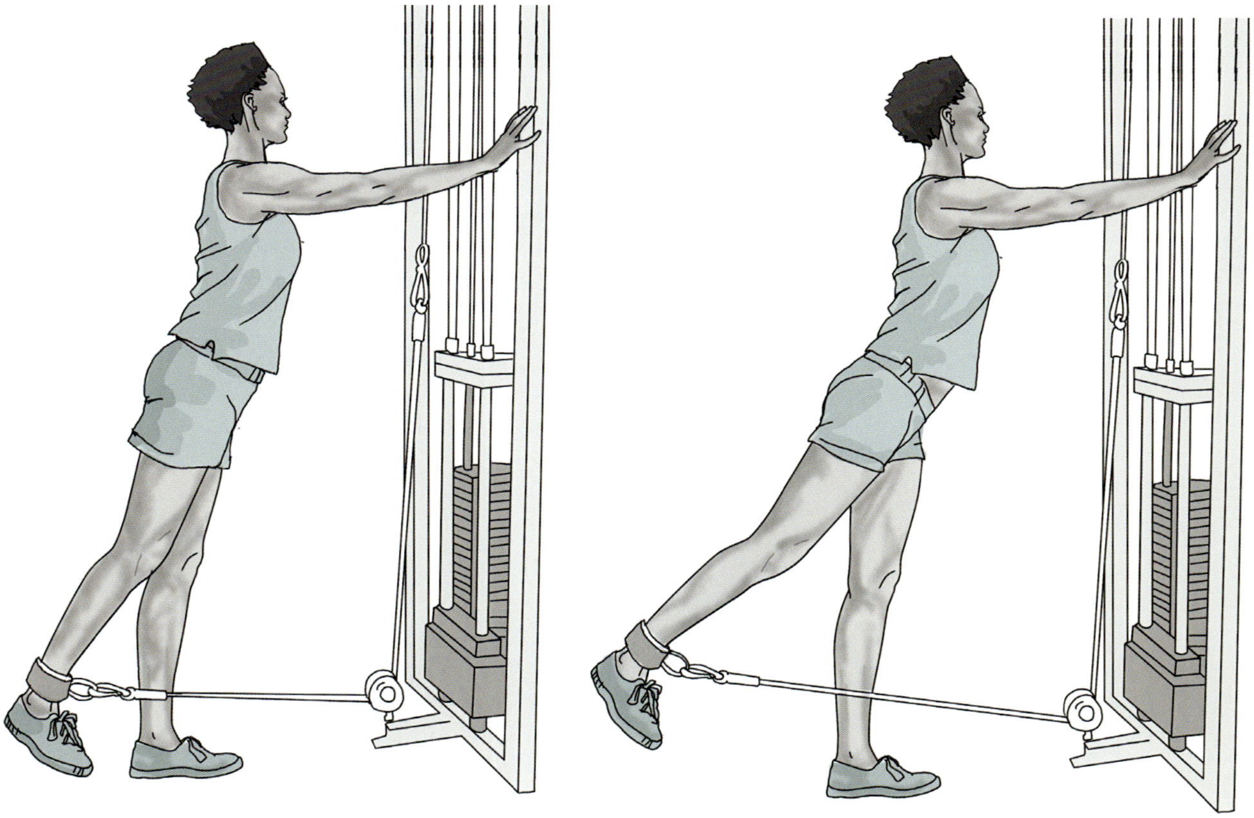

18.3 ... im Liegen, beide Beine gleichzeitig

Beteiligte Muskeln. Kniebeuger, Gesäßmuskeln und Lendenmuskeln

Ausführung. Sie liegen rücklings auf dem dafür ausgelegten Gerät. Die Hüfte wird mit einem Gurt oder Ähnlichem fixiert. Dann beide Beine gleichzeitig strecken und die Rolle nach unten drücken. Mit den Händen festhalten, damit der übrige Körper unbeweglich bleibt. Dieses Gerät ist zwar nicht sehr vielseitig, doch es hat den Vorteil, dass der Rücken besser geschützt ist als bei anderen Übungen für den Gesäßmuskel. Wenn sich darüber hinaus das Stützpolster unter das Knie platzieren lässt, indem dieses gebeugt wird, kann der Gesäßmuskel leichter isoliert und die Kniebeuger entlastet werden.

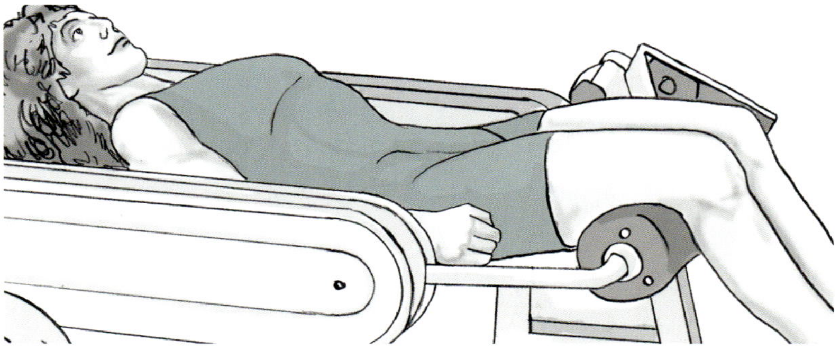

18.4 ... Gesäß-Kicks am Gerät

Beteiligte Muskeln. Kniebeuger und Gesäßmuskeln

Ausführung. Haltung und Bewegung sind ähnlich wie bei den vorigen Übungen: Wir stehen am Gerät, der Körper ist leicht gebeugt und die Hände halten sich an den Stützen. Nun wird das Gewicht mit der Fußsohle nach hinten geschoben, die Beugung des Knies bleibt dabei fast unverändert, es ist halb gebeugt. Es ist darauf zu achten, dass der Gesäßmuskel der beanspruchten Seite angespannt ist.

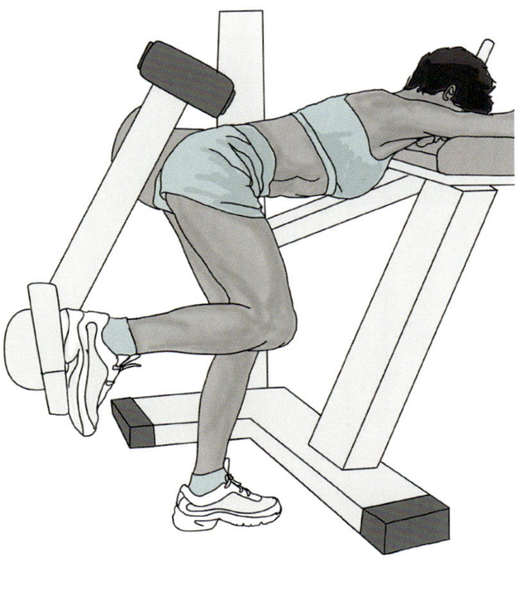

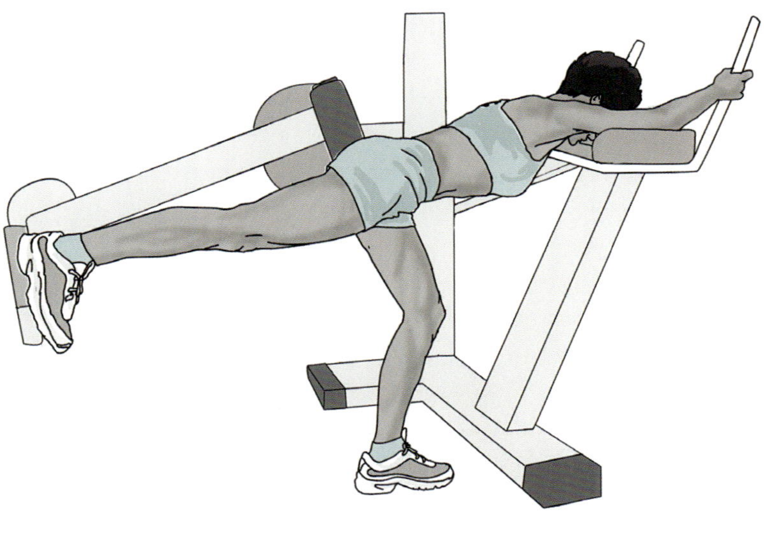

Hüftbeugen am Hüftpendel

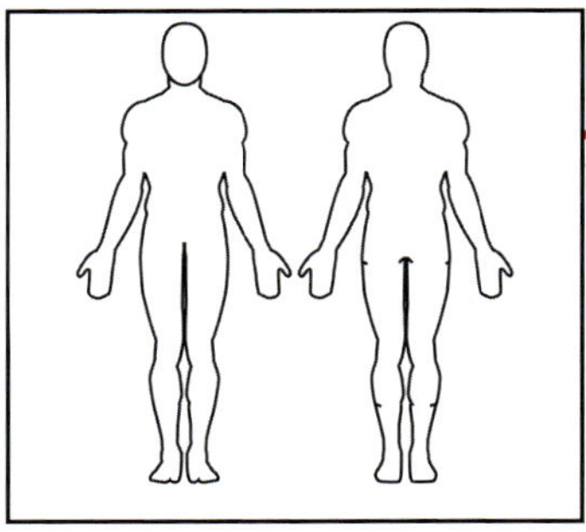

Beteiligte Muskeln

Hauptmuskeln: (Kleiner und großer) Lendenmuskel und Darmbeinmuskel

Sekundäre Muskeln: Gerader Oberschenkelmuskel des Quadrizeps, Spanner der Oberschenkelbinde, Schneidermuskel, Kammmuskel, langer und kurzer Schenkelanzieher, kleiner Gesäßmuskel, (mittlerer Gesäßmuskel – vordere Fasern,) Hüftlochmuskeln

Antagonisten: Großer Gesäßmuskel und Kniebeuger

Ausführung

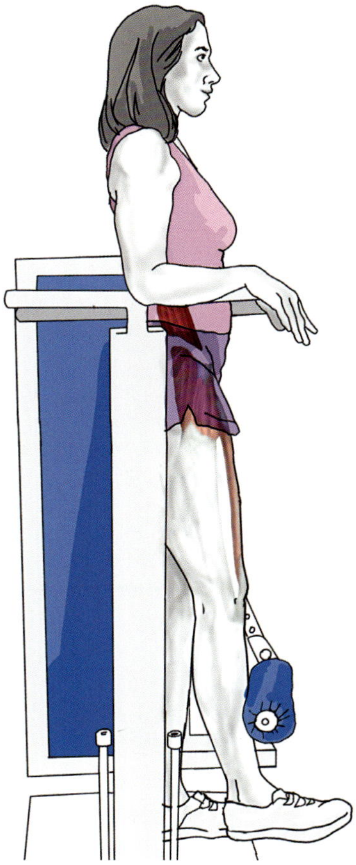

Die Haltung ist ähnlich wie bei der Übung für den Gesäßmuskel, doch nun wird der vordere Schienbeinbereich oder – je nach Konstruktion des Geräts – der untere Bereich des Quadrizeps auf die Rolle aufgelegt, die zuvor hinter uns in Stellung gebracht wird. Im Winkel von 45–60° zur Senkrechten beugen, dann in die Ausgangsposition zurückführen. Das Knie muss dabei fast gestreckt und fixiert sein. Zu Beginn der Anstrengung einatmen, gegen Ende ausatmen.

Erläuterungen

Diese Übung ist seltener als die vorigen und beansprucht einen Bereich, der für gewöhnlich übertrainiert wird, z. B. bei manchen Bauchmuskelübungen. Dennoch kann sie in größeren Abständen ausgeführt, oder auch für das sportspezifische Training (die Bewegung entspricht dem Schießen beim Fußball und anderen Sportarten) eingesetzt werden. Die Bewegung kann auch weiter nach hinten geführt werden, jedoch nicht um Schwung zu holen.

Soll der gerade Kopf des Quadrizeps stärker betont werden, muss das Knie gebeugt werden und während der gesamten Bewegung so bleiben. Der mittlere Gesäßmuskel ist nicht sehr stark beteiligt, wenn die anderen Muskeln ihre Funktion normal ausführen können.

Häufige Fehler: Schaukeln mit dem Körper, um die Bewegung zu erleichtern, Verwendung von zu viel Gewicht.

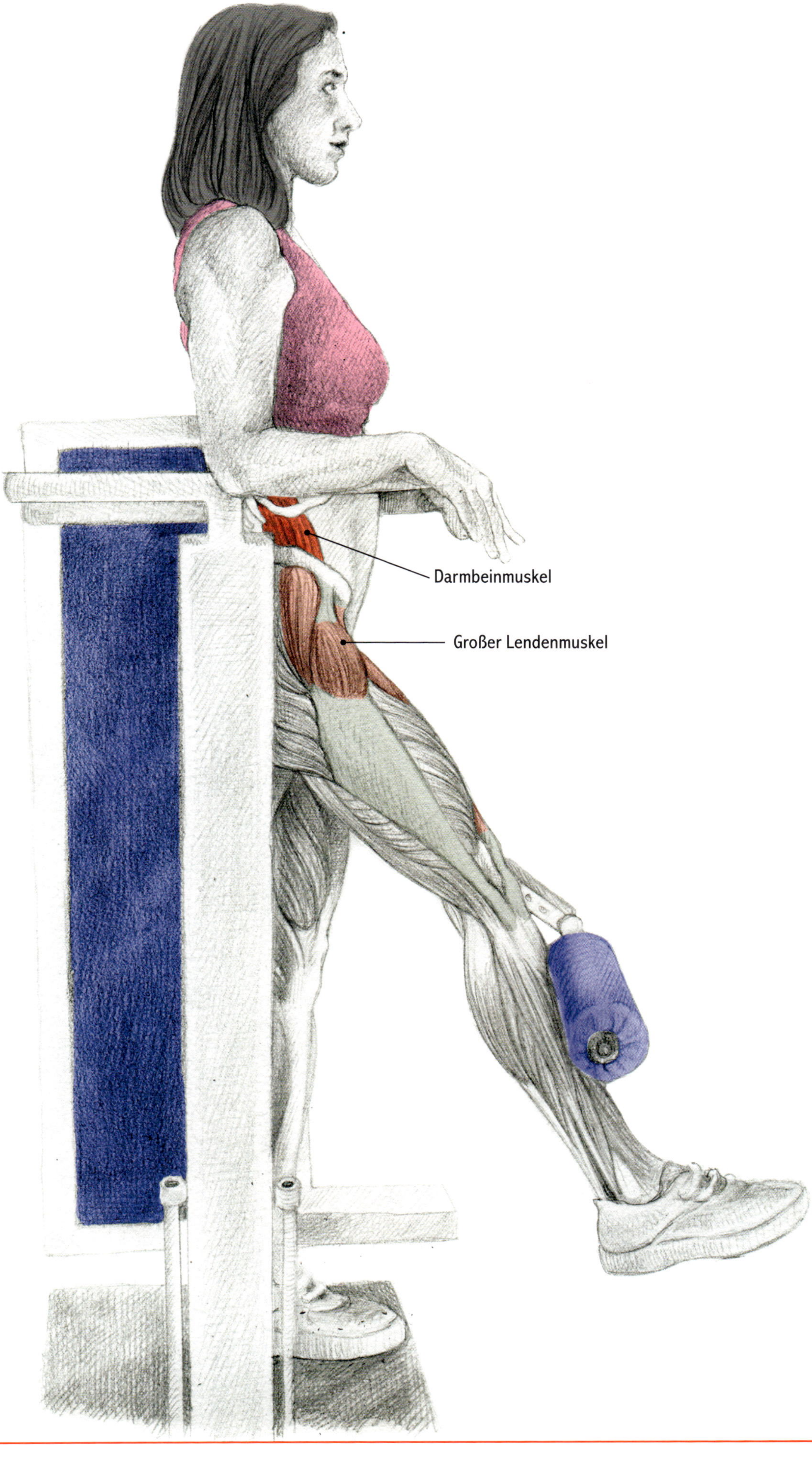
Darmbeinmuskel
Großer Lendenmuskel

Varianten

19.2 ... am tiefen Seilzug

Beteiligte Muskeln. Lendenmuskel, Darmbeinmuskel etc.

Ausführung. Die Haltung ist ähnlich wie bei der Übung für den Gesäßmuskel (Übung 21), doch nun wird der vordere Schienbeinbereich des Beins oder – je nach Konstruktion des Geräts – der untere Bereich des Quadrizeps auf die Rolle aufgelegt, die zuvor hinter uns in Stellung gebracht wird. Im Winkel von 45–60° zur Senkrechten beugen, dann in die Ausgangsposition zurückführen. Das Knie muss dabei fast gestreckt und fixiert sein.

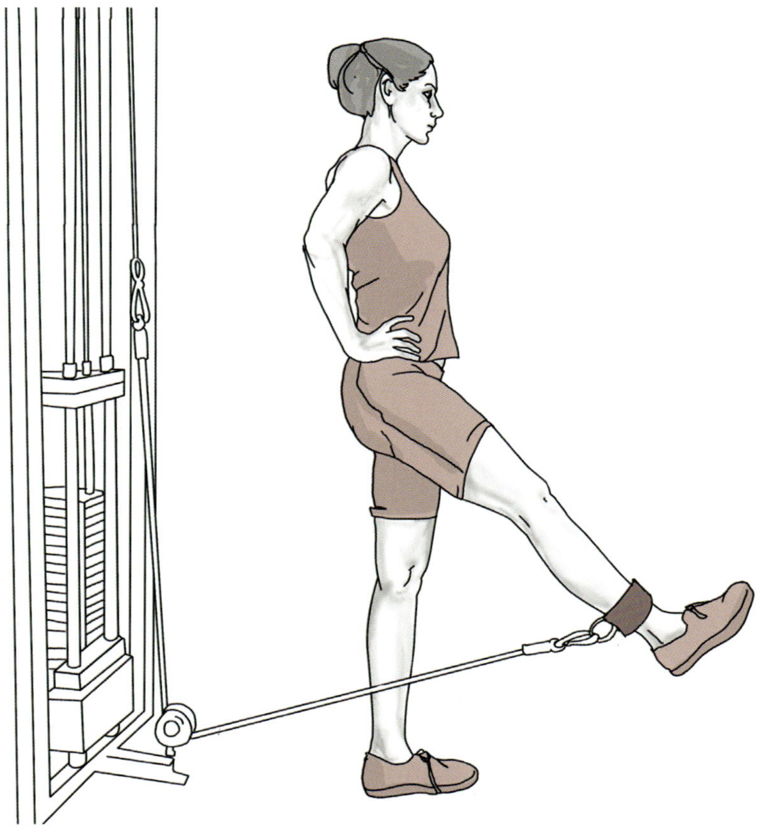

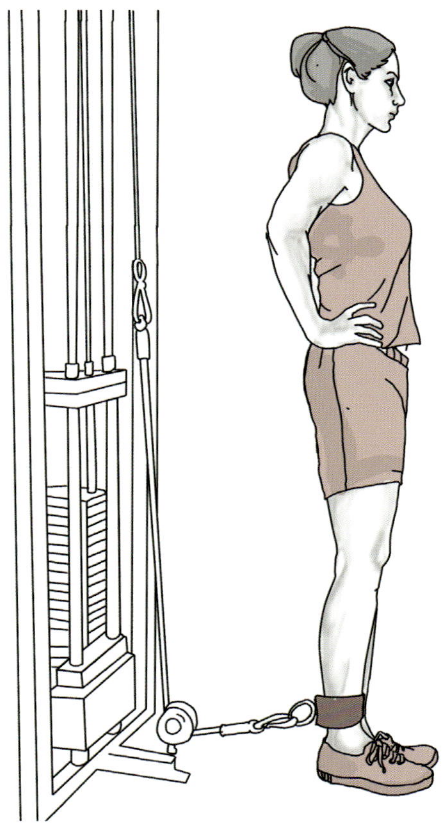

19.3 ... im Liegen am tiefen Seilzug

Beteiligte Muskeln. Lendenmuskel, Darmbeinmuskel etc.

Ausführung. Sie liegen auf dem Rücken, mit dem Seilzug zu Ihren Füßen. Das Bein wird angehoben, ohne die Beugung des Knies zu verändern.

Ebenso wie im vorigen Fall werden andere Muskeln stärker beansprucht, wenn Sie die Hüfte nach außen oder innen drehen (siehe Übung 22.2). Bei dieser Variante kann die Bewegungsstrecke recht groß sein und der Rücken dabei die ganze Zeit ganz aufliegen.

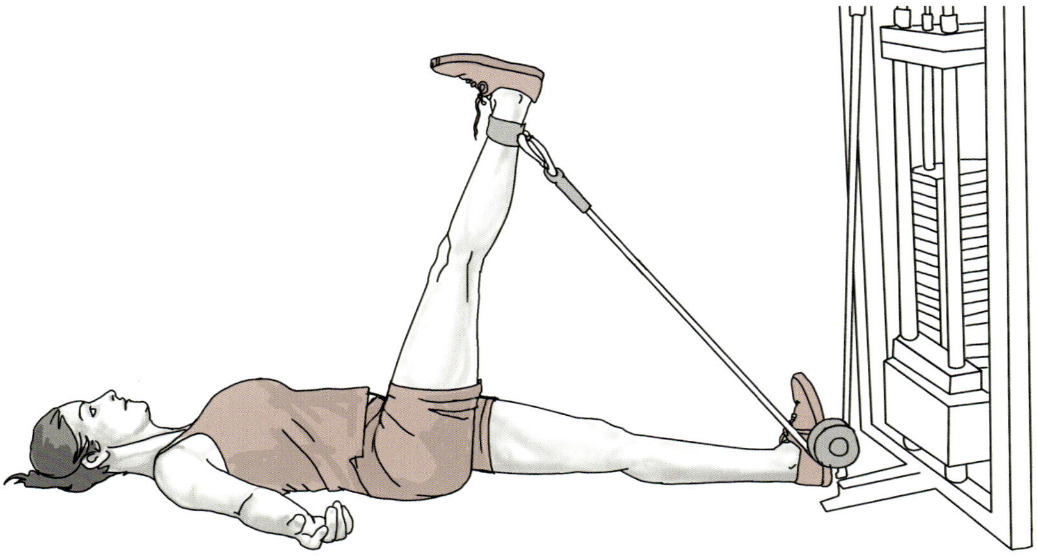

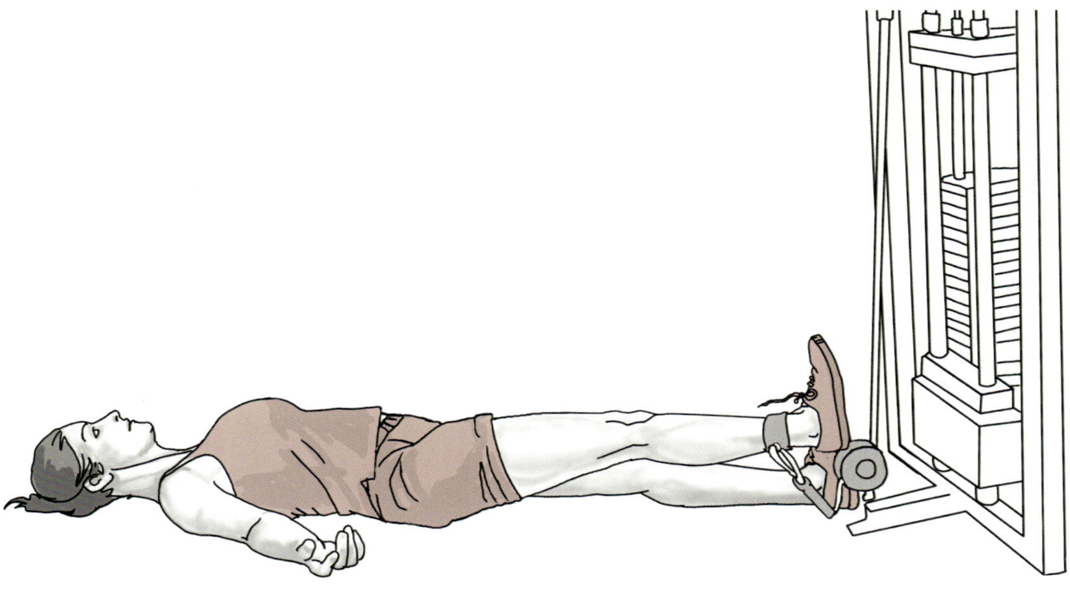

Ausfallschritt an der Multipresse

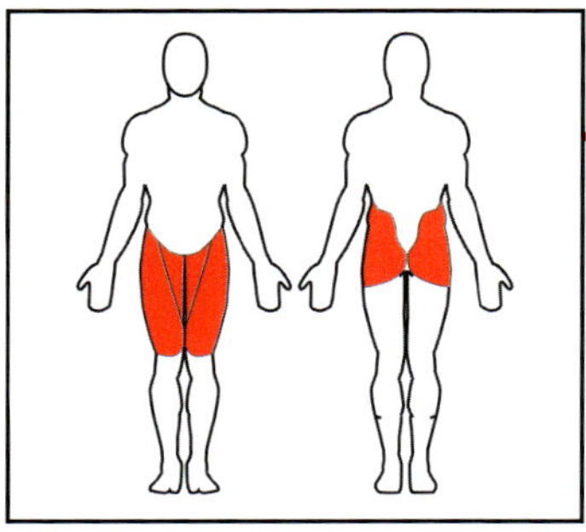

Beteiligte Muskeln

Hauptmuskeln: Großer Gesäßmuskel, Quadrizeps und Adduktoren
Sekundäre Muskeln: Kniebeuger, gerader Oberschenkelmuskel des Quadrizeps etc.
Antagonisten: Lendenmuskel, Darmbeinmuskel, Schneidermuskel etc.

Ausführung

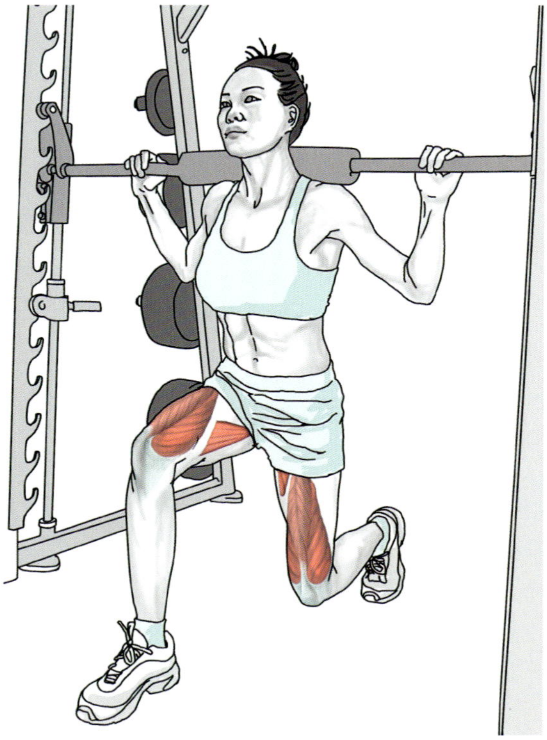

Sie stehen, legen die Langhantel auf den Trapezmuskel und die hinteren Deltamuskeln und halten sie im Obergriff wie bei den Kniebeugen an der Multipresse (siehe Übung 12.2 und ähnliche). Sie stellen ein Bein nach hinten, senken das Knie in Richtung Boden, als wollten Sie rückwärts laufen, und verlagern das Gewicht auf das vordere Bein. Der Rücken bleibt gerade und der vordere Fuß muss unter dem Knie stehen. Anschließend wird die Stange durch einen Schub des vorderen Beins nach oben gedrückt. Zu Beginn der Abwärtsbewegung einatmen, am Ende der Aufwärtsbewegung ausatmen.

Erläuterungen

Die Variante an der Multipresse senkt das Risiko des Gleichgewichtsverlusts. Anfänger können sie nur mit der Stange ausführen.

Häufige Fehler: Knie weiter vorne als der Fuß, Beugen des Rückens bei der Abwärtsbewegung und Federn.

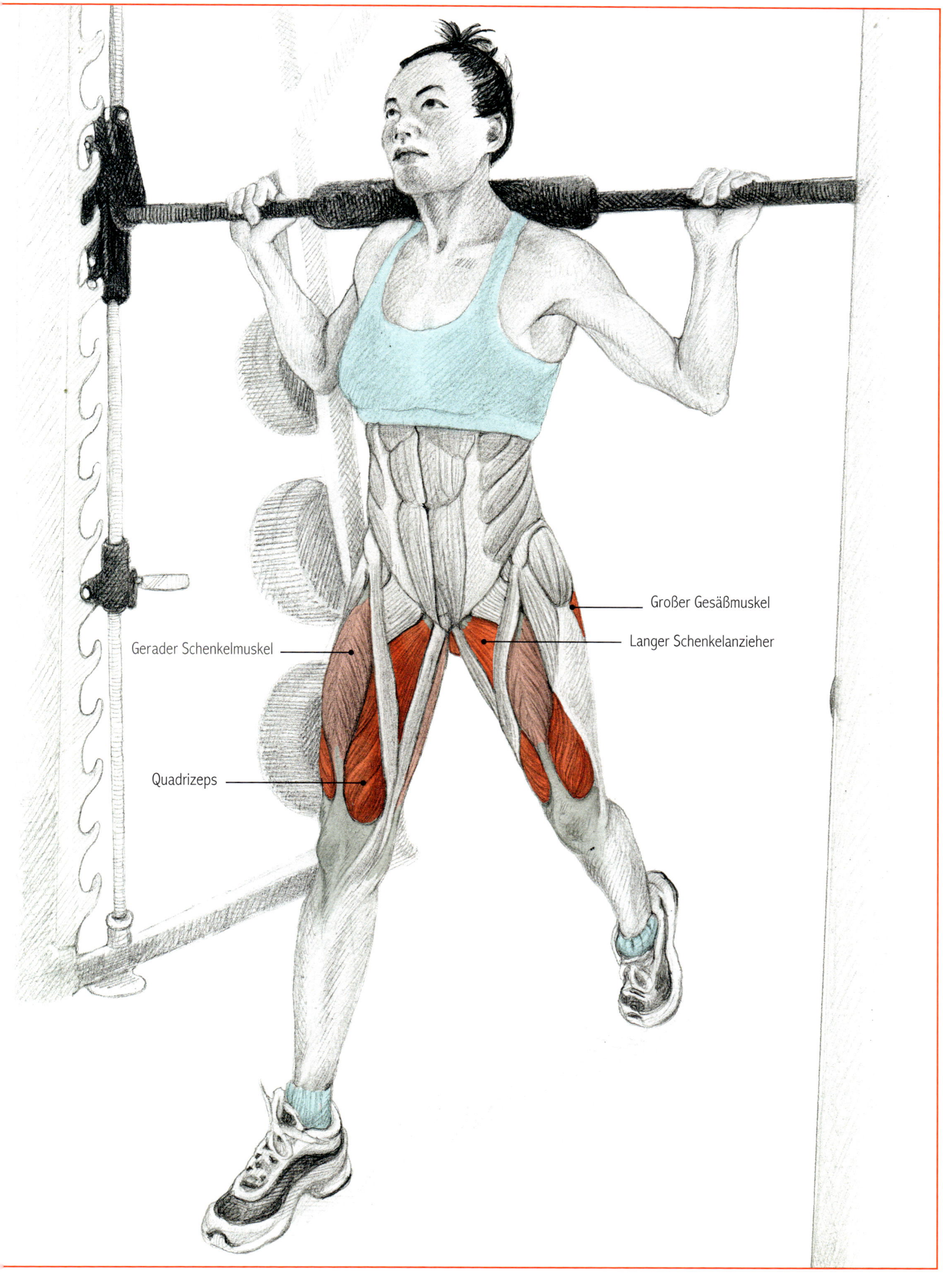
Großer Gesäßmuskel
Langer Schenkelanzieher
Gerader Schenkelmuskel
Quadrizeps

Crunch im Liegen

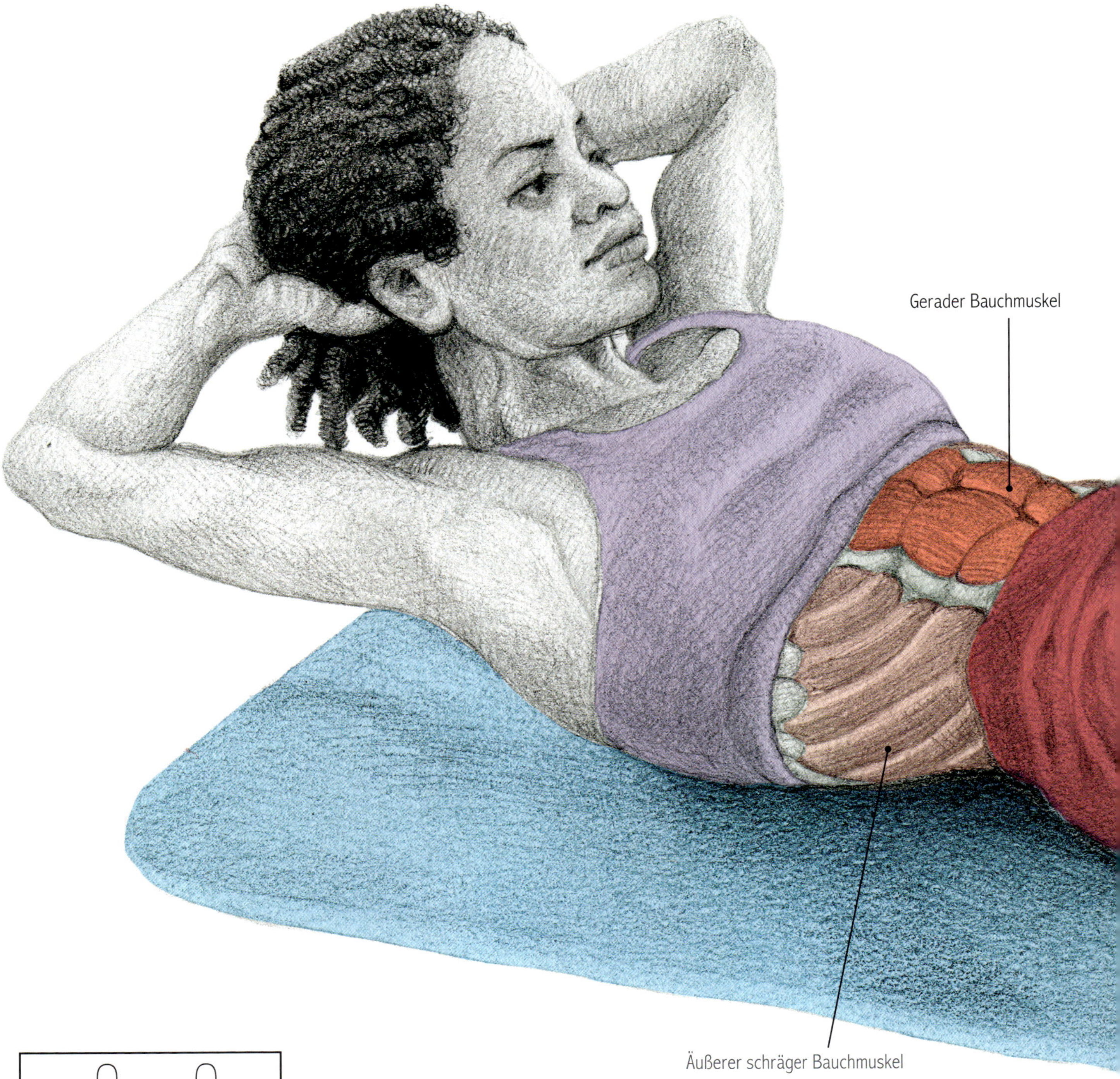

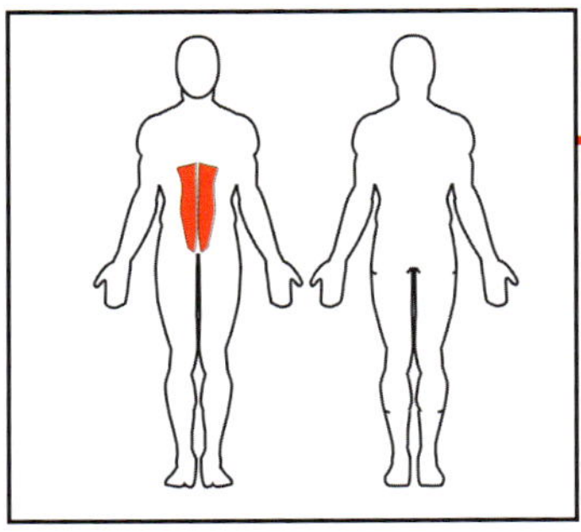

Beteiligte Muskeln

Hauptmuskeln: Gerader Bauchmuskel

Sekundäre Muskeln: Äußere große und innere schräge Bauchmuskeln, querer Bauchmuskel

Antagonisten: Wirbelsäulenaufrichter, langer Rückenmuskel, übrige paravertebrale Muskeln und Lendenmuskeln

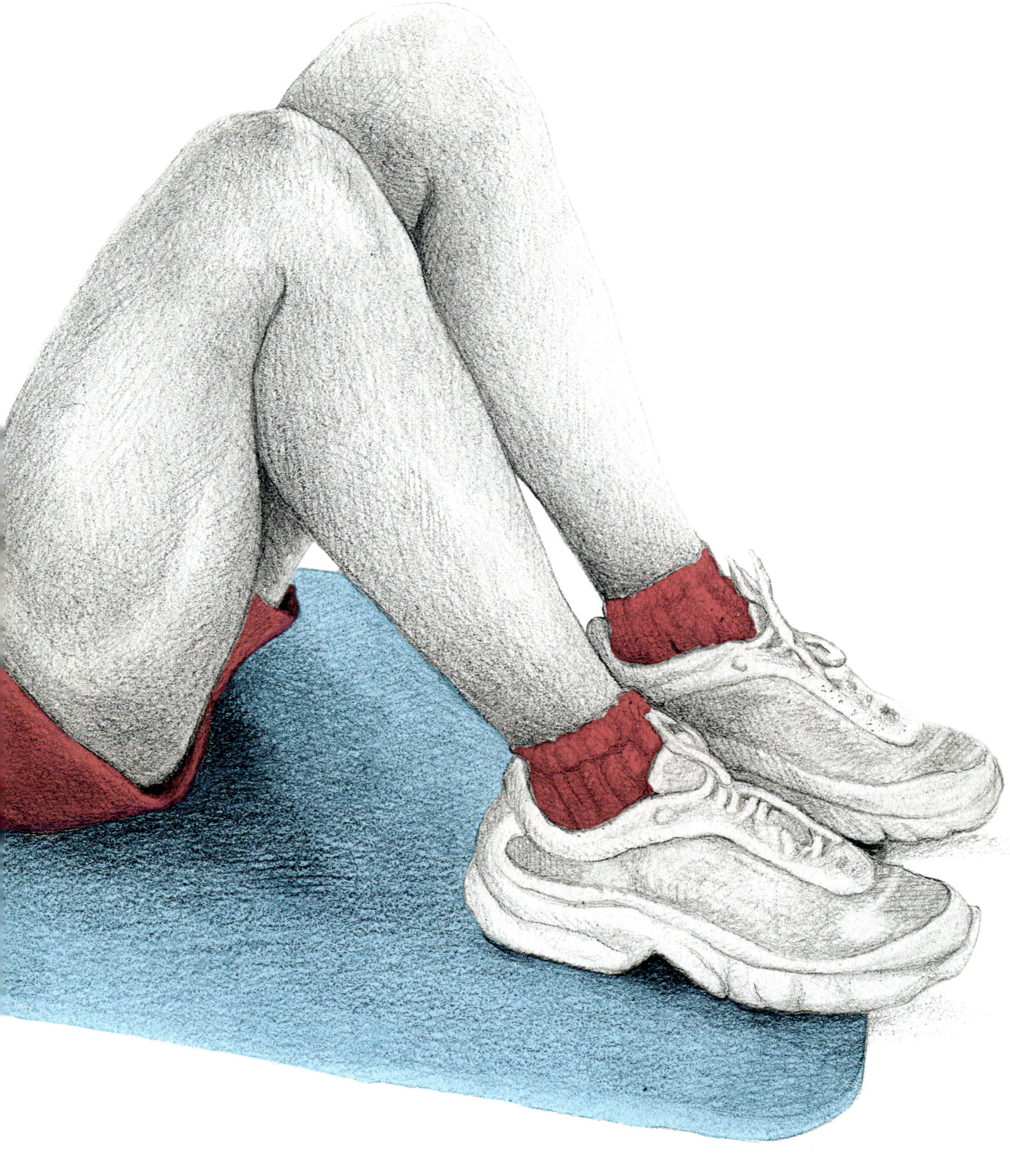

Crunch im Liegen

Ausführung

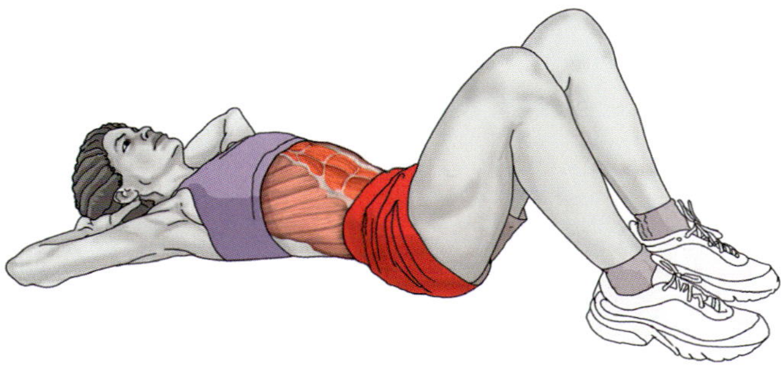

Wir liegen auf dem Rücken, die Knie sind angewinkelt. Die Füße sind auf dem Boden oder einer Bank abgestützt und die Hände liegen auf der Brust oder berühren den Kopf (halten ihn jedoch nicht). Durch Zusammenziehen der Bauchmuskeln werden die Schultern in einer kurzen, aber kontrollierten Bewegung nach oben bewegt, während der Rücken rund gemacht wird, um nach oben zu kommen. Der Lendenbereich liegt die ganze Zeit auf dem Boden auf. Der Raum zwischen Becken und Brustbein muss dabei verkürzt werden. Beim Absenken einatmen und während der Aufwärtsbewegung ausatmen (wodurch sich die Bewegung um ein paar Grad verlängern lässt).

Erläuterungen

Dies ist eine hervorragende Übung für den geraden Bauchmuskel, und viel schonender für die Lendenwirbelsäule als das Anheben des kompletten Oberkörpers, da bei ihr die Hüftmuskulatur nicht beansprucht wird (Lendenmuskel, Darmbeinmuskel, Schenkelmuskel des Quadrizeps ...). Bei dieser Übung wird der gesamte gerade Bauchmuskel beansprucht, doch die am stärksten geforderten Muskelbündel sind die oberen, denn es gibt zwar zwischen dem oberen und dem unteren Bereich keine Knochenteile, aber zwischen zwei und vier horizontale Sehnenansätze.

Es besteht der weit verbreitete Glaube, dass zum Abbau des Fetts in der Taille Crunches gemacht werden müssen ... je mehr, desto besser. Dennoch wissen wir aufgrund neuester wissenschaftlicher Erkenntnisse, dass dies sehr zweifelhaft ist. Wenn die Bauchmuskeln mit einer gewissen Intensität beansprucht werden, dann kann im Gegenteil sogar eine Zunahme oder Hypertrophie die Folge sein. Die beste Maßnahme zum Abbau von Gewicht ist eine gesunde Ernährung mit geringer Kalorienmenge in Verbindung mit regelmäßigem aerobem Training und Krafttraining. Außer beim sportspezifischen Training, wo es erforderlich ist, ist es unnötig, die Bauchmuskulatur häufiger zu beanspruchen als die übrige Skelettmuskulatur. Es gibt Bauchmuskeltrainer, auf denen Kopf und Arme abgelegt werden können. Falls sie korrekt konstruiert sind, sind sie absolut geeignet für das Training der Bauchmuskulatur.

Varianten

1.2 ... mit Drehung

Beteiligte Muskeln. Äußere große und innere schräge Bauchmuskeln und gerade Bauchmuskel

Ausführung. Die Ausführung ist ähnlich wie bei der vorigen Übung, doch nun wird ein Bein über das andere gelegt (als Orientierungspunkt) und der Arm derselben Seite liegt ausgestreckt auf dem Boden, um den Körper zu stabilisieren. Die andere Hand berührt den Kopf, um den Ellbogen in einer beugenden und drehenden Bewegung in Richtung des gegenüberliegenden (überschlagenen) Knies zu führen. Dies ist nicht die gezielteste Übung für die schrägen Muskeln, die tatsächlich den inneren (kleinen) der gleichen Seite und den äußeren (großen) der gegenüberliegenden Seite fordern, denn der gerade Bauchmuskel führt einen großen Teil der Anstrengung aus, wie an dem Gefühl des Brennens zu erkennen ist, wenn ausreichend viele Wiederholungen ausgeführt werden. Wie bei anderen Übungen erläutert, formen die schrägen Bauchmuskeln bei gutem Muskeltonus die Taille, doch wenn sie übertrainiert sind, können sie sie breiter machen. Daneben ist diese Variante auch etwas riskanter für die Wirbelsäule als die vorige (ohne Drehung), weswegen sie in vielen Fällen nicht zu empfehlen ist.

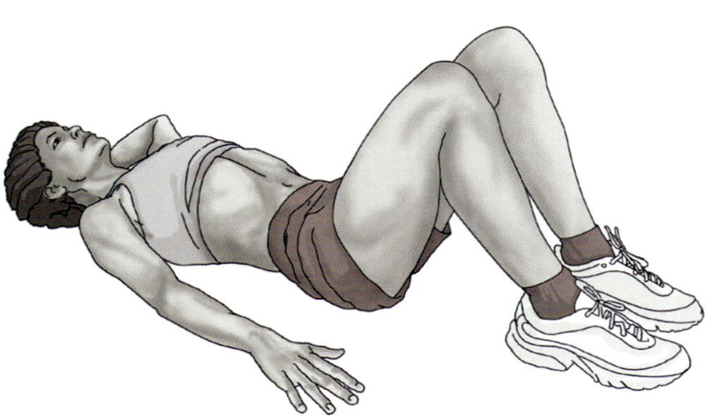

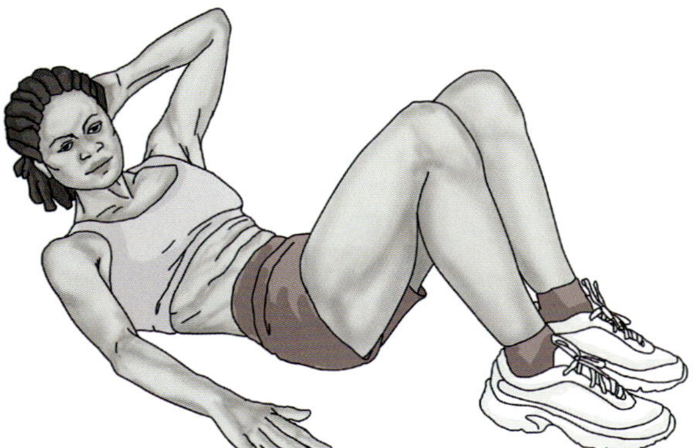

> **Häufige Fehler:** Anheben des ganzen Oberkörpers unter Zuhilfenahme der Hüftbeuger, zu schnelle Ausführung, Schwungholen und Federn, Ausführen einer zu starken Beugung des Kopfes oder zu starkes Drücken der Hände gegen den Kopf, gestreckte Haltung der Hüfte und der Knie.

1.3 ... auf der Negativbank

Beteiligte Muskeln. Gerade Bauchmuskel, äußere und innere schräge Bauchmuskeln

Ausführung. Der Ablauf entspricht genau der Grundübung, doch nun liegen Sie auf einer geneigten Bank, die Füße sind unter einer gepolsterten Rolle oder einer ähnlichen Vorrichtung eingehakt und halten somit die Beine. Der Unterschied besteht, wie leicht zu erkennen ist, in der gesteigerten Schwierigkeit der Übung, weshalb sie für Fortgeschrittene sehr zu empfehlen ist. Eine zu starke Neigung der Bank ist zu vermeiden, da unser Körper nicht für Übungen, bei denen der Kopf tiefer als das Herz liegt, ausgelegt ist.

Eine weitere Alternative ist die Ausführung der klassischen Übung, doch auf einer mit der Schwerkraft geneigten Bank, natürlich nur, wenn die erste Variante nicht optimal ausgeführt werden kann, sei es aus Gründen der Rehabilitation und/oder extrem schwacher Bauchmuskeln.

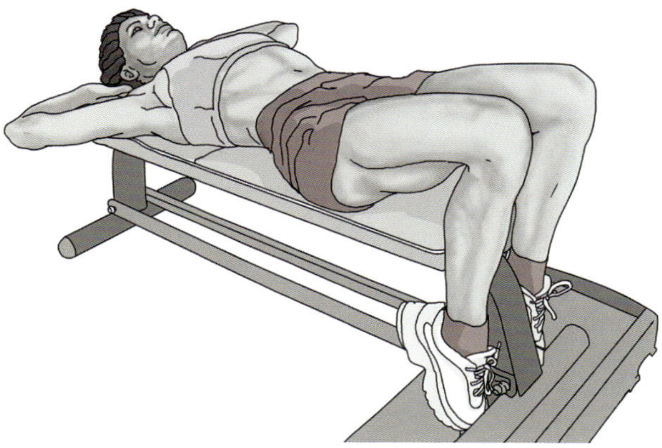

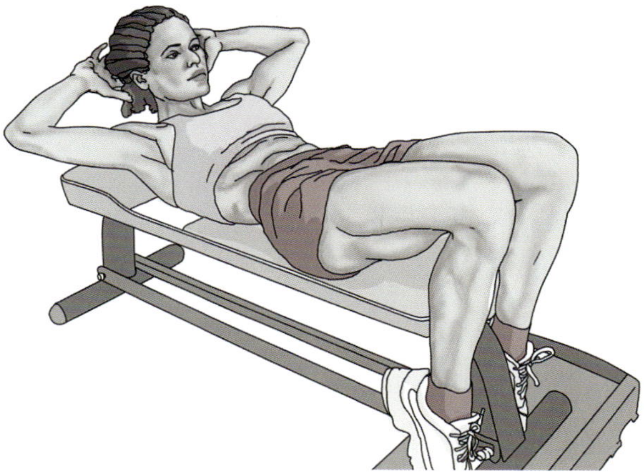

1.4 ... Arme nach vorne

Beteiligte Muskeln. Gerader Bauchmuskel, äußere und innere schräge Bauchmuskeln

Ausführung. Die Ausführung entspricht im Wesentlichen der Hauptübung. Doch in diesem Fall werden die Arme in Richtung der Knie gestreckt oder gehalten, als Richtwert oder als Hilfe beim Schwungholen. Die Übung scheint zwar die gleiche zu sein, doch diese kleine Abwandlung macht sie einfacher, weshalb Anfänger sie gut einsetzen können.

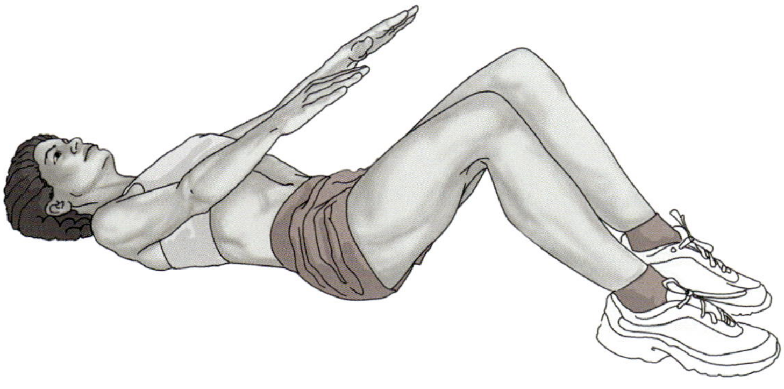

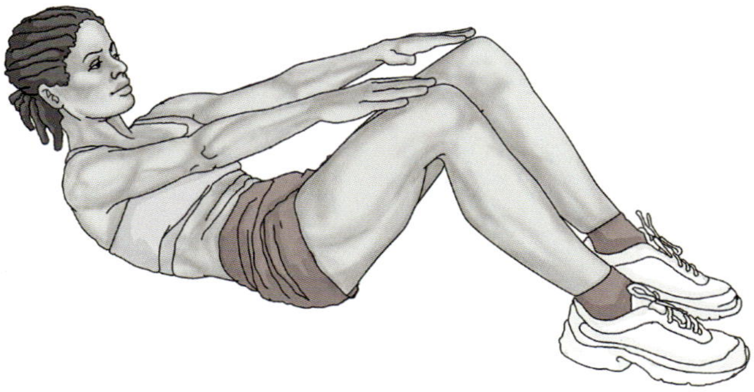

Rumpfbeugen auf der Bank/römischen Liege

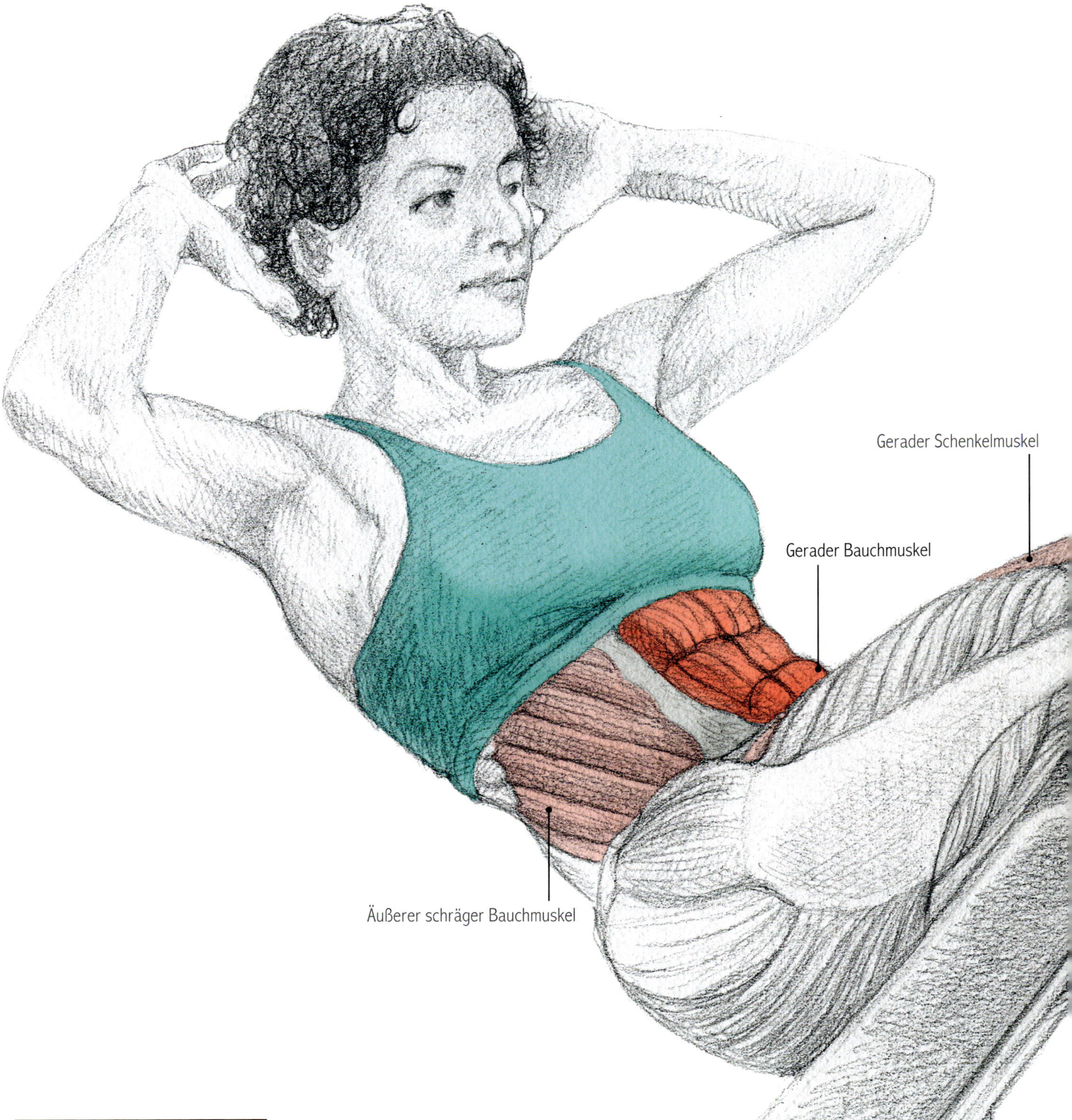

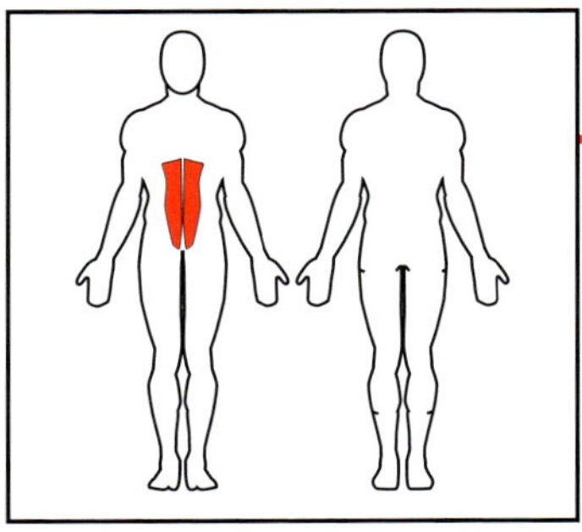

Beteiligte Muskeln

Hauptmuskeln: Gerader Bauchmuskel

Sekundäre Muskeln: Äußere und innere schräge Bauchmuskeln, Lendenmuskel, gerader Oberschenkelmuskel des Quadrizeps, querer Bauchmuskel

Antagonisten: Wirbelsäulenaufrichter, breiter Rückenmuskel und übrige paravertebrale Muskeln, Lendenmuskeln und großer Gesäßmuskel

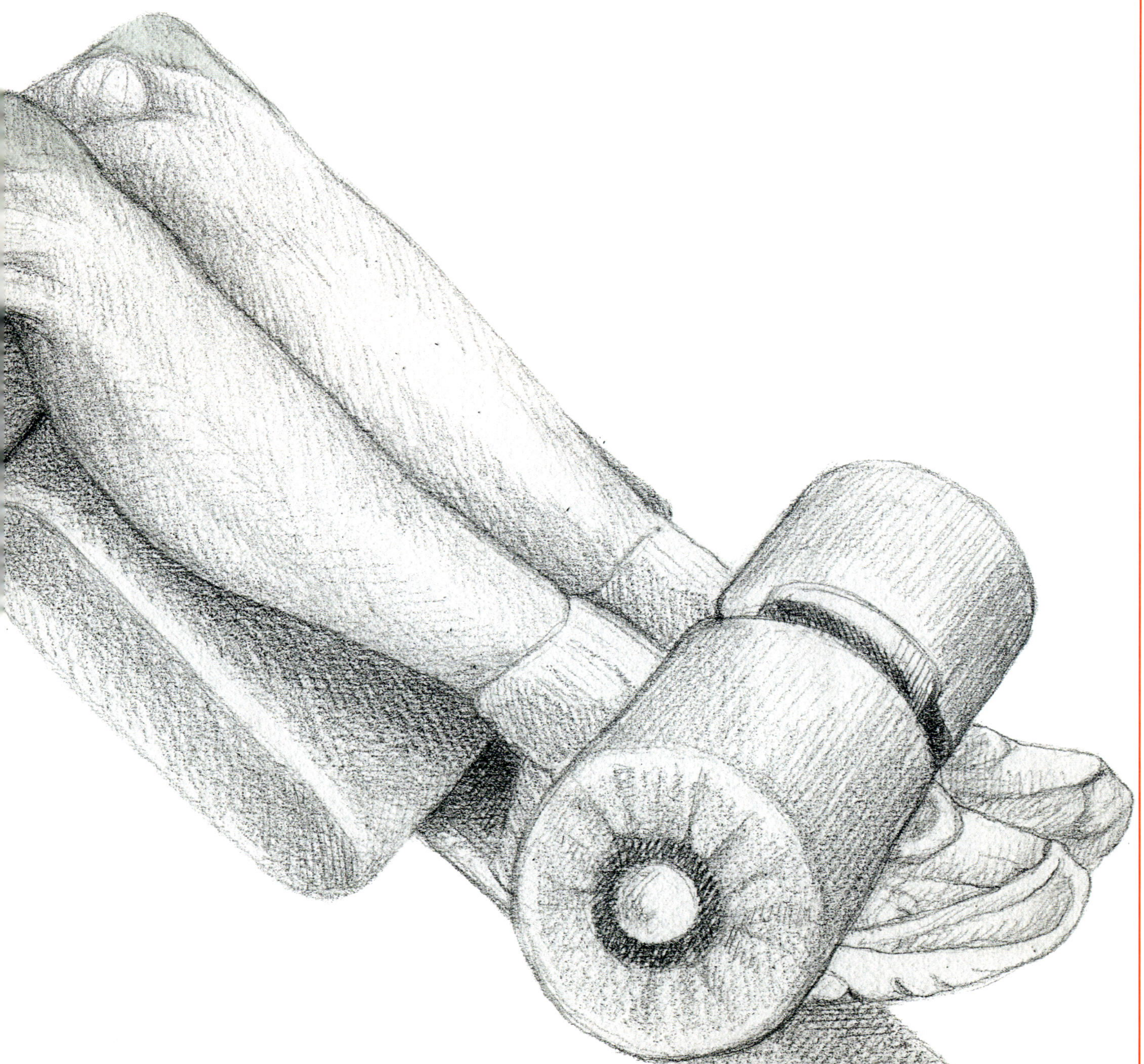

Rumpfbeugen auf der Bank/römischen Liege

Ausführung

Wir setzen uns auf eine um ca. 45° geneigte Schrägbank (in Form eines umgekehrten V). Die Beine sind unter den Rollen eingehakt und die Hände berühren entweder den Kopf (ohne ihn jedoch zu halten) oder die Brust. Der Oberkörper wird mittels einer Kontraktion der Bauchmuskeln und in einer weiteren Bewegung als beim Crunch im Liegen nach oben gehoben. Dabei ist darauf geachtet, dass der Raum zwischen dem Becken und dem Brustbein verkürzt wird. Der Rücken ist die ganze Zeit über leicht gebeugt (leicht „gekrümmt" bzw. rund). Die Abwärtsbewegung muss nicht tiefer erfolgen als waagerecht zum Boden, die Aufwärtsbewegung nicht höher als bis zur Senkrechten. Bei der Abwärtsbewegung einatmen und bei der Aufwärtsbewegung ausatmen.

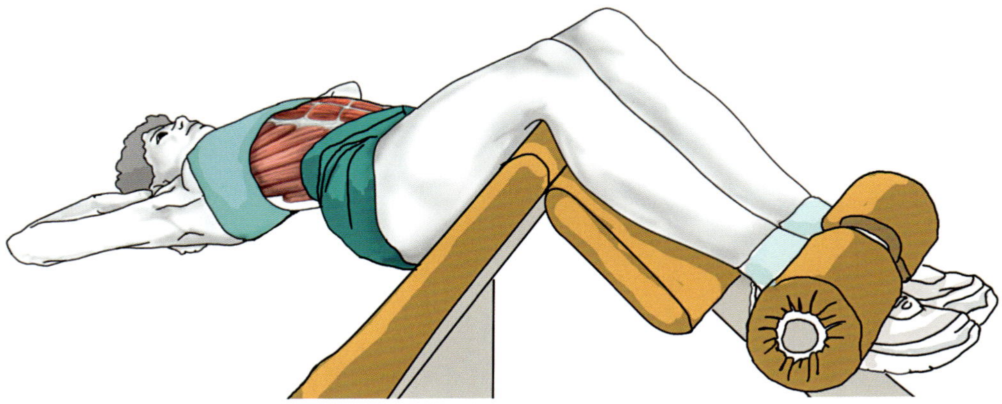

Erläuterungen

Da bei dieser Übung die Hüfte gebeugt wird, während die geraden Bauchmuskeln fast ausschließlich isometrisch beansprucht werden, ist häufig eine Spannung im Oberschenkel (durch den geraden Schenkelmuskel des Quadrizeps) und im unteren Rücken (durch den Lendenmuskel) zu spüren. Daher ist darauf zu achten, dass der Rücken bei der Aufwärtsbewegung leicht gebeugt ist, um so die Bauchmuskeln korrekt zu beanspruchen.

Deshalb ist diese Übung weniger gezielt als der Crunch im Liegen und es wichtig, dass der beanspruchte Muskel zu spüren ist, was sich bei großen Bewegungsamplituden nicht erreichen lässt.

Diese Anspannung in der Wirbelsäule ist riskant, vor allem wenn die Bewegung schnell ausgeführt wird oder mit viel Last (unter Verwendung von Zusatzgewicht) erfolgt.

Aus all diesen Gründen eignet sich diese Übung nicht für Anfänger, obwohl sie häufig sehr schnell von Trainern verlangt wird, und sie ist auch insgesamt nicht besonders empfehlenswert.

Häufige Fehler: zu kurze und/oder schnelle Bewegungen, sehr starrer Oberkörper während der gesamten Bewegungsstrecke, wobei die Hüftbeuger stärker einbezogen werden als die Bauchmuskeln, und zu viele Wiederholungen mit unzureichender Konzentration auf die Bauchmuskeln.

Varianten

2.2 ... mit Drehung

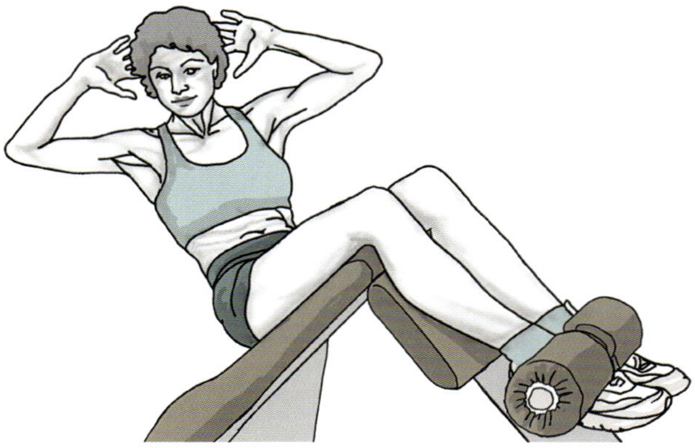

Beteiligte Muskeln. Äußere und innere schräge Bauchmuskeln, gerader Bauchmuskel, Lendenmuskel etc.

Ausführung. Die Ausführung erfolgt ähnlich wie bei der vorigen Übung, doch nun wird der Oberkörper gedreht und gleichzeitig angehoben, um den inneren (kleinen) schrägen Bauchmuskel der kontrahierenden Seite und den äußeren (großen) der Gegenseite stärker einzubeziehen (ebenso wie die übrigen Beugemuskeln). Bei der Aufwärtsbewegung und bei der Beugung muss zusätzlich eine einrollende Bewegung zwischen den Rippen und dem Becken erfolgen. Die Kombination aus Beugung und Drehung des Oberkörpers kann in manchen Fällen nicht ratsam sein. Siehe dazu die Erläuterungen zu der Variante „Crunches mit Drehung" (Übung 1.2).

2.3 ... mit Zusatzgewicht

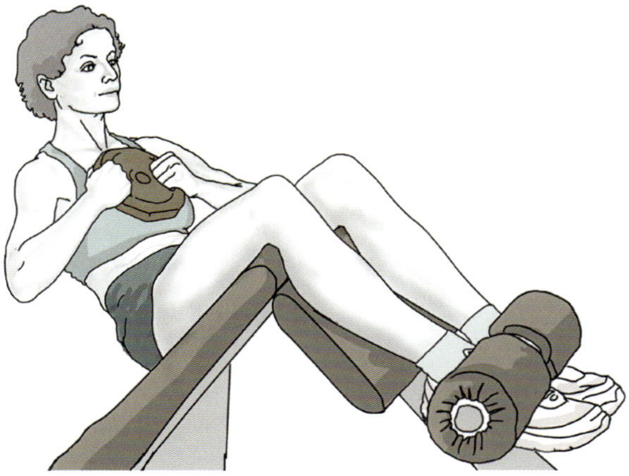

Beteiligte Muskeln. Gerader Bauchmuskel, äußere und innere schräge Bauchmuskeln, Lendenmuskel etc.

Ausführung. Bei dieser Variante wird auf der Brust eine Scheibe oder eine andere Art von Zusatzgewicht getragen, die Hände sind darüber gekreuzt. Aufgrund eben dieser Last kann in manchen Fällen von dieser Übung abzuraten sein (insbesondere, wenn zusätzlich eine Drehung ausgeführt wird). Alternativ kann auch die Bank stärker geneigt werden. In beiden Fällen wird aufgrund der Belastung des unteren Rückens von einer allzu häufigen Durchführung dieser Übung abgeraten.

2.4 ... auf der schräg gestellten Flachbank

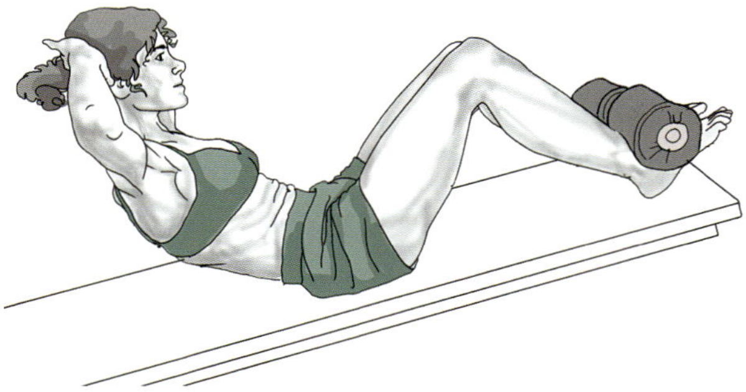

Beteiligte Muskeln. Gerader Bauchmuskel, äußere und innere schräge Bauchmuskeln, Lendenmuskel etc.

Ausführung. Die Ausführung entspricht im Wesentlichen den vorigen Übungen – mit oder ohne Drehung –, doch nun wird eine flache Bank verwendet. Dafür müssen die Knie ebenfalls angewinkelt werden. Der Vorteil bei der Verwendung dieser Bank besteht darin, dass wir den Neigungswinkel selbst bestimmen können (wenn die Konstruktion es zulässt) und damit auch die Schwierigkeit.

2.5 ... Oberkörper in der Luft

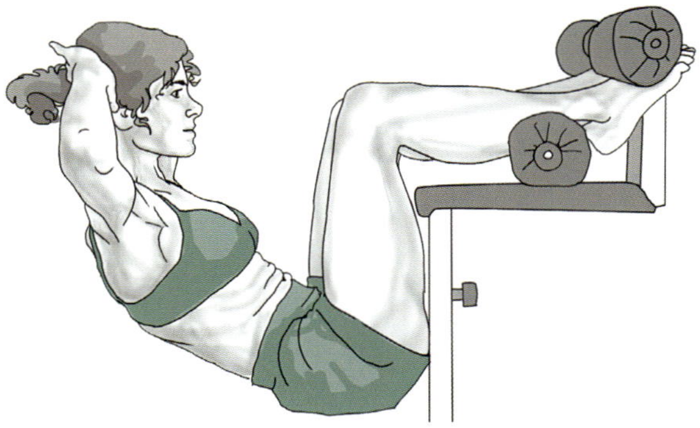

Beteiligte Muskeln. Gerader Bauchmuskel, innere und äußere schräge Bauchmuskeln, Lendenmuskel etc.

Ausführung. Bei machen Bauchmuskelbänken hängt der Oberkörper senkrecht in der Luft. Auf diese Weise ist die Beanspruchung weit intensiver, doch es besteht das Risiko einer übermäßigen Einbeziehung der Hüftbeuger. Deswegen muss der betreffende Sportler nicht nur in Bezug auf seine Kraft fortgeschritten sein, sondern auch technisch. Wegen der unnatürlichen physiologischen Beanspruchung dieser Haltung wird diese Übung nicht empfohlen.

Senkrechtes Beinheben im Liegen

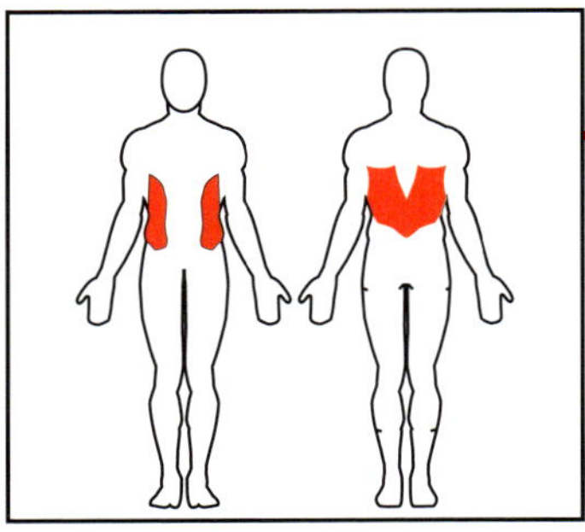

Beteiligte Muskeln

Hauptmuskeln: Gerader Bauchmuskel

Sekundäre Muskeln: Äußere und innere schräge Bauchmuskeln, querer Bauchmuskel, Lendendarmbeinmuskel

Antagonisten: Wirbelsäulenaufrichter, langer Rückenmuskel, übrige paravertebrale Muskeln und Lendenmuskeln

Ausführung

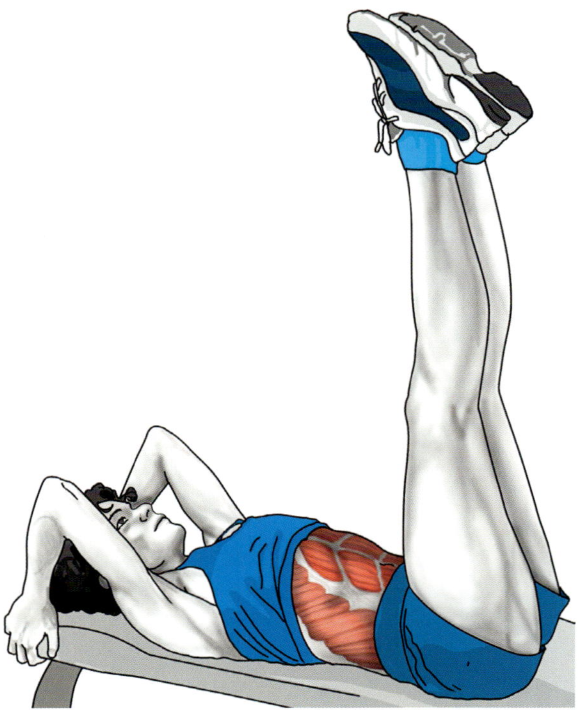

Sie liegen auf dem Rücken, die Beine werden senkrecht nach oben gehoben, wobei sie parallel oder überkreuz sein können. Die Hände liegen seitlich vom Körper unter dem Gesäß oder halten sich an der Bank über dem Kopf fest. Dann das Becken anheben und die Beine in senkrechten Bewegungen nach oben führen. Bei jeder Kontraktion wird der Lendenbereich leicht vom Boden angehoben. Die fehlende Kraft der Bauchmuskeln kann zwar dazu verleiten, kleine Schwungbewegungen auszuführen, doch im Idealfall sollte die Bewegung so langsam und kontrolliert verlaufen wie bei jeder anderen Übung. Beim Absenken der Beine einatmen, beim Anheben ausatmen.

Erläuterungen

Bei korrekter Ausführung ist dies eine hervorragende Übung. Sie beansprucht in erster Linie den unteren Bereich des geraden Bauchmuskels, doch die übrigen Beugemuskeln des Oberkörpers und der Hüfte sind ebenfalls beteiligt. Leider begehen viele Menschen den Fehler, die gesamte Belastung auf den Lendendarmbeinmuskel und den geraden Oberschenkelmuskel des Quadrizeps auszurichten und kontraproduktive Schwungbewegungen zu machen. Um die Intensität zu steigern, können die Knöchel mit Zusatzgewicht beschwert oder eine schräg gestellte Bank verwendet werden. Bei der Aufwärtsbewegung darf nicht der ganze Oberkörper angehoben werden, es genügen Bewegungen, die das Becken heben.

Häufige Fehler: Ausführen der kurzen Bewegung durch ruckartiges Schwungholen, um die Trägheit zu nutzen und zu federn, zu starkes Anheben der Hüfte, so dass nur noch die Schultern aufliegen, Schwungholen durch Beugen und Strecken der Beine.

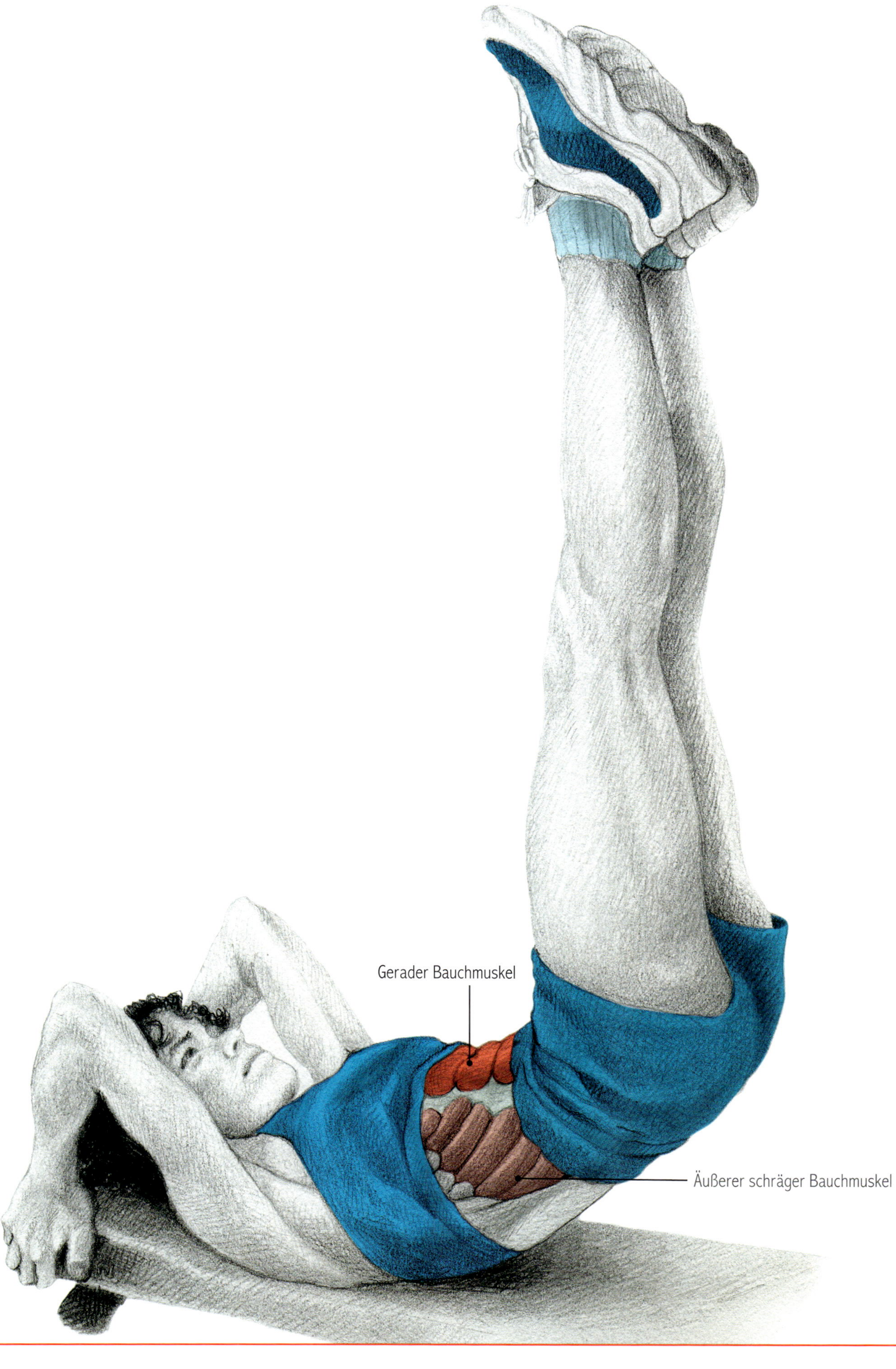
Gerader Bauchmuskel
Äußerer schräger Bauchmuskel

Varianten

3.2 ... Knie zur Brust

Beteiligte Muskeln. Gerader Bauchmuskel, äußere und innere schräge Bauchmuskeln

Ausführung. Die Position ist die gleiche wie zuvor, die Knie sind jedoch mehr gebeugt. Ohne die Beugung zu verändern, werden die Beine zur Brust bewegt, wobei sich das Becken an das Brustbein annähert. Es ist darauf zu achten, dass sich die Beugung der Hüfte nicht verändert, der Abstand zwischen Oberschenkeln und Bauch muss gleich bleiben, andernfalls übernehmen die kräftigen Hüftbeuger fast die gesamte Arbeit.

Zwar erfolgt diese Variante vorzugsweise auf einer schräg gestellten Bank, doch Anfänger können sie auch auf einer flachen Bank oder auf dem Boden ausführen. Auch wenn sie hier als Variante aufgeführt wird, ist sie ebenso wirksam wie die vorige Übung.

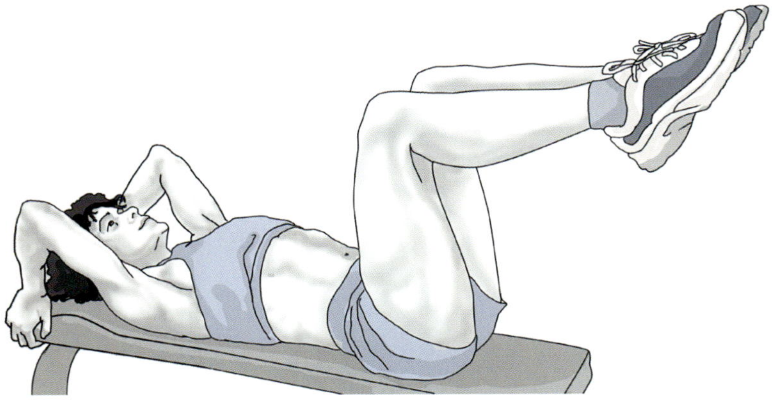

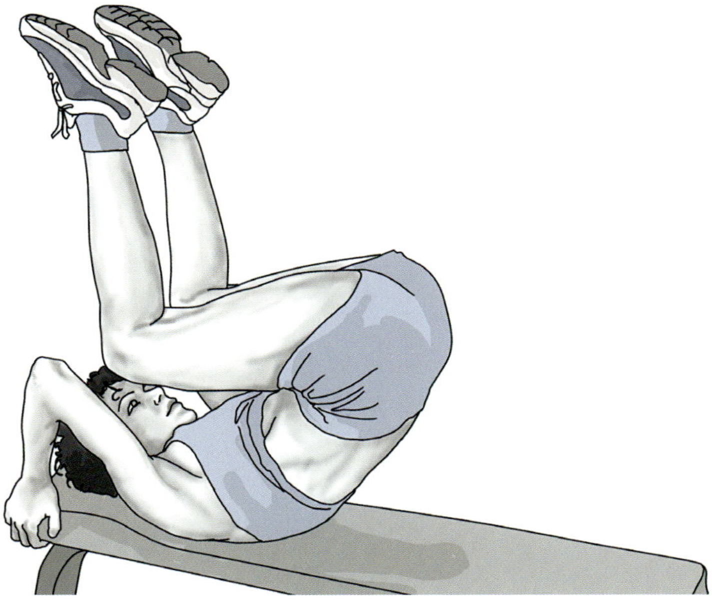

3.3 ... Scherenbewegung

Beteiligte Muskeln. Lendenmuskel, Darmbeinmuskel, gerader Oberschenkelmuskel des Quadrizeps etc.

Ausführung. In der gleichen Position werden die geraden Beine abwechselnd nach oben gebeugt (Bewegungsachse in der Hüfte). Auch wenn diese Übung aufgrund ihrer Ähnlichkeit hier zusammen mit den anderen Bauchmuskelübungen aufgeführt wird, werden diese dabei nur isometrisch beansprucht – um die Haltung zu bewahren –, denn die Arbeit wird vollständig von den Hüftbeugern ausgeführt. Die Bauchmuskeln werden nur dann stärker einbezogen, wenn beide Beine gleichzeitig arbeiten, aufgrund der leichten Drehung der Hüfte bei jeder Bewegung. Davon wird jedoch abgeraten, da der Lendenmuskel bei dieser Übung den Lendenbereich an seinem Ansatz unnatürlich beugt (Hyperlordose) und unter anderem die Bandscheiben und den fünften Lendenwirbel gefährdet. Es handelt sich um Übungen, von denen beim normalen Bauchmuskeltraining abzuraten ist. Sie sind hier nur aufgeführt, weil sie sich gut für bestimmte Arten des sportspezifischen Trainings eignen, und um diejenigen zu warnen, die darüber nicht informiert sind.

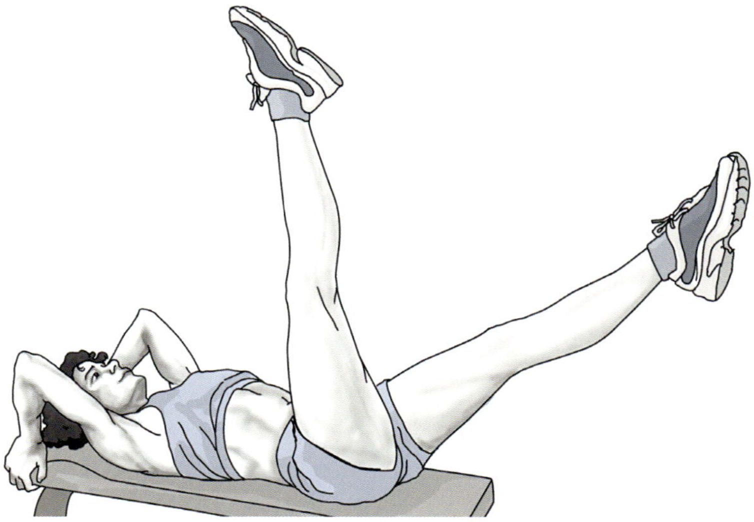

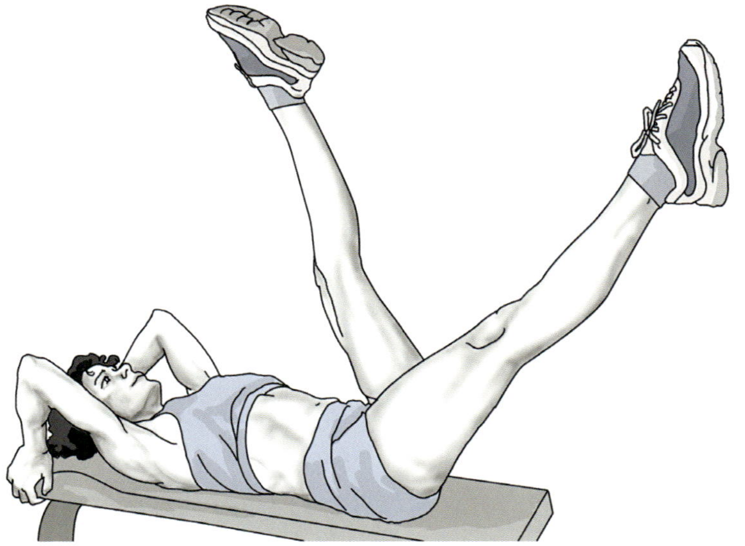

Beckenheben im Unterarmstütz

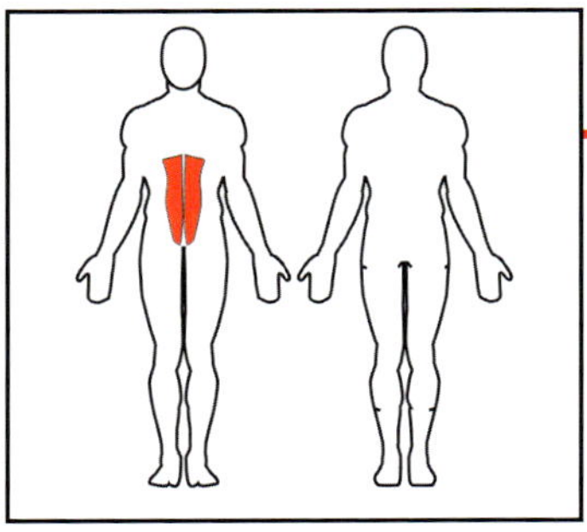

Beteiligte Muskeln

Hauptmuskeln: Gerader Bauchmuskel

Sekundäre Muskeln: Äußere und innere schräge Bauchmuskeln, Lendendarmbeinmuskel, großer Oberschenkelmuskel des Quadrizeps, querer Bauchmuskel etc.

Antagonisten: Wirbelsäulenaufrichter, langer Rückenmuskel, übrige paravertebrale Muskeln und Lendenmuskeln

Ausführung

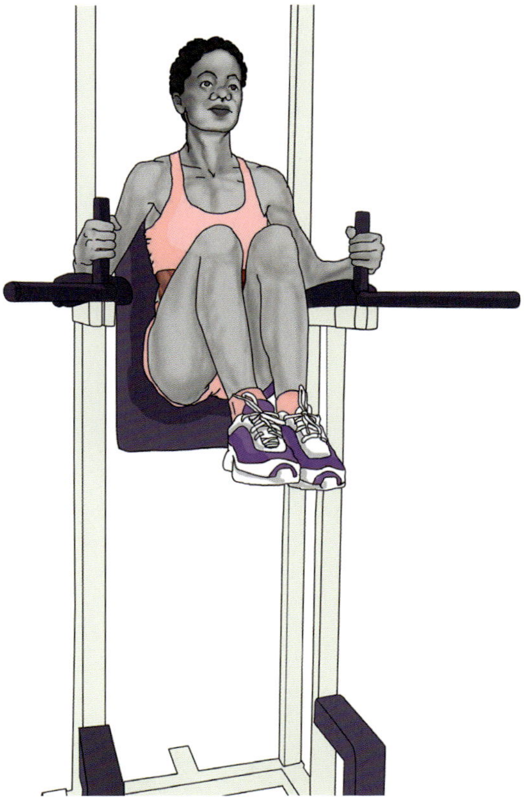

Sie hängen sich mit den Ellbogen und Unterarmen auf die Stützen der Bank, sodass der Rücken am Polster ruht. Die Knie und die Hüfte werden im Winkel von 90° oder mehr gebeugt. In dieser Haltung werden nun die Beine angehoben und der Oberkörper eingerollt, sodass der Lendenbereich angehoben wird. Bei dieser Übung arbeiten eigentlich nicht die Beine, sondern es soll eine Annäherung des Beckens an das Brustbein erfolgen. Bei der Abwärtsbewegung einatmen und bei der Aufwärtsbewegung ausatmen.

Erläuterungen

Diese Übung wird in den Fitnessräumen häufig falsch ausgeführt, nur wenigen Anfängern wird es gelingen, sie korrekt durchzuführen. Die Schwierigkeit besteht darin, die Beanspruchung auf die Beugemuskeln des Oberkörpers zu konzentrieren und nicht auf diejenigen der Hüfte. Dafür muss man verstehen, dass die Bauchmuskeln nicht an den Beinen ansetzen, sondern am Schambein und am Becken. Die höchste Schwierigkeitsstufe besteht darin, die Hüfte aus einer 90°-Beugung heraus anzuheben (Beine im rechten Winkel zum Oberkörper). Diese Übung für Fortgeschrittene ist möglicherweise die am häufigsten falsch ausgeführte Übung in den Krafträumen. Paradoxerweise wird bei dieser falschen Ausführung durch den Schwung aus den Beinen auch der gerade Bauchmuskel einbezogen, denn sie kippen das Becken gegen das Kreuzbein und tragen daneben auch zu einem korrekten Einrollen am Ende bei. Die gesamte durch die Trägheit der Hüftbeuger verursachte Bewegung wird nicht mehr von den Bauchmuskeln ausgeführt. Vollkommen unsinnig ist eine Scherenbewegung oder abwechselnde Bewegung der Beine.

Häufige Fehler: Bewegen der Beine, aber nicht des Beckens bei der Aufwärtsbewegung.

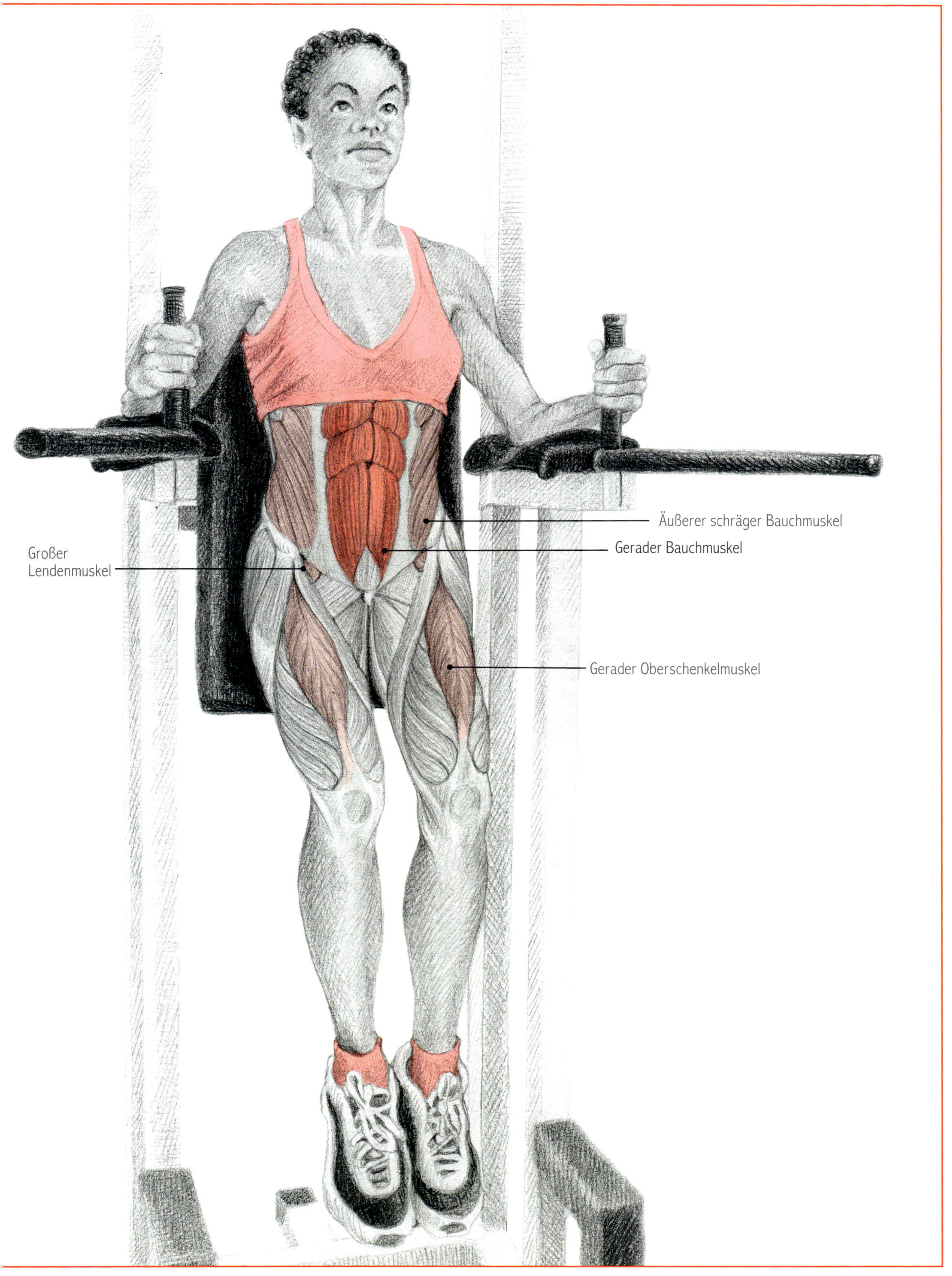
Äußerer schräger Bauchmuskel
Gerader Bauchmuskel
Großer Lendenmuskel
Gerader Oberschenkelmuskel

Varianten

4.2 ... an der Stange

Beteiligte Muskeln. Gerader Bauchmuskel, äußere und innere schräge Bauchmuskeln, Lendendarmbeinmuskel, gerader Oberschenkelmuskel des Quadrizeps etc.

Ausführung. Wir hängen uns mit den Händen im Obergriff an eine Stange. Die Schwierigkeit ist nun höher als bei der vorangehenden Übung, da es Probleme bereitet, den Oberkörper durchgehend ohne Schwanken senkrecht zu halten. Es treffen die gleichen Hinweise zur Muskelbeanspruchung zu wie bei der Variante auf der Bank. Eine sehr fortgeschrittene Variante besteht darin, sich mit speziellen Griffen in Hakenform an den Knöcheln an die Stange zu hängen und den Oberkörper so weit zu beugen, bis er die Stange berührt. Doch Übungen, bei denen der Kopf tiefer liegt als das Herz, sind nicht unbedingt zu empfehlen und bringen auch keinerlei Vorteil mit sich.

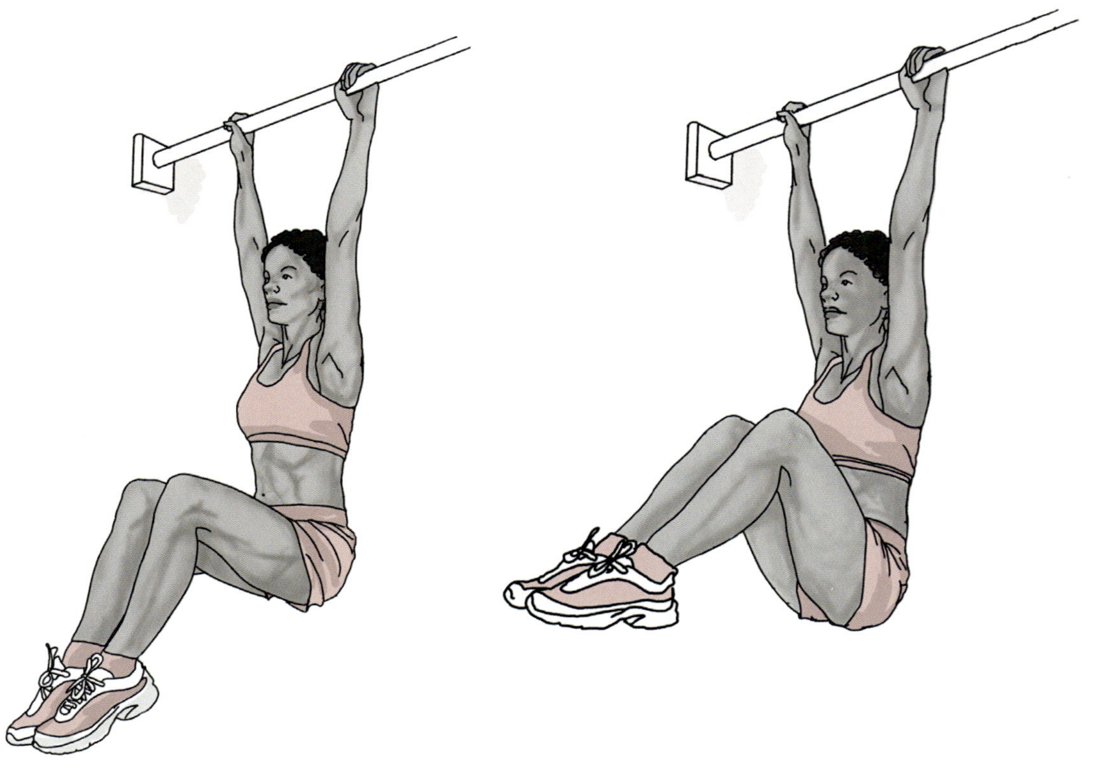

4.3 ... an der Sprossenwand

Beteiligte Muskeln. Gerader Bauchmuskel, äußere und innere schräge Bauchmuskeln, Lendendarmbeinmuskel, gerader Oberschenkelmuskel des Quadrizeps etc.

Ausführung. Sie hängen mit den Armen an einer Sprossenwand oder ähnlichen Vorrichtung, so dass der Rücken daran anliegt, und beugen die Knie und die Hüfte. Unter Beibehaltung dieser Position werden die Beine angehoben und der Oberkörper so weit eingerollt, dass das Becken angehoben wird. Der Vorteil einer Sprossenwand ist, dass der Körper nicht schwanken kann, was bei der Ausführung an einer Stange häufig vorkommt.

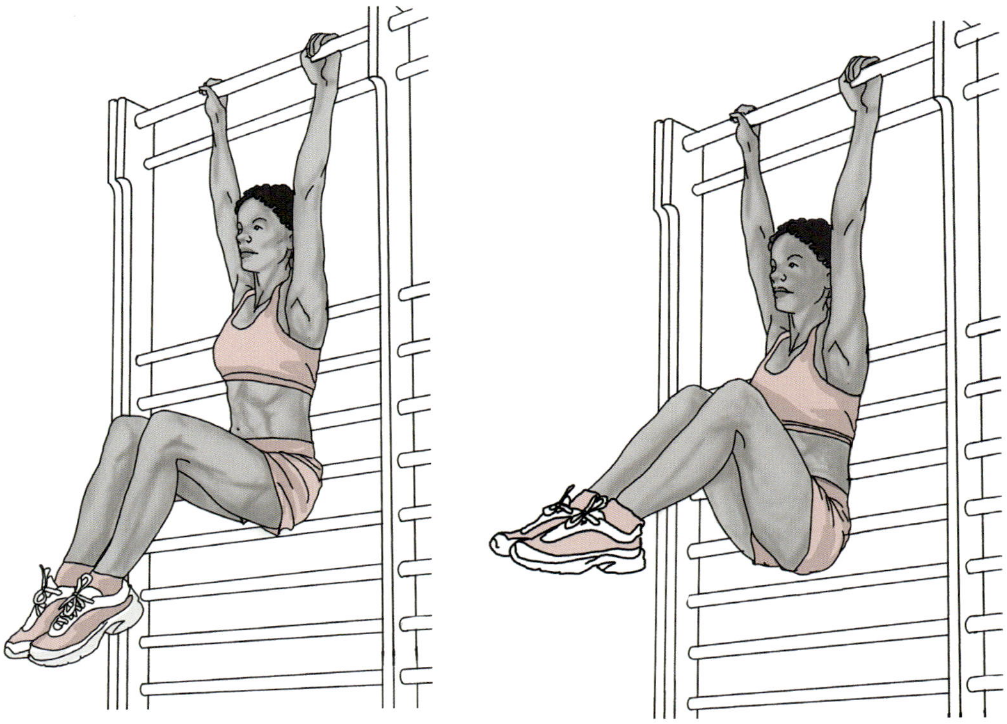

Klappmesser

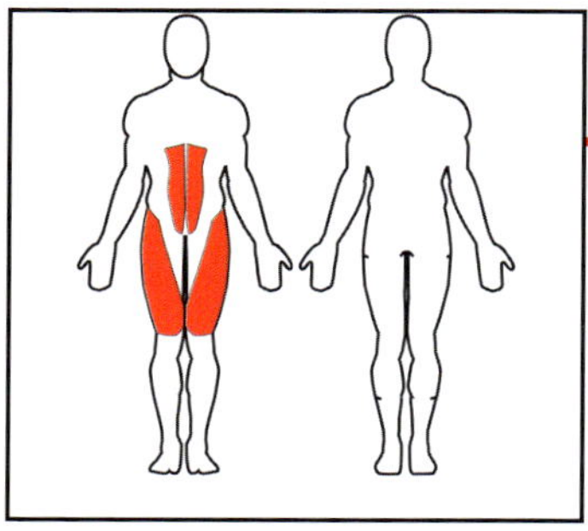

Beteiligte Muskeln

Hauptmuskeln: Gerader Bauchmuskel, Lendendarmbeinmuskel und gerader Oberschenkelmuskel des Quadrizeps

Sekundäre Muskeln: Äußere und innere schräge Bauchmuskeln, querer Bauchmuskel

Antagonisten: Wirbelsäulenaufrichter, langer Rückenmuskel, übrige paravertebrale Muskeln und Lendenmuskeln

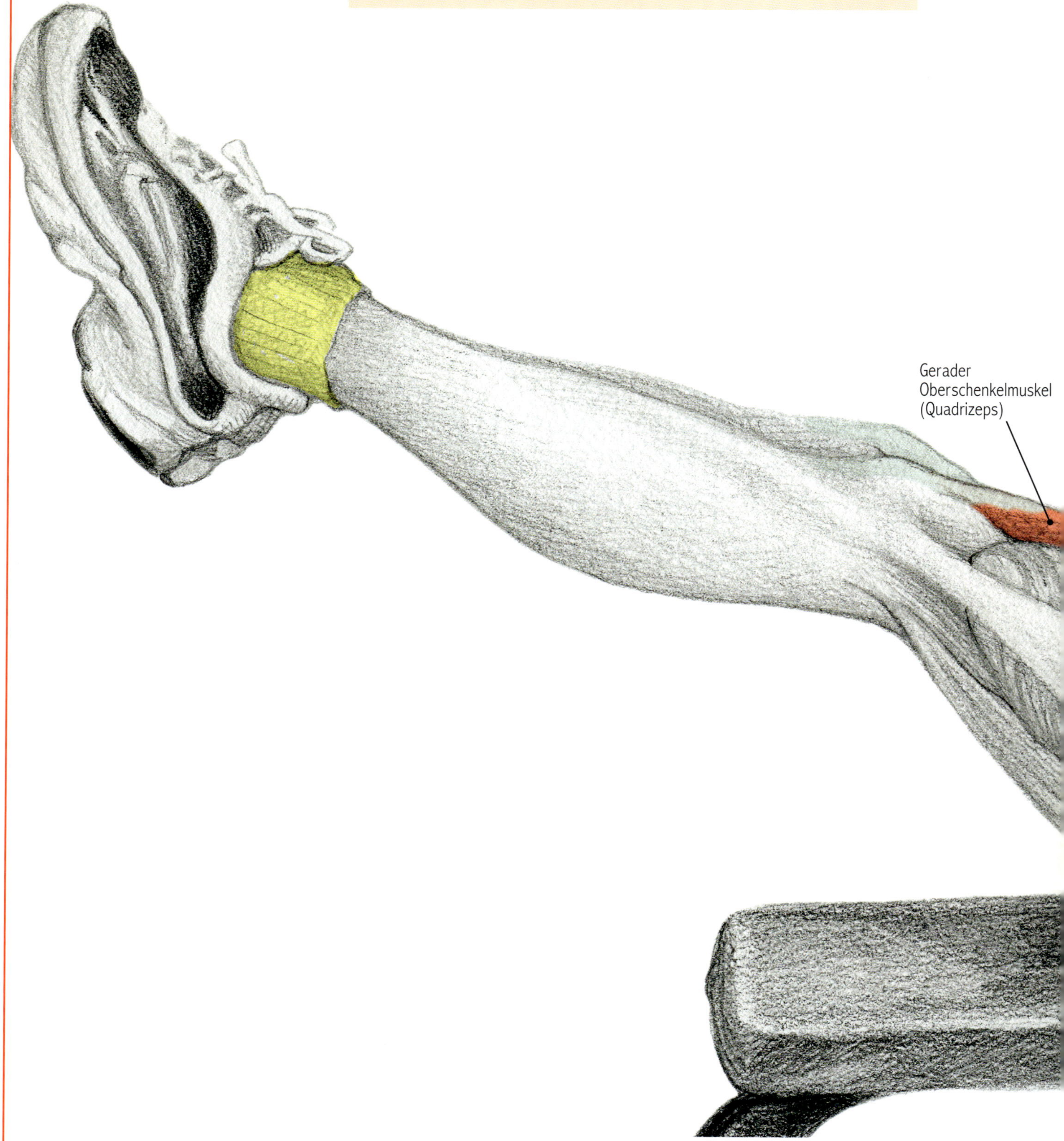

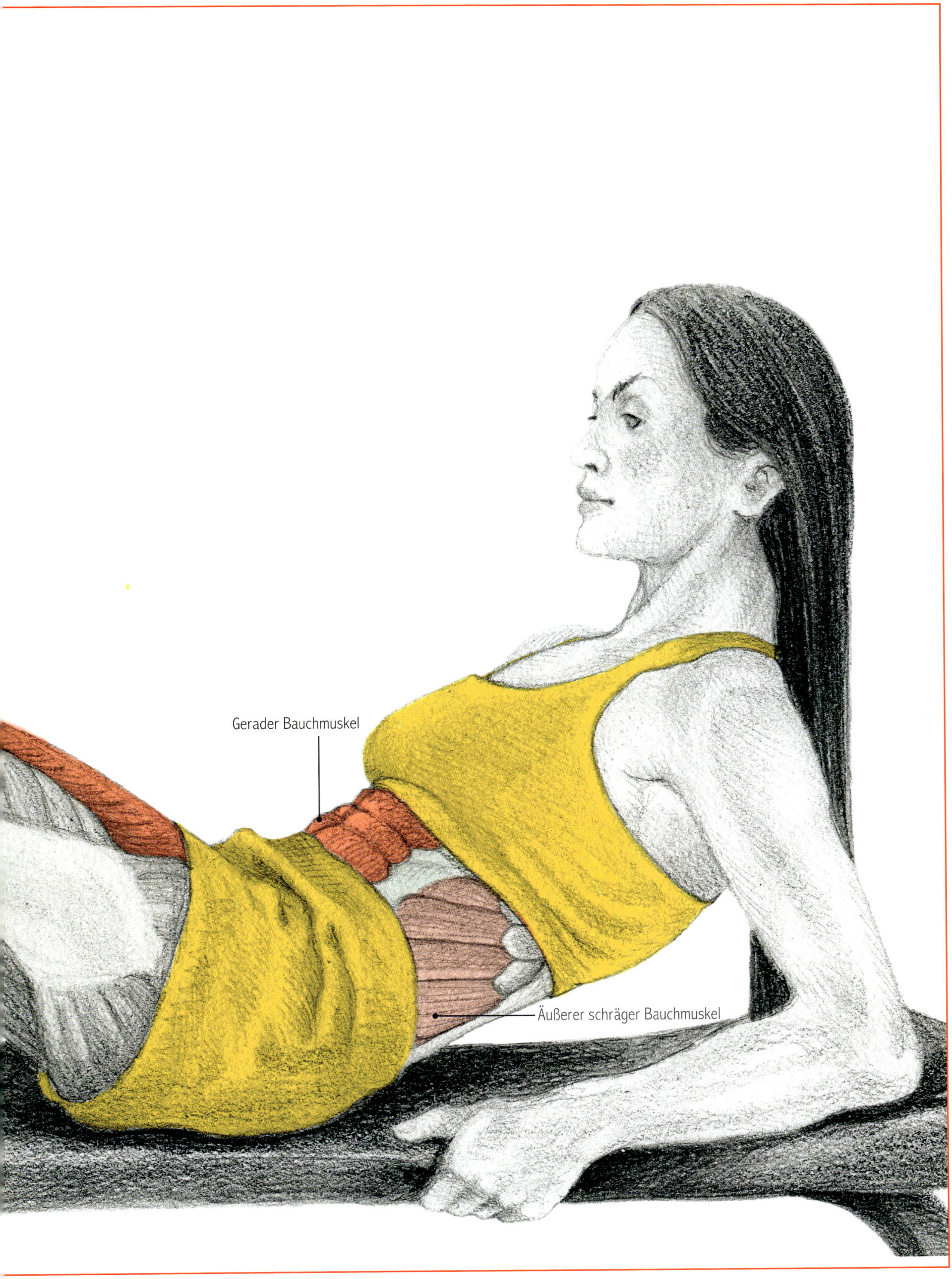
Gerader Bauchmuskel
Äußerer schräger Bauchmuskel

Klappmesser

Ausführung

Wir sitzen auf einer Flachbank (oder auf dem Boden) und halten uns hinter dem Gesäß an dieser fest. Dabei sind die Beine und die Hüfte gebeugt und die Oberschenkel eng an der Brust. Der Oberkörper ist leicht nach vorne gebeugt. Wir strecken die Beine nach vorne und bewegen gleichzeitig den Oberkörper nach hinten, so dass er aus seiner Beugung aufgerichtet wird. Die Füße kommen nicht bis auf den Boden, bleiben jedoch durchgehend sehr nahe am Boden. Anschließend werden Beine und Oberkörper gleichzeitig oben zusammengeführt. Beim Absenken (und Öffnen) einatmen und beim Anheben (und Schließen) ausatmen.

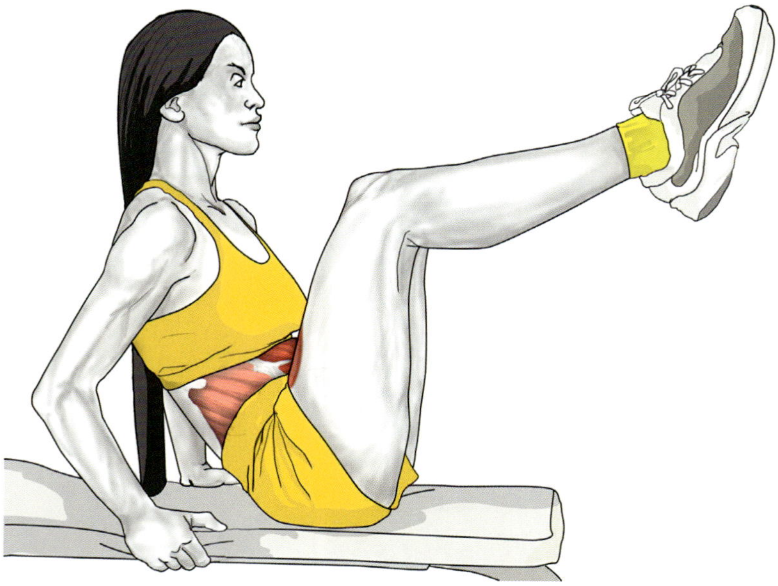

Häufige Fehler: Bewegen der Beine, aber nicht des Oberkörpers, und zu starke Zuhilfenahme der Hände.

Erläuterungen

Dies ist im Grunde eine Variante des Oberkörperhebens auf der Bank, doch es werden auch die Hüftbeuger einbezogen. Die Bewegung der Beine soll nicht bewirken, dass „die tiefen Bauchmuskeln" beansprucht werden, wie zuweilen behauptet wird, sondern dient beim Absenken des Oberkörpers als Gegengewicht und gerade aufgrund der Spannung, die diese am „unteren Rücken" hervorrufen könnte, ist in manchen Fällen von der Übung abzuraten.

Anfänger können sie ausführen, ohne die Beine ganz zu strecken oder abzusenken, und können auch die Hände etwas weiter hinten aufstellen. Das Training auf einer Schrägbank anstelle einer flachen Bank führt lediglich zu größerer Instabilität und bringt keine Vorteile.

Diese Übung beansprucht zwar den geraden und die schrägen Bauchmuskeln, doch sie ist sicher nicht die gezielteste und nicht die beste Übung für diese Muskeln.

– Varianten

5.2 ... ohne Hände

Beteiligte Muskeln. Gerader Bauchmuskel, Lendendarmbeinmuskel, gerader Oberschenkelmuskel des Quadrizeps und schräge Bauchmuskeln

Ausführung. Die Ausführung entspricht der Grundübung, doch die Hände bleiben über der Brust gekreuzt, oder – etwas einfacher – nach vorne gestreckt. Diese Variante ist anspruchsvoller als die vorige, vorausgesetzt, dass die Bewegungsstrecken des Oberkörpers und der Beine die gleichen sind. Gegen diese Variante spricht jedoch erneut die Spannung im Lendenbereich.

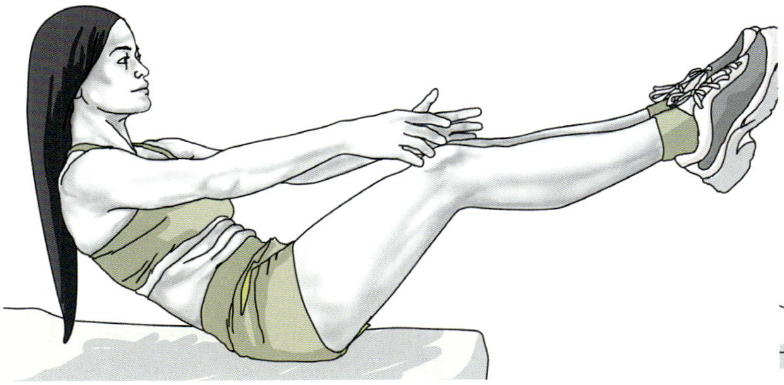

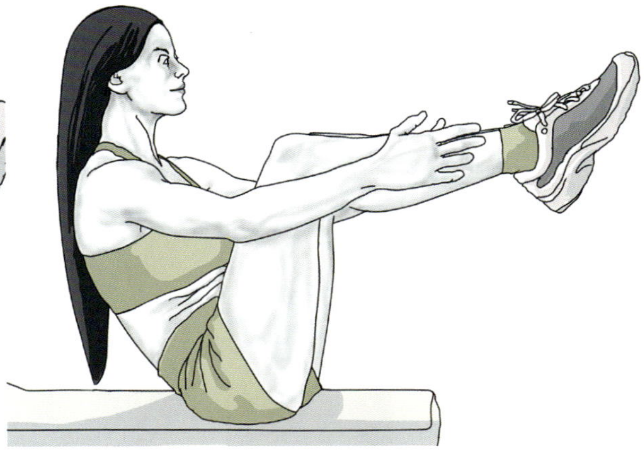

5.3 ... Hände zu den Füßen

Beteiligte Muskeln. Gerader Bauchmuskel, Lendendarmbeinmuskel, gerader Oberschenkelmuskel des Quadrizeps und schräge Bauchmuskeln

Ausführung. Die Ausführung erfolgt ähnlich wie in der Grundübung, doch die Bewegung ähnelt eher einer „Scherenbewegung", da die Streckung der Knie gleich bleibt. Die Beine werden so bewegt (und nicht linear, wie es zuvor der Fall war), dass sie mit dem Oberkörper einen Bogen bilden. Beim Absenken der Schultern und der Füße werden diese nahe zum Boden herangeführt, ohne ihn zu berühren, und beim Anheben werden die Arme nach vorne geführt, sodass sie die Füße berühren. Diese Variante ist anspruchsvoller als die vorigen, aber nicht besser, denn die Beanspruchung der Hüftmuskeln ist aufgrund der Beinbewegung mit größerem Hebel noch intensiver. Im Prinzip handelt es sich nicht um eine empfehlenswerte Übung.

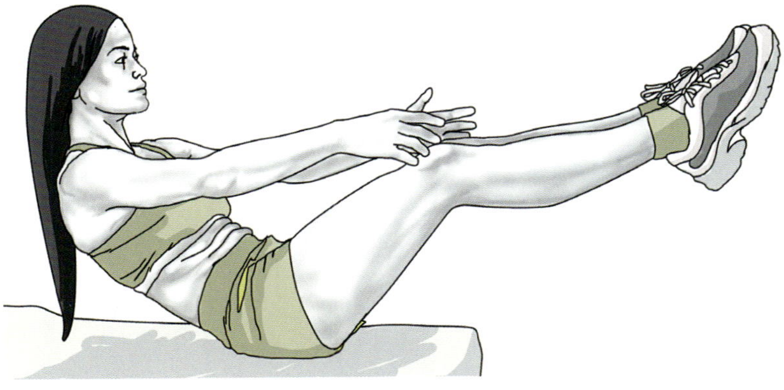

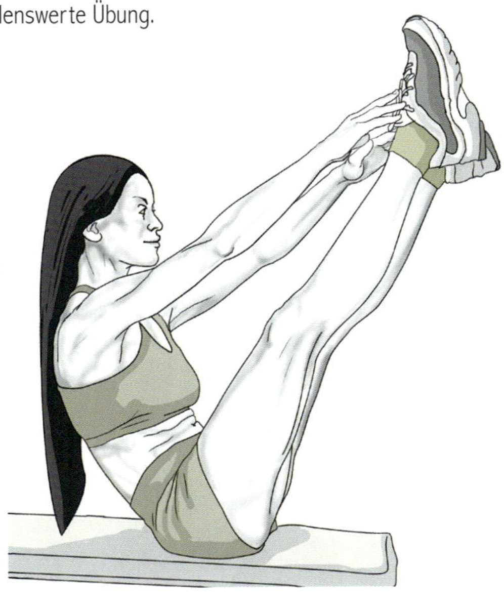

Oberkörperdrehen mit Stab

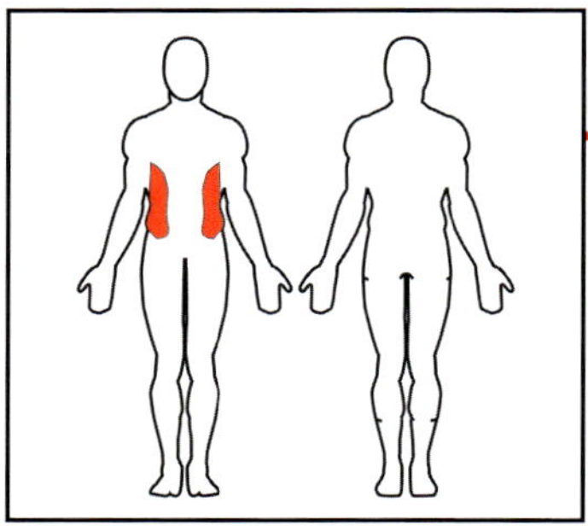

Beteiligte Muskeln

Hauptmuskeln: Innere und äußere schräge Bauchmuskeln

Sekundäre Muskeln: Gerader Bauchmuskel, querer Bauchmuskel, viereckiger Lendenmuskel

Antagonisten: Die gleichen Muskeln auf der Gegenseite

Ausführung

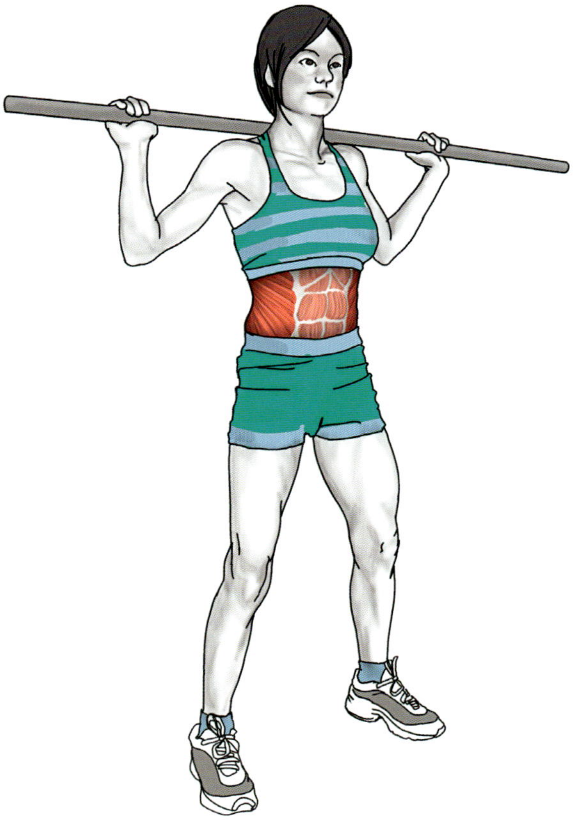

Sie stehen vor einem Spiegel, den Blick fest nach vorne gerichtet und die Beine gegrätscht, um das Gleichgewicht zu halten. Eine Holzstange oder Ähnliches wird im Obergriff hinter dem Kopf gehalten und auf dem Trapezmuskel und dem hinteren Teil der Deltamuskeln abgelegt. Die Bauchmuskeln werden fest kontrahiert, und es werden Drehungen in beide Richtungen ausgeführt, wobei die Bauchmuskeln die Bewegung sowohl antreiben als auch abbremsen. Die Drehungen betragen insgesamt etwa 90° oder weniger, niemals 180° (der Stab „zeigt" weder ganz nach vorne noch ganz nach hinten). Die Atmung erfolgt in kurzen Zyklen, im Allgemeinen wird bei der Bewegung nach vorne eingeatmet und bei der Drehung zur Seite ausgeatmet.

Erläuterungen

Die Wiederholungen müssen zahlreicher und schneller sein als bei anderen Übungen, sich jedoch keineswegs über mehrere Minuten erstrecken, wie früher empfohlen wurde. Die Bauch- und Rückenmuskeln müssen permanent angespannt sein, anderenfalls würden die Bänder, die die Wirbelsäule umgeben, auf gefährliche Weise die Aufgabe übernehmen, die ruckartigen Drehbewegungen abzubremsen. Beansprucht wird der innere (kleine) schräge Bauchmuskel auf der Seite, zu der die Drehung erfolgt, und der äußere (große) auf der Gegenseite. Keinesfalls dient die Übung dazu, das sich in diesem Bereich befindliche Fett bedeutend abzubauen (obgleich diese Muskulatur durchaus als „natürliche Bauchbinde" dient). Die Übung darf nicht ausgeführt werden, wenn Rückenverletzungen vorliegen, und niemals in übertriebenem Maße.

Häufige Fehler: Übertriebene oder unzureichende Geschwindigkeit der Bewegung, zu großer Drehungswinkel, mangelnde Ausrichtung auf die beanspruchten Muskeln, Blick nicht ständig nach vorne, mangelnde Fixierung der Hüfte und Abstützen des Stabs auf den Halswirbeln.

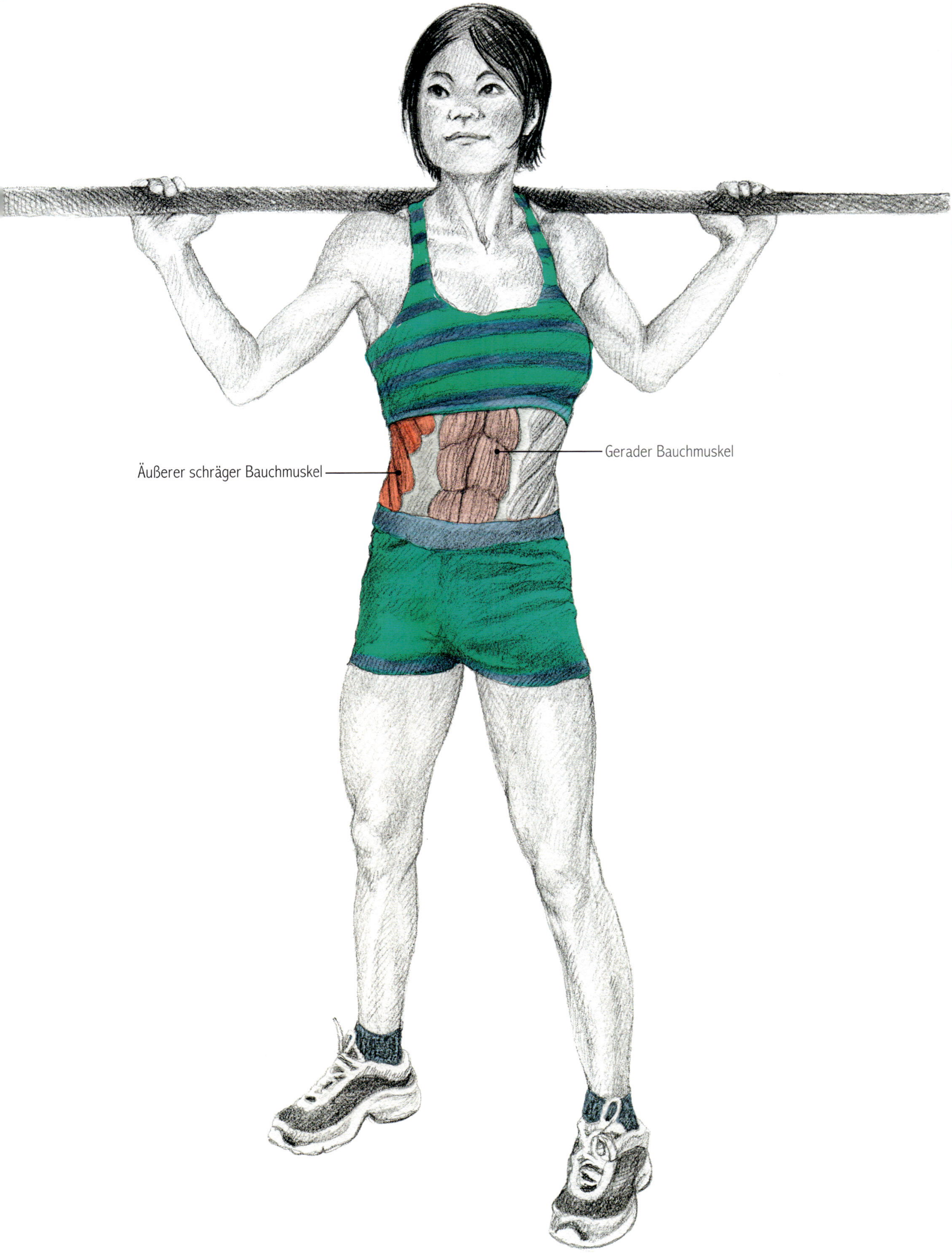
Äußerer schräger Bauchmuskel
Gerader Bauchmuskel

Varianten

6.2 … auf der Schrägbank

Beteiligte Muskeln. Innere und äußere schräge Bauchmuskeln, gerader Bauchmuskel

Ausführung. Sie sitzen auf einer Schrägbank wie beim Oberkörperheben und lassen den Körper leicht nach hinten fallen, um eine Kontraktion der Bauchmuskeln zu bewirken. Mit dieser Variante lässt sich eine durchgehende Beanspruchung der Bauchmuskeln erreichen, die dafür sorgen, dass der Körper nicht nach hinten kippt und die ihn gleichzeitig bei jeder Drehung des Stabs mitdrehen. Für die Bandscheiben kann dies jedoch schädlich sein, weswegen diese Variante im Allgemeinen vermieden werden sollte. Sie wird in diesem Buch zur reinen Information erläutert.

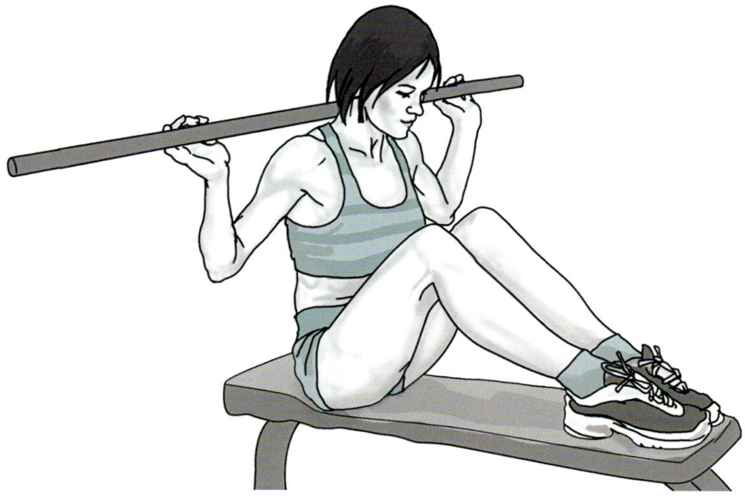

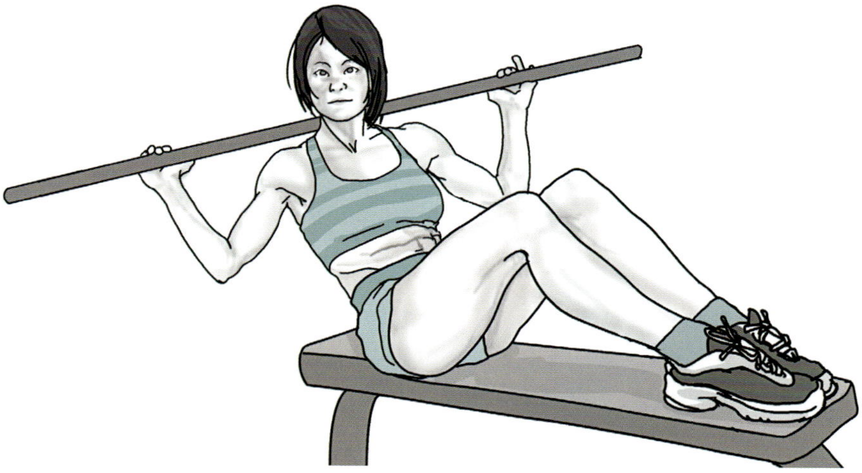

6.3 ... mit der Langhantel

Beteiligte Muskeln. Innere und äußere schräge Bauchmuskeln, gerader Bauchmuskel etc.

Ausführung. Wenn wir anstelle des Holzstabs eine Metallstange verwenden (etwa 8–12 Kilogramm schwer), erzielen wir eine höhere Intensität als bei der herkömmlichen Übung. In diesem Fall muss jedoch größte Vorsicht angewandt werden, um den Rücken nicht zu verletzen. Die Bewegung muss mithilfe der Bauchmuskeln abgebremst werden. Von den hier genannten Drehübungen ist diese am wenigsten zu empfehlen, da sie zu Verletzungen führen kann. Schließlich wird dabei unter Druck die Wirbelsäule gedreht.

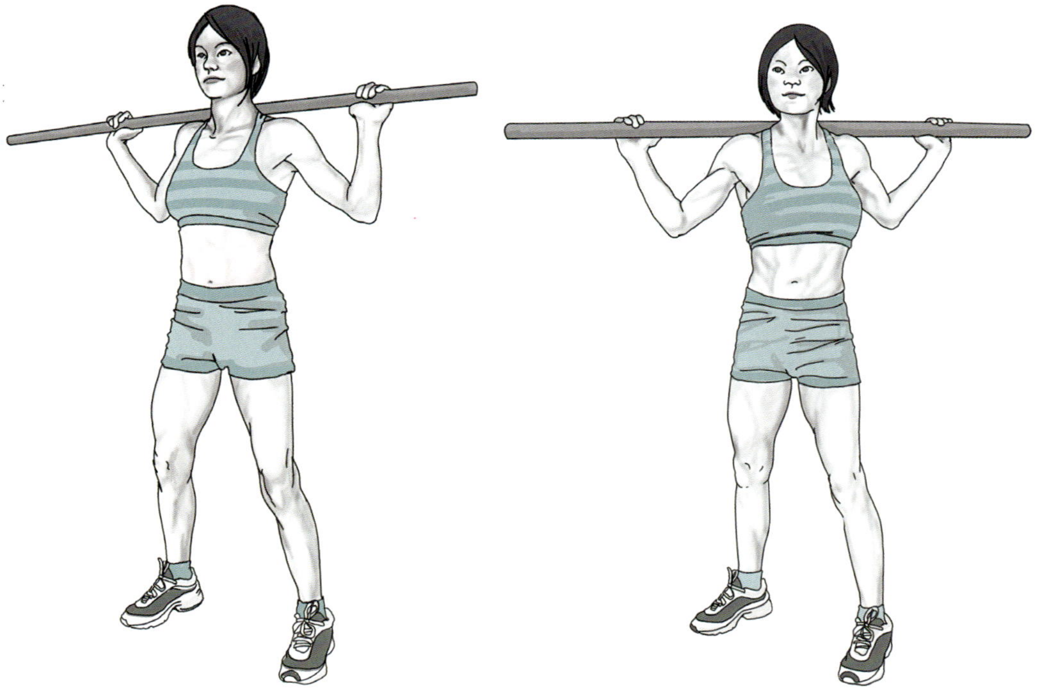

6.4 ... im Sitzen

Beteiligte Muskeln. Innerer und äußerer schräger Bauchmuskel, gerader Bauchmuskel etc.

Ausführung. Wir sitzen rittlings auf einer flachen Bank und schließen die Beine in einer Adduktion, um mit den Knien die Hüfte zu halten. So erzielen wir die gleiche Beanspruchung wie bei der Übung im Stehen, doch mit der erwähnten Blockierung der Hüfte. Diese Variante ist von den hier erwähnten Drehübungen die geeignetste, doch die Erläuterungen aus der Grundübung sind auch hier zu beachten.

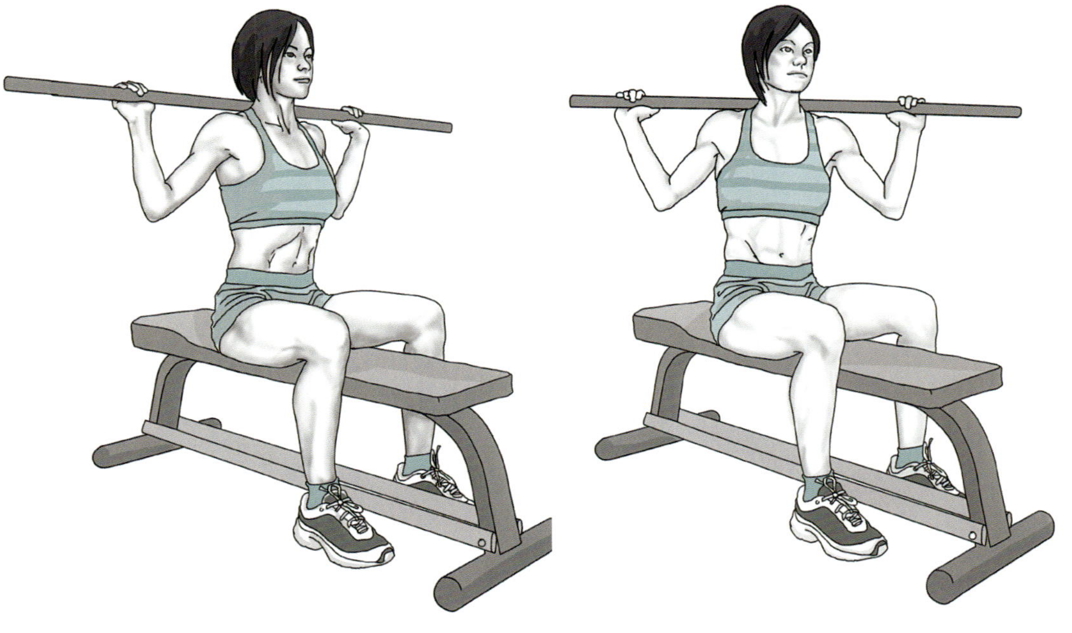

Seitliches Oberkörperbeugen mit Stab

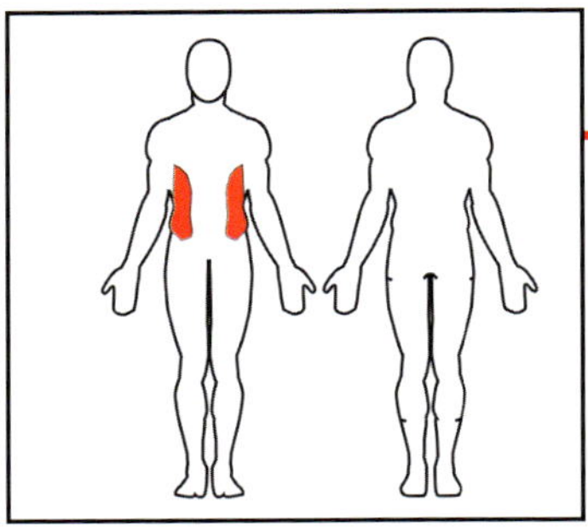

Beteiligte Muskeln

Hauptmuskeln: Viereckiger Lendenmuskel und innerer und äußerer schräger Bauchmuskel

Sekundäre Muskeln: Autochthone Muskeln der Wirbelsäule, gerader Bauchmuskel und Lendenmuskel

Antagonisten: Die gleichen Muskeln auf der Gegenseite

Ausführung

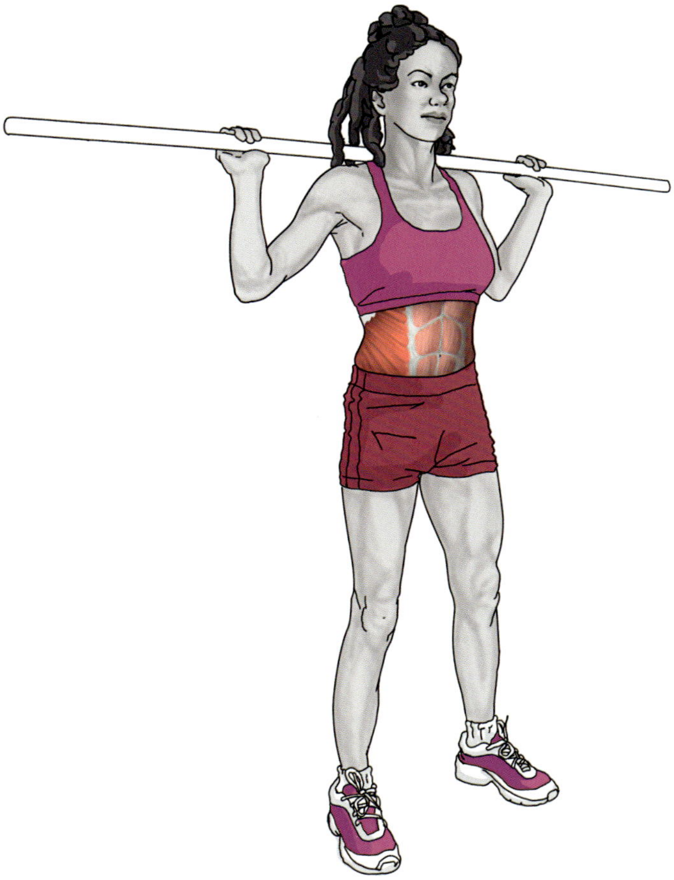

Sie stehen vor einem Spiegel, die Beine gegrätscht, um das Gleichgewicht zu halten. Hinter dem Kopf halten Sie eine Stange im Obergriff und stützen sie auf dem Trapezmuskel und dem hinteren Teil der Deltamuskeln auf. Dann die Bauchmuskeln fest anspannen und den Oberkörper rechts und links zur Seite neigen, wobei die Bauchmuskeln die Bewegung sowohl antreiben als auch abbremsen. Die Atmung erfolgt in kurzen Zyklen. Bei der Aufwärtsbewegung einatmen, bei der Abwärtsbewegung ausatmen.

Erläuterungen

Wie bei den Drehungen mit dem Stab müssen mehr Wiederholungen ausgeführt werden als bei den anderen Übungen, da die Anstrengung so gering ist. Die Bauchmuskeln dürfen nicht locker gelassen werden, auch im Lendenbereich muss eine gewisse Kontraktion erfolgen. An dieser Stelle soll daran erinnert werden, dass sich bei der Neigung zu einer Seite auch die Wirbel drehen, eine zu schwere Last bei gleichzeitiger tiefer Seitneigung kann zu Verletzungen führen. Beansprucht werden der innere und der äußere schräge Bauchmuskel der Seite, zu der der Oberkörper gebeugt wird, obwohl der größte Teil der Anstrengung durch den viereckigen Lendenmuskel erbracht wird.

Häufige Fehler: zu kurze Bewegungsstrecke, falsche Ausrichtung der Wirbelsäule und mangelnde Konzentration auf die beanspruchten Muskeln.

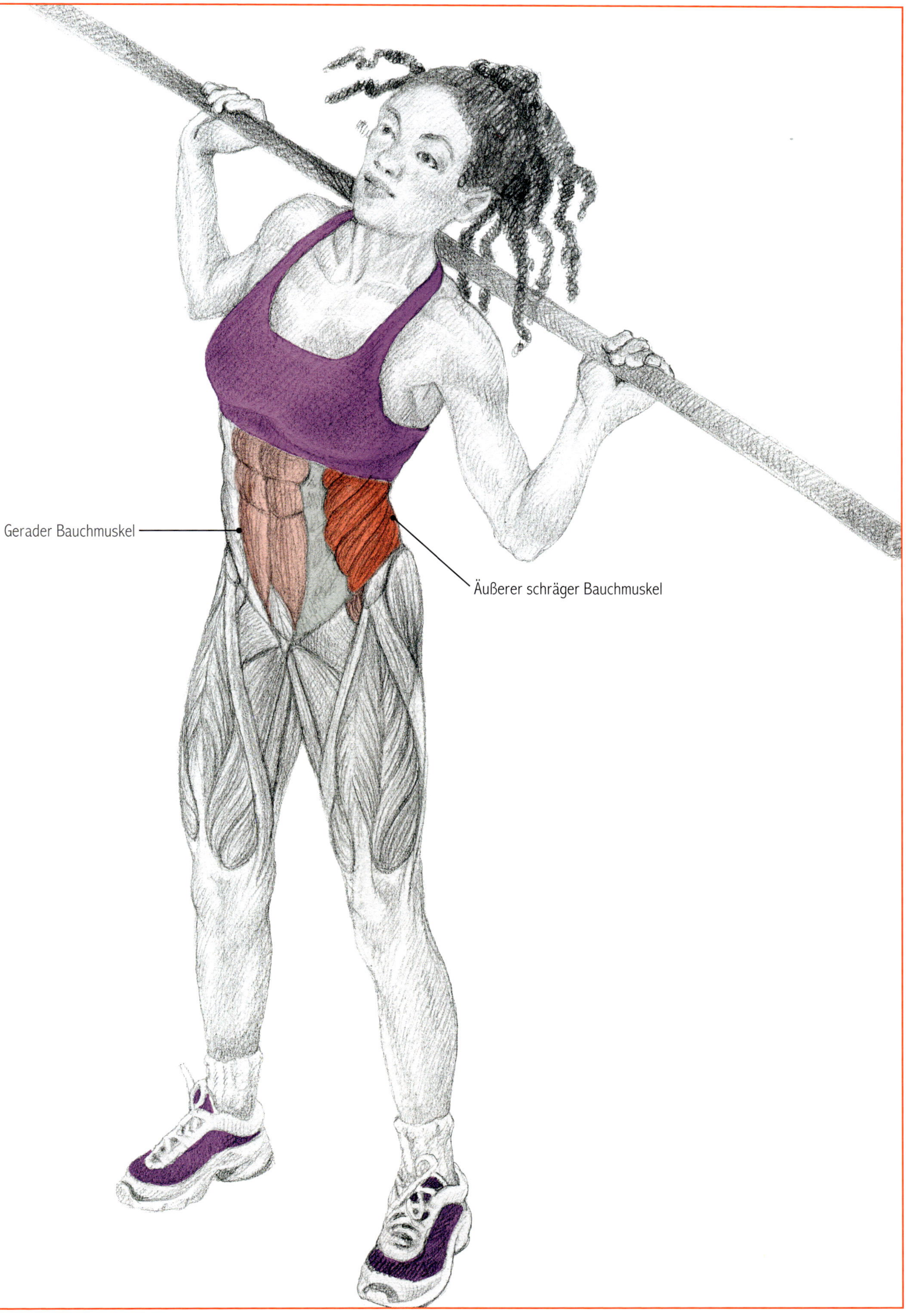
Gerader Bauchmuskel
Äußerer schräger Bauchmuskel

Varianten

7.2 ... mit der Kurzhantel

Beteiligte Muskeln. Viereckiger Lendenmuskel und innerer und äußerer schräger Bauchmuskel

Ausführung. Bei dieser Variante wird eine leichte oder mittelschwere (nie eine schwere) Kurzhantel im neutralen Griff auf einer Seite des Körpers gehalten, während die andere Hand in der Luft oder an der Taille bleibt (ohne Gewicht). Die Bewegung ist die gleiche, am besten langsamer, und die Konzentration richtet sich auf die schrägen Bauchmuskeln gegenüber der Seite, auf der wir das Gewicht absenken. Es ist zu bedenken, dass ein großer Teil der Anstrengung durch den viereckigen Lendenmuskel der Gegenseite zu derjenigen, auf der wir die Last halten, geleistet wird. Die Verwendung zweier Kurzhanteln (eine in jeder Hand) nützt nicht viel, denn sie heben sich gegenseitig auf wie bei einer Wippe, die auf beiden Seiten mit dem gleichen Gewicht beladen wird.

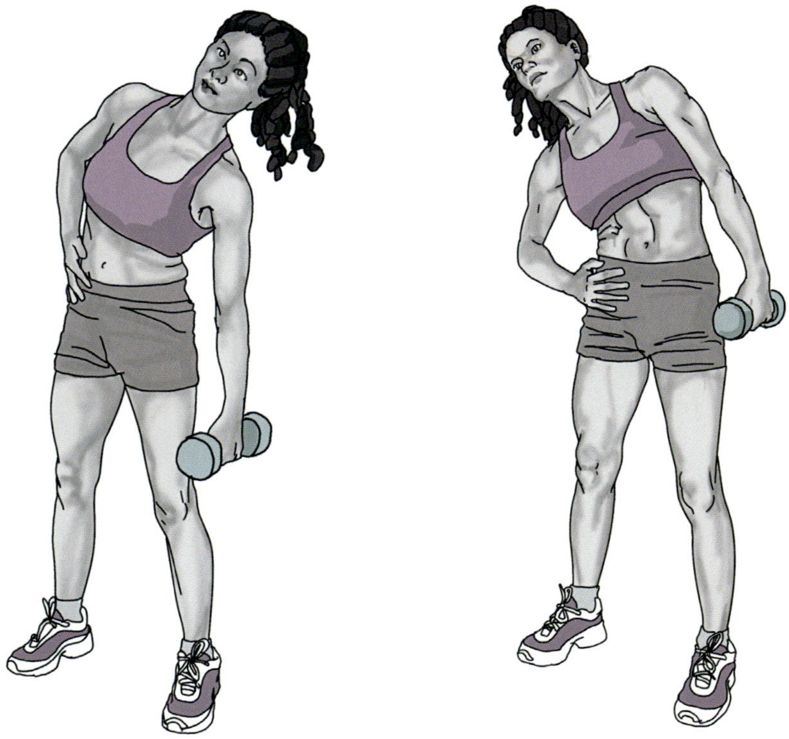

7.3 ... mit Langhantel

Beteiligte Muskeln. Viereckiger Lendenmuskel und innerer und äußerer schräger Bauchmuskel

Ausführung. Wie beim „Oberkörperdrehen mit der Stange" kann anstelle eines Holzstabes beispielsweise auch eine 8–12 Kilo schwere Stange verwendet werden. So steigt die Intensität der Übung, doch auch der Druck auf die Bandscheiben nimmt gefährlich zu. Auf diese Variante kann verzichtet werden.

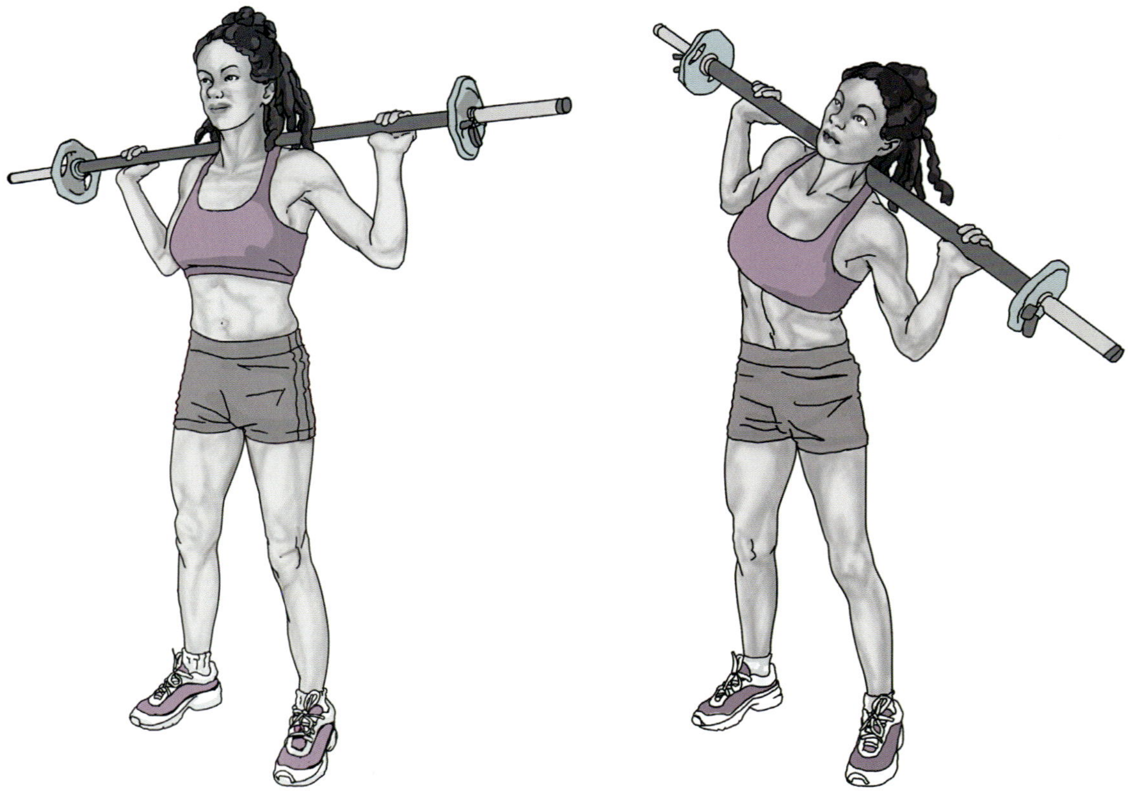

Oberkörperseitheben im Liegen

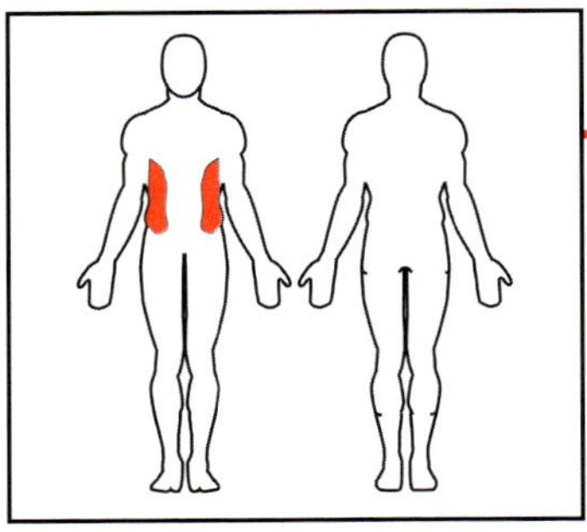

Beteiligte Muskeln

Hauptmuskeln: Innere und äußere schräge Bauchmuskeln

Sekundäre Muskeln: Gerader Bauchmuskel, viereckiger Lendenmuskel und paravertebrale Muskeln

Antagonisten: Die gleichen Muskeln auf der Gegenseite

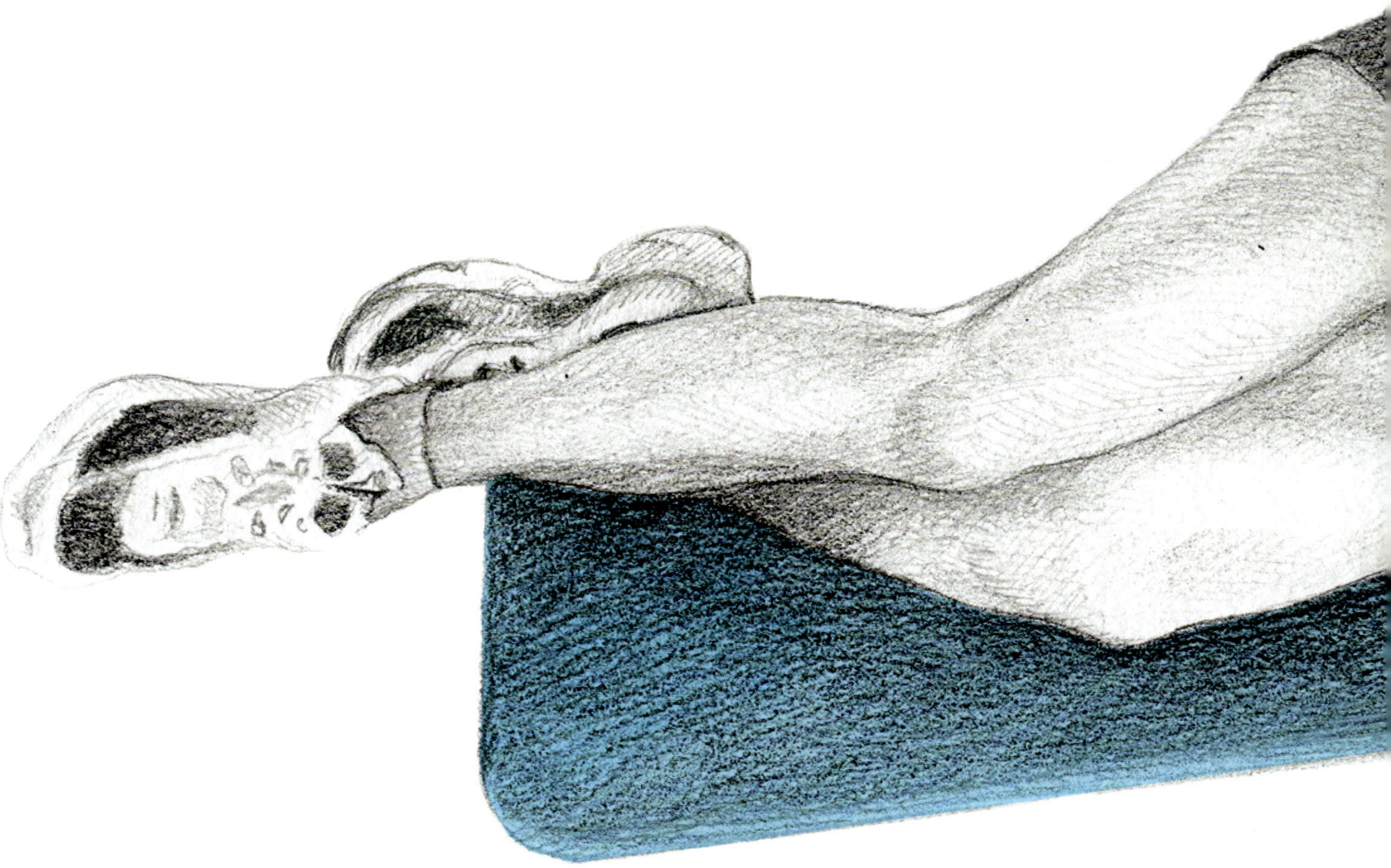

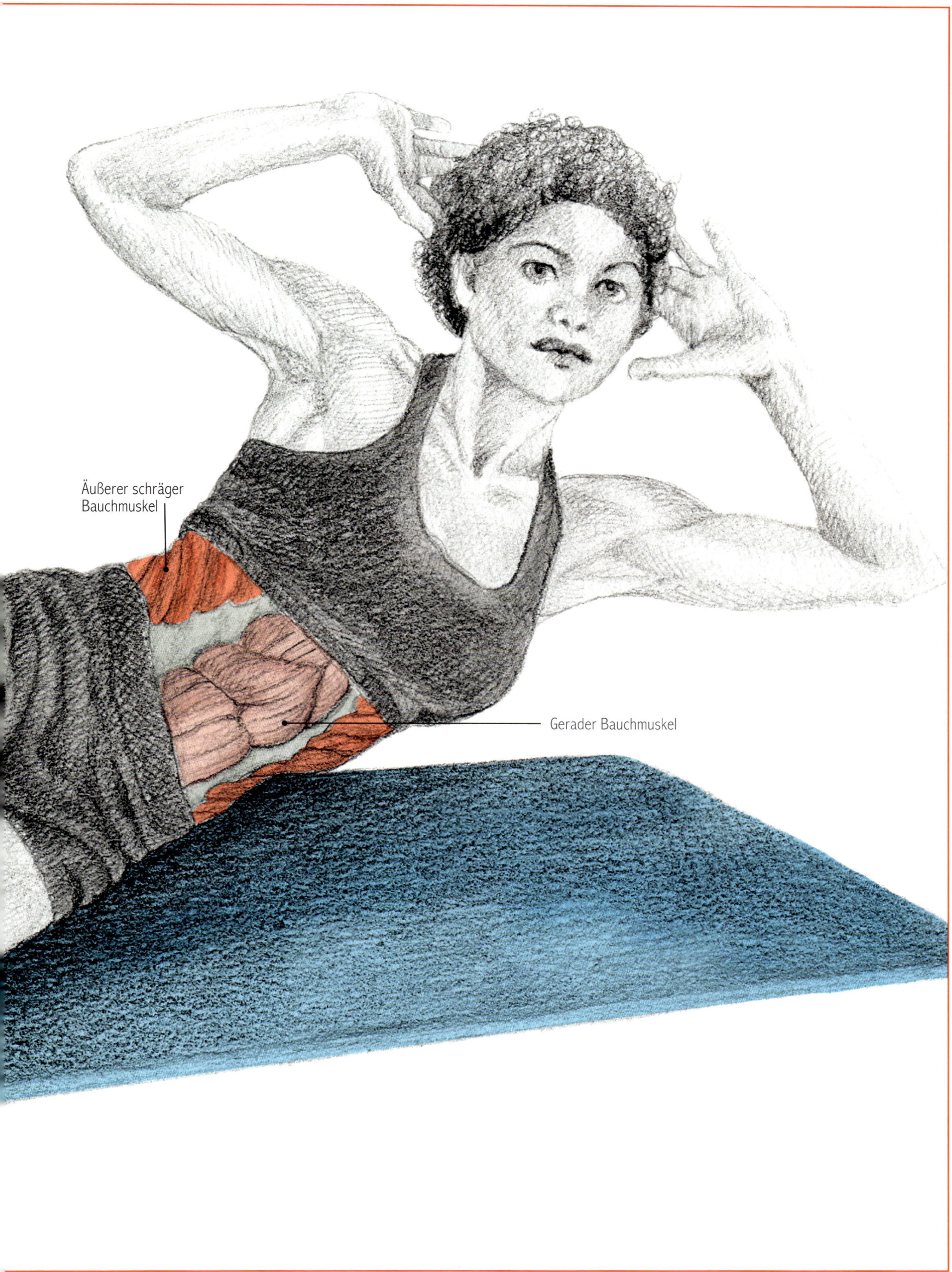
Äußerer schräger
Bauchmuskel
Gerader Bauchmuskel

Oberkörperseitheben im Liegen

Ausführung

In der Seitlage, leicht nach hinten geneigt, werden die Beine gekreuzt und – wenn möglich – unter den Rollen einer flachen Bauchmuskelbank eingehakt. Die obere Hand wird an den Kopf gelegt und die untere wird zu einer Seite gestreckt oder über die Brust (schwieriger). Durch Anspannen der schrägen Bauchmuskeln werden die Schultern ein paar Zentimeter vom Boden abgehoben, in einer Seitneigung und einer leichten Beugung des Oberkörpers. Bei der Abwärtsbewegung einatmen, bei der Aufwärtsbewegung ausatmen.

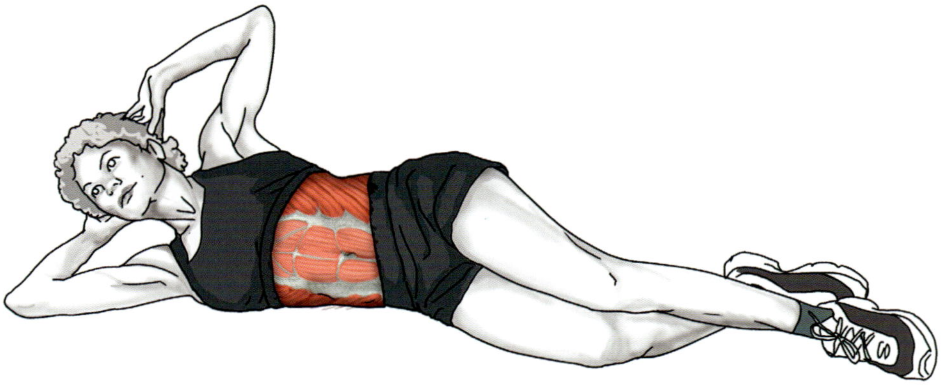

Erläuterungen

Es handelt sich um eine ähnliche Übung wie beim Crunch im Liegen, bei der die seitlichen Bereiche der Bauchmuskeln stärker beansprucht werden.

Beansprucht werden der innere und der äußere schräge Bauchmuskel der Seite, zu der der Oberkörper gebeugt wird; wenn die Haltung stark zur Seite geht, wird der größte Teil der Anstrengung durch den viereckigen Lendenmuskel erbracht.

Bei der Anspannung muss die Bewegung nicht zu weit nach oben gehen, es ist besser, den beanspruchten Bereich zu spüren und nicht zu federn. Auch die Verwendung von Zusatzgewicht ist nicht zu empfehlen.

Häufige Fehler: Federn auf dem Boden, um Schwung zu holen, zu schnelle Ausführung und Zuhilfenahme der freien Hand (obgleich dies dabei helfen kann, einen Satz zu Ende zu bringen).

Varianten

8.2 ... zusätzliches Heben der Beine

Beteiligte Muskeln. Innere und äußere schräge Bauchmuskeln, Lendenmuskel und Darmbeinmuskel

Ausführung. Die Ausgangsposition ist ähnlich wie zuvor, doch ohne die Beine zu stützen oder zu überkreuzen. Sie werden übereinander gelegt und gleichzeitig gebeugt angehoben, das obere wird leicht abgespreizt. Oberkörper und Beine müssen in jedem Fall zeitgleich zueinandergeführt werden. Die Bauchmuskeln tragen zwar nicht zum Anheben der Beine bei, doch ihre Bewegung hilft manchen Menschen, die Beanspruchung der trainierten Muskeln zu spüren.

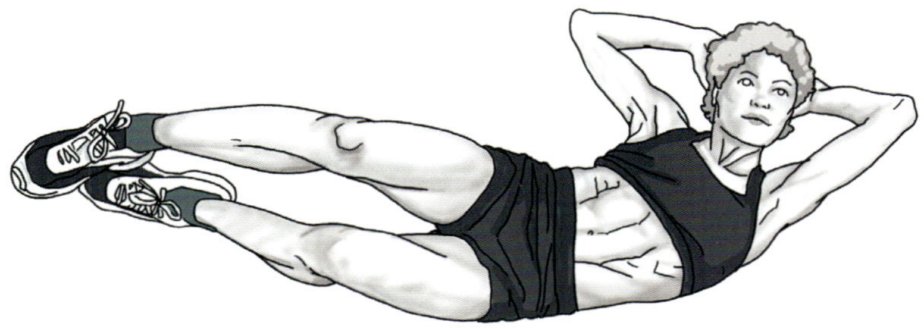

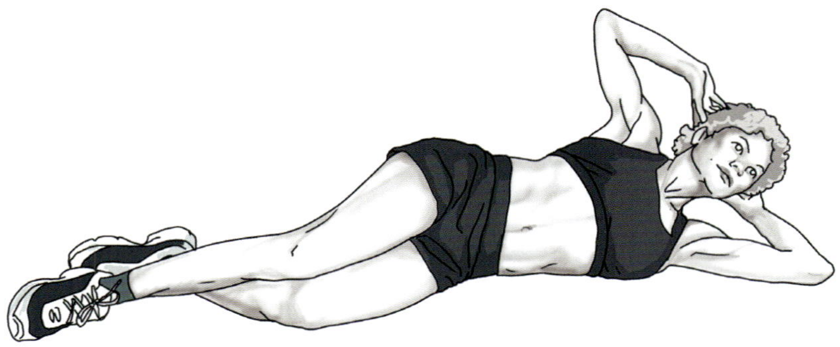

8.3 ... Beine geschlossen zur Seite

Beteiligte Muskeln. Innerer und äußerer schräger Bauchmuskel, Lendenmuskel, Darmbeinmuskel und querer Bauchmuskel

Ausführung. In Rückenlage, mit senkrecht gestreckten Beinen und seitlich vom Körper liegenden armen, werden die geschlossenen Beine durch eine Drehung des Oberkörpers zu einer Seite fallengelassen. Wenn sie den Boden berühren (je nach Vermögen der betreffenden Person), werden sie wieder bis in die Senkrechte gebracht und die Bewegung wird zur anderen Seite fortgeführt. Menschen mit Wirbelsäulenproblemen müssen diese Variante meiden.

Um die Intensität etwas zu steigern, kann ein ganzer Satz zu einer Seite und der nächste zur anderen Seite ausgeführt werden. Noch schwerer wird es mit Fußmanschetten mit Gewicht.

Schließlich gibt es die sehr anspruchsvolle Variante, die Drehungen an einer Stange hängend auszuführen, mit um mehr als 90° gebeugten Beinen. Dabei entsteht jedoch eine große Spannung auf dem Lenden-Darmbeinmuskel.

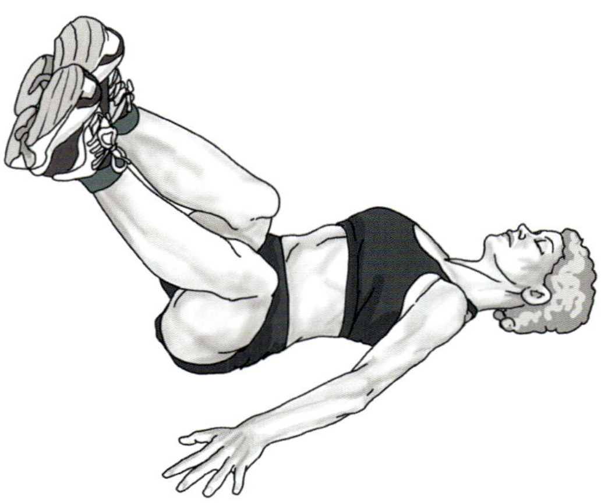

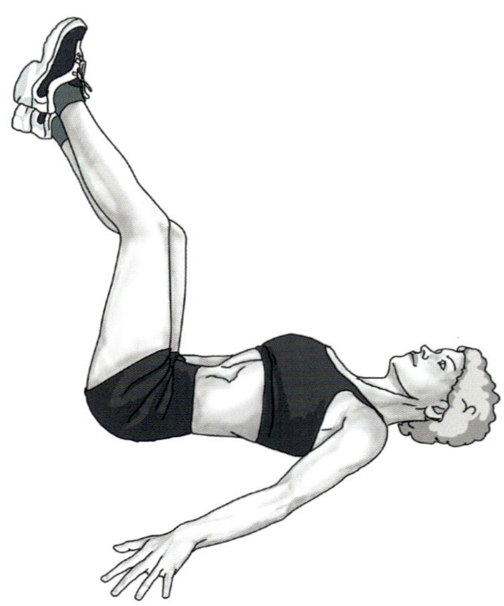

Crunch im Sitzen am Gerät

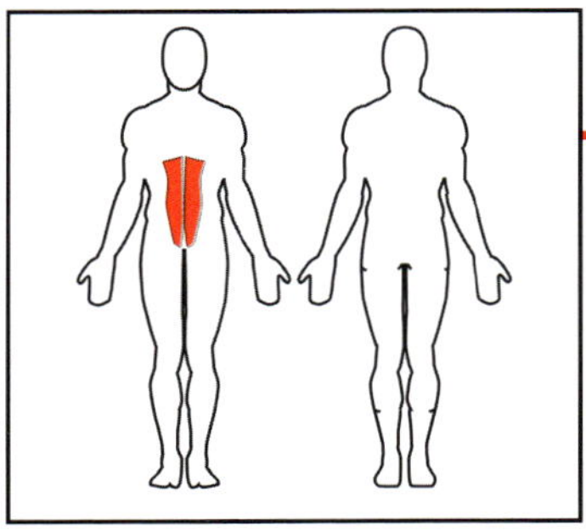

Beteiligte Muskeln

Hauptmuskeln: Gerader Bauchmuskel

Sekundäre Muskeln: Äußere und innere schräge Bauchmuskeln, Lendenmuskel, großer Oberschenkelmuskel des Quadrizeps und querer Bauchmuskel

Antagonisten: Wirbelsäulenaufrichter, langer Rückenmuskel, übrige paravertebrale Muskeln und Lendenmuskeln

Ausführung

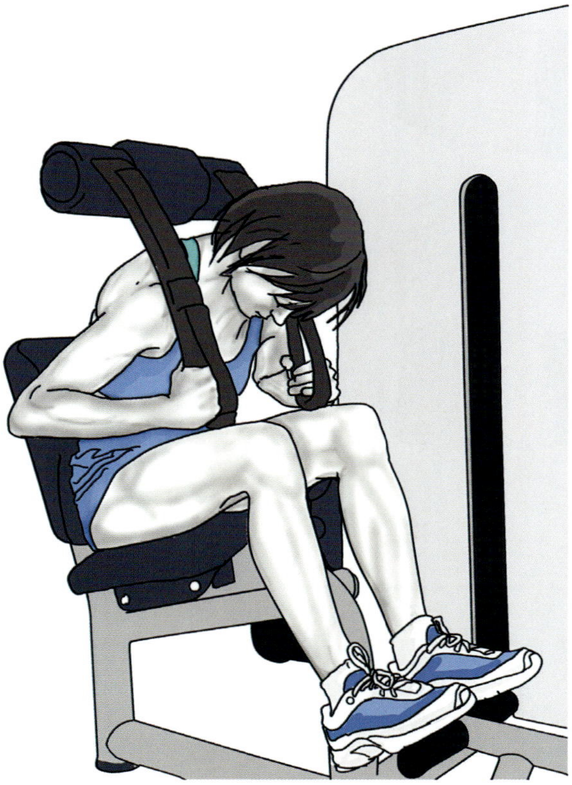

Sie sitzen am Gerät, die Beine sind unter den Rollen eingehakt und die Hände befinden sich an den Griffen über dem Kopf. Der Oberkörper wird nach vorne gebeugt, indem Sie an den Griffen ziehen oder mit der Brust schieben, je nach Konstruktion des Geräts. Beim Aufrichten des Oberkörpers einatmen, beim Absenken ausatmen.

Erläuterungen

Manche Geräte dieses Typs sind gut konstruiert und führen zu einer Beugung und einem Einrollen des Oberkörpers. Andere jedoch führen nur eine Beugung der Hüfte, wobei die Beine angehoben werden oder auch nicht. Daher soll an dieser Stele daran erinnert werden, dass die eigentliche Funktion des geraden Bauchmuskels, auf den diese Übung zielt, die Verkürzung des Abstandes zwischen Brustbein und Schambein ist. Für den Anfänger ist es schwierig zu erkennen, ob es bei Bewegungen wie dieser tatsächlich zu einer konzentrischen Anspannung des Bauches kommt, oder ob er einfach isometrisch kontrahiert bleibt (unter „Spannung"). Dies hängt von der Konstruktion des Geräts ab.

Der Hauptvorteil liegt darin, dass das verwendete Gewicht je nach Trainingsstand oder je nach den Zielen jedes Einzelnen gewählt werden kann. Zu viel Gewicht kann jedoch zu Verletzungen führen.

Häufige Fehler: zu viel oder zu wenig Gewicht und fehlerhafte Konstruktion des Geräts.

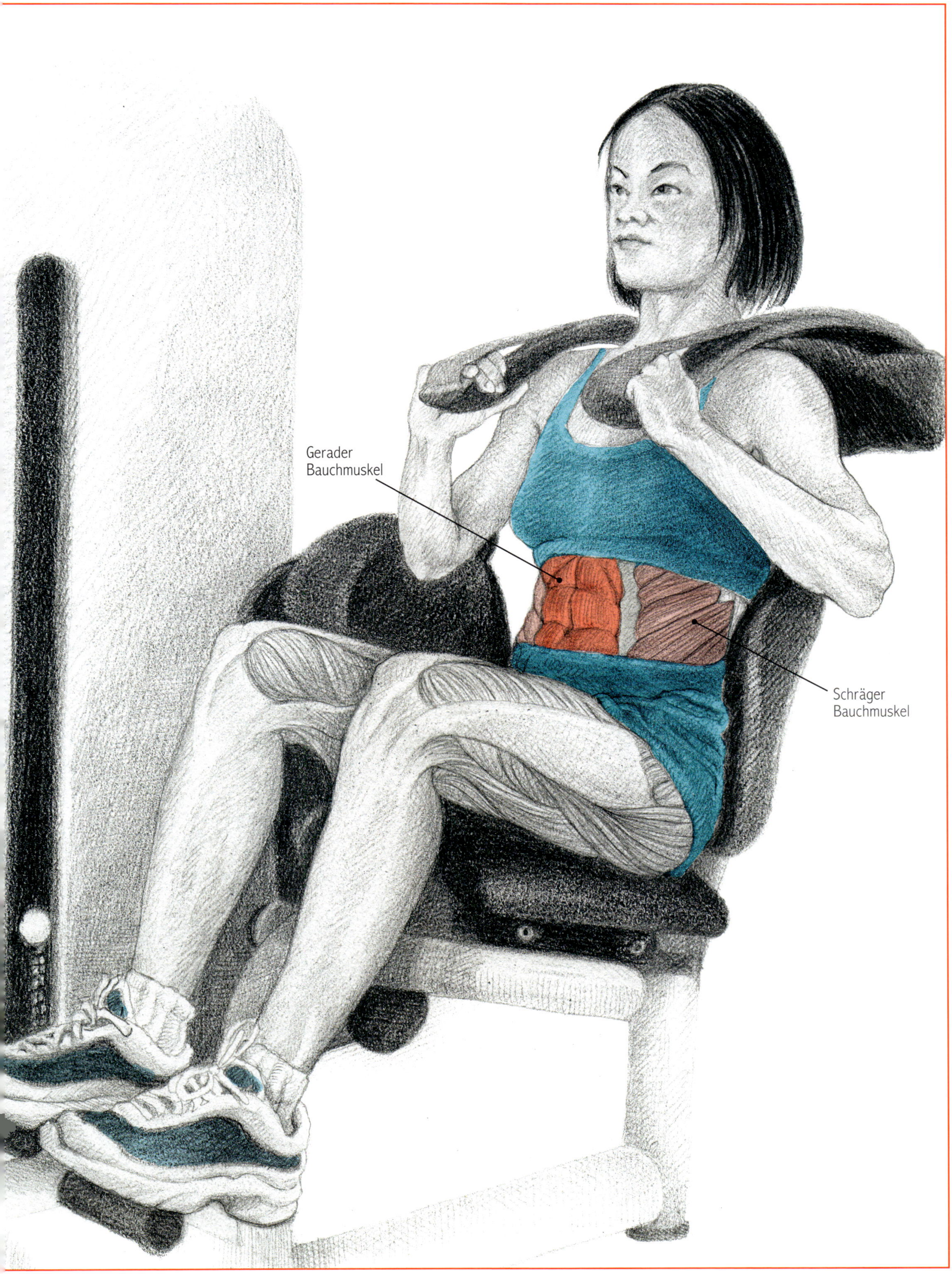
Gerader Bauchmuskel
Schräger Bauchmuskel

Varianten

9.2 ... unterer Bereich

Beteiligte Muskeln. Gerader Bauchmuskel, Lendendarmbeinmuskel, äußere und innere schräge Bauchmuskeln etc.

Ausführung. Sie liegen auf dem Rücken, der Oberkörper wird durch Gurte oder durch Festhalten mit den Händen fixiert. Die Rollen werden mit den Füßen oder mit den Schenkeln – je nach Konstruktion – nach oben gedrückt, so dass die Hüfte gebeugt wird. Dabei werden zum einen die Hüftbeuger beansprucht, wie der Lendenmuskel und der gerade Oberschenkelmuskel des Quadrizeps, doch zum anderen kommt es bei einem gut konstruierten Gerät auch zu einem Einrollen der Bauchmuskeln, wodurch das Becken an die Rippen angenähert wird. Am stärksten wird der untere Bereich beansprucht, doch der gesamte gerade Bauchmuskel trägt zur Bewegung bei.

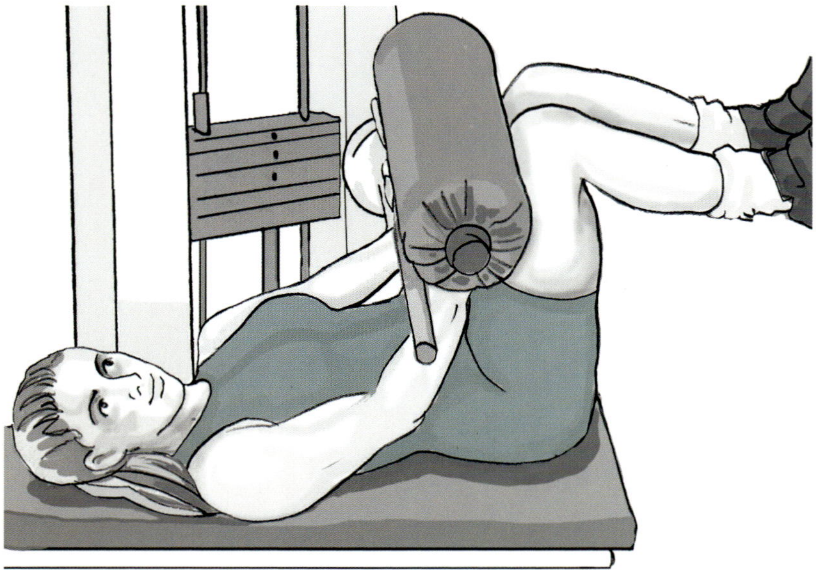

9.3 ... im Sitzen an der Brustpresse

Beteiligte Muskeln. Gerader Bauchmuskel, äußere und innere schräge Bauchmuskeln etc.

Ausführung. Sie sitzen beim Bankdrücken für den Brustmuskel am Gerät. Arme und Ellbogen sind beinahe durchgestreckt und vorne fixiert (isometrisch). Der Oberkörper wird angespannt und gebeugt, um das Gewicht anzuheben. Die Bewegung muss kurz sein und kontrolliert erfolgen und es muss zu spüren sein, wie der obere Teil des Oberkörpers durch die Bauchmuskeln (in erster Linie durch den geraden Bauchmuskel) nach hinten geführt wird.

Dies ist eine gute, wenn auch unübliche Variante der Bauchmuskelübungen am Gerät, durch die Fortgeschrittene Abwechslung in ihr Training bringen und Anfänger Kraft aufbauen können.

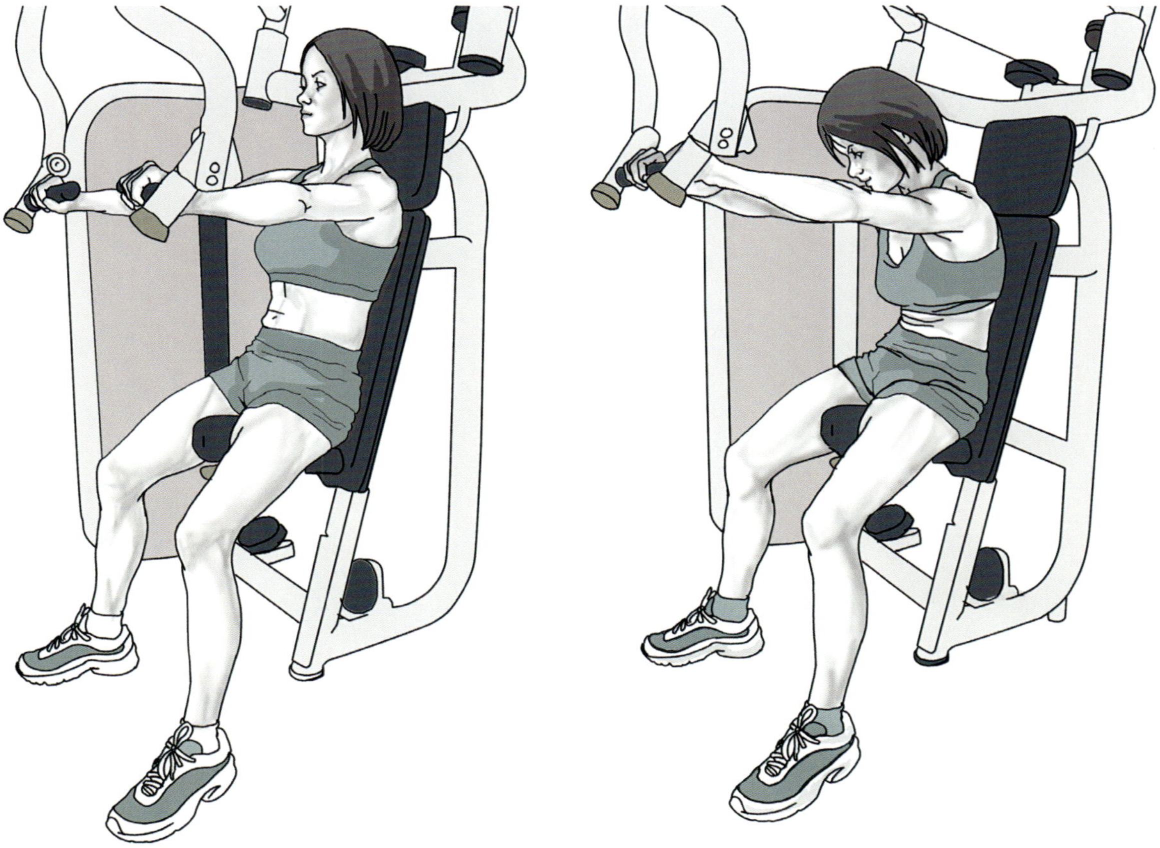

Crunch am hohen Seilzug

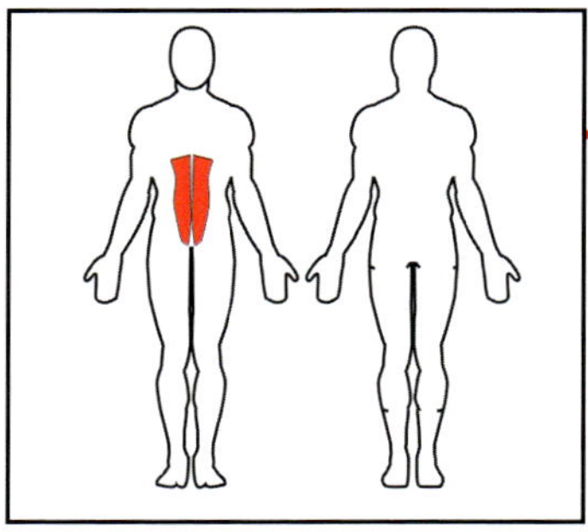

Beteiligte Muskeln

Hauptmuskeln: Gerader Bauchmuskel

Sekundäre Muskeln: Äußere und innere schräge Bauchmuskeln, querer Bauchmuskel etc.

Antagonisten: Wirbelsäulenaufrichter, langer Rückenmuskel, übrige paravertebrale Muskeln und Lendenmuskeln

Ausführung

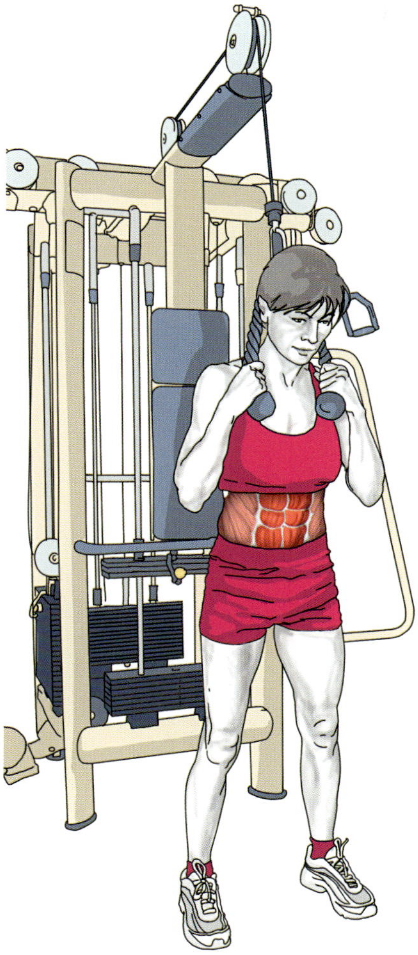

Sie stehen vor dem hohen Seilzug, am besten am Latzug-Gerät für den Rücken. Die Stange wird im Untergriff (Handflächen nach hinten) hinter dem Nacken gehalten (ohne darauf zu drücken). Die Arme sind fixiert, damitdie Stange immer in der gleichen Position bleibt, und aus der vollständigenStreckung der Wirbelsäule erfolgt eine Kontraktion und die Rippen nähern sich dem Becken. Die Bewegung muss sich anfühlen wie ein „Einrollen“, nicht wie ein „Oberkörperbeugen“. Die Hüfte bleibt unbeweglich. Beim Aufrichten des Körpers einatmen, beim Absenken ausatmen.

Erläuterungen

Dies ist eine ausgezeichnete Bauchmuskelübung, die aufgrund der schwierigen Technik für Geübte oder Fortgeschrittene zu empfehlen ist. Anfänger neigen dazu, keine einrollende Bewegung auszuführen, sondern die Hüfte zu beugen, da ihre Beugemuskeln kräftiger sind und sich leichter aktivieren lassen als die Bauchmuskeln. Es können ohne großes Risiko beachtliche Mengen an Gewicht verwendet werden. Anstelle einer Stange lässt sich auch ein Seil verwenden, je nach persönlicher Vorliebe. Die Variante, bei der Sie sich mit dem Rücken zum Gerät befinden, sei es im Stehen oder auf den Knien, ist weniger zu empfehlen und bringt keinerlei Vorteil.

> ⚠ **Häufige Fehler**: Beugen des Oberkörpers ohne ausreichende Beteiligung der Bauchmuskeln (stattdessen Beteiligung des Lendenmuskels/Darmbeinmuskel usw.), zu schnelle Ausführung, zu kurze Bewegungsstrecke und Bewegung des Beckens nach oben anstelle der Bewegung der Rippen nach unten.

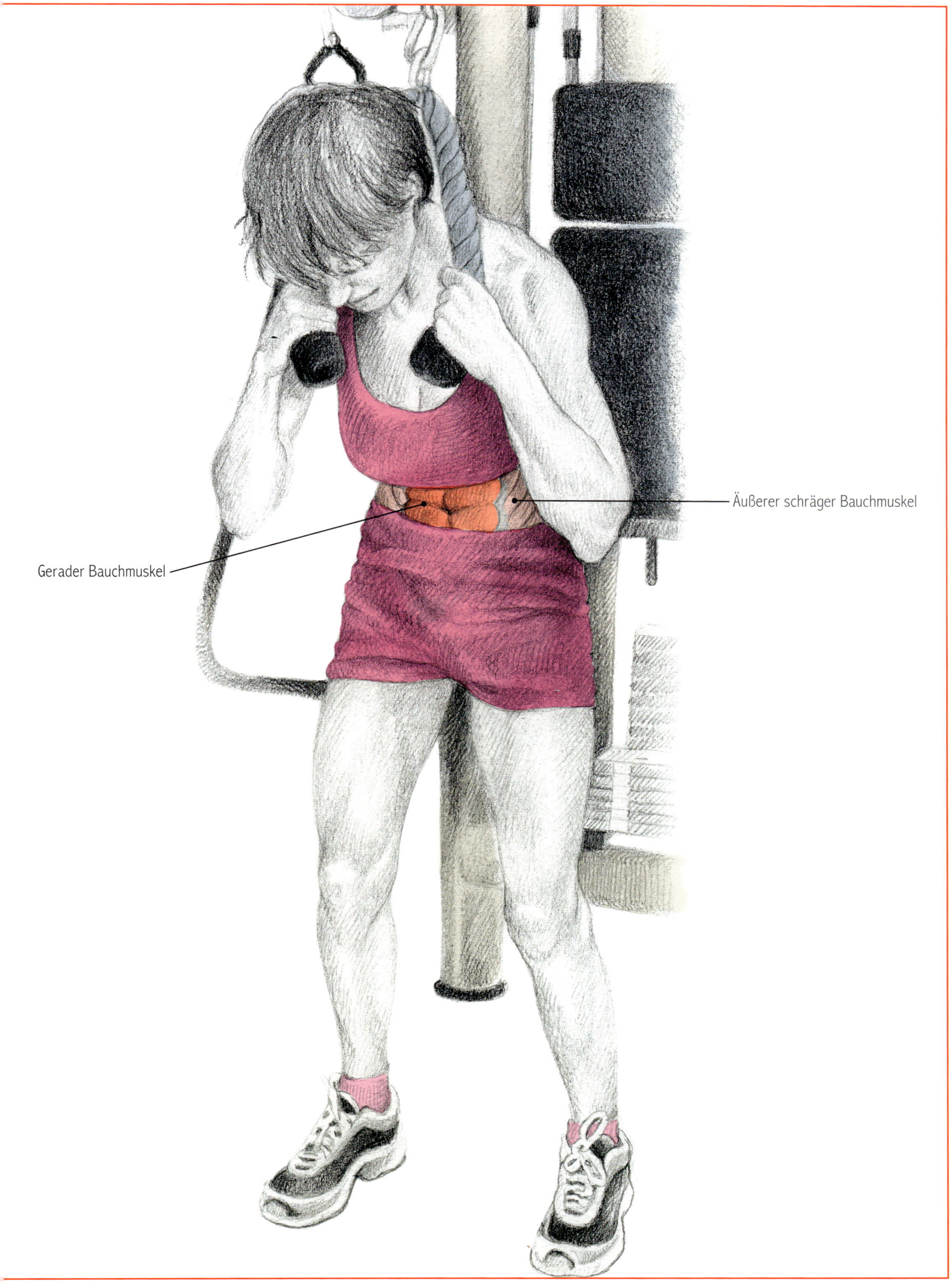
Äußerer schräger Bauchmuskel
Gerader Bauchmuskel

Varianten

10.2 ... auf den Knien

Beteiligte Muskeln. Gerader Bauchmuskel, äußere und innere schräge Bauchmuskeln etc.

Ausführung. Diese Variante wird auch als „Beten" bezeichnet. Sie knien vor dem hohen Seilzug, am besten am Seilzuggerät für das Trizepsstrecken. Die Stange oder das Seil wird ebenso gehalten und die Bewegung läuft so ab wie bei der Übung im Stehen. Es ist besonders darauf zu achten, dass die Hüfte nicht ohne ausreichende Beteiligung des geraden Bauchmuskels gebeugt wird, denn die kniende Haltung verleitet leicht zu diesem Fehler. Daher ist der Körper vom Becken abwärts fixiert (der Abstand zwischen den Schenkeln und dem Bauch verändert sich nicht, ebenso wenig der zwischen den Schenkeln und den Waden). Um nicht zu schummeln, kann ein Ball als „Sitz" verwendet werden, der dabei hilft, die Hüfte und die Beine unbeweglich zu halten.

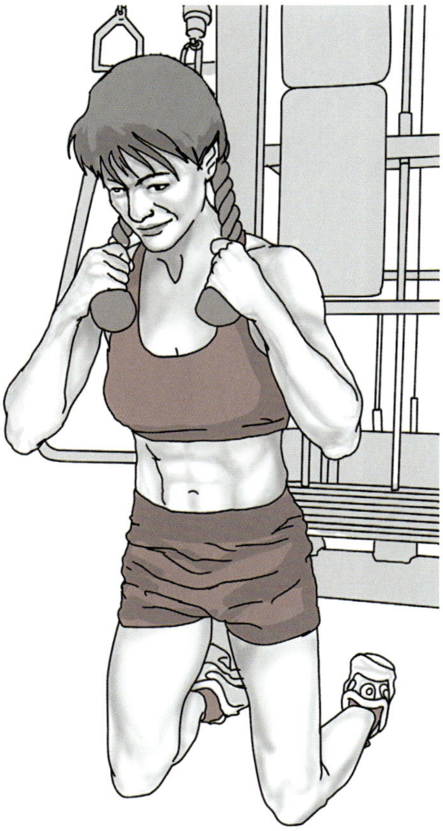

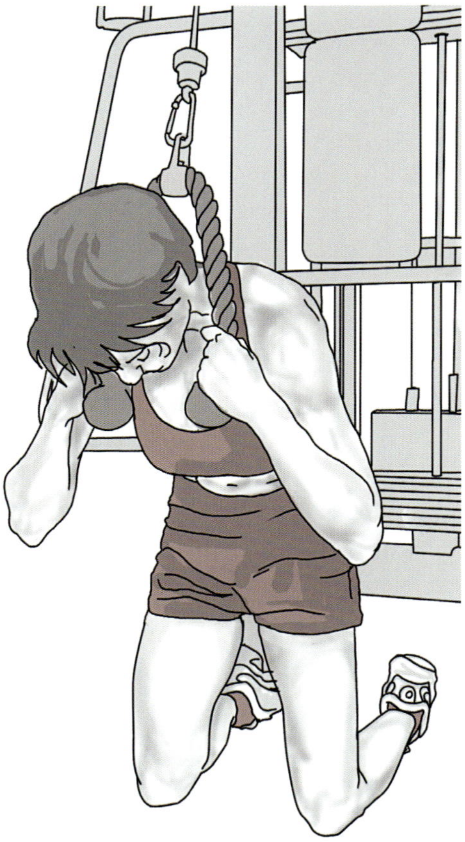

10.3 ... seitlich

Beteiligte Muskeln. Äußere und innere schräge Bauchmuskeln, gerader Bauchmuskel, viereckiger Lendenmuskel etc.

Ausführung. Sie stehen seitlich am Seilzug und halten mit dem Arm, der auf der Seite des Geräts ist, den Griff fest (am besten ein Seil oder eine einzelne Stange). Es erfolgt eine Seitneigung und gleichzeitig eine leichte Beugung des Oberkörpers. Die Anstrengung muss mental auf die schrägen Muskeln gerichtet werden. Diese Übung kann ebenso gut im Stehen wie auf Knien ausgeführt werden und sie ist den Varianten mit freien Gewichten vorzuziehen (siehe Übung 7), aus den dort dargelegten Gründen.

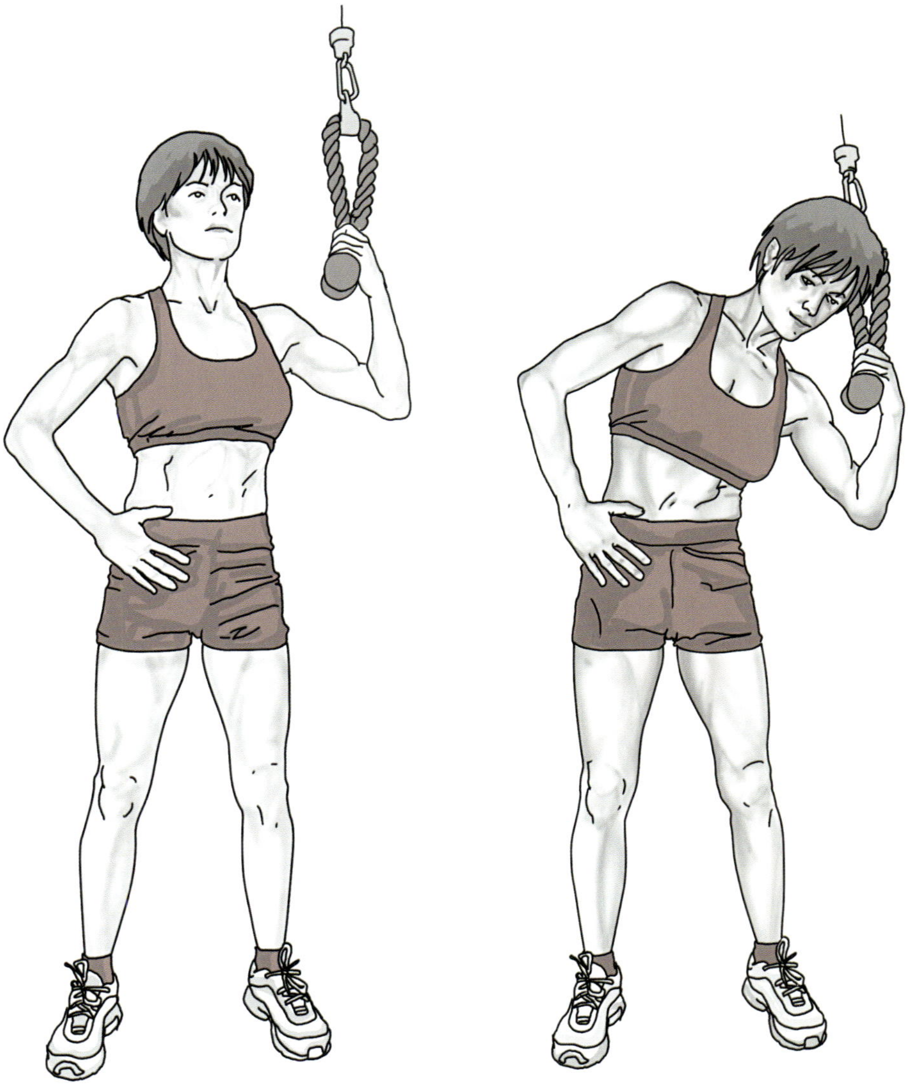

Drehen auf der Scheibe

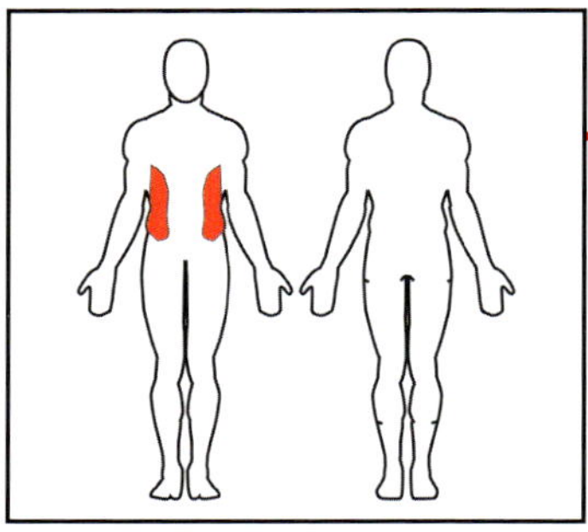

Beteiligte Muskeln

Hauptmuskeln: Innere und äußere schräge Bauchmuskeln

Sekundäre Muskeln: Gerader Bauchmuskel, querer Bauchmuskel und viereckiger Lendenmuskel

Antagonisten: Die gleichen Muskeln auf der Gegenseite

Ausführung

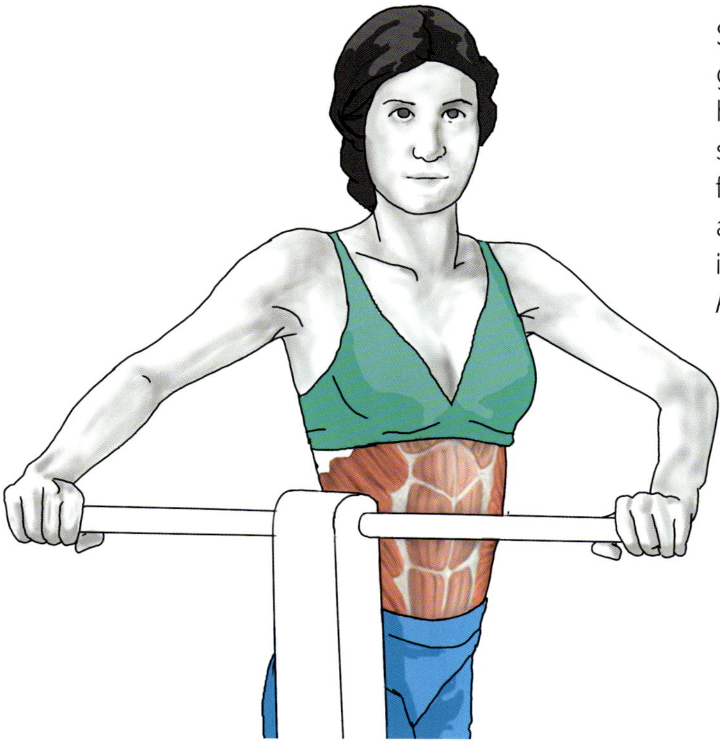

Sie stehen auf der Drehscheibe, die Beine sind leicht gegrätscht und die Knie halb gebeugt. Mit den Händen halten Sie sich am Gerät fest. Dann die Bauchmuskeln stark anspannen und Drehungen zu beiden Seiten ausführen, wobei die Bauchmuskeln die Bewegung sowohl antreiben als auch abbremsen. Die Drehungen müssen in einem Bogen von ca. 90° ausgeführt werden. Die Atmung erfolgt natürlich und in kurzen Zyklen.

Erläuterungen

Diese recht ungünstige Übung kann gefährlich sein, wenn die Bauchmuskeln die Bewegung nicht fest steuern, denn häufig lässt man sich dabei von der Trägheit der Drehung treiben, und so sind es die Bänder und die kleinen Muskeln der Wirbelsäule, die die Bewegung abbremsen. Dies gilt es zu vermeiden. Die Übung ist verzichtbar, sie führt leicht zu Knie- oder Rückenverletzungen. Darüber hinaus ist sie von keinerlei Nutzen, wenn Fett im Taillenbereich abgebaut werden soll oder die beteiligten Muskeln spürbar vergrößert werden sollen. Leider lassen schlecht ausgebildete Trainer ihre Schüler diese Übung dennoch ausführen.

Häufige Fehler: zu schnelle oder zu langsame Bewegung, zu großer Drehradiusund mangelnde Konzentration auf die beanspruchten Muskeln.

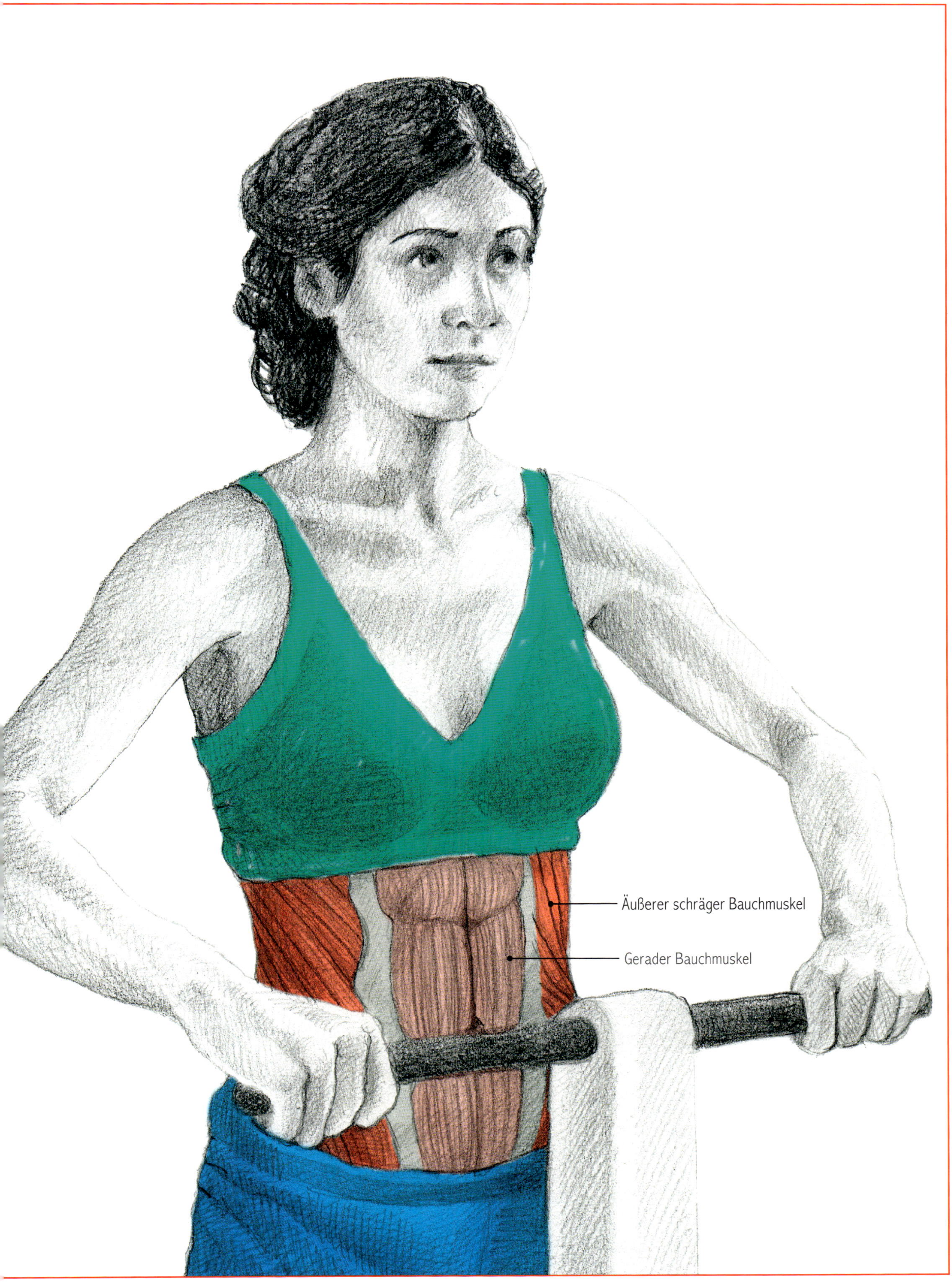
Äußerer schräger Bauchmuskel
Gerader Bauchmuskel

Varianten

11.2 ... sitzend am Gerät

Beteiligte Muskeln. Innere und äußere schräge Bauchmuskeln, gerader Bauchmuskel

Ausführung. Sie sitzen am Gerät mit dem ausgewählten Gewicht. Der Körper ist von der Taille abwärts fixiert, Sie drehen sich in die eine oder andere Richtung und heben das Gewicht dabei auf kontrollierte Weise. Dieses Gerät ist in den Krafträumen mittlerweile stark verbreitet. Es richtet die Beanspruchung wirksamer und sicherer auf die gewünschten Muskeln als die Drehscheibe. Darüber hinaus gilt es als das gezielteste Gerät für die schrägen Bauchmuskeln. Dennoch ist auch hier immer höchste Vorsicht geboten, wie bei allen Bewegungen der Wirbelsäule, auch wenn die Last in diesem Fall nicht vertikal wirkt (wie beim Oberkörperdrehen mit der Stange, siehe Übung 6.3). Schräge Bauchmuskeln, die gut trainiert sind, dienen zwar als natürliche „Bauchbinde" und verleihen der Taille eine schöne Form, doch zu viel Volumen kann die Taille breiter machen.

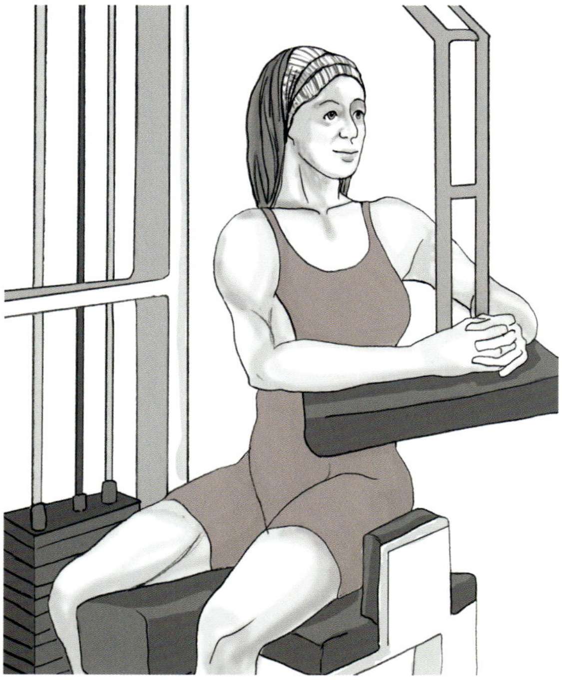

11.3 ... am Seilzug

Beteiligte Muskeln. Innere und äußere schräge Bauchmuskeln, gerader Bauchmuskel

Ausführung. Sie sitzen seitlich am mittleren (weder hohen noch tiefen) Seilzug und drehen den Rücken leicht zum Gerät. Die Ellbogen sind gebeugt und liegen eng am Körper. Der Griff des Seils, das vom Seilzug kommt, wird mit einer oder beiden Händen fixiert gefasst. In die entgegengesetzte Richtung drehen, um das Gewicht langsam und kontrolliert hochzuheben. Diese Übung kann auch im Stehen ausgeführt werden und eignet sich, wie die anderen hier erläuterten Varianten, nur für trainierte Sportler.

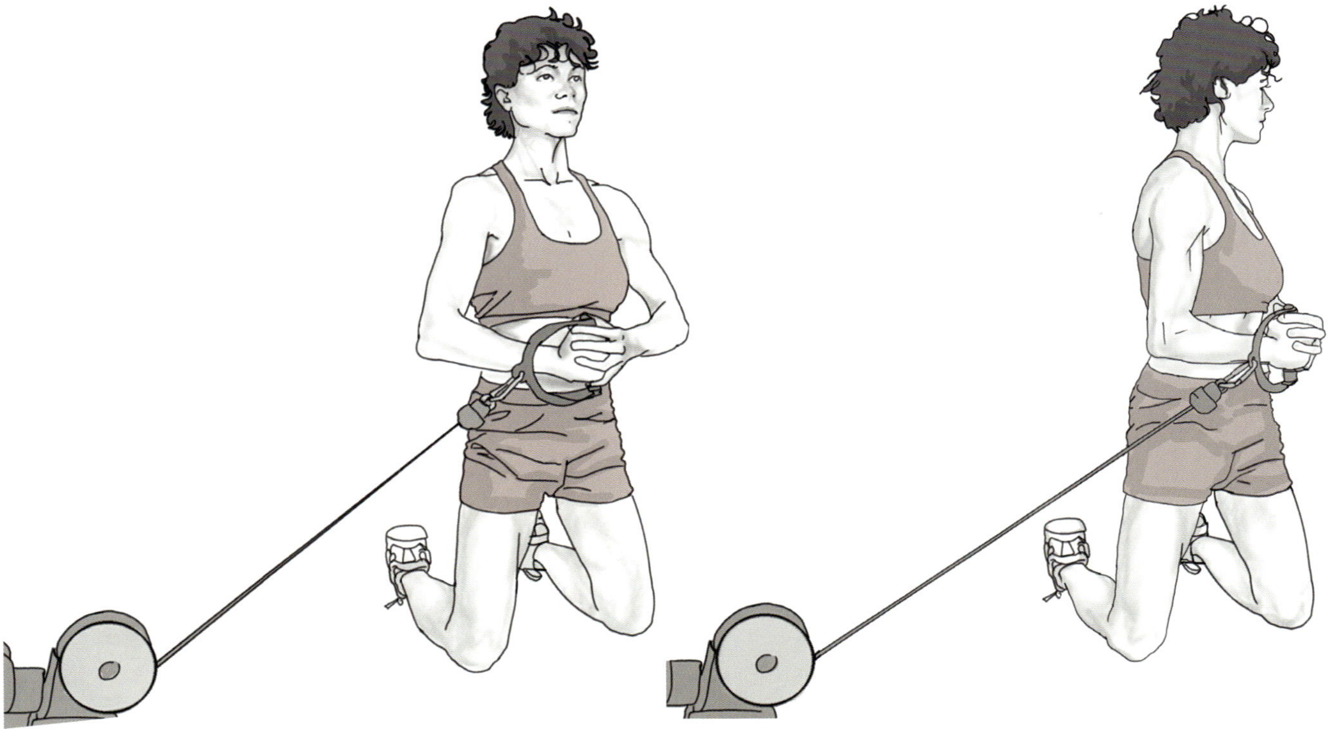

8. Stretching-Übungen

Stretching bedeutet Dehnen, Mobilisieren, Beweglichkeit wiederherstellen ... Es bedeutet, dafür zu sorgen, dass unsere Gelenke, Muskeln und Sehnen eine ausreichende Mobilität für sportliche Aktivität oder unser Alltagsleben aufweisen.

Stretching zeigt zwar einen geringeren ästhetischen Effekt als Krafttraining oder Ernährung, hat aber einen nicht unbeträchtlichen Einfluss.

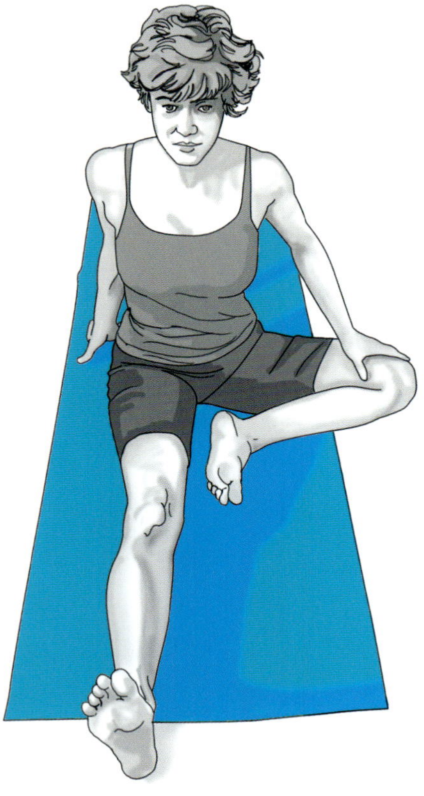

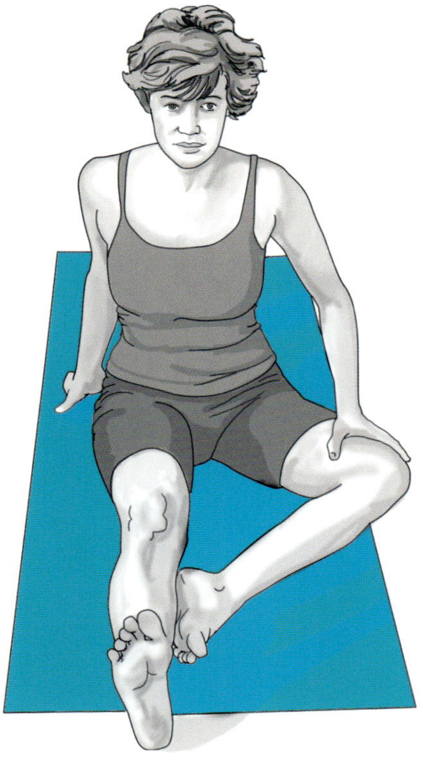

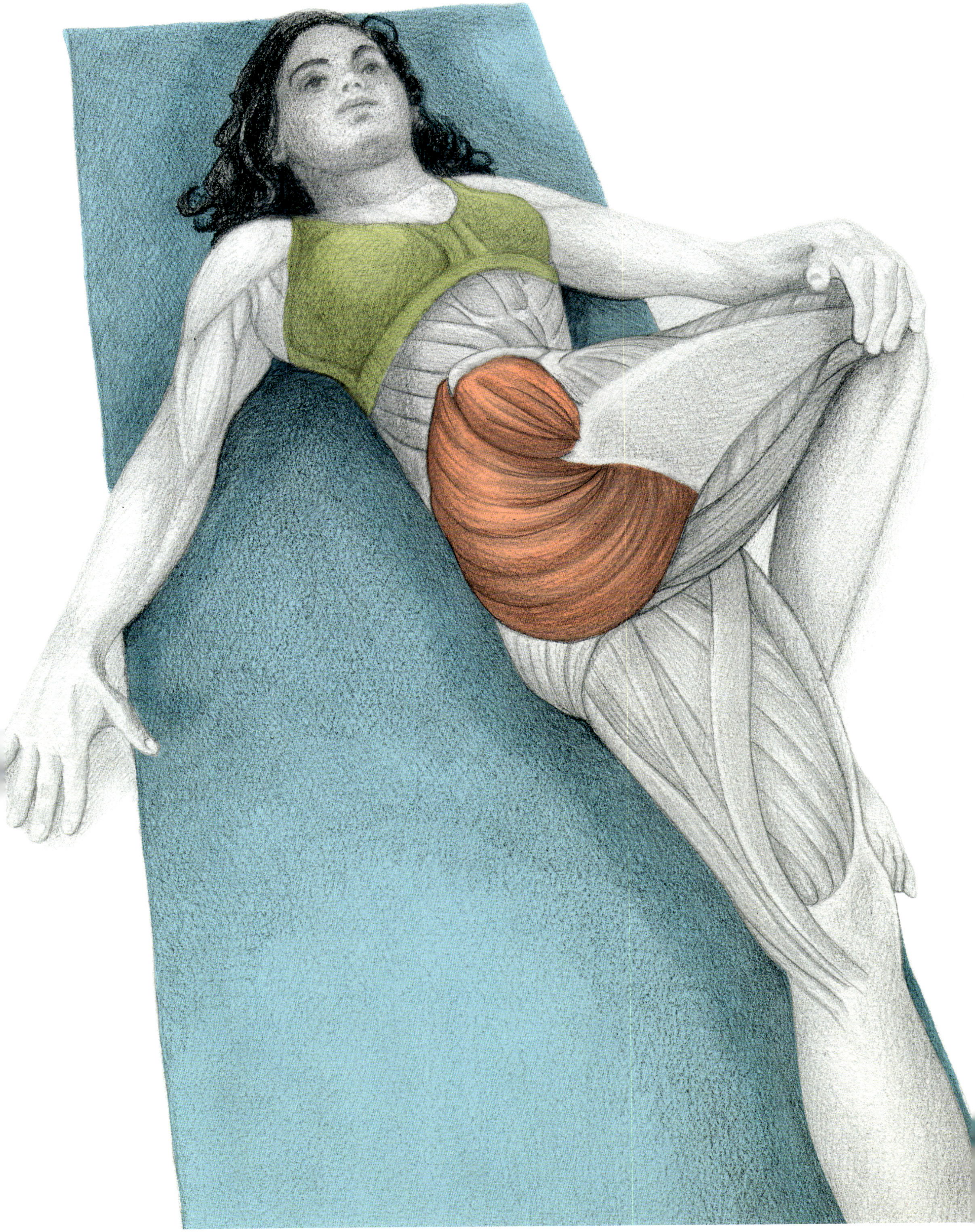

8.1 Die Bedeutung des Stretchings

Bittet man jemanden zu demonstrieren, wie stark er oder sie ist, zeigt uns dieser Mensch normalerweise seinen gebeugten Arm und den angespannten Bizeps. Geht es allerdings um die Beweglichkeit, stehen die Beine im Vordergrund. Das liegt daran, dass der Verlust an Beweglichkeit sich in keinem anderen Bereich des Körpers so deutlich manifestiert wie an den unteren Extremitäten. Warum ist das so?

Die Beanspruchung unseres Körpers ist bekanntlich in hohem Maße spezifisch. Im Alltag, und manchmal sogar im Sport, müssen die Beine und Gesäßmuskeln nicht besonders beweglich sein, und die Bauchmuskeln noch weniger. Nur bei wenigen Bewegungen werden die Adduktoren oder Oberschenkelmuskeln ernsthaft beansprucht, um lediglich zwei Beispiele zu nennen. In gleichem Maße, wie fehlende Muskelbeanspruchung zu Atrophie führen kann, verschlechtert sich die Beweglichkeit, wenn diese Eigenschaft nicht trainiert wird.

Unser Lebensstil, sei es durch stundenlanges Stehen oder Sitzen, hat nicht nur negative Auswirkungen auf unseren Rücken, sondern auch auf unsere Beine. Versuchen Sie, nicht allzu lange in ein und derselben Position zu bleiben, machen Sie alle 60 Minuten eine Pause und führen Sie kurze Dehn- oder Beweglichkeitsübungen durch.

Die Beine sind genauso wichtig wie die Räder eines Fahrzeugs. Der Motor oder die Schönheit der Karosserie sind völlig unbedeutend, wenn die Räder in schlechter Verfassung sind.

Wie bereits erwähnt, verhält es sich bei einer anderen Körperregion, die wir in diesem Buch behandeln, dem Bauch, anders. Eine gewisse Beweglichkeit des Oberkörpers muss aufrechterhalten werden, aber der Bauch selbst erfordert keine großen Anstrengungen oder andauerndes Training. Die Bauchmuskulatur ist nämlich, wie schon gesagt, die meiste Zeit hypotonisch, und es besteht kein Bedarf, sie an die Grenzen ihrer Beweglichkeit zu bringen.

8.2 Aufwärmen

Die Bereiche, die wir beanspruchen werden, müssen zur Erhöhung ihrer Beweglichkeit aufgewärmt werden.

Eine einfache Methode zum Aufwärmen der Muskulatur des Bereichs Bauch – Beine – Po:

Beginnen Sie mit acht bis zehn Minuten auf dem Ergometer oder leichtem Joggen. Im Anschluss machen Sie Beweglichkeitsübungen für alle Gelenke, vor allem die Hüfte, die Knie und die Taille. Die Beinmuskeln können auch massiert werden, dies sollte allerdings nicht zu lange dauern.

Wie bei allen Muskelgruppen sollte man beim ersten Satz nicht an die Grenze oder darüber hinausgehen. Am Anfang hat die Dehnung sanft zu erfolgen.

Wenn der Raum nicht sehr warm ist, achten Sie darauf, entsprechende Kleidung zu tragen. Die Körpertemperatur muss konstant bleiben. Eine Schicht sollte ausreichend sein, d. h. man sollte nicht mehrere Kleidungsstücke übereinander tragen, da sonst die Schweißbildung gefördert sowie die natürliche Temperaturregelung erschwert wird.

8.3 Stretching-Bereiche

Der Bereich Bauch – Beine – Po muss in seinen einzelnen Abschnitten betrachtet und beansprucht werden und alle Zonen müssen gedehnt werden.

1 Hüfte: vor allem die Gesäßmuskeln und der Lenden-Darmbeinmuskel

2 Oberschenkel: Quadrizeps und Kniebeuger

3 Beine: dreiköpfiger Wadenmuskel und Schienbeinmuskeln

4 Fuß: Sohle, Rist und Zehen

5 Mittelbauch

6 Seitlicher Bauch

Wie immer müssen auch hier die Übungen zwar grundsätzlich symmetrisch ausgeführt werden, dies muss aber nicht gleichzeitig geschehen. In diesem Buch finden Sie eine umfassende Zusammenstellung von (adaptierten) Übungen aus den Werken ***Enzyklopädie Muskeltraining und Enzyklopädie Stretching*** desselben Autors. In ihnen werden die Muskelgruppen und Körperbereiche, die jeweils beansprucht werden, detailliert dargestellt. Nehmen Sie in Ihr Trainingsprogramm Übungen für alle sechs oben genannten Bereiche auf.

8.4 Kenntnis und Wertschätzung der Beweglichkeit

Denken Sie daran, dass die Beweglichkeit grundsätzlich von zwei Variablen abhängt, obwohl sie nicht die einzigen Faktoren sind:

- Beweglichkeit der Gelenke

- Dehnbarkeit der Muskeln

Die Beweglichkeit betrifft unter anderem auch: die Sehnen, die Bänder, den Abstand und die Anordnung der Muskelansätze, die Länge der Knochensegmente, den Körperumfang und die Dehnbarkeit der Muskeln selbst.

Die Variable, die am besten trainiert werden kann, ist die Dehnbarkeit. Zum Teil ist sie erblich bedingt, sie kann jedoch durch Training wesentlich beeinflusst werden.

Eine Verbesserung der Beweglichkeit hat bekanntlich weitere positive Nebeneffekte, z. B. Erhöhung der Laufgeschwindigkeit, mehr Sprungkraft und Ausdauer, Kraftzunahme, usw.

Kann man durch Trainieren der Beinbeweglichkeit Verletzungen ausschließen? Nein. Sinkt dadurch aber das Verletzungsrisiko? Ja.

Verletzungen im Bauchbereich sind selten. Wie bereits dargestellt wurde, betreffen die häufigsten Beinverletzungen die Knie und Knöchel. In beiden Fällen ist die Ursache ein unnatürlicher Bewegungsablauf, dem nicht einmal durch Muskeltraining vorgebeugt werden kann. Bei anderen Verletzungen, die direkt an den Muskeln auftreten, besteht ein direkter Zusammenhang mit dem Fehlen einer bestimmten Eigenschaft. So sind beispielsweise Faserrisse an den Oberschenkelmuskeln oder Adduktoren aufgrund mangelnder Beweglichkeit nicht selten.

Beweglichkeitsübungen müssen sowohl statisch als auch dynamisch sein. Dieses Buch konzentriert sich auf die statischen, da die dynamischen auf die normalerweise ausgeübte Sportart abgestimmt werden müssen und besser durch bewegte Bilder erläutert werden können. In jedem Fall ist folgender entscheidender Ratschlag zu beachten:

Übungen zur Verbesserung der Beweglichkeit müssen häufig durchgeführt werden, dies ist wichtiger als der Umfang der einzelnen Dehnungseinheiten.

Überprüfen Sie regelmäßig Ihre Fortschritte, was die Verbesserung der Beweglichkeit anbelangt. Führen Sie die Übungen einmal im Monat unter gleich bleibenden Bedingungen (Wochentag, Uhrzeit, Aufwärmphase ...) durch und notieren Sie Ihre Beobachtungen, um Ihren Erfolg zu dokumentieren.

8.5 Beweglichkeit trägt zur Verbesserung Ihrer Körperhaltung bei

Durch mangelnde Beweglichkeit der Oberschenkelmuskeln kippt das Becken nach hinten, wodurch die natürliche Kurve der Lendenwirbelsäule verschwindet. Dadurch verändert sich die Stellung der übrigen Wirbel zueinander (die, wie wir wissen, bis zum Kopf reichen).

Wenn wir einen sitzenden Lebensstil pflegen, sind Schmerzen, Abnutzung und Verformung bestimmter Knochenstrukturen und selbstverständlich auch ein unschönes Erscheinungsbild unseres Körpers die Folge. Wenn ein Mensch zwar aktiv ist, die rückwärtige Seite des Oberschenkels aber nicht ausreichend beweglich hält, können Verletzungen auftreten.

Versuchen Sie Folgendes: Sie setzen sich auf den Boden, die Beine nach vorne ausgestreckt. Gelingt es Ihnen, den Oberkörper ohne große Anstrengung aufgerichtet zu halten? Oder müssen Sie die Hände hinter dem Körper aufstützen, um nicht nach hinten zu fallen? Wenn Letzteres der Fall ist, ist die Beweglichkeit Ihrer Oberschenkelmuskulatur sehr wahrscheinlich ziemlich gering.

Unzureichende Beweglichkeit in anderen Bereichen unseres Körpers ist ebenfalls problematisch: Der Lenden-Darmbeinmuskel kann sich negativ auf die Wirbelsäule und das Kreuzbein auswirken; die Adduktoren wirken sich auf die Schambeinfuge aus; die Beinmuskulatur auf die Art, wie wir unsere Füße aufsetzen, usw. Mangelnde Beweglichkeit im Bauch kann ebenfalls zur Verkrümmung des Oberkörpers nach hinten führen (Kyphose), was weitere Probleme mit sich bringt.

8.6 Trainingstheorie

8.6.1 Auswahl der Übungen, Intensität und Ruhephasen

Aufwärmen ist einfach, und eine Verletzung, vor allem der Beine, stellt uns vor enorme Schwierigkeiten. Das ist logisch, schließlich sind sie unser Fortbewegungsmittel! Wir betonen also erneut: Wärmen Sie sich immer auf.

Stretching-Übungen für Bauch, Beine und Po müssen alle Bereiche, die wir erwähnt haben, abdecken, das heißt:

Beine und Gesäßmuskeln: Hüfte, Oberschenkel, Bein und Fuß

Bauch: mittlere und schräge Bauchmuskeln

Wie auch bei anderen Körperbereichen ist die Festlegung der Intensität bei Dehnungsübungen schwieriger als bei anderen körperlichen Eigenschaften oder Fähigkeiten, wie z. B. Kraft, Schnelligkeit oder Ausdauer. Es ist unbedingt erforderlich, dass man seinen Körper kennt und ihn kontrollieren kann. Wir empfehlen eine Intensität, bei der ein Ziehen und ein gewisser Widerstand zu spüren sind, jedoch kein Schmerz. Dieser tritt häufig beim Dehnen der Oberschenkelmuskeln und Schenkelanzieher auf. Diese beiden Muskelgruppen neigen mit am häufigsten zu mangelnder Beweglichkeit. Quadrizeps, Zwillingswadenmuskel und Schollenmuskel hingegen lassen sich leicht dehnen, ohne sich unangenehm bemerkbar zu machen. Im Mittelfeld liegen diesbezüglich die anderen Bereiche der Beine, wie z. B. die Gesäßmuskeln. Die Bauchmuskulatur muss weniger intensiv gedehnt werden.

Beim Stretching sind Erholungsphasen wichtig. Wenn Sie die Beine dehnen, geschieht dies am besten im Sitzen oder Liegen, damit die Beine während dieser kurzen Ruhepause nicht angespannt sind oder das gesamte Körpergewicht tragen müssen.

8.6.2 Wöchentlicher Stretching-Rhythmus

Die Trainingsfrequenz kann beim Dehnen bekanntlich flexibler gehandhabt werden als beim Krafttraining, weil die Erholungsphasen viel kürzer sind als beim Trainieren zur Verbesserung des Muskeltonus, egal, ob es sich um Beine, Bauch oder einen anderen Bereich des Körpers handelt.

Zwar ist bei anderen Bereichen des Körpers eine geringere Trainingsfrequenz möglich, die Beine sollten allerdings vier- bis sechsmal pro Woche gedehnt werden. Weniger könnte nicht ausreichend sein. Der Bauch sollte zwei- bis dreimal pro Woche gedehnt werden.

An dieser Stelle sollen die Empfehlungen, die bereits in anderen Veröffentlichungen ausgesprochen wurden, wiederholt werden:

Es ist besser, mehrmals in der Woche zu dehnen, als nur ein- oder zweimal länger zu dehnen.

8.6.3 Die Technik

In diesem Werk wird die einfachste Stretching-Technik beschrieben: das statische Stretching.

1. Gezieltes Aufwärmen der Beine, 10 Minuten auf dem Ergometer oder leichtes Joggen.
2. Langsam dehnen, bis die Position der ausgewählten Übung erreicht ist.
3. Kurz bevor die Position schmerzhaft wird, innehalten.
4. Die Position 15–20 Sekunden halten.
5. Sanft zur Ausgangsposition zurückkehren.
6. 20 oder 30 Sekunden Pause, in denen das andere Bein gedehnt wird, falls eine einseitige Übung durchgeführt wird. Bei Bauchübungen die Seite wechseln.

Federnde Bewegungen sind zu vermeiden. Alle Muskeln sollten entspannt sein, auch die, die theoretisch nicht gedehnt werden. Die Übungen können auch mit Partner durchgeführt werden.

Beugen des Knies

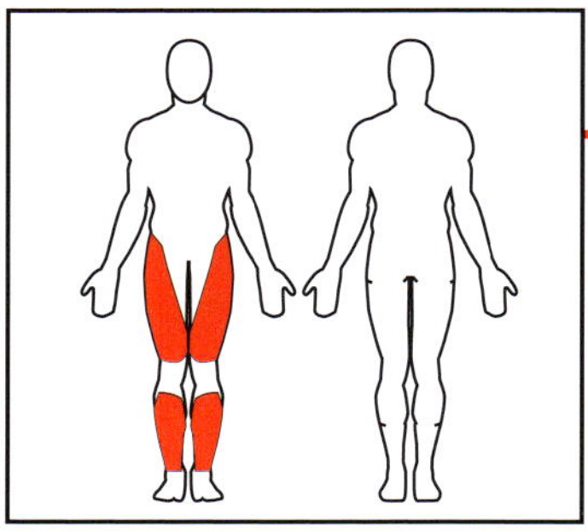

Beteiligte Muskeln

Hauptmuskeln: Lenden-Darmbeinmuskel, gerader Schenkelmuskel des Quadrizeps
Sekundäre Muskeln: Quadrizeps

Ausführung

Stellen Sie sich hin und stützen Sie sich ab, um das Gleichgewicht zu halten. Winkeln Sie ein Knie an und halten Sie das Sprunggelenk des angehobenen Fußes mit der Hand derselben Seite. Drücken Sie die Ferse an das Gesäß, um den Quadrizeps zu dehnen.

Erläuterungen

Die Hüfte darf nicht gebeugt und die Wirbelsäule nicht geneigt werden, doch es empfiehlt sich, die Hüfte auf der gedehnten Seite ein wenig nach hinten zu strecken, um einen bestimmten Teil des Quadrizeps gut zu dehnen: den geraden Anteil (zweigelenkig).

Würde die Hüfte in die Gegenrichtung bewegt, das heißt, das Knie vor den Körper geführt, während die übrige Haltung beibehalten wird, würde die Beanspruchung stärker auf die breiten äußeren und den mittleren Anteil des Quadrizeps gerichtet und der gerade vordere Anteil würde weniger intensiv gedehnt werden.

Für die Wahrung des Gleichgewichts ist das Abstützen wichtig. Bei allen Stretching-Übungen ist ein instabiler Stand ein Faktor, der die Wirksamkeit mindert.

Variante — 1.2 ... in Seitlage

Wenn Sie sich in Seitlage begeben und so vorgehen, wie oben erläutert, erzielen Sie dieselbe Wirkung. Der Vorteil liegt darin, dass Sie die häufig auftretende Hyperlordose und andere falsche Wirbelsäulen- und Hüftstellungen vermeiden, zu denen es im Stehen häufig kommt und die teilweise auf die Schwierigkeit zurückzuführen sind, auf einem Bein das Gleichgewicht zu bewahren. Es soll daran erinnert werden, dass der gerade vordere Anteil des Quadrizeps durch einfaches Anwinkeln des Knies nicht wirksam gedehnt wird. Diese Bewegung muss mit einer leichten Streckung der Hüfte einhergehen. Andernfalls wird einer der breiten Anteile dieses Muskels – der gerade vordere – nicht angemessen gedehnt.

Bei dieser Übung neigen manche Menschen dazu, das Knie zu drehen, um den Fuß über das Gesäß hinaus zu führen. Dies kann zweifellos zu einer stärkeren Dehnung des Quadrizeps führen, doch werden dabei auch die Bänder des Knies unnötig belastet (siehe Übung 9.3).

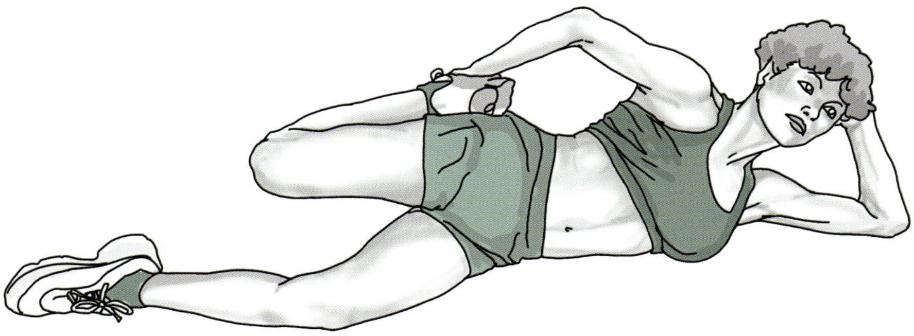

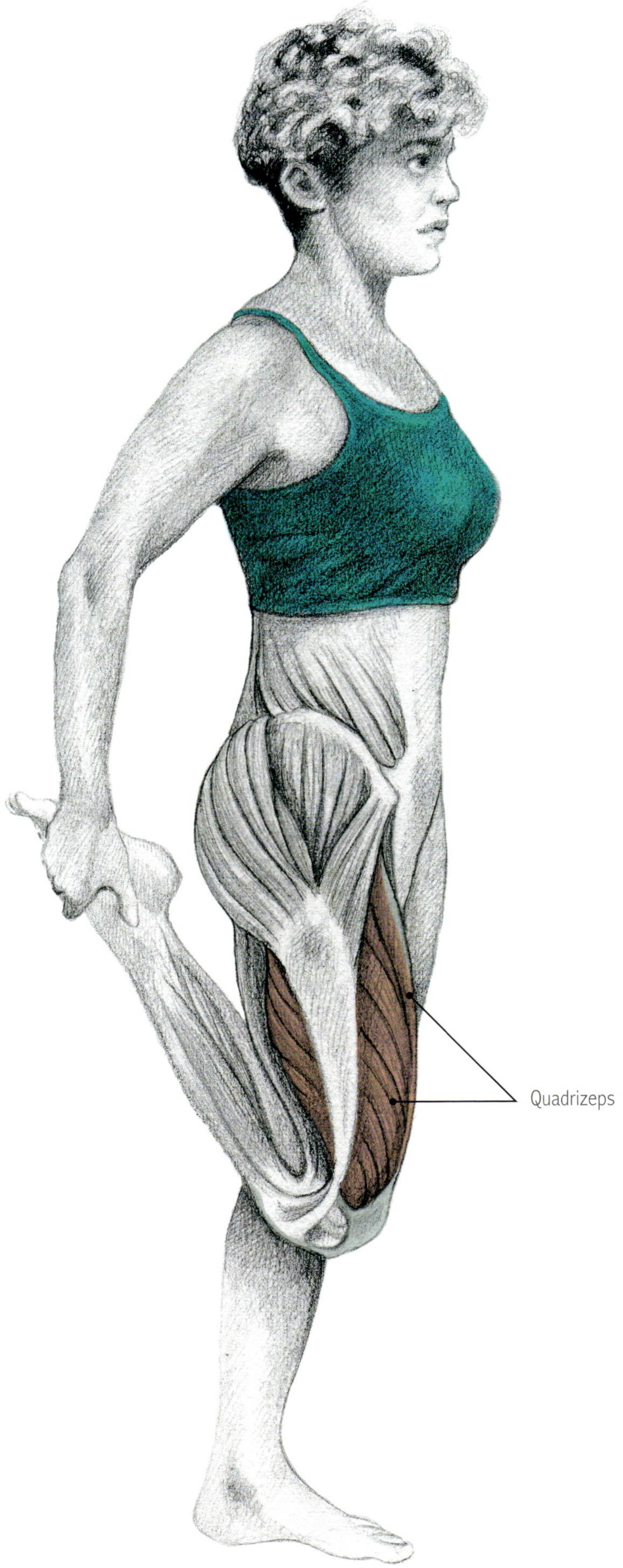
Quadrizeps

Hüftstrecken mit Abstützen auf dem Knie

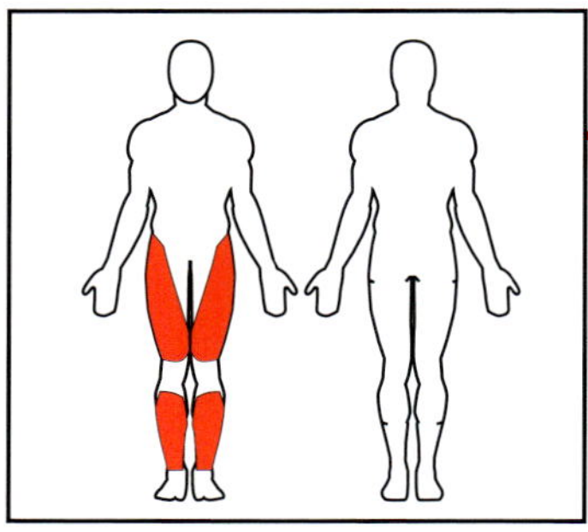

Beteiligte Muskeln

Hauptmuskeln: Lenden-Darmbeinmuskel, gerader Oberschenkelmuskel des Quadrizeps

Sekundäre Muskeln: Quadrizeps

Ausführung

Stellen Sie einen Fuß fest auf einen weichen Untergrund. Er befindet sich auf einer Höhe mit dem Knie (das Knie sollte sich grundsätzlich nicht weiter vorne befinden als der aufgestellte Fuß). Führen Sie das andere Bein weiter nach hinten, dabei ist das hintere Knie aufgestellt. Ziehen Sie am Knöchel des hinteren Beins und bewegen Sie ihn in Richtung Gesäß, während Sie gleichzeitig das Becken nach unten und nach vorne schieben.

Erläuterungen

Die Übung ähnelt Übung Nr. 1 dieses Kapitels über die Beinmuskeln. Doch indem Sie das gedehnte Bein weiter hinten aufstellen – in Verlängerung der Hüfte – bewirken Sie, dass auch die Beugemuskeln dieses Beins, insbesondere der Lendendarmbeinmuskel, mit einbezogen werden. Durch die Verbindung der Hüftstreckung mit der Beugung des Knies eignet sich dieses Übung sehr gut dazu, den gesamten Quadrizeps zu dehnen (erinnern wir uns daran, dass einer seiner Anteile – der gerade vordere – mit beiden Gelenken verbunden ist). Um die Beanspruchung umgekehrt stärker auf den Lendendarmbeinmuskel zu richten und weniger auf den Quadrizeps, reicht es, den Fuß nicht zu halten, sondern ihn mit dem Spann auf den Boden zu stützen. Halten Sie das Knie halbgestreckt, während Sie gleichzeitig etwas fester auf das Becken drücken.

Wenn Sie diese Übung korrekt ausführen, gehört sie zu den besten Dehnungsübungen für den Quadrizeps.

Variante

2.2 ... auf einer Bank

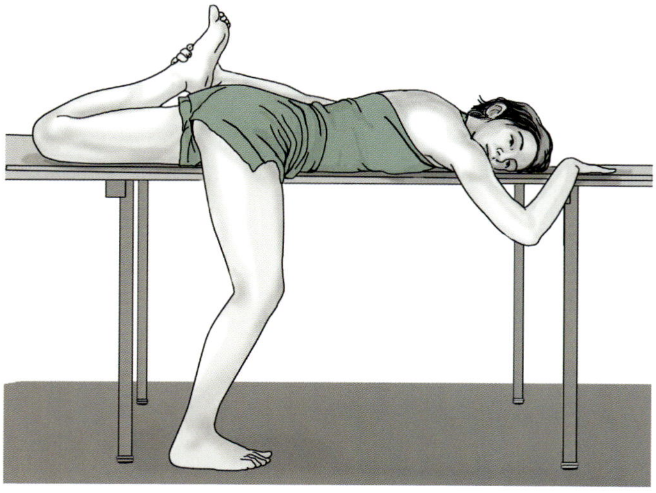

Dieselbe Übung können Sie auch auf einer Bank ausführen (was manchen bequemer erscheint). Diese Stütze ermöglicht es darüber hinaus, den Oberkörper abzulegen, doch in diesem Fall werden die Hüftbeuger weit weniger gedehnt, sodass sie zu einer reinen Übung für den Quadrizeps wird.

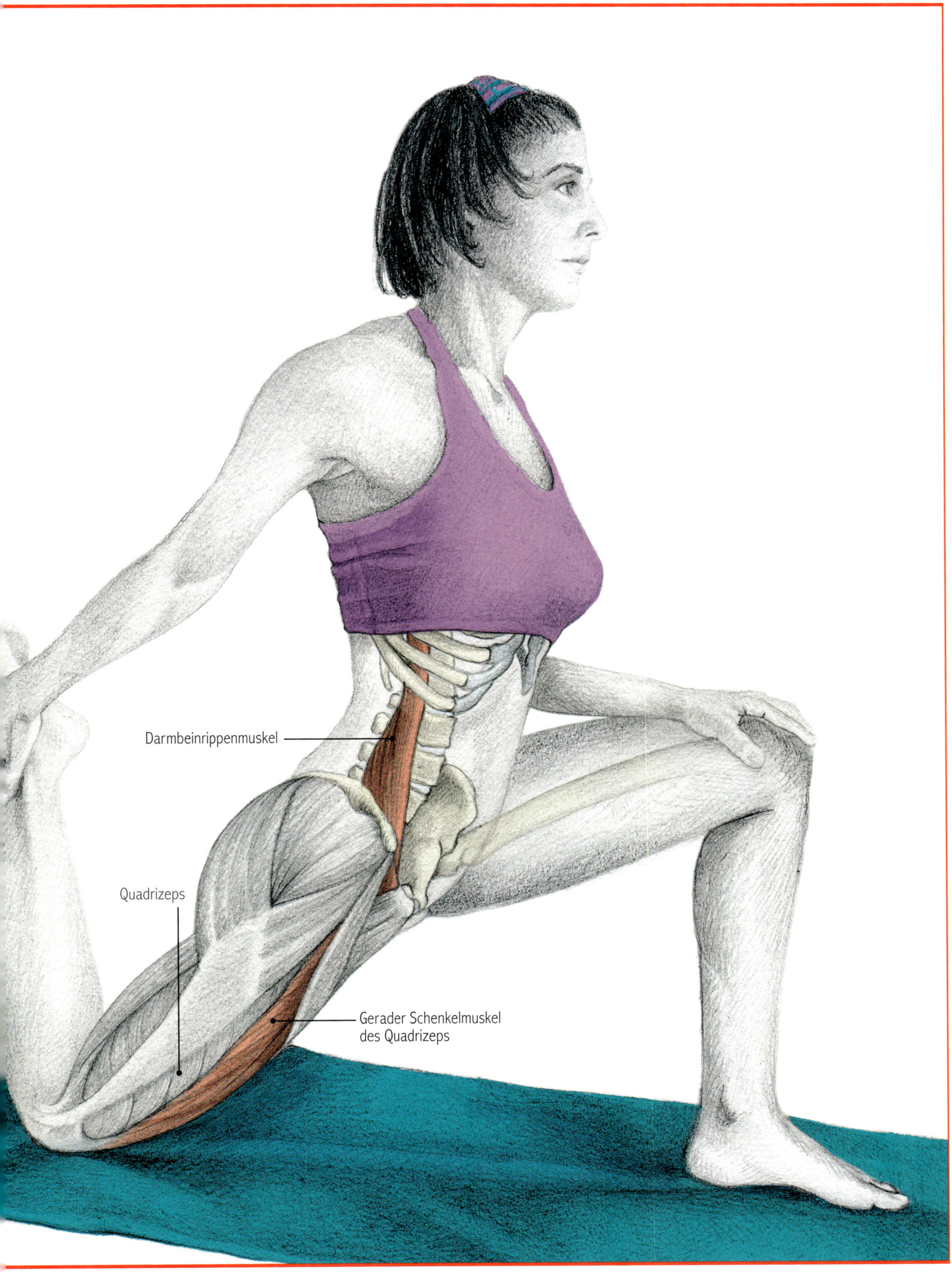
Darmbeinrippenmuskel
Quadrizeps
Gerader Schenkelmuskel
des Quadrizeps

Hüftbeugen mit gestrecktem Knie

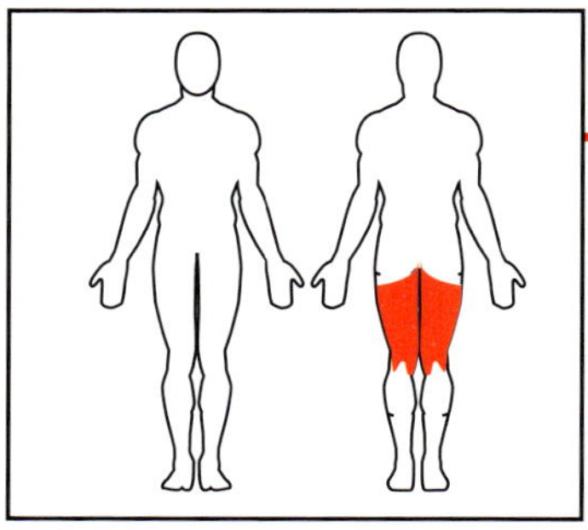

Beteiligte Muskeln

Hauptmuskeln: Kniebeuger

Sekundäre Muskeln: Schlanker Muskel, Schneidermuskel, Kniekehlenmuskel, Zwillingswadenmuskeln und Schollenmuskel (bei Beugung des Fußes in Richtung Fußrücken)

Ausführung

Sie stehen, beugen ein Bein ganz leicht und strecken das andere Bein nach vorne, wobei Sie die Ferse aufstellen. Das Knie muss vollständig gestreckt sein, um die Beanspruchung der Kniebeuger zu fördern. Die Wirbelsäule muss eine Linie bilden (und der Kopf bildet ihre Verlängerung, wie bei den meisten Übungen).

Erläuterungen

Diese einfache Übung eignet sich gut für die Dehnung der Kniebeuger des nach vorne gestellten Beins, sie ist nur leicht komplexer als das herkömmliche „Berühren der Fußspitzen im Stehen" und dabei weit wirkungsvoller. Der Grund dafür wurde bereits an anderen Stellen dieses Buches erläutert. Es ist nicht günstig, wenn der Muskel, der gedehnt werden soll, kontrahiert wird und belastet ist, weil er die Position beibehalten soll. Daher trägt das hinten stehende Bein beinahe das gesamte Gewicht und darin liegt teilweise die Schwierigkeit der Übung.

Die Variante, bei der Sie auf einer Bank oder Ähnlichem sitzen und ein Bein auf den Boden strecken, um der hier erläuterten Haltung nahe zu kommen, ist keinesfalls zu empfehlen (es sei denn, Sie sitzen auf einer gepolsterten Bank), da die Kante der Bank genau den Bereich abdrücken könnte, der gedehnt werden soll. Von allen Positionen ist am ehesten diejenige zu empfehlen, bei der das gesamte Bein auf ganzer Länge auf der Bank abgestützt wird und Sie sich darüber beugen.

Varianten

3.2 ... mit Stütze

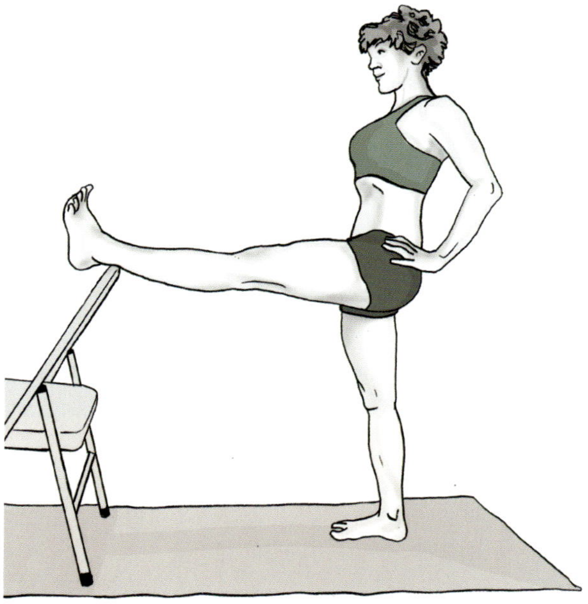

Ist eine ausreichend hohe Stützvorrichtung vorhanden (mindestens hüfthoch), kann die Ferse des angehobenen Fußes darauf abgelegt und die Hüfte bei gestrecktem Knie leicht gebeugt werden, bis die Spannung unter dem Schenkel spürbar wird; dabei zeigt der auf dem Boden stehende Fuß nach vorne. Der Nachteil einer niedrigeren Stützvorrichtung besteht darin, dass sich der Sportler weit über sie beugen muss, um die nötige Spannung bei der Dehnung aufzubauen. Dadurch kann es schwieriger werden, das Gleichgewicht zu halten, worunter die Ausführung leidet.

Bedenken Sie, dass das Ziel nicht darin besteht, „den Fuß zu berühren", sondern eine ausreichende Dehnung der Kniebeuger zu erreichen. Im Vordergrund steht die Hüfte. Um die Spannung bei der Dehnung zu erhöhen, ist es nicht angebracht, eine höhere Stütze zu wählen, denn dies würde es schwieriger machen, das Gleichgewicht zu halten. Stattdessen sollte die Hüfte so gebeugt werden, dass der gerade Oberkörper in Richtung des nach vorne gestreckten Beins geführt wird. Diese Reihe von Übungen zur Dehnung der Kniebeuger stellt uns vor eine bestimmte Schwierigkeit bei der Ausführung: Viele Menschen neigen dazu, soweit wie möglich nach unten zu gehen. Dafür beugen Sie den Oberkörper, führen jedoch die Dehnung in der Hüfte kaum aus. Es ist unerlässlich, dass Sie lernen, den zu dehnenden Muskel zu spüren.

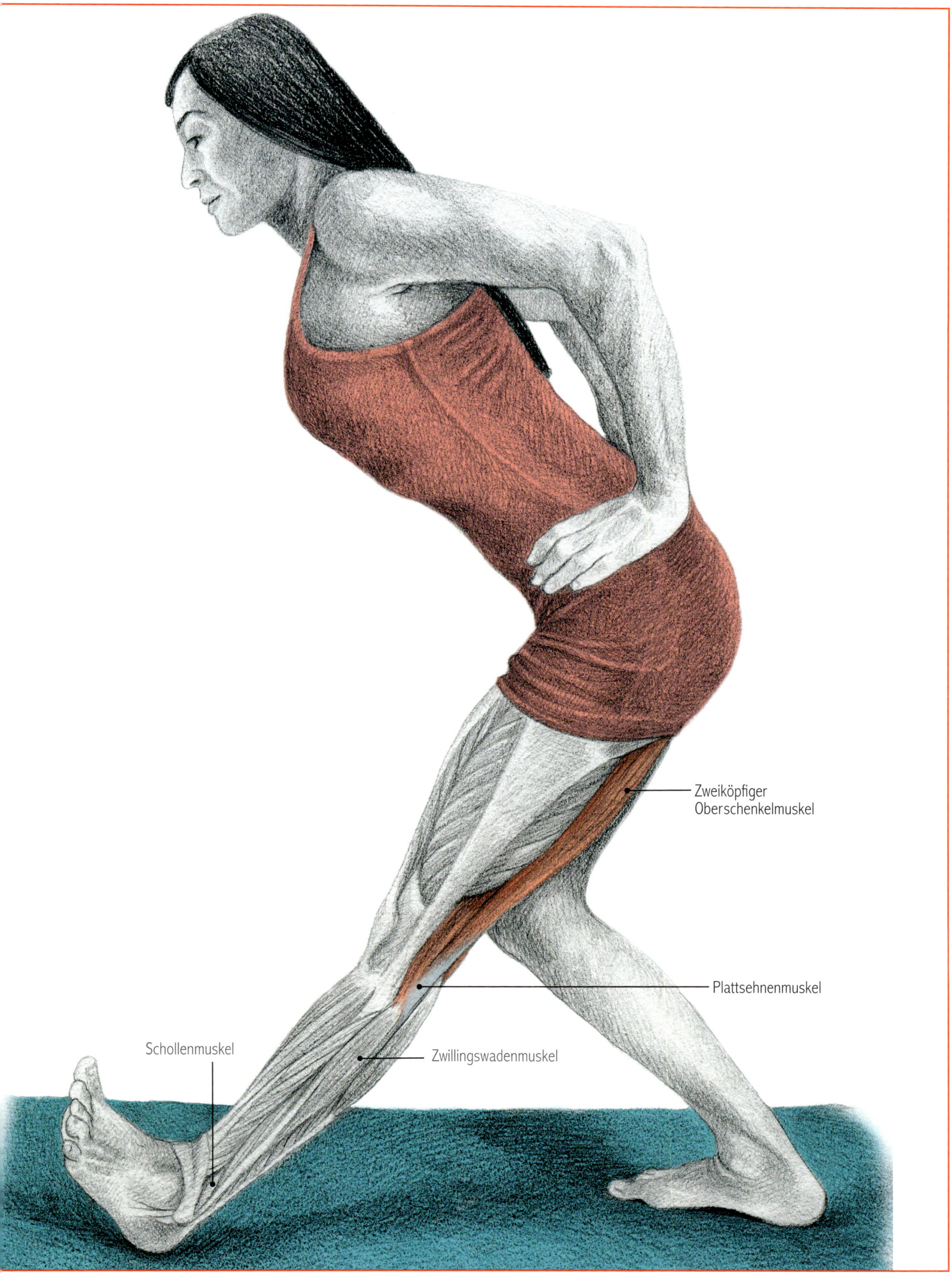
Zweiköpfiger
Oberschenkelmuskel
Plattsehnenmuskel
Schollenmuskel
Zwillingswadenmuskel

Hüftbeugen im Sitzen mit gestreckten

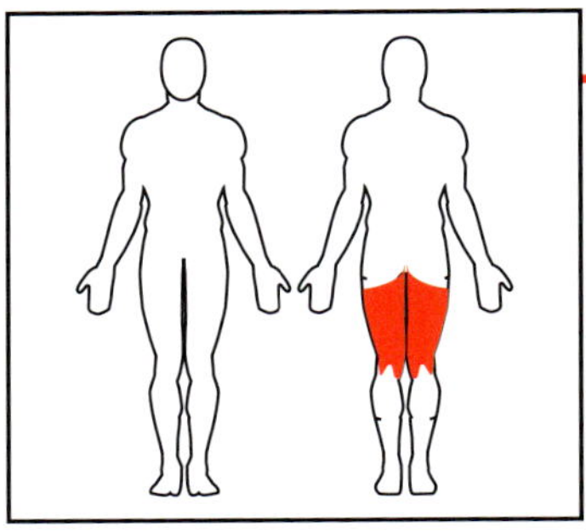

Beteiligte Muskeln

Hauptmuskeln: Kniebeuger, Zwillingswadenmuskeln, Schollenmuskel

Sekundäre Muskeln: Großer Gesäßmuskel, schlanker Muskel, Kniekehlenmuskel, hinterer Schienbeinmuskel, Wadenbeinmuskeln, Fußsohlenmuskel

Ausführung

Im Sitz zeigen beide Beine geschlossen nach vorne und die Knie sind vollständig gestreckt. Beugen Sie die Hüfte, bis Sie die Spannung unter dem Schenkel, in den Kniebeugern, spüren.

Erläuterungen

Diese Übung ähnelt den Übungen auf den vorangehenden Seiten. Hier gibt es jedoch keine Probleme mit dem Gleichgewicht, das bei Übungen im Stehen teilweise eine Rolle spielt. Die Übung ist nicht so einfach wie sie scheint. Der häufigste Fehler besteht darin, den Oberkörper zu beugen (zu krümmen). Richtig ist es, wenn die Beugung tatsächlich in der Hüfte erfolgt. Ein weiterer, häufiger Fehler besteht darin, die Knie zu beugen, um die Spannung auf den Kniebeugern abzubauen, während versucht wird, weiter nach unten zu gelangen.

Anfänger werden es kaum schaffen, einen rechten Winkel zu bilden. Fortgeschrittene können mit ihrer Stirn die Schenkel berühren. Letzteren kann es sogar gelingen, die Fußsohle mit den Händen zu umfassen. Doch das Ziel der Übung ist es nicht, mit den Händen möglichst weit nach vorne zu kommen, sondern eine ausreichende Drehung der Hüfte auszuführen, um die Kniebeuger zu dehnen. Eine falsche Zielsetzung kann zu den erwähnten Fehlhaltungen führen.

Die Hilfestellung durch einen Partner kann in einem einfachen Drücken in der Mitte des Rückens bestehen oder darin, dass beide Rücken an Rücken sitzen und der Partner sein Gewicht auf dem Dehnenden abstützt. Dabei gelten die üblichen Vorsichtsregeln für die Hilfestellung von außen.

Varianten

4.2 ... im Stehen

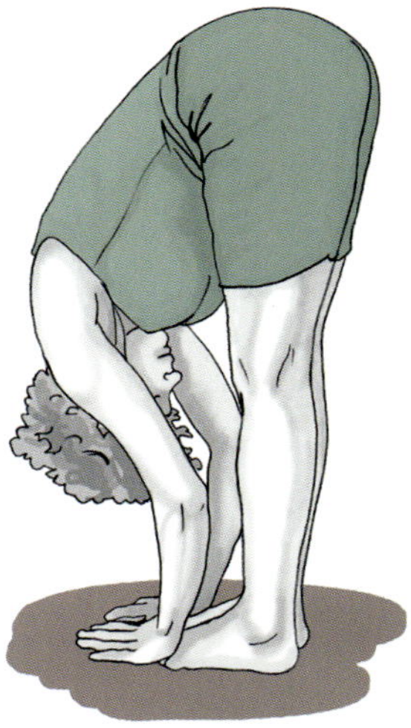

Auf den ersten Blick scheint diese Übung identisch zu sein. Jedoch ignoriert sie einen der Grundsätze, die dieses Werk propagiert: der zu dehnende Muskel darf eigentlich nicht gleichzeitig zum Halten der Position angespannt sein. Anders ausgedrückt: Hier wird versucht, Muskeln zu dehnen, die wir gleichzeitig aktivieren müssen, um das Gleichgewicht nicht zu verlieren. Die Ergebnisse sind nicht zufriedenstellend. Üblicherweise wird durch Federn versucht, weiter nach unten zu gelangen, was die Situation weiter verschlimmert, weil dadurch der myotatische Reflex ausgelöst wird, durch den die Kniebeuger noch mehr kontrahiert werden. Daher ist diese Dehnübung zwar eine der verbreitetsten, aber auch eine der ungeeignetsten.

4.3 ... im Stehen mit überkreuzten Beinen

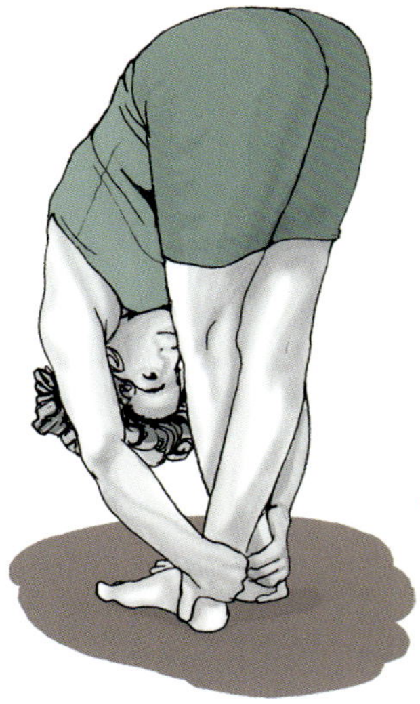

Um die Übungen abwechslungsreicher zu gestalten, überkreuzen manche Sportler dabei die Beine. Es gelten dieselben Warnhinweise wie für die vorige Variante.

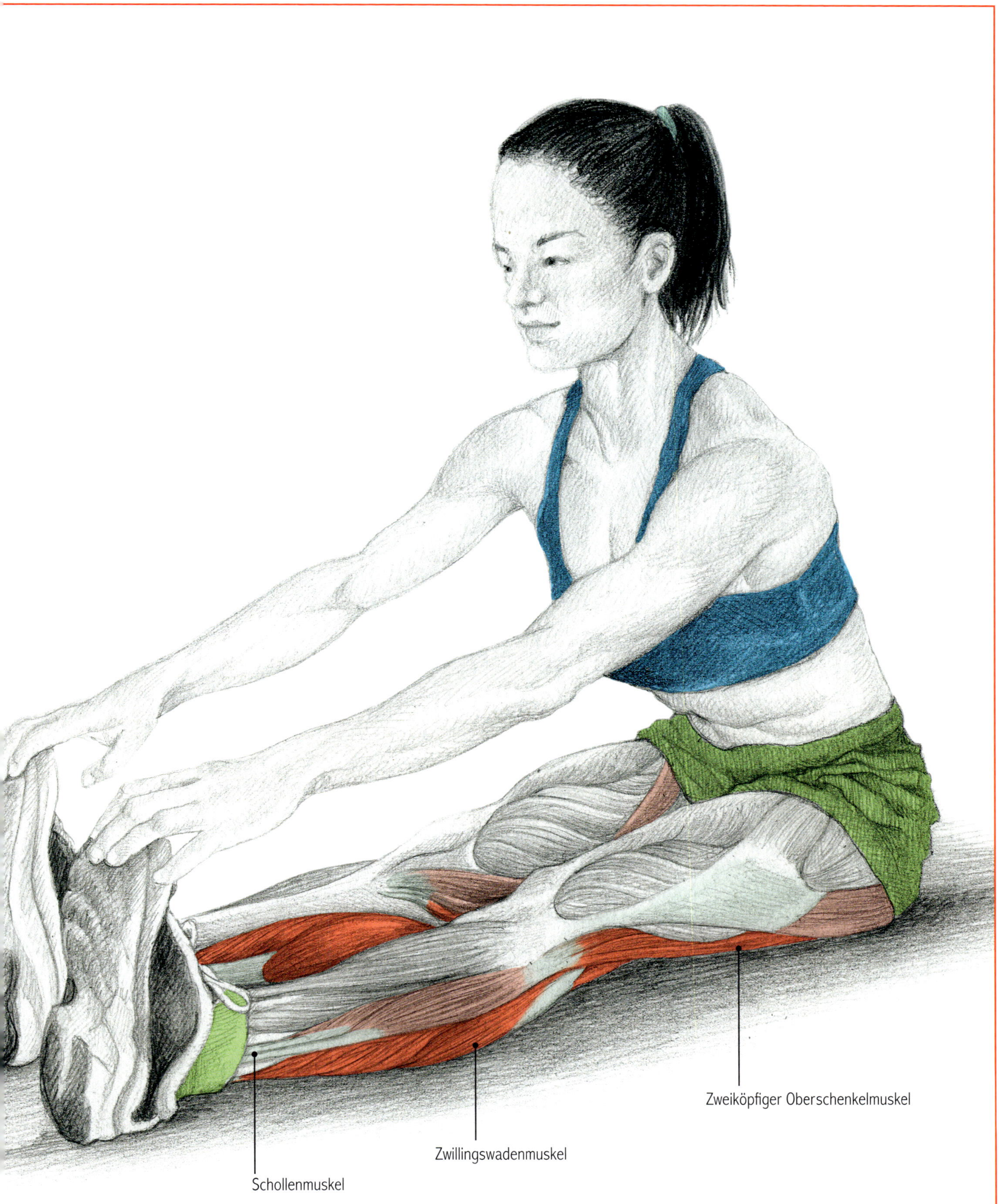
Zweiköpfiger Oberschenkelmuskel
Zwillingswadenmuskel
Schollenmuskel

Wadendehnung auf einer Erhöhung

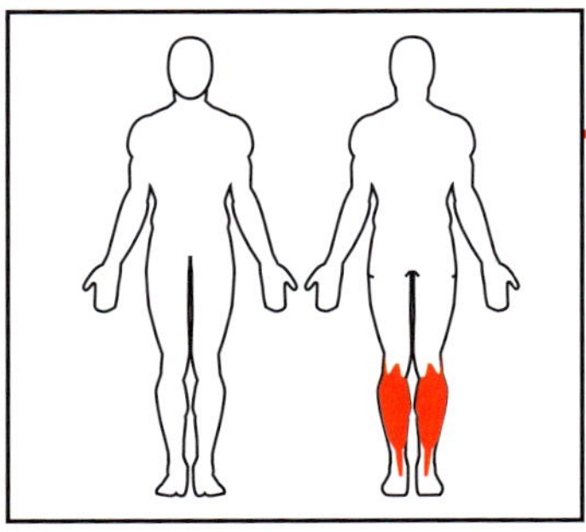

Beteiligte Muskeln

Hauptmuskeln: Zwillingswadenmuskeln, Schollenmuskel

Sekundäre Muskeln: Wadenbeinmuskeln, langer Zehenbeuger, hinterer Schienbeinmuskel und Fußsohlenmuskel

Ausführung

Sie stehen mit gestreckten Beinen auf einer Stufe (oder auch auf einer Sprossenwand, Treppe oder Bordsteinkante ...) und stellen nur die vordere Fußhälfte auf. Lassen Sie dann den Körper sanft fallen, während Sie die Spannung auf dem Zwillingswadenmuskel und dem Schollenmuskel spüren.

Erläuterungen

Bessere Ergebnisse lassen sich erzielen, wenn das Gewicht bei gleichbleibender Haltung sanft nach unten gesenkt wird (in einer langsamen Bewegung). Das Knie bleibt dabei gestreckt und es dürfen nie federnde Bewegungen ausgeführt werden. So erzielen Sie nicht nur keine Fortschritte, sondern es können auch – bei Ermüdung oder unter bestimmten anderen Umständen – Verletzungen hervorgerufen werden. Auch dürfen nicht nur die Zehen aufgestellt werden, denn dies erhöht zum einen das Risiko, dass der Fuß den Stand verliert, zum anderen lässt sich die Dehnung des Zwillingswadenmuskels oder Schollenmuskels auf diese Weise nicht steigern. Diese Übung sollte besser in Sportschuhen mit gutem Griff ausgeführt werden als barfuß.

Das Gewicht des Körpers reicht für eine optimale Dehnung aus, eine zusätzliche Last kann auch hier wieder zu einer Verletzung führen. Ist der Bereich stark überlastet (zum Beispiel nach einem langen Lauf), kann es ratsam sein, diese Übung durch eine andere zu ersetzen, bei der die Spannung besser zu kontrollieren ist (siehe Übung 6).

Die Füße dürfen nicht nach innen oder außen gedreht werden, um die Fußaußenseiten oder Fußinnenseiten zu dehnen. Die Füße sollten ganz einfach parallel zueinander stehen, auch wenn Drehungen in manchen Büchern empfohlen werden. Daher scheint es notwendig, daran zu erinnern, dass diese Drehungen aus der Hüfte heraus erfolgen, nicht aus dem Knie, weswegen sie keine Wirkung auf die Zwillingswadenmuskeln haben (die bekanntermaßen nicht bis zur Hüfte reichen). Ebenso wenig sind hierbei Bewegungen zur Auswärts- oder Einwärtsdrehung des Fußes ratsam. Besser ist es, diese für die Ausführung mit der Hand aufzusparen, die in späteren Übungen erklärt werden wird.

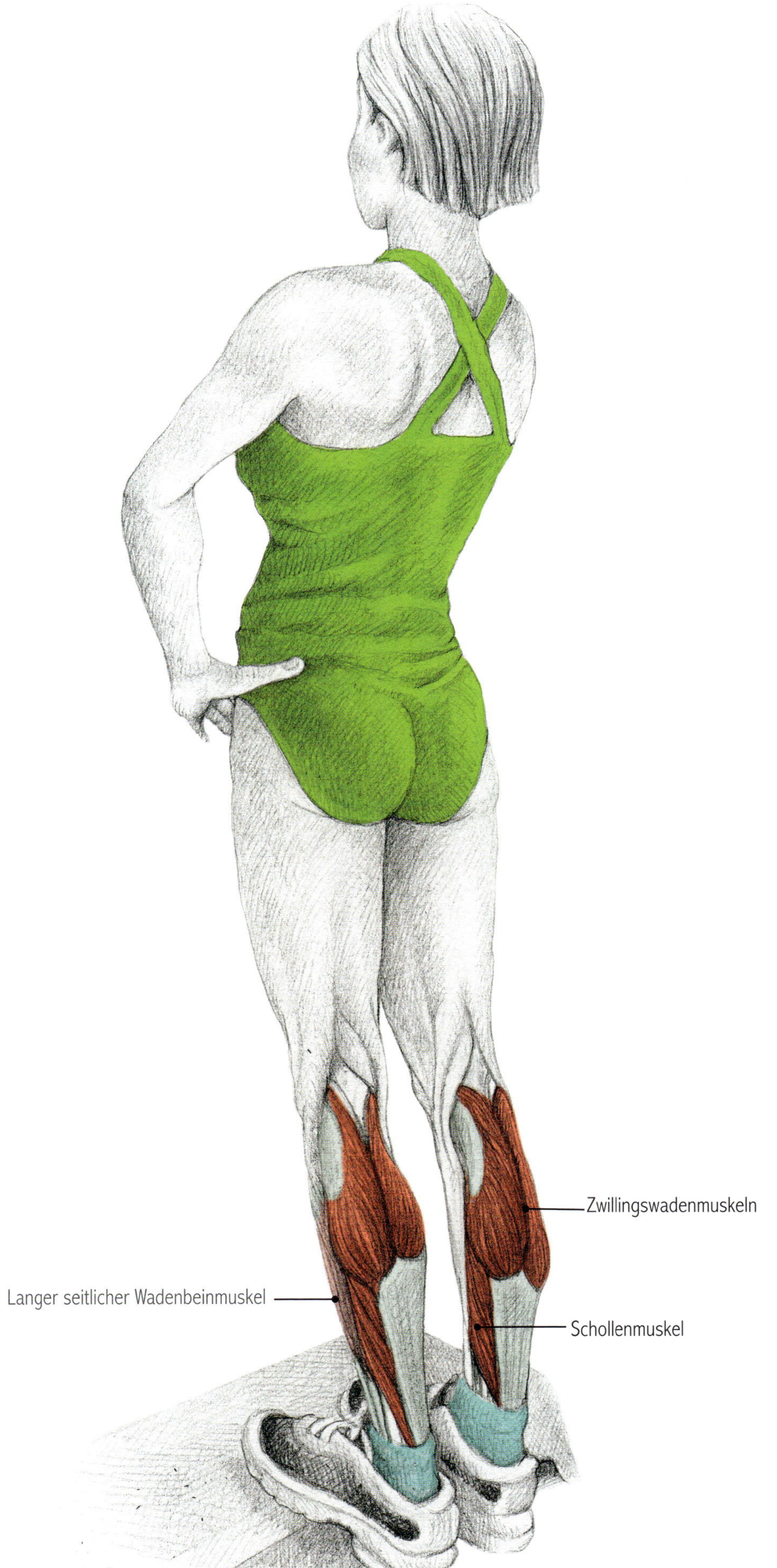
Zwillingswadenmuskeln
Langer seitlicher Wadenbeinmuskel
Schollenmuskel

Wadendehnung im Stehen

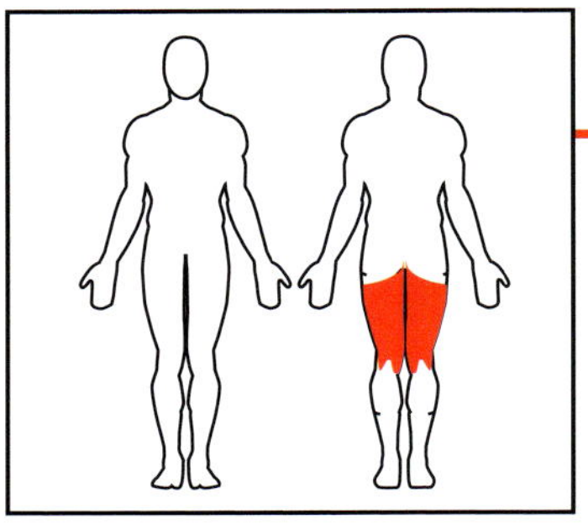

Beteiligte Muskeln

Hauptmuskeln: Zwillingswadenmuskeln, Schollenmuskel

Sekundäre Muskeln: Wadenbeinmuskeln, langer Zehenbeuger, hinterer Schienbeinmuskel und Fußsohlenmuskel

Ausführung

Sie stehen, stützen sich mit den Händen ab, führen ein Bein nach hinten und stellen – bei gestrecktem Knie – die gesamte Fußsohle auf, sodass Sie die Spannung der Dehnung im Bereich der Zwillingswadenmuskeln spüren. Das vordere Bein bleibt halbgebeugt und trägt das Gewicht des Körpers.

Erläuterungen

Wichtig bei dieser Übung ist, dass das Knie gestreckt bleibt, denn sonst wird nur der Schollenmuskel gedehnt. Die maximale Dehnung lässt sich erst erreichen, indem die Ferse des hinteren Beins sanft auf den Boden gestellt und die Position beibehalten wird. Dafür wird das Gewicht nach und nach vom vorderen auf das hintere Bein verlagert, um die Ferse in der angegebenen Weise langsam abzusenken.

Es gibt zwei Techniken, um den Grad der Dehnung abzustufen: das Knie gestreckt halten, die Ferse nach und nach absenken, bis sie den Boden berührt, und sie anschließend noch weiter nach hinten führen; oder die Ferse durchgehend auf dem Boden halten und Knie und Hüfte nach und nach strecken, um die Spannung zu erhöhen.

Der Fuß ist immer in einer Linie mit dem Knie und der Hüfte ausgerichtet, die Zehen zeigen nach vorne.

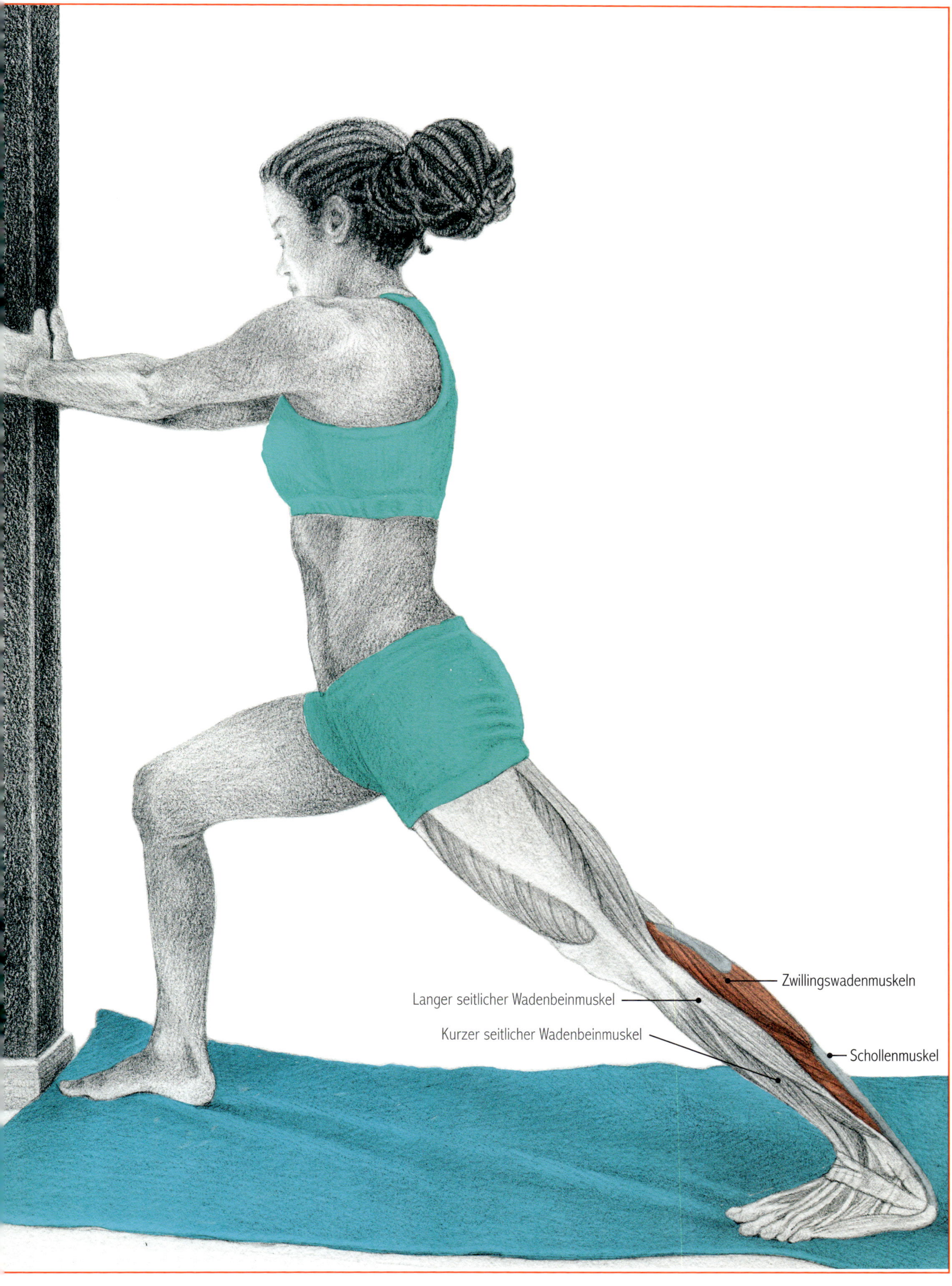
Zwillingswadenmuskeln
Langer seitlicher Wadenbeinmuskel
Kurzer seitlicher Wadenbeinmuskel
Schollenmuskel

Wadendehnung im Stehen mit

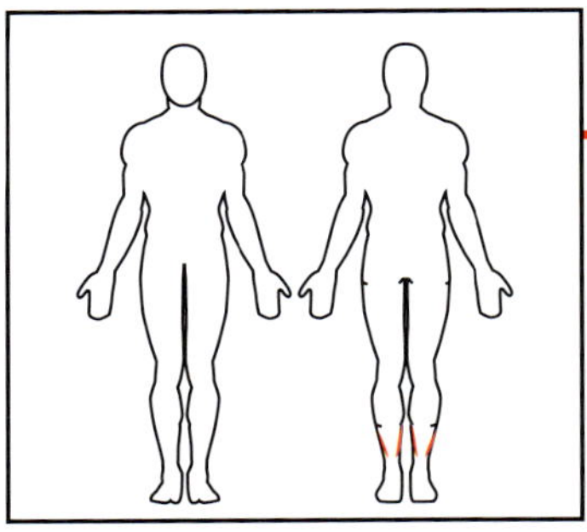

Beteiligte Muskeln

Hauptmuskeln: Schollenmuskel

Sekundäre Muskeln: Zwillingswadenmuskeln, Wadenbeinmuskeln, hinterer Schienbeinmuskel

Ausführung

Sie stehen, stützen sich mit den Händen ab, führen ein Bein nach hinten und stellen – bei halbgebeugtem Knie – die gesamte Fußsohle auf, sodass Sie die Spannung der Dehnung im Bereich des Schollenmuskels (unter den Zwillingswadenmuskeln) spüren. Das vordere Bein bleibt halbgebeugt und trägt das Gewicht des Körpers.

Erläuterungen

Im Gegensatz zu der zuvor erläuterten Übung ist es bei dieser Übung wichtig, dass das Knie gebeugt bleibt, um die Dehnung des Schollenmuskels zu verstärken. Die maximale Dehnung erzielen Sie auch hier wieder, indem Sie die Ferse des hinteren Beins sanft auf den Boden stellen. Die gängigste Art, die Spannung auf den Schollenmuskel abzustufen, besteht darin, das Knie nach und nach zur Wand hin zu bewegen, ohne die Ferse vom Boden abzuheben (um den Knöchel mehr zu beugen).

Diese Übung mit angewinkeltem Knie kann auch auf einer Stufe ausgeführt werden (siehe Übung 5), wobei dies etwas unbequem ist.

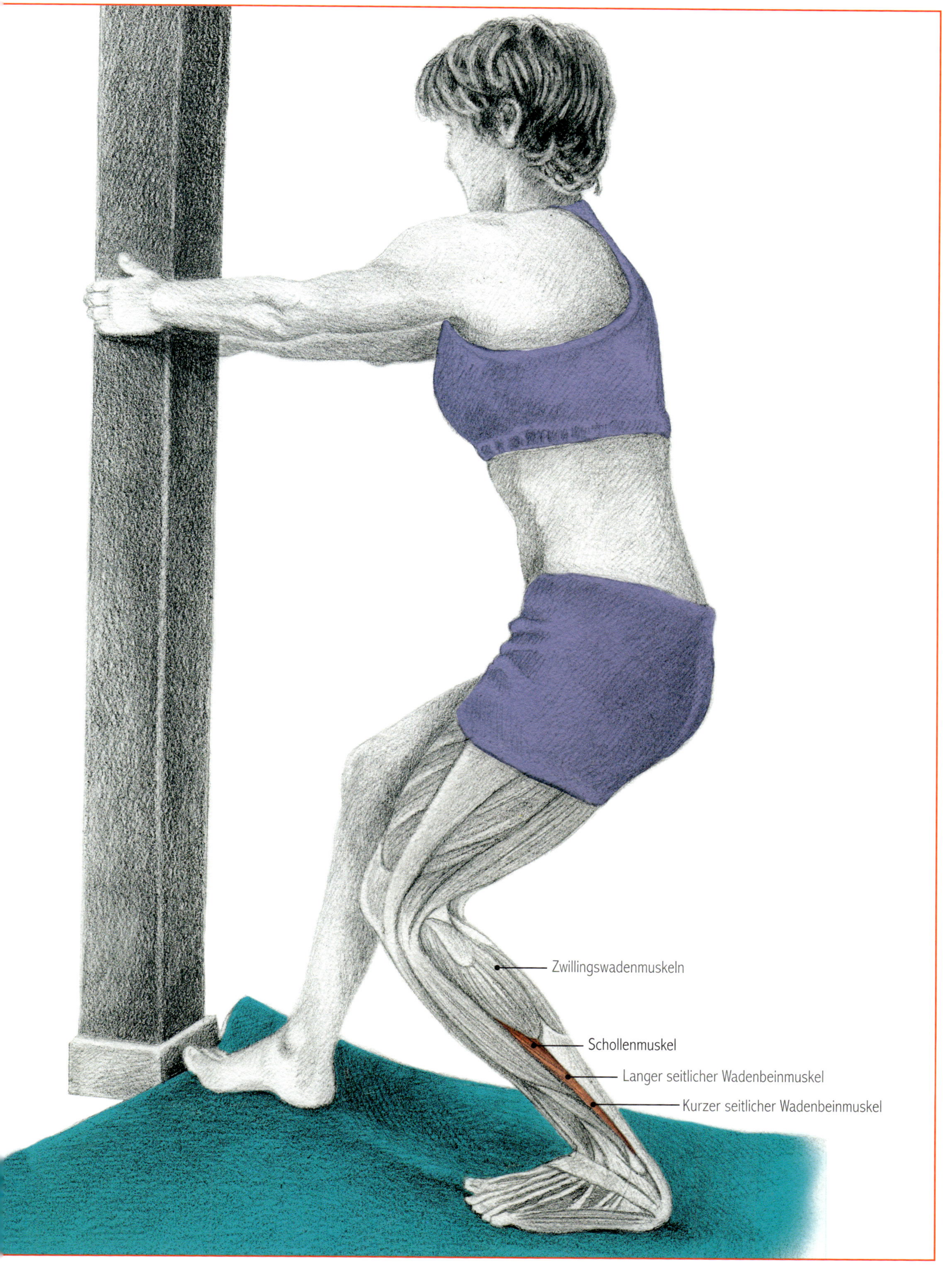
Zwillingswadenmuskeln
Schollenmuskel
Langer seitlicher Wadenbeinmuskel
Kurzer seitlicher Wadenbeinmuskel

Wadendehnung im Sitzen mit

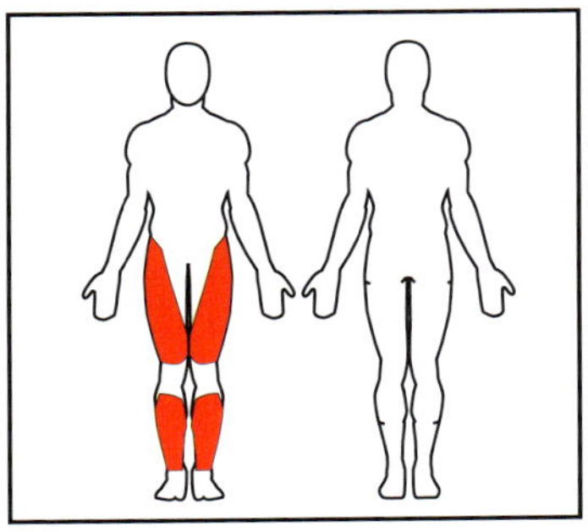

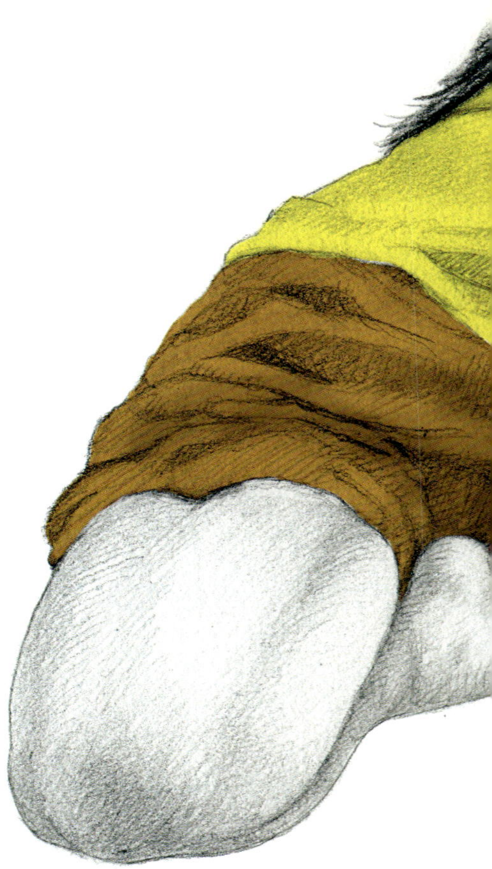

Beteiligte Muskeln

Hauptmuskeln: Kniebeuger, Zwillingswadenmuskeln, Schollenmuskel

Sekundäre Muskeln: Großer Gesäßmuskel, schlanker Muskel, Schneidermuskel, Kniekehlenmuskel, Adduktoren, hinterer Schienbeinmuskel, Zehenbeuger, Fußsohlenmuskel

Ausführung

Sie sitzen auf dem Boden und winkeln ein Bein an, das heißt, das Knie wird gebeugt und die Fußsohle an die Adduktorengegend des anderen Beins gestützt. Gedehnt wird das vordere Bein, dessen Knie gestreckt bleibt.

Aus dieser Haltung heraus wird die Hüfte gebeugt, indem der Oberkörper zum gestreckten Bein hin gesenkt wird.

Erläuterungen

Wie bei anderen ähnlichen Übungen bilden Wirbelsäule und Kopf eine Linie. Weniger dehnbare Menschen neigen dazu, den Oberkörper zu beugen und glauben, dass sie die Dehnung der Kniebeuger steigern, weil sie spüren, wie sie sich zum vorderen Bein hin bewegen – doch so ist die Übung nicht gedacht.

Warum wird eines der Beine angewinkelt? Es ist nicht von Nachteil, wenn Sie dies nicht tun, wie auf den vorangehenden Seiten bereits erläutert, doch wenn Sie das Bein anwinkeln, verringern Sie die Zugkraft, die von den Hüftstreckern ausgeht, da dann nur eine Seite beansprucht wird.

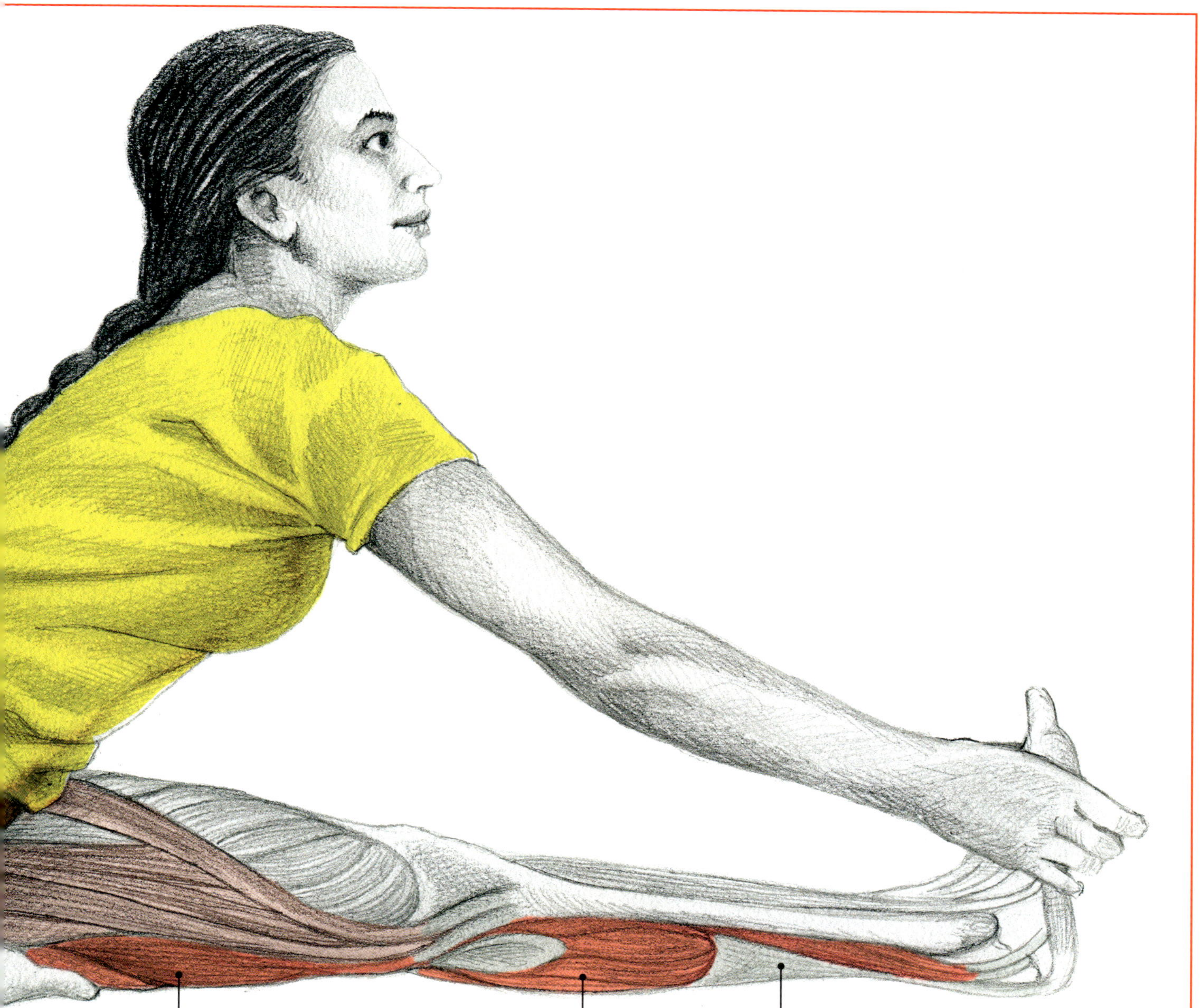

– Varianten

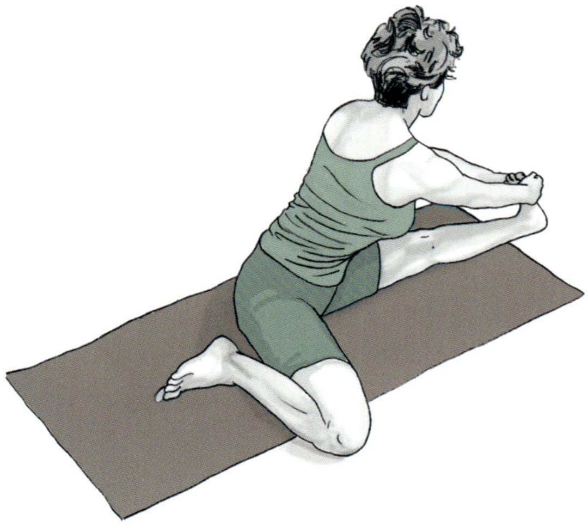

8.2 ... mit dem Gegenbein nach hinten

Sie können auch das nicht beanspruchte Bein nach hinten führen. Dies macht für die beanspruchten Hauptmuskeln (insbesondere die Kniebeuger, Zwillingswadenmuskeln und Schollenmuskel) keinen Unterschied, doch es schadet manchen Strukturen des angewinkelten Knies, insbesondere den Bändern. Daher hat diese Variante, „Hürdensitz“ genannt, keinen Sinn, und es überrascht, wie weit sie in der Sportwelt verbreitet ist. Die einzige Ausnahme, die man gelten machen kann, ist das spezifische Training der Hürdenläufer.

Dehnung der Schienbeinmuskulatur

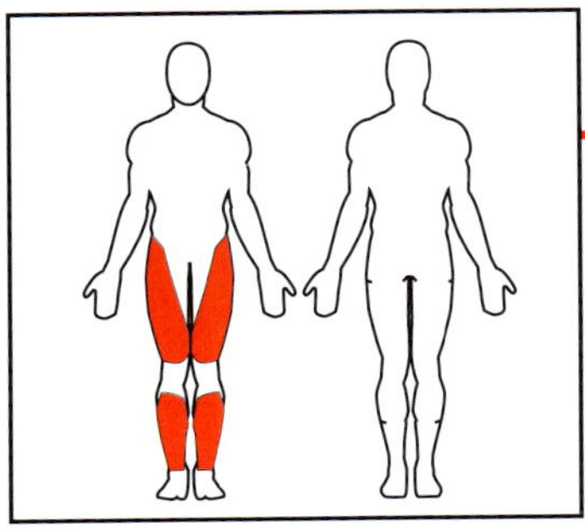

Beteiligte Muskeln

Hauptmuskeln: Vorderer Schienbeinmuskel

Sekundäre Muskeln: Langer Zehenstrecker und langer Großzehenstrecker

Ausführung

Sie sitzen (auf dem Boden oder einer Bank), legen ein Bein über das andere und ziehen bei gestrecktem Fuß am Spann des Fußes, also nach innen.

Erläuterungen

Es ist sehr einfach, den vorderen Schienbeinmuskel zu dehnen. Idealerweise bedeckt die ganze Hand den Fuß und die Zehen, sodass beim schrittweisen Ziehen nach hinten die Spannung im vorderen Beinbereich spürbar wird. Obwohl es sich um eine nicht allzu verbreitete Übung handelt, wissen Läufer, wie wichtig es ist, diesen Muskel zu dehnen. Manchmal kommt es im Schienbeinbereich aufgrund einer andauernden Belastung zu Schmerzen. Diese Dehnung ist Teil der Behandlung, um dem vorzubeugen und/oder den Schmerz zu lindern.

Erfolgt die Zugbewegung hingegen nicht durch Umfassen des gesamten Spanns, sondern nur der Zehen, richtet sich die Belastung auf die kurzen und langen Zehenstrecker.

Varianten

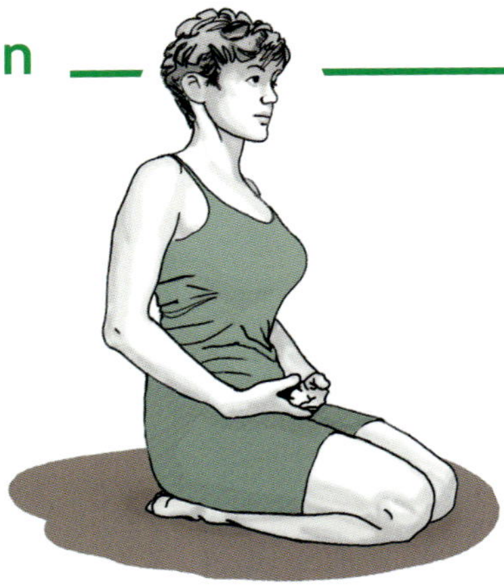

9.2 ... auf den Fersen sitzend

Bei leicht gepolstertem Boden lässt sich die vorige Übung sehr leicht ausführen, indem Sie sich einfach auf die Fersen setzen, wie in der nebenstehenden Zeichnung zu sehen. Der gesamte Spann muss auf dem Boden aufliegen. Um die Spannung im Bereich des Schienbeins zu erhöhen, kann ein kleines zusätzliches Polster – zum Beispiel ein gefaltetes Handtuch – unter die Füße gelegt werden (aber nicht unter die Knöchel). Eine letzte Variante, bei der der Mittelfuß und die Zehen (die vorher angewinkelt waren) aufgestützt werden, dehnt nicht die Schienbeinmuskeln, sondern die Zehenbeuger (im Bereich der Fußsohle).

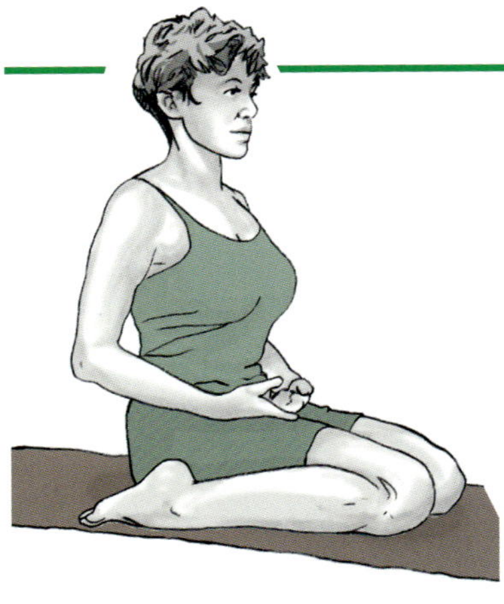

9.3 ... zwischen den Füßen sitzend

Die Ausführung erfolgt nahezu identisch wie in der vorigen Variante, doch nun werden die Beine etwas geöffnet, um direkt auf dem Boden, zwischen den Füßen sitzen zu können. Diese Variante ist nicht zu empfehlen, da sie das Kniegelenk zu sehr belastet. Bedenken Sie, dass zu der Beugung nun eine Gelenkdrehung hinzugekommen ist. Manche Menschen, die dehnbar genug sind, nehmen diese Haltung häufig ein (zum Beispiel geübte Yogis oder Tänzer), dies sollte man jedoch vermeiden. Die Tatsache, dass der Körper eine Bewegung ausführen oder eine Position aushalten kann, heißt nicht zwangsläufig, dass diese auch eingesetzt werden sollte.

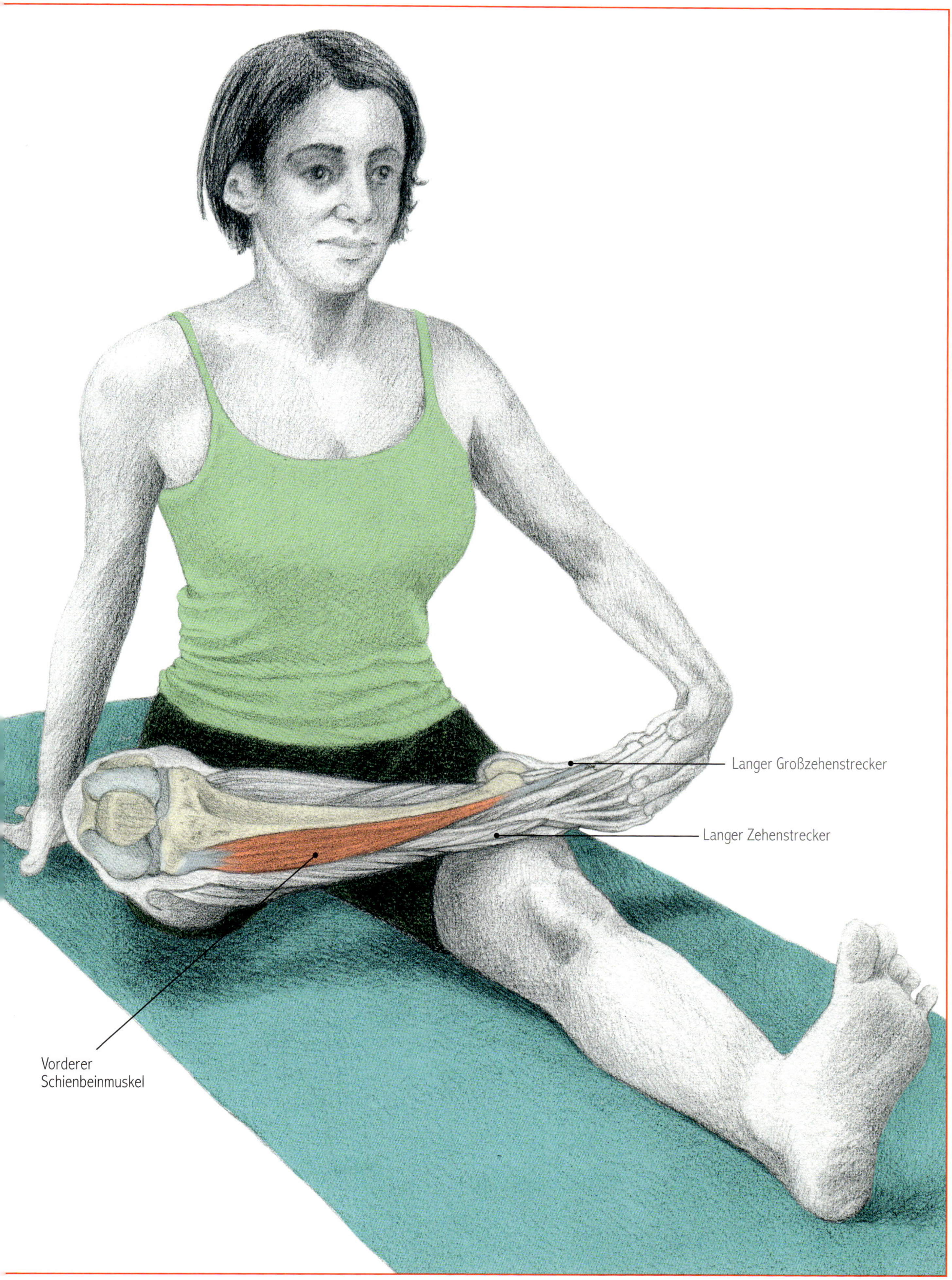
Langer Großzehenstrecker
Langer Zehenstrecker
Vorderer
Schienbeinmuskel

Strecken der Hüfte, auf den Fersen

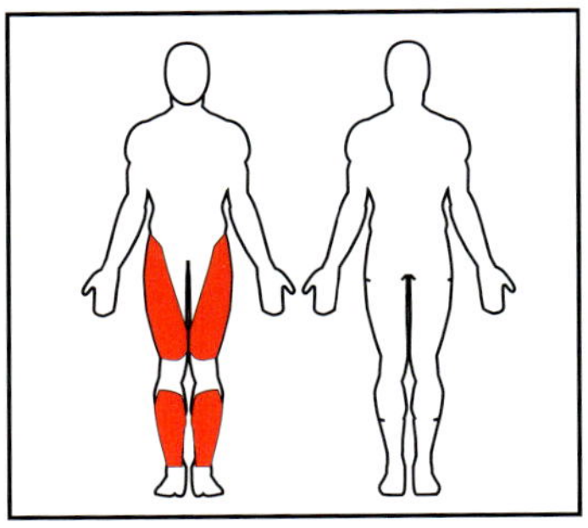

Beteiligte Muskeln

Hauptmuskeln: Quadrizeps

Sekundäre Muskeln: Lenden-Darmbeinmuskel, vorderer Schienbeinmuskel, langer Zehenstrecker und langer Großzehenstrecker

Ausführung

Sie sitzen auf den Fersen, am besten auf einem gepolsterten Untergrund, und strecken die Hüfte, indem Sie den Körper kontrolliert nach hinten fallen lassen.

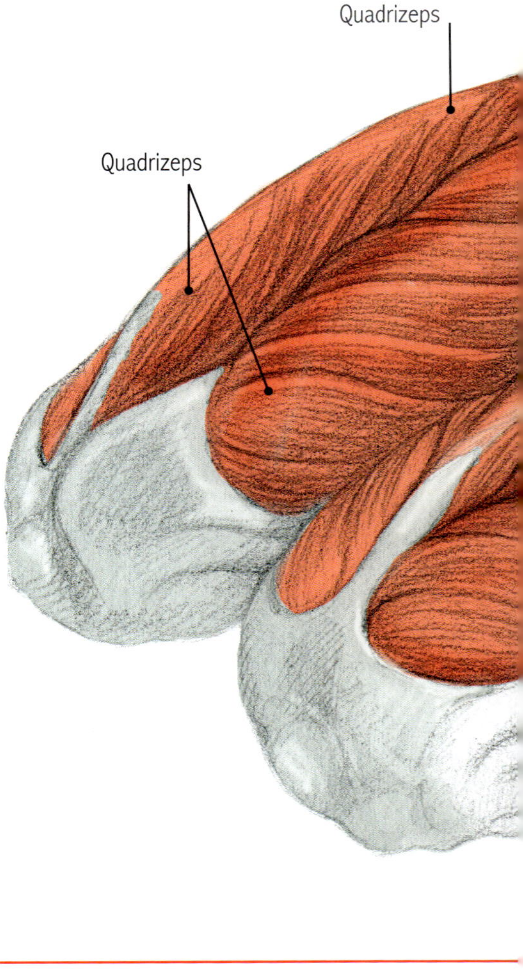

Erläuterungen

Die Übung ähnelt der zuvor erläuterten Variante (9.2), doch durch das Fallen des Oberkörpers nach hinten werden die Quadrizeps-Muskeln gestreckt und kommen zu den bereits beanspruchten Muskeln hinzu. Aufgrund der eingenommenen Haltung werden auch die Beugemuskeln der Hüfte einbezogen.

Diese Übung wird selten ausgeführt, da die Haltung unbequem ist. Außerdem lassen sich die beanspruchten Muskeln durch andere Übungen auf angenehmere und wirkungsvollere Weise dehnen. Stretching-Übungen müssen nicht unbedingt sehr angenehm sein (wie andere körperliche Betätigungen verlangen sie eine gewisse Anstrengung), doch manche Bewegungen und Haltungen sind nicht nur nicht angenehm, sondern auch nicht so wirksam, dass sich die Mühe lohnen würde. Sportler haben in der Regel eine höhere Toleranz, was Unbequemlichkeit und körperliche Anstrengung betrifft, als Menschen, die hauptsächlich sitzen, doch Anstrengung sollte nicht mit einem sorgfältig ausgeführten Training verwechselt werden.

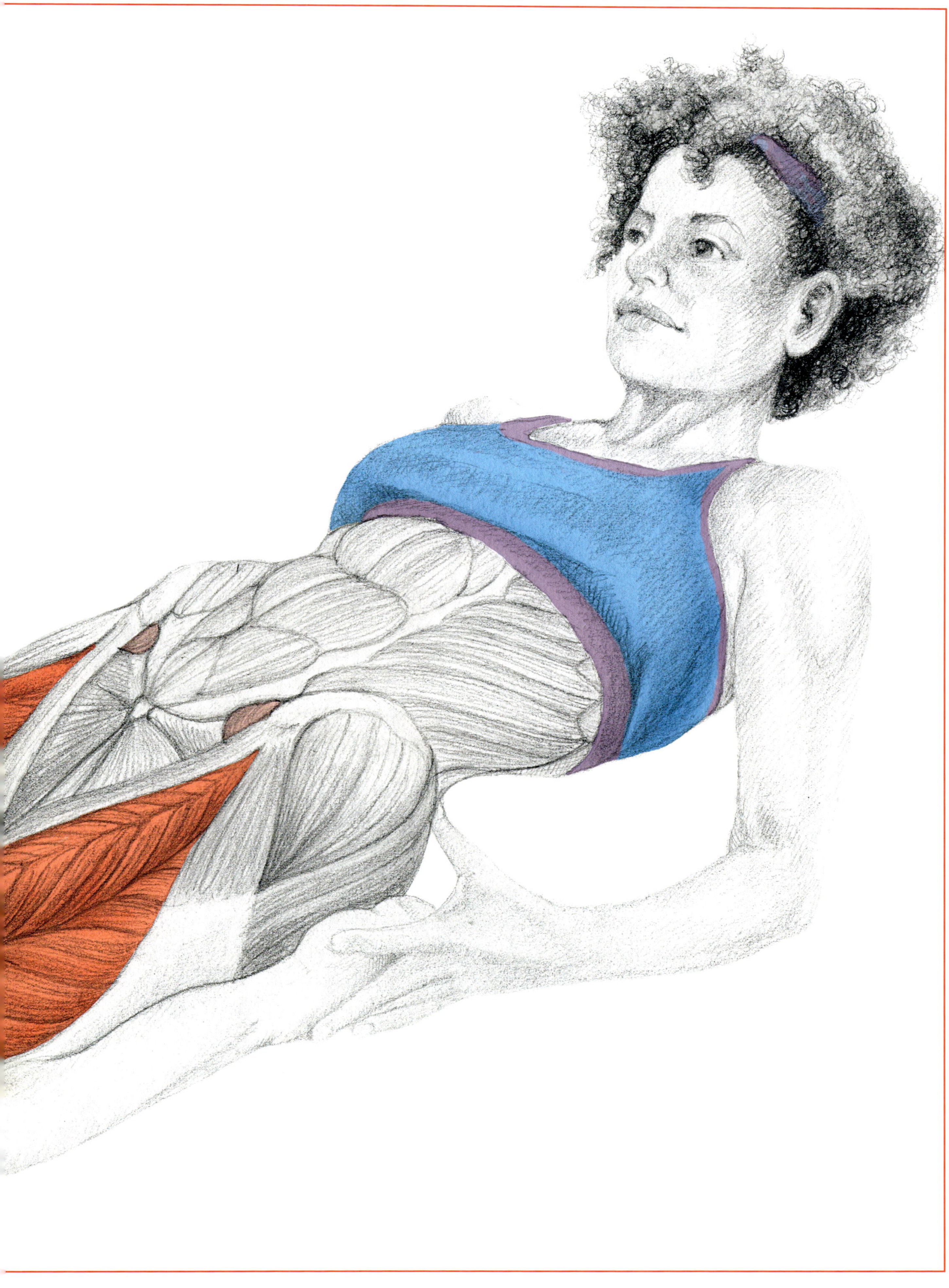

Strecken eines Beins mit Abstützen auf

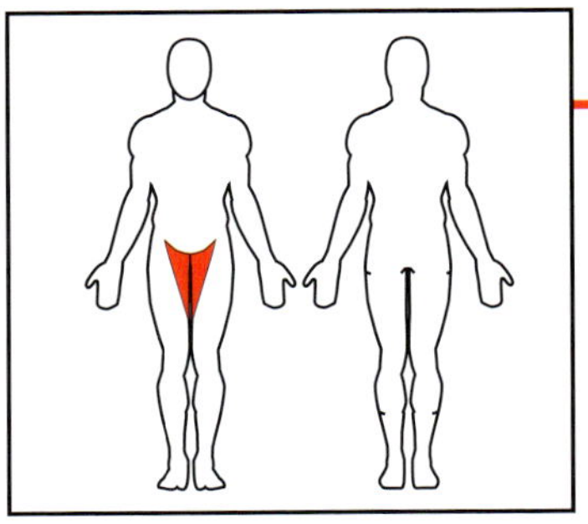

Beteiligte Muskeln

Hauptmuskeln: Lenden-Darmbeinmuskel

Sekundäre Muskeln: Gerader Schenkelmuskel des Quadrizeps, Adduktoren, Kammmuskel, großer Gesäßmuskel

Ausführung

Sie stehen und führen den Körper in einem großen Ausfallschritt nach vorne, ohne den hinteren Fuß vom Boden zu lösen. Aus dieser Haltung heraus wird das hintere Knie gebeugt und ein Großteil des Körpergewichts wird auf das vordere Knie verlagert. Letzteres muss senkrecht über dem Fuß stehen und darf sich nicht weiter nach vorne beugen. Senken Sie das Gewicht des Oberkörpers senkrecht ab (das Becken bewegt sich Richtung Boden), um die Dehnung zu steigern.

Erläuterungen

Mit dieser einfachen und weit verbreiteten Übung beanspruchen Sie besonders die Beugemuskeln der Hüfte. Um das Gleichgewicht zu halten, können die Hände auf das vordere Bein oder seitlich auf eine Bank gestützt werden.

Dass Sie sich abstützen, ist für eine korrekte Ausführung der Übung von entscheidender Bedeutung.

Wenn man sich für nur eine Übung entscheiden müsste, um den Lenden-Darmbeinmuskel zu dehnen, würde die Wahl aufgrund ihrer Einfachheit und Wirksamkeit auf diese Übung fallen.

Variante

11.2 ... auf einer Bank

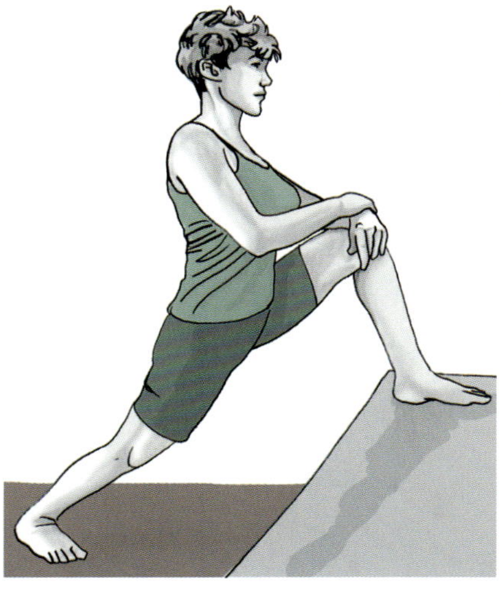

Die Übung ist im Grunde die gleiche, doch nun wird das vordere Bein auf eine Stütze aufgestellt. Die Unterschiede in der Muskelbeanspruchung sind zu vernachlässigen, auch wenn der Autor die vorige Variante bevorzugt.

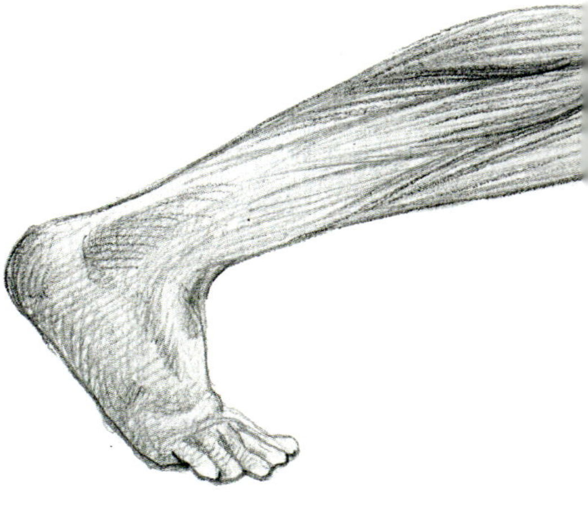

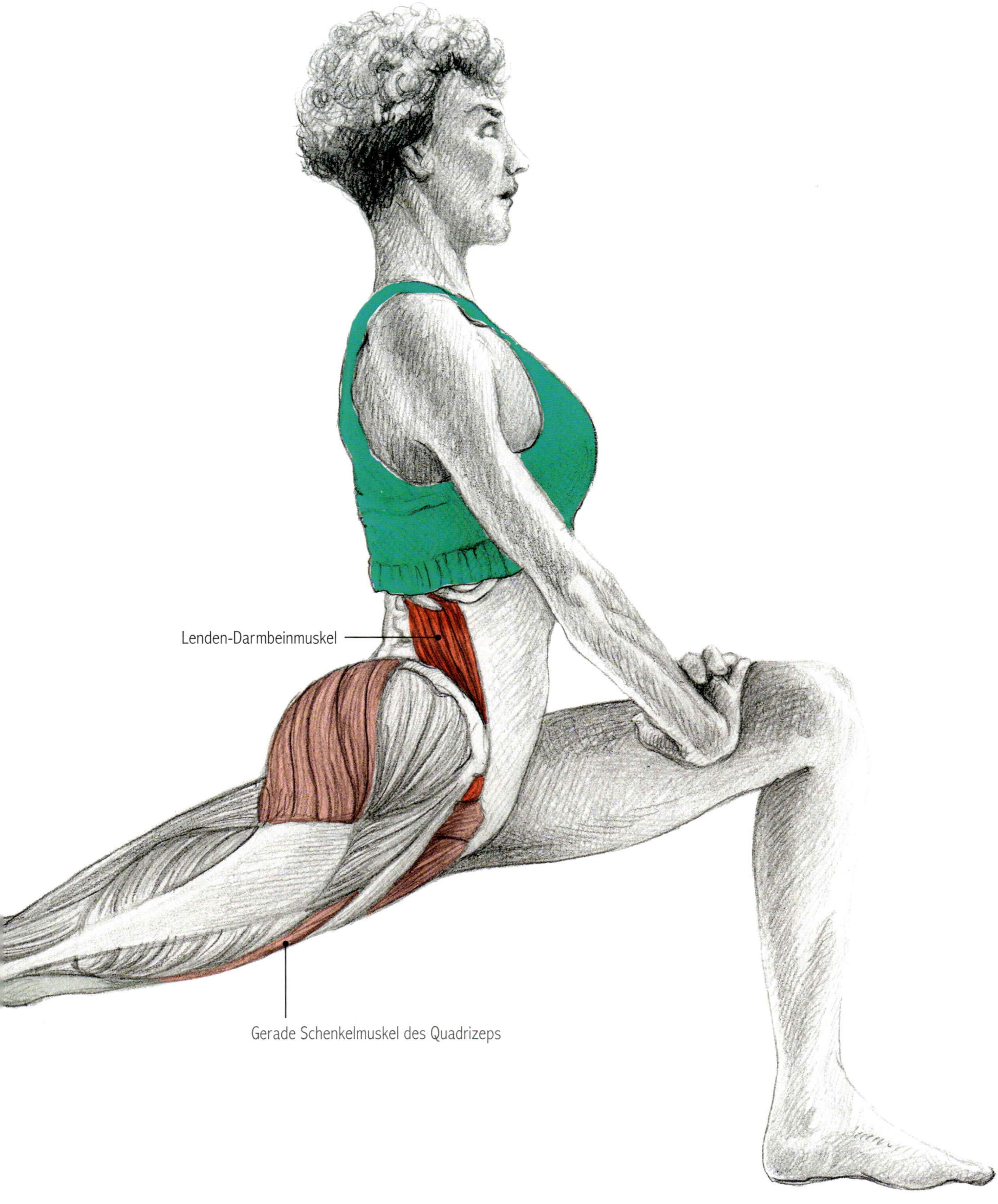
Lenden-Darmbeinmuskel
Gerade Schenkelmuskel des Quadrizeps

Hüftbeugen im Liegen

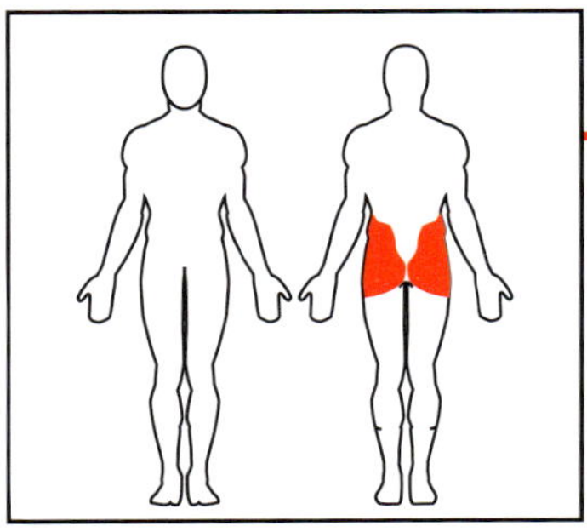

Beteiligte Muskeln

Hauptmuskeln: Großer Gesäßmuskel

Sekundäre Muskeln: Kleiner und mittlerer Gesäßmuskel, (ausgestrecktes Bein: Lenden-Darmbeinmuskel)

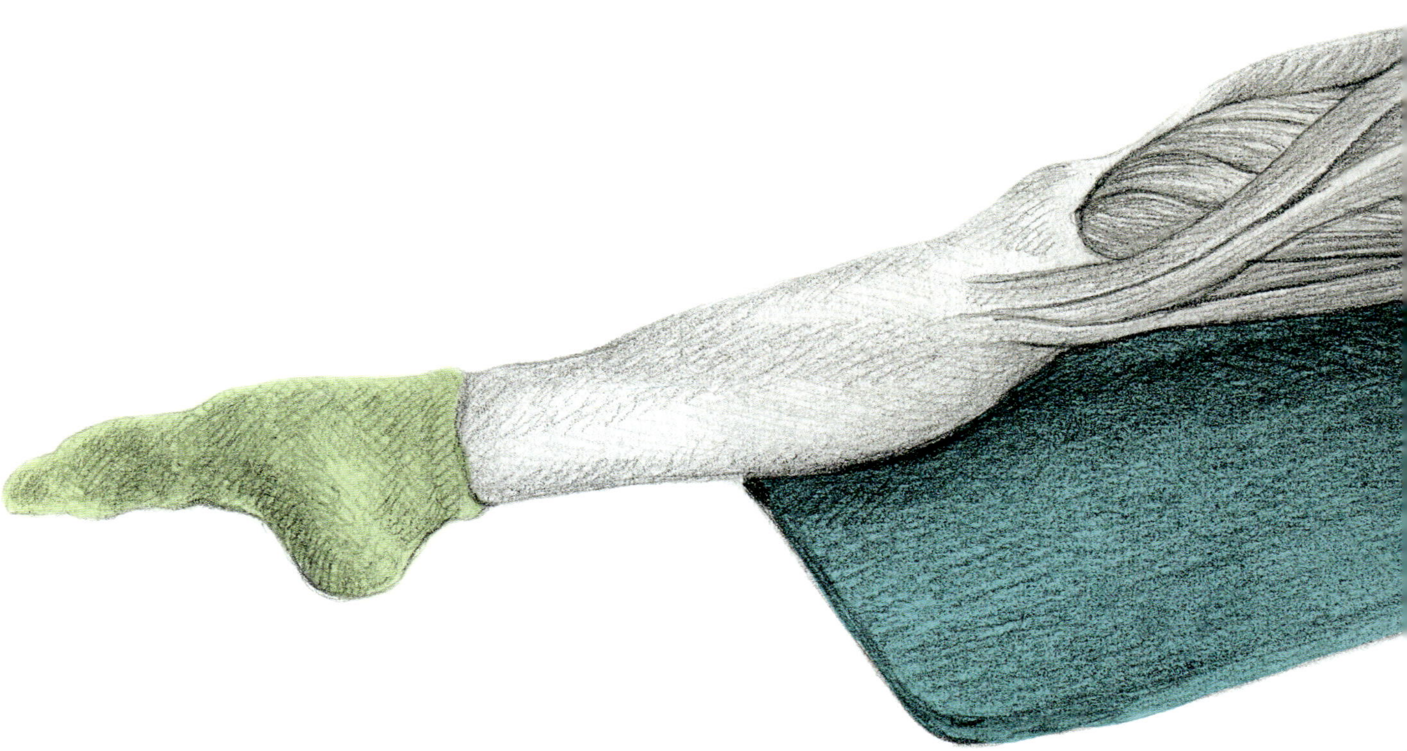

Ausführung

Sie liegen auf dem Boden, winkeln ein Bein an (sowohl die Hüfte als auch das Knie) und „umarmen" es mit beiden Händen. Dabei drücken Sie es gegen die Brust. Das andere Bein bleibt ausgestreckt auf dem Boden.

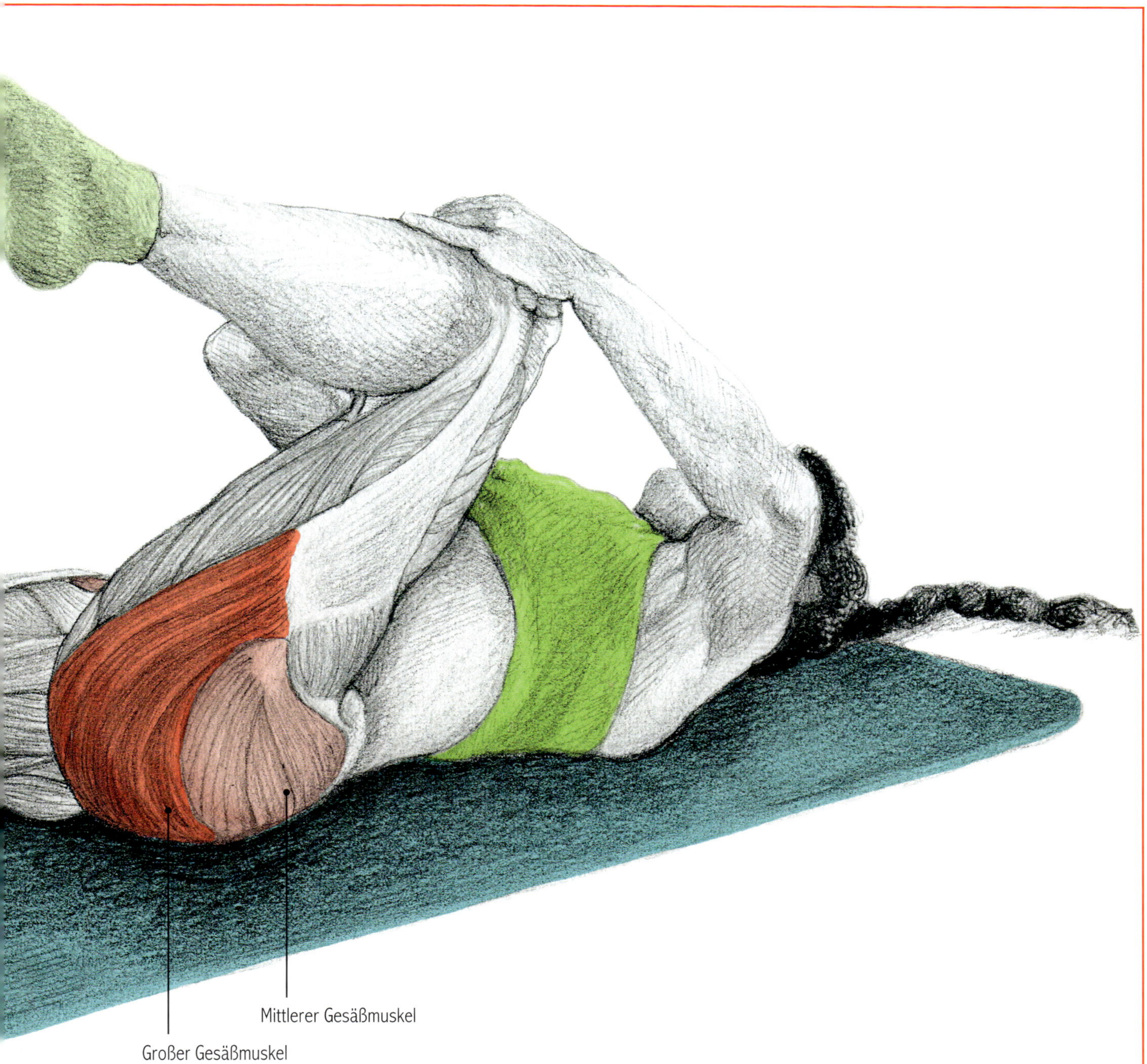

Erläuterungen

Diese einfache Übung dehnt den Gesäßmuskel auf der Seite des oberen Beins, doch in zweiter Linie verlängert sie auch die Hüftbeuger des gestreckten Beins. Wer wenig dehnbar ist, wird feststellen, wie sich das Bein, das auf dem Boden bleiben sollte, nach oben bewegt. Dies sollte vermieden werden, indem es zum Beispiel unter der untersten Stange einer Sprossenleiter eingeklemmt wird.

Bei dieser Übung kann die Hilfe eines Partners nützlich sein, der das Bein gegen den Oberkörper des Dehnenden drückt, während er das andere am Boden hält. Um Letzteres zu erreichen, kann er sein Bein auf Höhe des Schienbeins über das Bein des Dehnenden legen, sodass er es fixiert, aber nicht unangenehm darauf drückt.

Hüftdrehen im Liegen

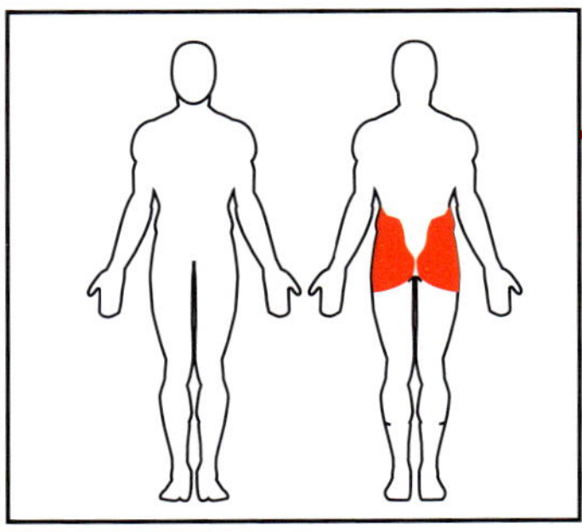

Beteiligte Muskeln

Hauptmuskeln: Großer und mittlerer Gesäßmuskel

Sekundäre Muskeln: Schräge Bauchmuskeln, Pyramidenmuskel, Zwillingsmuskeln, innerer und äußerer Hüftlochmuskel

Ausführung

Sie liegen auf dem Boden, beugen ein Bein und führen es zur Gegenseite. Dabei hilft die Hand der Seite, zu der das Bein geführt wird. Der Gegenarm bleibt ganz auf dem Boden aufgestützt. Der Kopf zeigt nach oben oder zu der entgegengesetzten Seite. Dies geschieht, um eine Drehung des gesamten Oberkörpers zu vermeiden.

Erläuterungen

Sehr dehnbare Menschen führen das aktive Knie bis zum Boden auf der Gegenseite, immer ohne den passiven Arm vom Boden zu lösen und ohne den Oberkörper zu drehen. Das Gefühl der Dehnung im äußeren Bereich des Gesäßes ist leicht wahrzunehmen. Es ist gut verständlich, dass bei dieser Übung nicht nur die angegebenen großen Muskeln einbezogen werden, sondern auch eine ganze Reihe von Rotatoren der Wirbelsäule, die diese umgeben.

Wird das Knie bei dieser Übung gestreckt, werden auch die Oberschenkelmuskeln einbezogen. Wird die Hüfte des aktiven Beins noch weiter gebeugt, richtet sich die Beanspruchung auf den Pyramidenmuskel.

Diese Übung wenden Physiotherapeuten auf ähnliche Weise an, um die Wirbelsäule gerade auszurichten. So ist es wahrscheinlich, dass bestimmte Strukturen der Wirbelsäule „knirschen", bei gesunden Menschen scheint dies kein Problem zu sein.

Varianten

13.2 ... im Sitzen

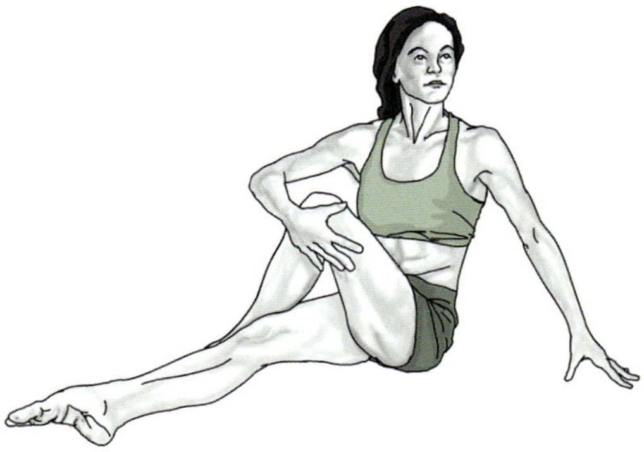

Die Haltung ist ähnlich, doch nun bleibt der Oberkörper aufrecht und die Zugwirkung auf das aktive Knie ist größer. Diese Haltung findet man im Yoga häufig und ist auch oft Teil des sportlichen Trainings.

13.3 ... im Sitzen mit weiter gestrecktem Bein

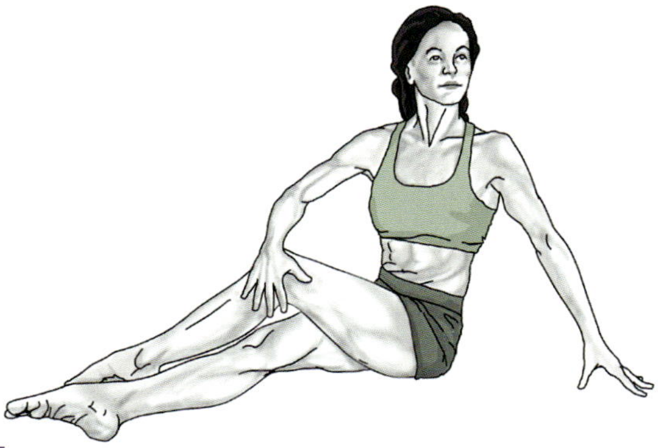

Das aktive Bein ist weiter gestreckt (sowohl die Hüfte als auch das Knie). Auf diese Weise werden hauptsächlich der mittlere und der kleine Gesäßmuskel gedehnt, weniger der große.

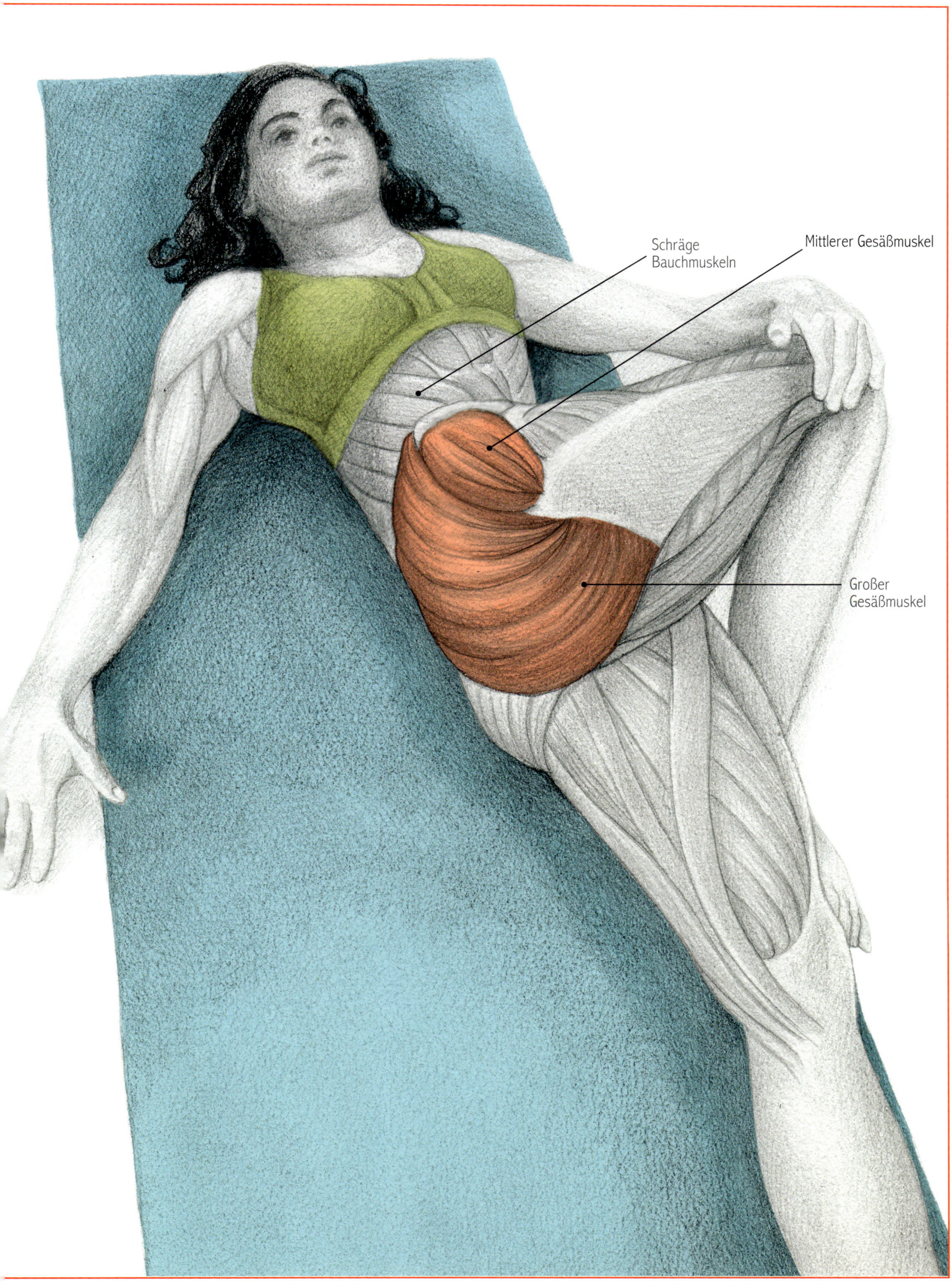
Schräge Bauchmuskeln
Mittlerer Gesäßmuskel
Großer Gesäßmuskel

Hüftadduktion im Stehen

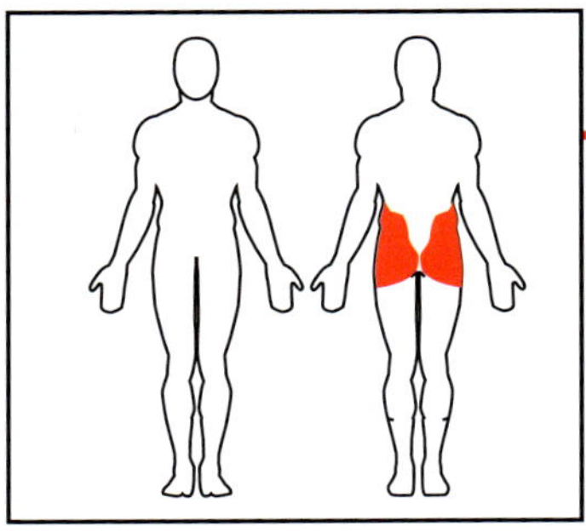

Beteiligte Muskeln

Hauptmuskeln: Oberflächliche Fasern des großen Gesäßmuskels und Spanner der Oberschenkelbinde

Sekundäre Muskeln: Mittlerer Gesäßmuskel

Ausführung

Sie stehen und stützen sich seitlich ab (am besten an einer Sprossenwand, da diese Sprossen auf unterschiedlichen Höhen bietet). Sie nehmen das Gewicht des Körpers von dem Bein, das näher an der Stütze ist, und führen dieses Bein hinter das stehende Bein. Senken Sie den Körper langsam ab, während Sie das bewegliche Bein in eine stärkere Beugung schieben.

Erläuterungen

Auch wenn Sie eine deutliche Spannung im Bereich des mittleren Gesäßmuskels auf der Seite des Standbeins spüren (der große seitliche Stabilisator des Hüftgelenks, auch bei statischer Haltung des Fußes), ebenso wie im Bereich des Quadrizeps, sind dies nur haltungsbedingte Spannungen, denn gedehnt wird in Wirklichkeit die Seite des anderen, überkreuzten Beins.

Zwar ist es sehr leicht, die Adduktoren zu dehnen, dasselbe jedoch mit den abduzierenden Muskeln zu tun, erfordert etwas unbequemere Haltungen, wie die hier erläuterte.

Der Oberkörper muss fest und senkrecht bleiben, er darf nie geneigt werden, da dies die Wirkung verringern würde. Bei korrekter Ausführung spüren Sie, wie die Spannung die ganze Seite des Beins entlang läuft, von der Hüfte bis zum Knie.

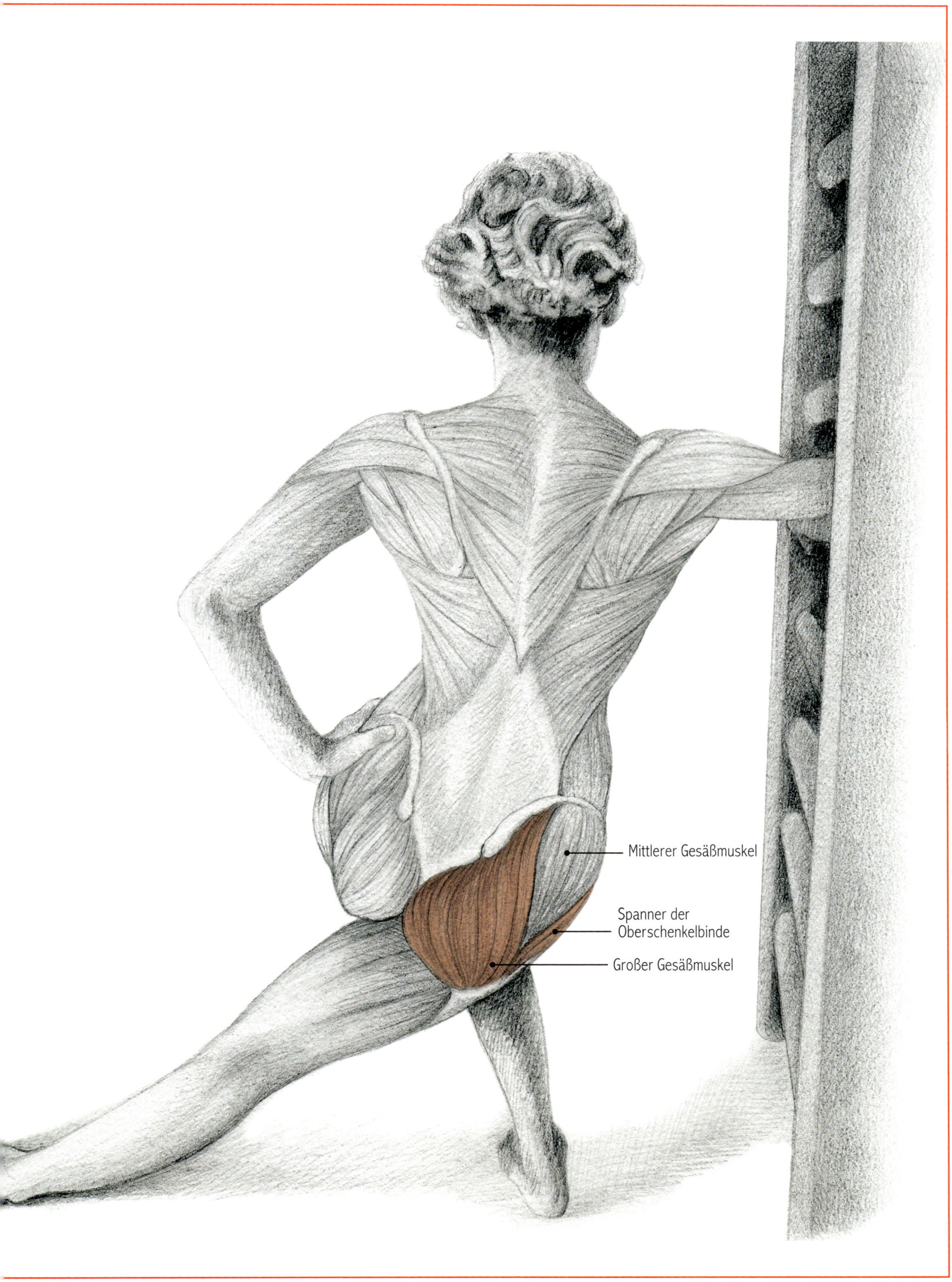
Mittlerer Gesäßmuskel
Spanner der Oberschenkelbinde
Großer Gesäßmuskel

Beugung und Einwärtsdrehung der Hüfte

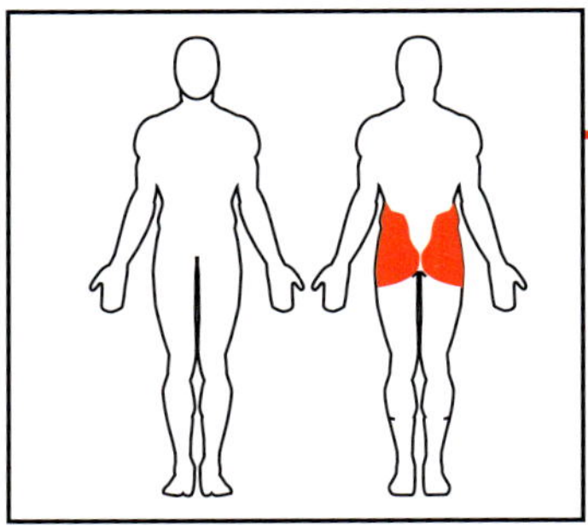

Beteiligte Muskeln

Hauptmuskeln: Großer und mittlerer Gesäßmuskel

Sekundäre Muskeln: Pyramidenmuskel, Kniebeuger

Ausführung

Sie sitzen auf dem Boden, lehnen den Rücken gegen eine Wand, legen ein Bein über das andere und heben es in Richtung des Oberkörpers nach oben, wie bei einer „Umarmung". Das Bein auf dem Boden bleibt gestreckt.

Erläuterungen

Die Arme müssen das gesamte aktive Bein umfassen, vor allem das Knie, um die Beanspruchung auf den gewünschten Bereich zu richten, in diesem Fall die Gesäß- und angrenzenden Muskeln. Würden Sie nur am Fuß ziehen, wäre die Spannung auf dem Knie kontraproduktiv.

Wenn Sie diese Art der Ausführung als unangenehm empfinden, können Sie auch folgende Variante wählen: Sie stellen sich vor einen etwa hüfthohen Tisch, winkeln ein Bein an und stützen es seitlich auf den Tisch (seitlicher Bereich des Beins). Schließlich beugen Sie sich nach und nach über den Tisch.

Der häufigste Fehler besteht darin, dass der Oberkörper mit der Kraft der Bauchmuskeln gebeugt wird, um zu versuchen, den Raum zwischen dem Bein und der Brust zu verkleinern. Das Gegenteil ist richtig: Der Rücken darf nie von der Wand gelöst werden und die Sitzbeine der Hüfte müssen fest auf dem Boden aufliegen.

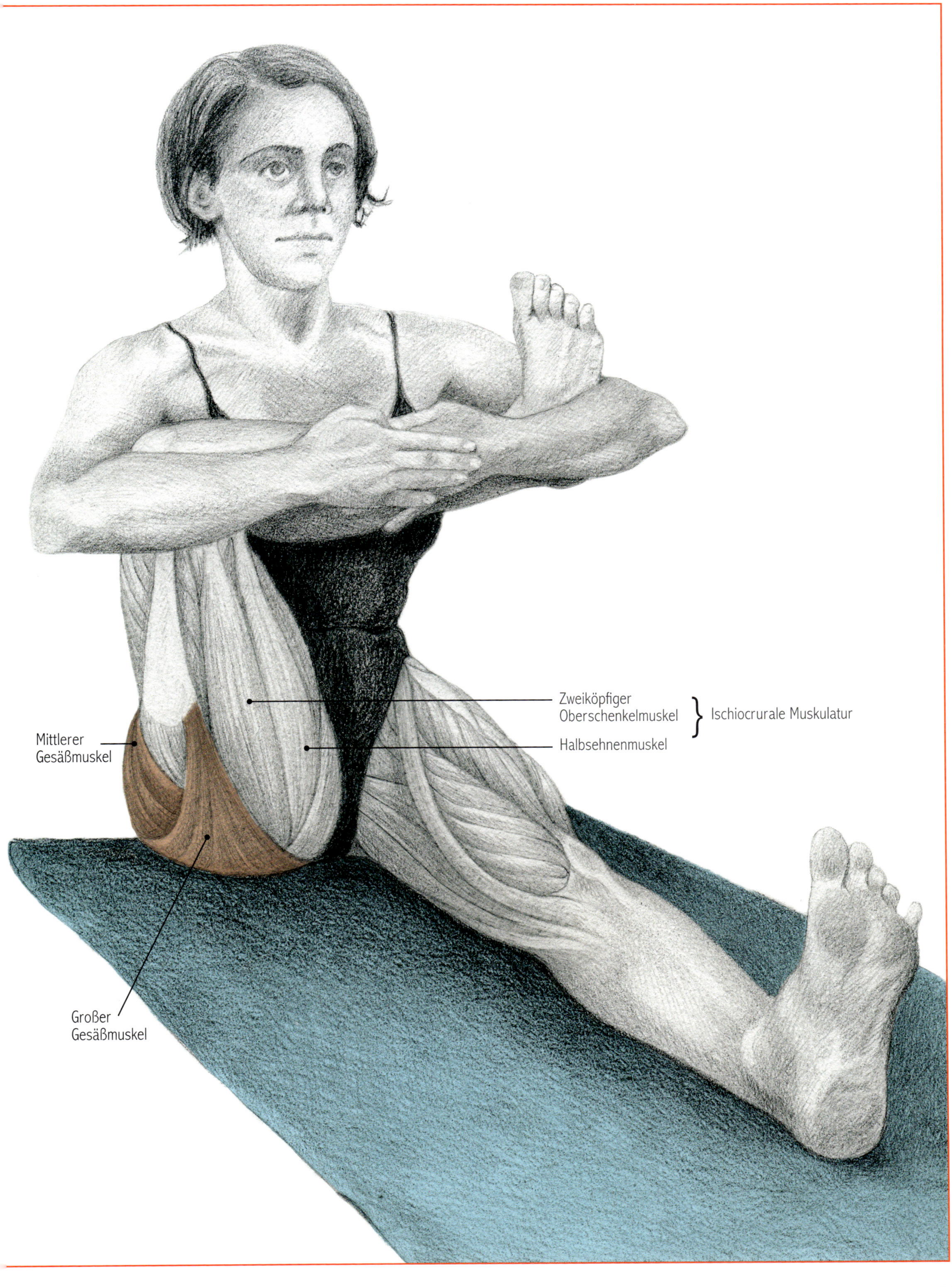
Zweiköpfiger
Oberschenkelmuskel
Ischiocrurale Muskulatur
Halbsehnenmuskel
Mittlerer
Gesäßmuskel
Großer
Gesäßmuskel

Beugung eines Hüftgelenks und Streckung

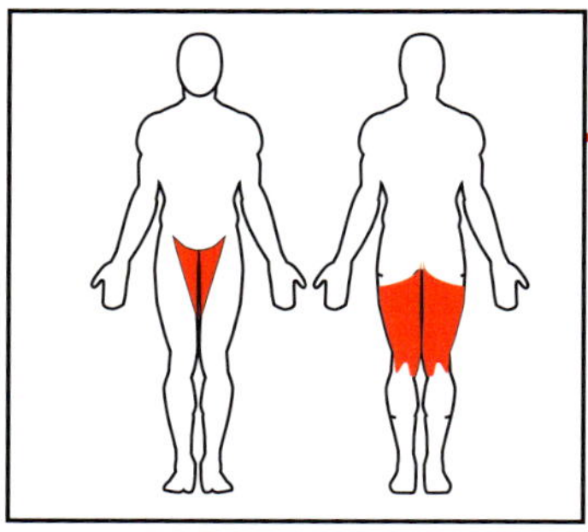

Beteiligte Muskeln

Hauptmuskeln: Kniebeuger, Lenden-Darmbeinmuskel

Sekundäre Muskeln: Adduktoren, schlanker Muskel, Schneidermuskel, Kniekehlenmuskel, Kammmuskel

Ausführung

Sie stehen, führen ein Bein in einem sehr weiten Ausfallschritt nach vorne und senken den Körper langsam zum Boden hin ab, während beide Beine auseinandergeführt werden, das eine in gebeugter und das andere in gestreckter Haltung. Die Knie müssen gestreckt bleiben und das hintere darf nur leicht gebeugt werden. In der Endposition, die gehalten werden muss, liegen die Ferse des vorderen und der Spann des hinteren Fußes auf dem Boden auf.

Erläuterungen

Bei dieser bekannten Übung schaffen es Anfänger meist nicht, sich auf den Boden zu „setzen", was zu Spannungen auf den Knien führen kann. Ein Abmessen der verbleibenden Zentimeter bis zum Boden kann als Anhaltspunkt für die Fortschritte über die Monate des Trainings dienen. Der äußerste Punkt ist erreicht, wenn der Sportler auf dem Boden sitzt. Um die Beweglichkeit darüber hinaus zu steigern, lässt sich die Übung in der Luft ausführen, mit den Beinen auf zwei Stützen (zum Beispiel zwei Stühle oder zwei Bänke). Dies ist jedoch in der Regel nicht erforderlich, denn beinahe niemand muss diese Stufe der Dehnung überschreiten.

Die Variante „Spagat nach vorne" wurde hier weggelassen, da sie die Knie belastet und keine weiteren Vorteile mit sich bringt (siehe Übung 17).

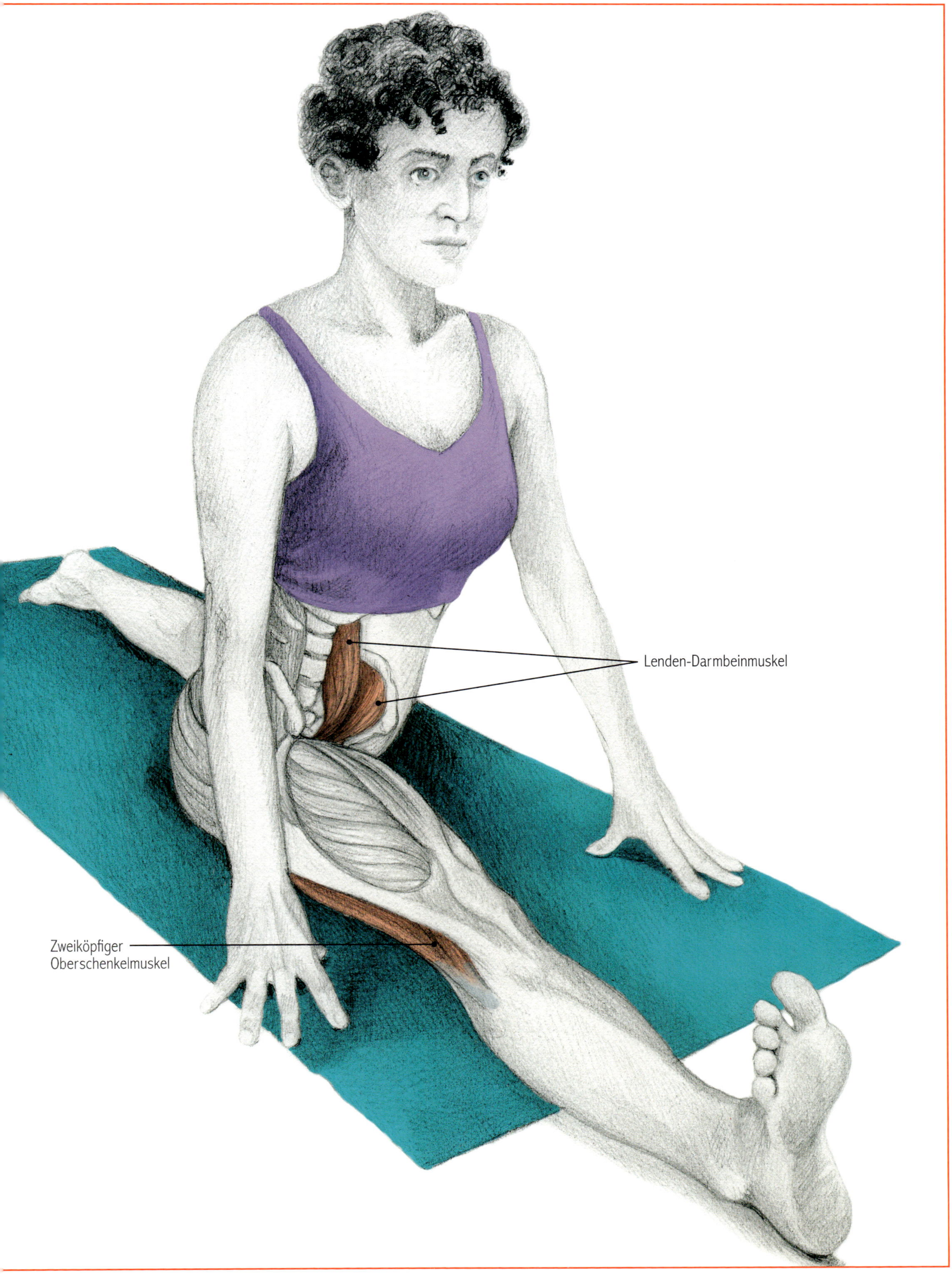
Lenden-Darmbeinmuskel
Zweiköpfiger
Oberschenkelmuskel

Hüftabduktion im Sitzen

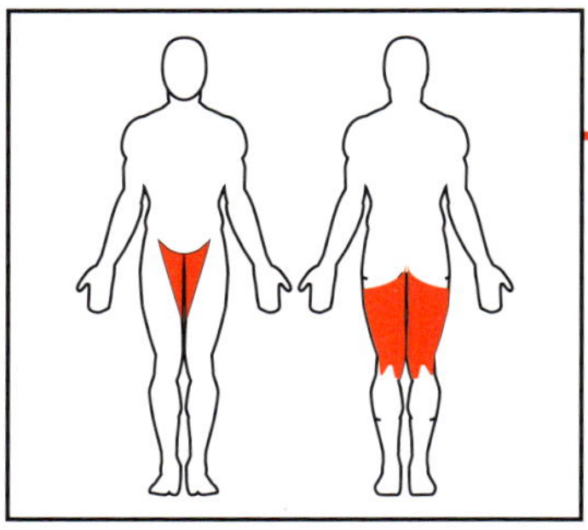

Beteiligte Muskeln

Hauptmuskeln: Großer, langer, kurzer Schenkelanzieher

Sekundäre Muskeln: Schlanker Muskel, Lenden-Darmbeinmuskel, Kniebeuger

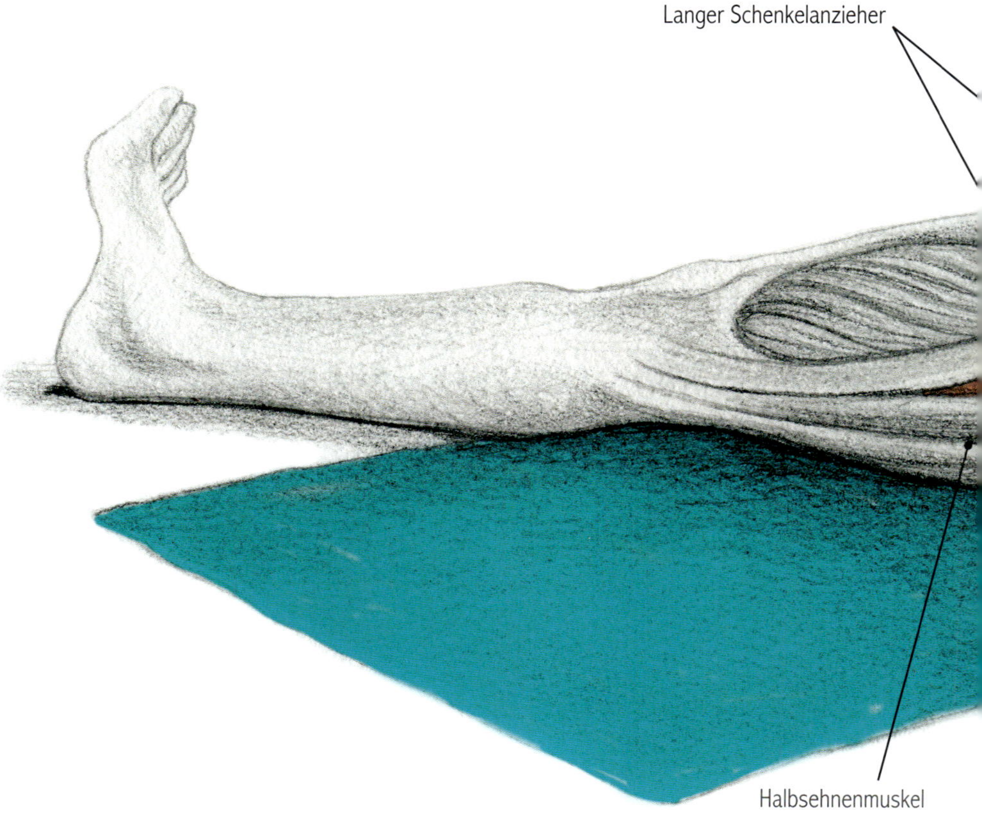

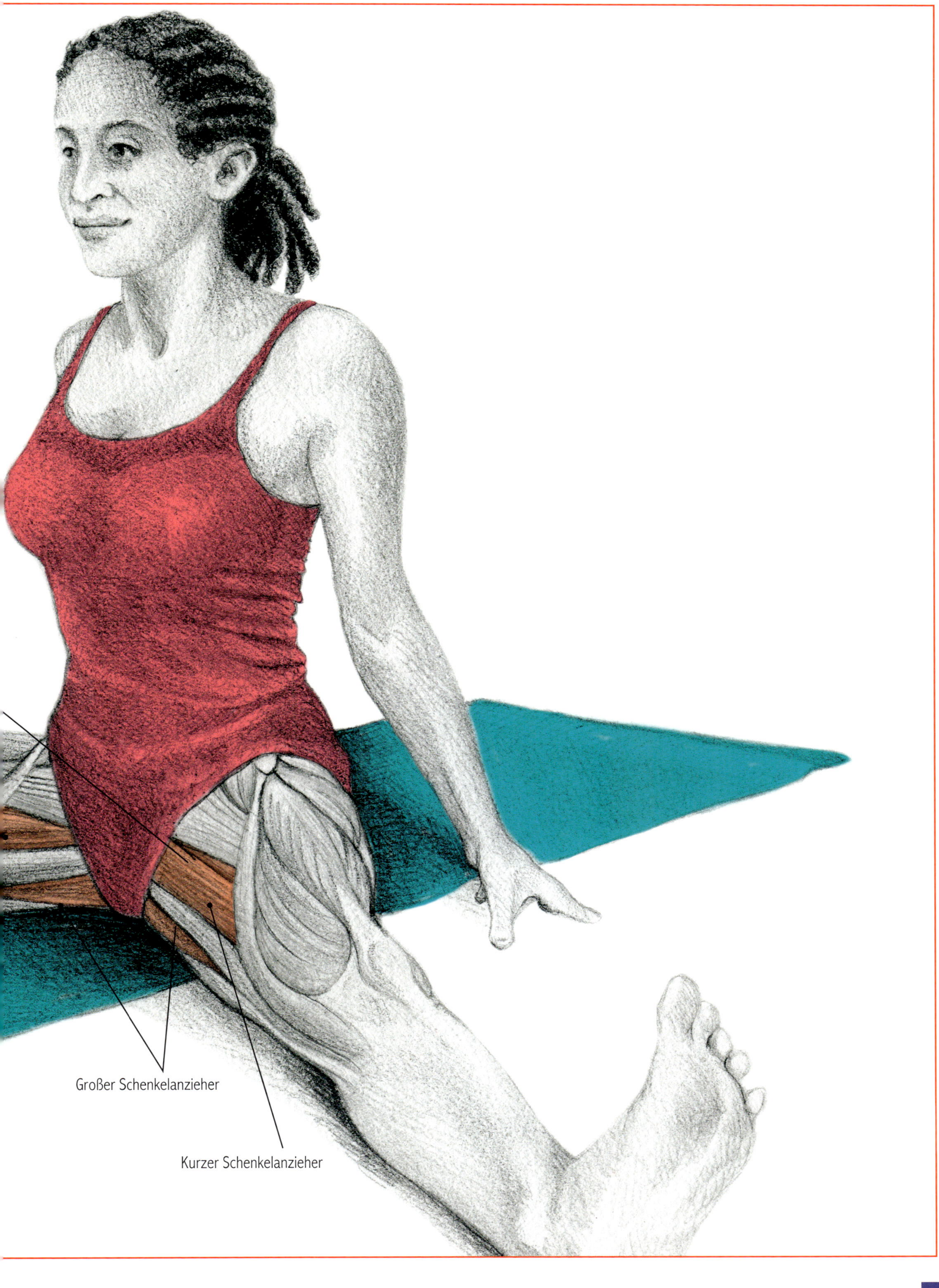
Großer Schenkelanzieher
Kurzer Schenkelanzieher

Hüftabduktion im Sitzen

Ausführung

Sie sitzen auf dem Boden, am besten lehnen Sie den Rücken an eine Wand (das gilt vor allem für Anfänger) und spreizen die Beine. Dabei sind die Knie stets durchgedrückt und die Fersen liegen auf dem Boden auf.

Erläuterungen

Die Übung lässt schnell die Dehnbarkeit der Adduktoren erkennen. Mit der Zeit nehmen Sie nach und nach die Hände (oder einen Partner) zu Hilfe, um die Beine den einen oder anderen Zentimeter weiter zu spreizen.

Wenn die Kniebeuger die Dehnung der Adduktoren erschweren, reicht es aus, die Knie sehr leicht zu beugen, das Gesäß ein wenig von der Wand zu lösen, um die Hüfte etwas weiter zu strecken, oder Varianten zu wählen, bei denen diese gebeugt bleiben (siehe zum Beispiel Übung 18). Wenn Sie hingegen wollen, dass diese Muskeln ebenfalls beansprucht werden, müssen die Knie in Richtung des Bodens gedrückt werden (auf die Schenkel drücken, nicht direkt auf die Knie) und der Oberkörper muss aufrecht oder leicht gebeugt bleiben.

Erfolgt die Ausführung ohne Abstützen an der Wand, müssen die Hände den Körper hinten stützen (wie in der Zeichnung zu sehen). Da diese Haltung dazu verleitet, die Hüfte weiter zu strecken als wenn der Rücken vollständig an die Wand gelehnt ist, ist der Widerstand der Kniebeugemuskeln (und die Dehnung, die auf diese wirkt) in der Regel geringer.

Wenn ein Partner Hilfestellung leistet, sollte er am besten die Knie auseinanderdrücken, nicht die Füße, um eine übermäßige Spannung auf einem der Bänder im Bereich der Knie (wie dem seitlichen Innenband) zu vermeiden.

Varianten

17.2 … nach vorne gebeugt

Die Haltung ist im Grunde die gleiche, doch bei Erreichen der gewünschten Spreizung der Beine wird der Oberkörper nach vorne in Richtung Boden gebeugt. Die Adduktoren arbeiten gleichermaßen, doch nun werden auch die Strecker der Hüfte (Kniebeuger, Gesäßmuskeln ...) weiter einbezogen. Es sollte nicht vergessen werden, dass die Beugung in der Hüfte erfolgen muss, nicht durch Krümmen des Oberkörpers, um die Bewegung noch weiter zu führen.

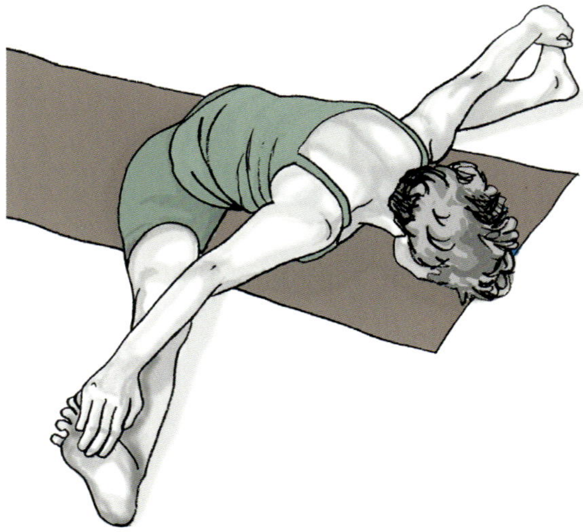

17.3 … an die Wand gelehnt

Die Haltung ist ähnlich wie zuvor, doch nun liegen Sie mit dem Rücken auf dem Boden. Dabei ist das Gesäß stets in Berührung mit der Wand und die Beine werden an dieser Wand gestreckt und gespreizt. Die Übung beansprucht dieselben Muskeln, es geht nur um die Frage der Bequemlichkeit bei der einen oder anderen Variante und darum, bei der letzteren eine perfekte Stütze und Ausrichtung des gesamten Oberkörpers und der Hüfte zu erzielen. Die Variante im Stehen („Spagat nach vorne“) wurde weggelassen, da sie die Knie belastet und keine weiteren Vorteile mit sich bringt. Trainierte Menschen können sie dennoch ohne größere Schwierigkeiten ausführen.

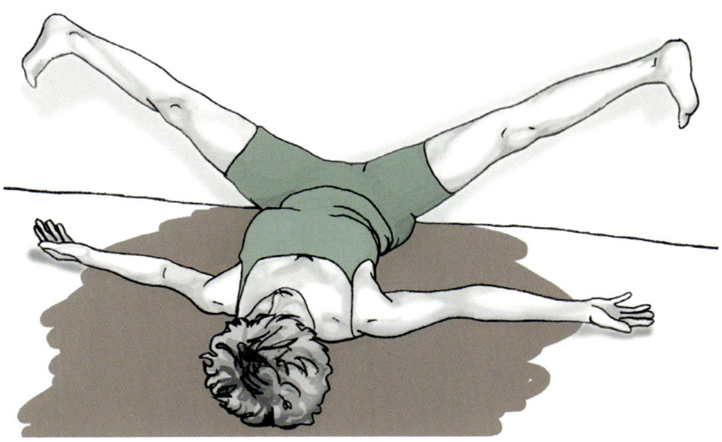

Hüftabduktion im Vierfüßlerstand

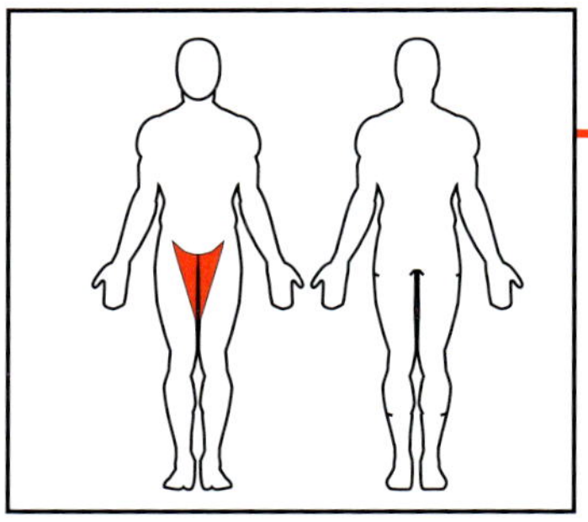

Beteiligte Muskeln

Hauptmuskeln: Großer und langer Schenkelanzieher

Sekundäre Muskeln: Kleiner Schenkelanzieher (Lenden-Darmbeinmuskel)

Ausführung

Begeben Sie sich auf dem Boden auf eine Matte, stützen Sie die Hände und Knie auf, öffnen Sie die Hüfte, indem Sie die Knie voneinander entfernen, sodass das Becken in Richtung Boden geführt wird. Am tiefsten Punkt angekommen, können anstelle der Hände die Unterarme und Ellbogen aufgestützt werden, um eine bequemere Haltung zu erreichen und um ein Hohlkreuz zu vermeiden.

Erläuterungen

Das Becken wird senkrecht abgesenkt. Es sollte nicht der Fehler begangen werden, es nach hinten abzusenken, als wollte man sich auf die Fersen setzen, denn dies würde die Dehnung der Adduktoren verringern. Nur wenn es zu einem Aufeinandertreffen im Hüftgelenk kommt (dem Anschlag der Knochenteile), kann die Beugung leicht abgeändert werden, um die Bewegung weiter fortzuführen.

Da das Gewicht der Hüfte selbst nicht genügt, um eine ausreichende Dehnung zu bewirken, muss die Muskelkraft eingesetzt werden, um den Körper nach unten zu „schieben". Ein Partner kann helfen, indem er leichten Druck auf die Hüfte ausübt, wobei er darauf achten muss, nicht sein gesamtes Gewicht darauf aufzustützen.

Von der Ausführung der Übung auf einer nicht gepolsterten Unterlage ist abzusehen, da die Knie ansonsten zu sehr leiden. Weiterhin soll darauf hingewiesen werden, dass der gerade innere Schenkelanzieher bei einer ruckartigen oder erzwungenen Abduktion am anfälligsten für Verletzungen ist.

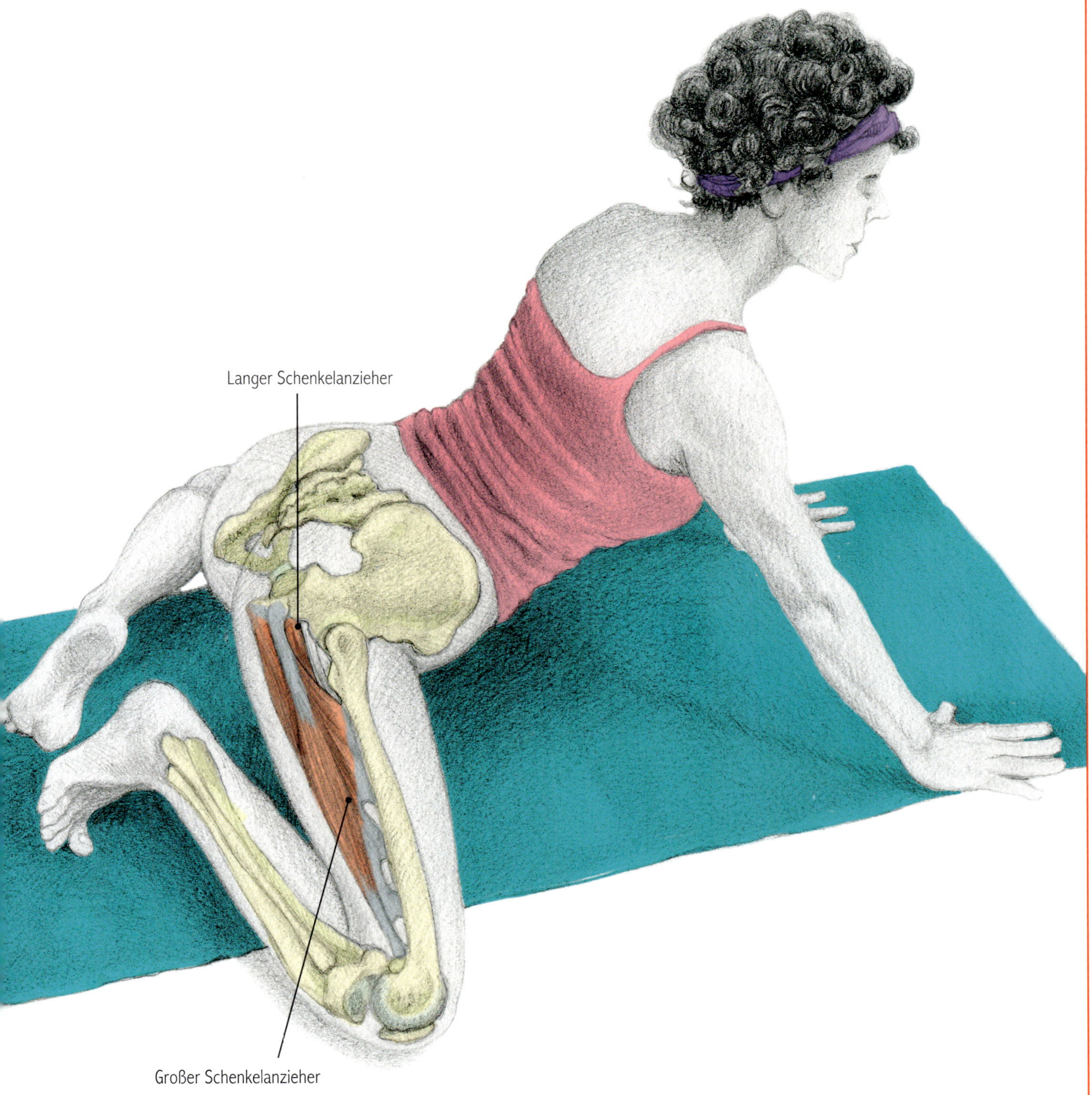
Langer Schenkelanzieher
Großer Schenkelanzieher

Abduktion eines Beins und Beugung des

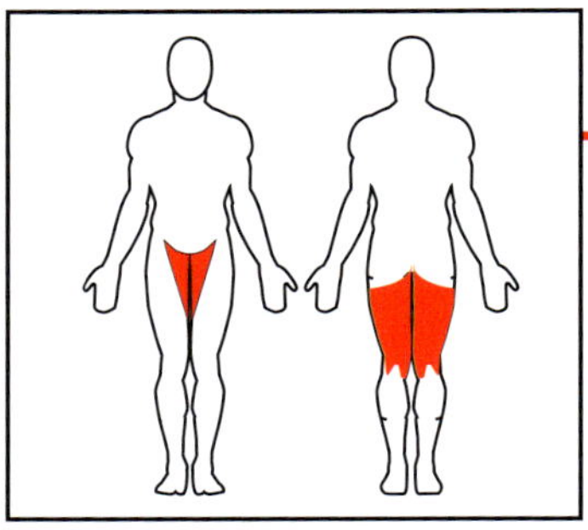

Beteiligte Muskeln

Hauptmuskeln: Langer Schenkelanzieher

Sekundäre Muskeln: Kniebeuger, schlanker Muskel, Schneidermuskel, Kniekehlenmuskel

Ausführung

Sie stehen und öffnen ein Bein zur Seite (spreizen es ab), während Sie sich auf das andere beugen. In der Endposition ruhen Sie auf dem angewinkelten Knie, während Sie das andere auf der Ferse abstellen. Dabei ist auf eine senkrechte Oberkörperhaltung zu achten.

Erläuterungen

Mit dieser Übung werden hauptsächlich zwei Muskelgruppen beansprucht: die Kniebeuger und die Schenkelanzieher. Um dies zu erreichen, muss das Knie des abgespreizten Beins gestreckt bleiben und das Bein muss weit genug gespreizt sein. Keinesfalls dürfen federnde Bewegungen erfolgen, was bei dieser Übung vor einigen Jahren oft üblich war.

Die Variante, bei der nicht die Ferse aufgestützt wird, sondern die Innenfläche des Fußes, ist nicht zu empfehlen, da sie zu einer unnötigen Spannung auf dem Knie führt, insbesondere auf dem seitlichen Innenband. Manchmal wird die Übung im Stehen ausgeführt. Dabei wird das angehobene Bein in abgespreizter Stellung aufgestellt (Innenfläche des Fußes auf dem Boden oder auf einer Stütze); die sicherste Art, diese Variante auszuführen, wäre es, das Knie anzuwinkeln und auf der Stütze abzulegen, nicht mit gestrecktem Knie und aufgestelltem Fuß.

Variante

19.2 ... auf einer Stütze

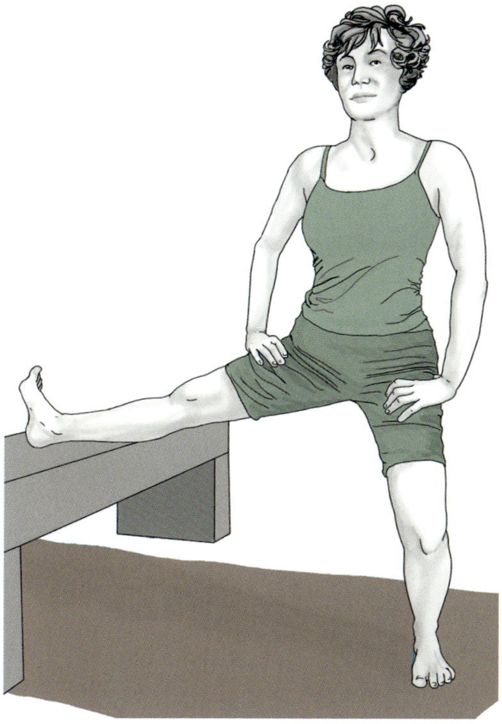

Die Ausführung ist ähnlich, doch nun bleiben Sie stehen und stellen das Bein auf einer (am besten gepolsterten) Erhöhung ab. Dabei verleitet die Haltung oft dazu, die Innenfläche des Fußes aufzustellen. Dies ist grundsätzlich zu vermeiden, wie in der Grundübung erklärt.

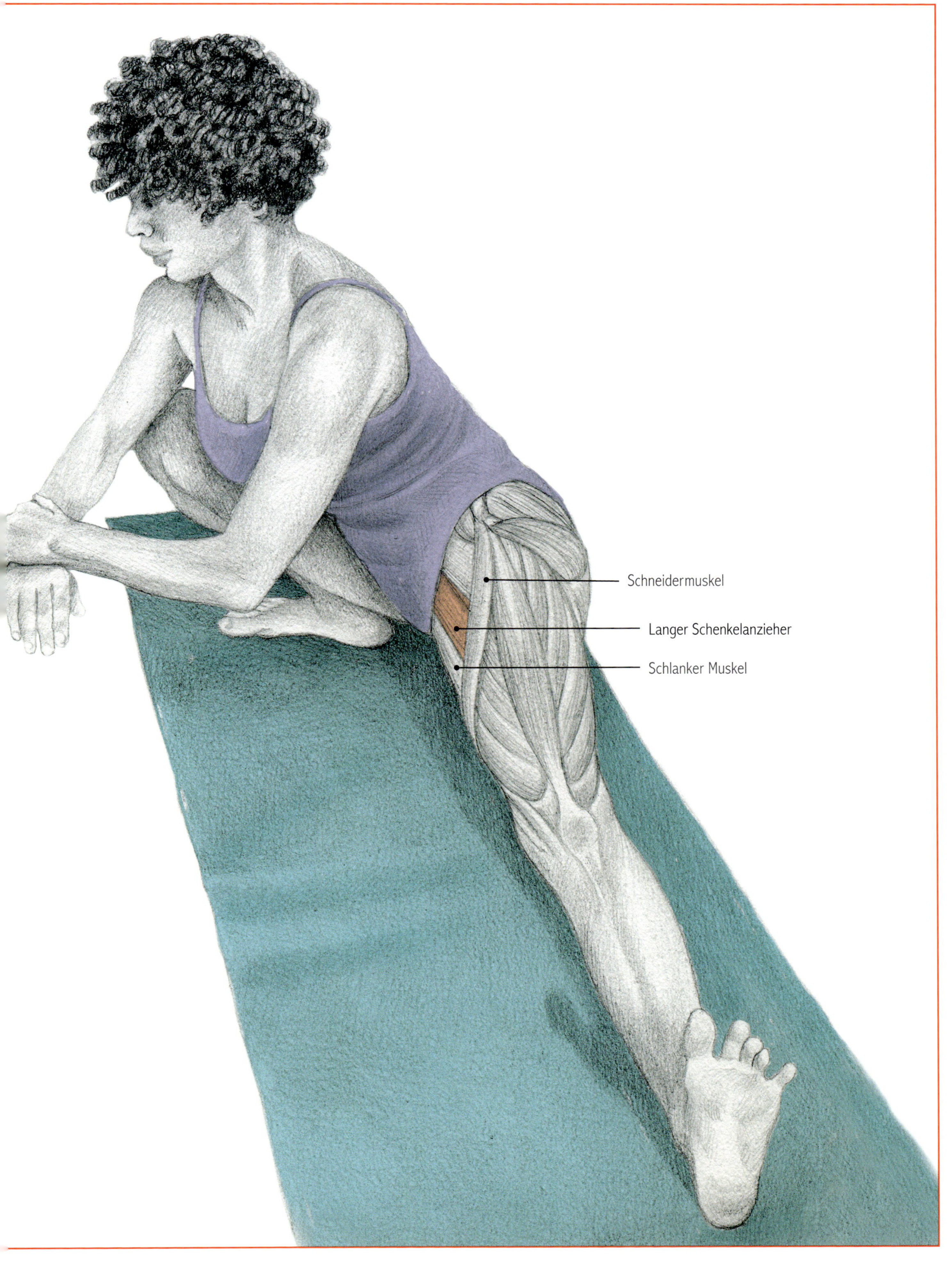
Schneidermuskel
Langer Schenkelanzieher
Schlanker Muskel

Hüftabduktion im Sitzen mit aneinander-

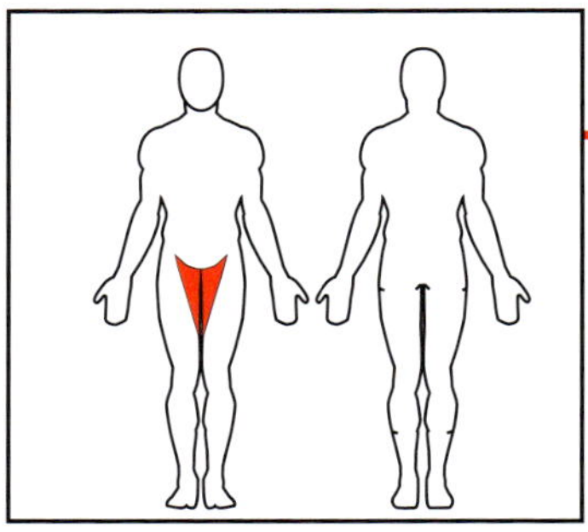

Beteiligte Muskeln

Hauptmuskeln: Adduktoren

Sekundäre Muskeln: Kniebeuger, schlanker Muskel, Schneidermuskel, Kniekehlenmuskel

Ausführung

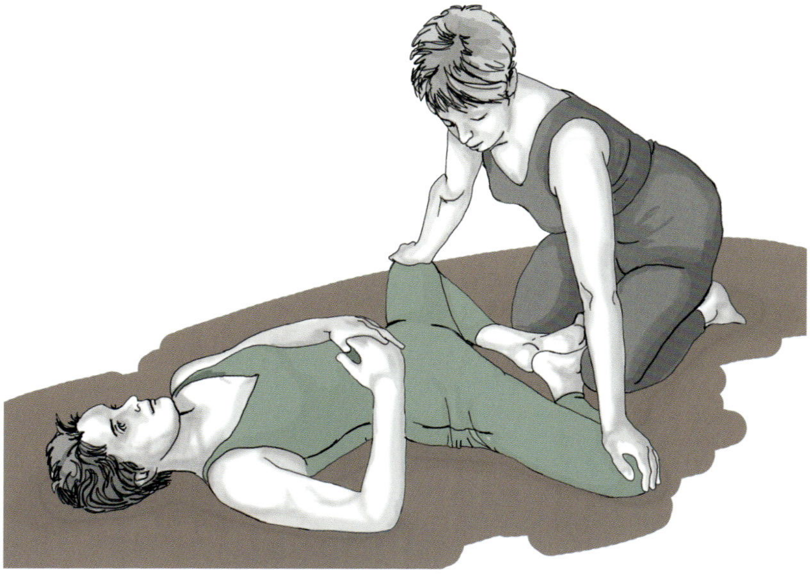

Sie sitzen auf dem Boden, am besten lehnen Sie den Rücken an eine Wand (besonders für Anfänger empfehlenswert). Sie legen die Fußsohlen aneinander und spreizen die Beine mit gebeugten Knien. Aus dieser Position heraus drücken Sie die Knie in Richtung Boden.

Erläuterungen

Die Fersen müssen nahe am Becken bleiben. Von federnden Hin- und Herbewegungen, bei denen die Knie in Richtung Boden geführt werden, ist dringend abzuraten.

Der Vorteil, wenn die Adduktoren mit gebeugten Knien gedehnt werden, besteht darin, dass eine Einbeziehung der Kniebeuger vermieden wird (wie es zum Beispiel bei Übung 17 der Fall ist). Soll die Übung mit Hilfestellung ausgeführt werden, kann sich der Partner hinter den Dehnenden setzen, bequemer ist jedoch die Ausführung wie in der folgenden Variante beschrieben.

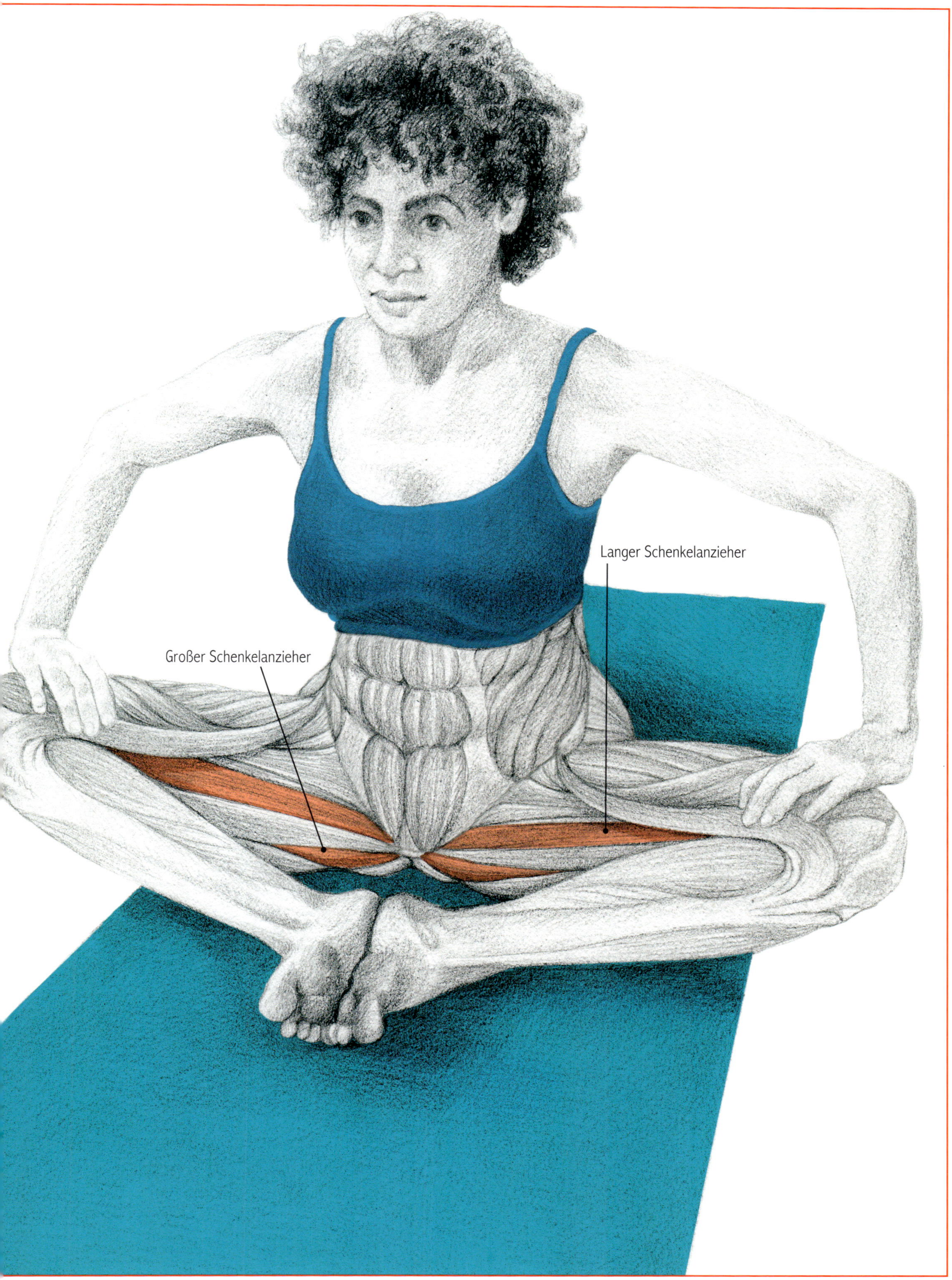
Langer Schenkelanzieher
Großer Schenkelanzieher

Varianten

20.2 ... im Liegen und mit Hilfestellung

Häufig reicht der auf die Knie ausgeübte Druck für die mögliche Dehnung bei dieser Übung nicht aus. Als Hilfestellung kann ein Partner auf die Knie drücken, während der zu Dehnende den Rücken auf dem Boden ablegt und dem helfenden Partner so seine Handgriffe ermöglicht. Der Partner hält mit seinen Knien die Füße des zu Dehnenden, um zu vermeiden, dass dieser die Beine streckt, wenn er den Druck spürt.

Diese Haltung eignet sich sehr gut, um die Gruppe der Adduktoren (einschließlich des schlanken Muskels) zu dehnen, doch darf sie nicht dazu führen, dass der Lendenbereich aufgrund der Belastung vom Boden gelöst wird. Der Partner muss berücksichtigen, dass er die gesamte Kraft seines Gewichts auf die Knie ausüben kann, deswegen muss er den Druck gut bemessen, um keine Verletzung zu verursachen.

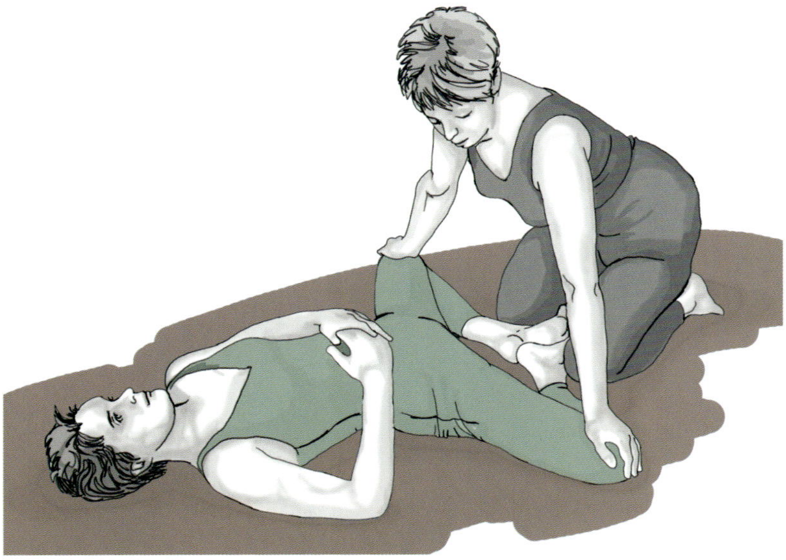

20.3 ... mit einem gestreckten und einem angewinkelten Bein

Die Ausgangshaltung entspricht der Grundübung. Nun strecken Sie ein Bein nach vorne und senken den Körper sanft zu diesem Bein hin. Der Unterschied bei dieser Variante besteht darin, dass nun auch die Kniebeuger des gestreckten Beins einbezogen werden.

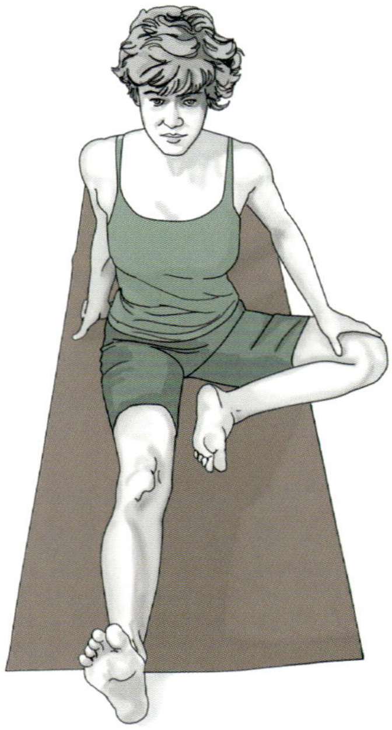

20.4 ... mit einem gestreckten und einem halbgestreckten Bein

Die kleine Abwandlung, dass nun das angewinkelte Bein nicht ganz angewinkelt wird, bewirkt, dass der kleine Schenkelanzieher nun mehr beansprucht wird als in der Grundübung, die übrigen Schenkelanzieher hingegen etwas weniger. Dieser Aspekt, der von manchen Trainern vertreten wird, scheint jedoch nicht ganz fundiert zu sein, denn das Beugen und Strecken des Knies ändert die Beanspruchung des großen und des kleinen Schenkelanziehers (beide sind eingelenkig, sie setzen am Oberschenkelknochen an) nicht wesentlich, es spielt nur eine Rolle, wenn gleichzeitig der Winkel zwischen Oberschenkelknochen und Knie verändert wird.

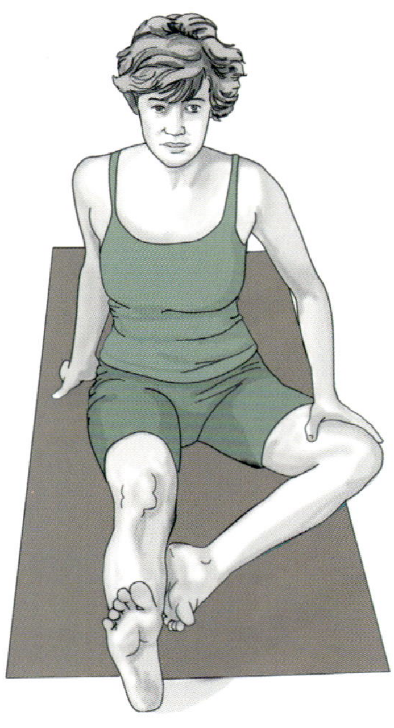

Beugung der Hüfte und der Knie (Hocke)

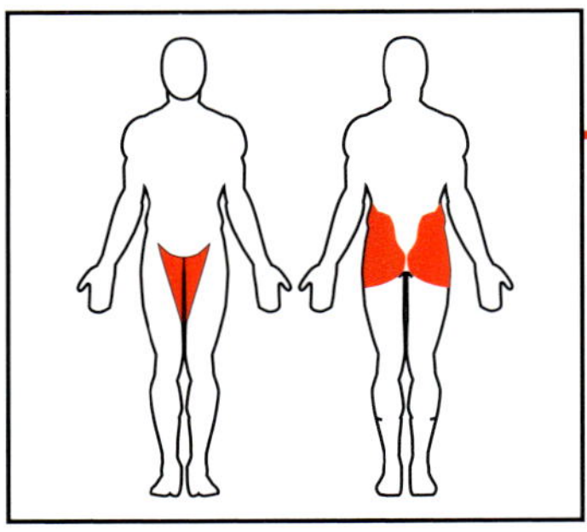

Beteiligte Muskeln

Hauptmuskeln: Großer Gesäßmuskel

Sekundäre Muskeln: Adduktoren

Ausführung

Von einer aufrecht stehenden Position aus gehen Sie in die Hocke, bis die Hüfte nahe am Boden ist, ohne die Fußsohlen vom Boden zu lösen.

Erläuterungen

Um das Gleichgewicht zu halten, sollten der Körper zwischen den Beinen und die Arme vorne bleiben. Menschen, deren Hüfte und Knöchel sehr beweglich sind, können diese Haltung jedoch problemlos mit nach außen gestreckten Armen einnehmen. Haben Sie das Gleichgewicht gefunden, sollten Sie entspannen und die Haltung eine Zeit lang beibehalten. Von federnden Bewegungen ist abzuraten.

Eine kleine Variante besteht darin, die Füße nach außen zu richten (45°) und die Knie mit den Ellbogen ebenfalls nach außen zu drücken, um die Schenkelanzieher einzubeziehen.

Wenn es Ihnen schwerfällt, das Gleichgewicht zu halten, hilft es auch, sich an einem stabilen Gegenstand vor dem Körper festzuhalten (an einer Sprossenwand oder Ähnlichem) und das Körpergewicht nach hinten und nach unten fallen zu lassen.

Wer unter Schmerzen in den Knien leidet, sollte auf diese Übung verzichten, denn das Beugen der Knie unter Last über 90° hinaus kann kontraproduktiv sein.

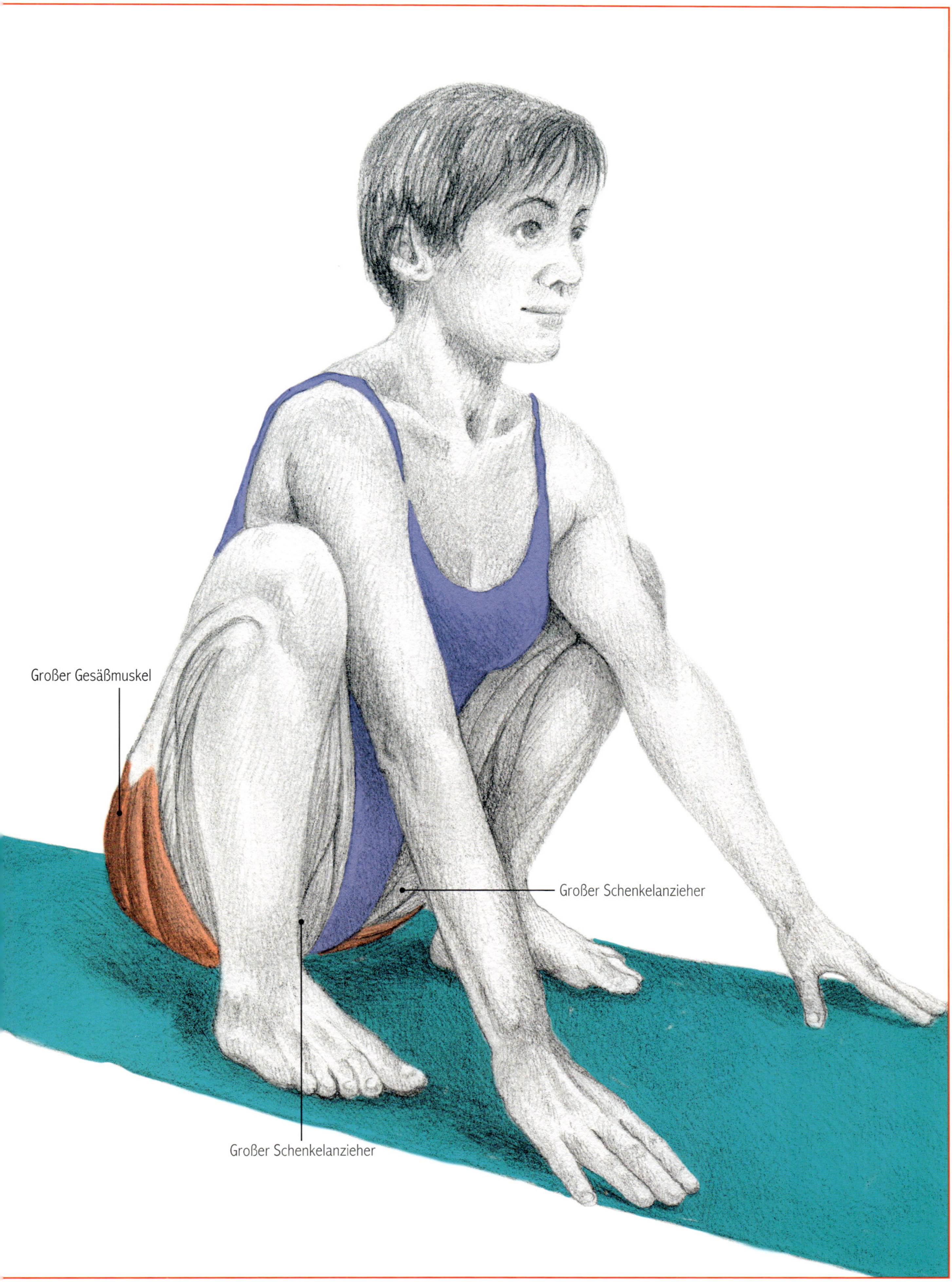
Großer Gesäßmuskel
Großer Schenkelanzieher
Großer Schenkelanzieher

Beugen des Fußes zum Schienbein

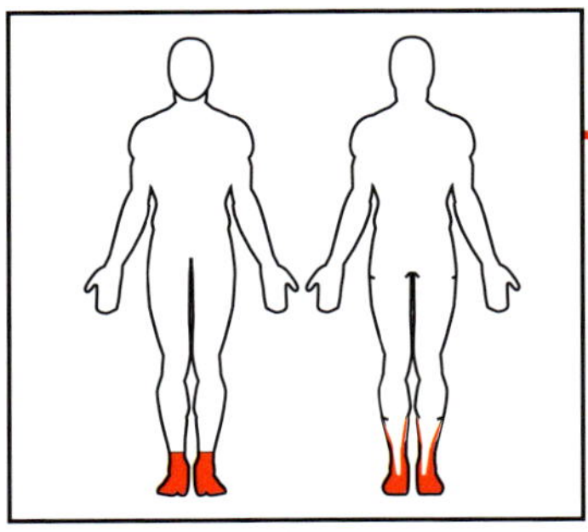

Beteiligte Muskeln

Hauptmuskeln: Langer Zehenbeuger, kurzer Zehenbeuger

Sekundäre Muskeln: Schollenmuskel, Fußsohlenmuskel, Wadenbeinmuskeln, (Zwillingswadenmuskeln)

Ausführung

Sie sitzen auf den Boden oder auf einer Bank und beugen den Fuß mithilfe der Hand in Richtung Schienbein. Grundsätzlich umfasst die Hand dabei einen Großteil der Fußsohle, um eine allgemeine Beugung zu erzielen. Durch das Variieren des gedehnten Bereichs lässt sich der eine oder andere Bereich beanspruchen, wie im Folgenden erläutert.

Erläuterungen

Erfolgt die Beugung bei gestrecktem Knie, richtet sich die Dehnung speziell auf die Zwillingswadenmuskeln und den Schollenmuskel, bei angewinkeltem Knie betrifft sie hauptsächlich Letzteren.

Wird hingegen nur an den Zehen gezogen, zielt die Intensität der Dehnung vor allem auf die langen und kurzen Zehenstrecker sowie die wurmförmigen Fußmuskeln. Sie sollten zwischen den verschiedenen Varianten abwechseln, um die Dehnung all dieser Muskeln sicherzustellen.

Wird diese Übung mit gestrecktem Knie ausgeführt, ersetzt sie die Übung im Stehen auf einer Stufe oder auf dem Boden (Übungen 25 und 26). Der Vorteil ist, dass der Druck der Hand sanfter und besser kontrollierbar ist, als wenn das gesamte Körpergewicht auf der Ferse lastet. Der Nachteil besteht darin, dass nicht jeder dafür ausreichend beweglich ist, die Kniebeuger können es dem Dehnenden unmöglich machen, den Fuß bei gestrecktem Knie zu halten. In diesem Fall muss daher auf die zuvor erläuterten Übungen zurückgegriffen werden.

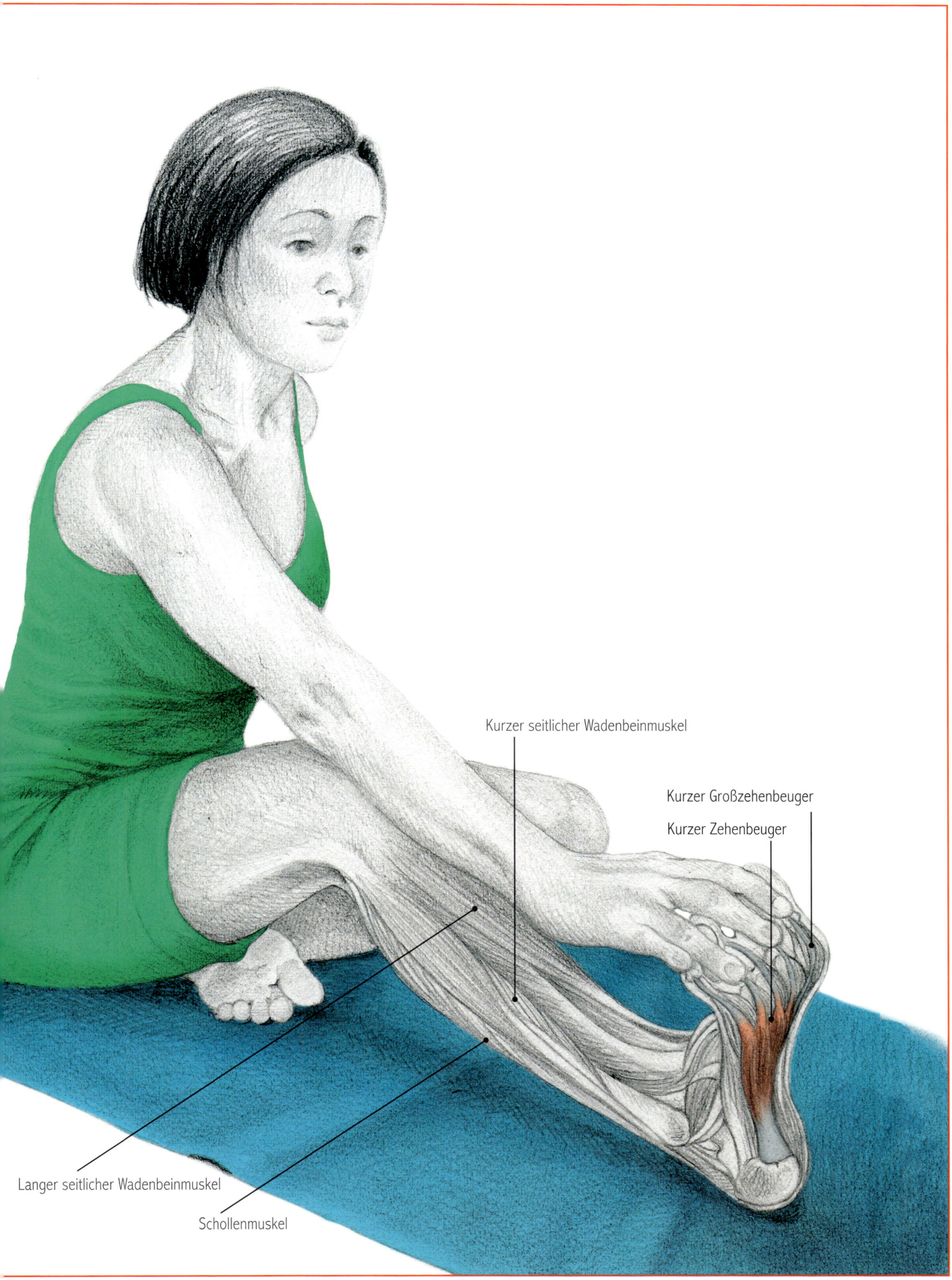
Kurzer seitlicher Wadenbeinmuskel
Kurzer Großzehenbeuger
Kurzer Zehenbeuger
Langer seitlicher Wadenbeinmuskel
Schollenmuskel

Auseinanderziehen der Zehen

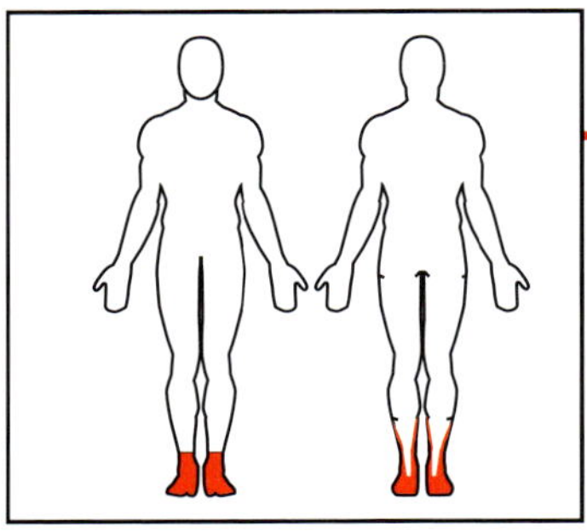

Beteiligte Muskeln

Hauptmuskeln: Fußsohlenseitige Zwischenknochenmuskeln, Großzehenspreizer

Sekundäre Muskeln: (Verschiedene Bänder des Fußes)

Ausführung

Diese wenig verbreitete und zeitintensive Übung besteht darin, dass Sie je zwei Zehen auseinanderziehen, wobei Sie die Hände zu Hilfe nehmen.

Erläuterungen

Auch wenn dies keine Grundübung ist, da sie nicht der Dehnung von Muskeln oder Strukturen dient, die häufig so gedehnt werden müssten, ist es dennoch eine Tatsache, dass Schuhe manchmal auf die Zehen drücken oder diese zumindest in ihrer Bewegungsfreiheit einschränken. Daher ist es sinnvoll, diese verlorene Beweglichkeit durch Übungen wie diese wiederzuerlangen.

Eine geeignete und angenehme Alternative kann es sein, barfuß zu laufen, insbesondere am Sandstrand, auch wenn dies nicht so gezielt und genau wirkt wie die Mobilisierung der einzelnen Zehen. Achten Sie darauf, dass Ihre Schuhe nie die Zehen, die Ferse oder einen anderen Körperteil schädigen, denn es ist bekannt, dass ein schlechter Halt des Fußes Auswirkungen auf viele weitere Körperteile (Knie, Hüfte, Wirbelsäule usw.) hat.

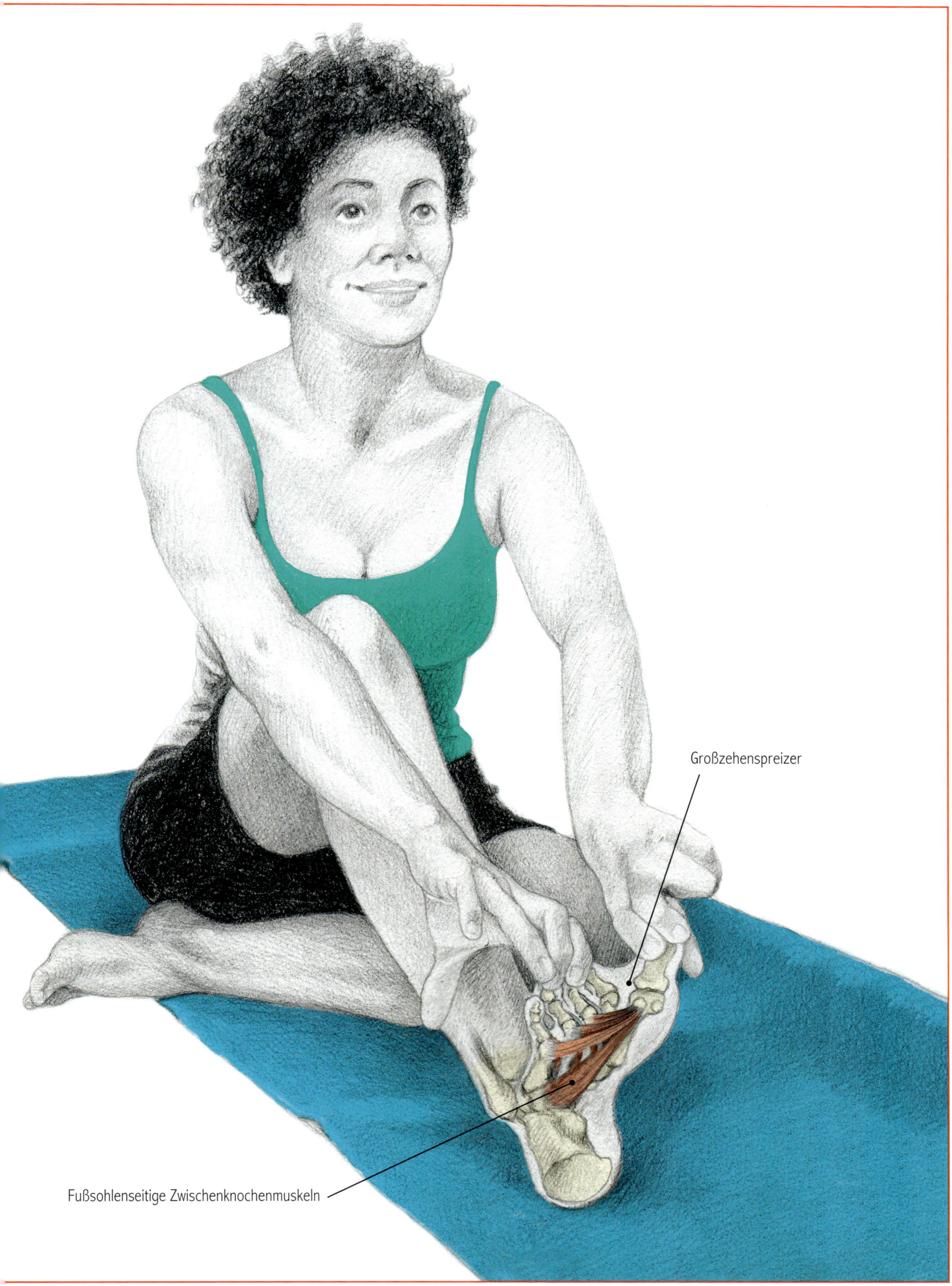
Großzehenspreizer
Fußsohlenseitige Zwischenknochenmuskeln

Mobilisierung des Knöchels

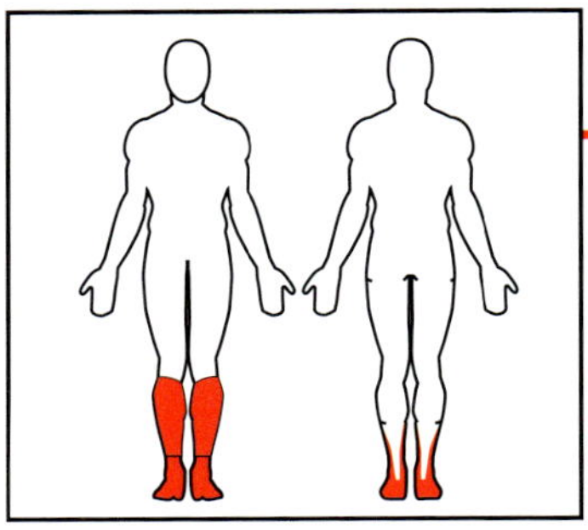

Beteiligte Muskeln

Hauptmuskeln: Wadenbeinmuskeln

Sekundäre Muskeln: Vorderer und hinterer Schienbeinmuskel ...

Ausführung

Sie sitzen auf dem Boden oder auf einer Bank und mobilisieren den Fuß, indem Sie seine verschiedenen Bereiche dehnen. Die gebeugte und gestreckte Haltung des Knöchels wird später erläutert (siehe Übungen 5 bis 9).

Erläuterungen

Jede Haltung beim Stretching muss für einige Sekunden gehalten werden, daher sollte der Fuß nicht einfach in alle Richtungen gedreht werden (Zirkumduktion), sondern es gilt eine Spannung aufzubauen und eine Zeit lang zu halten, um anschließend zu einer anderen Haltung zu wechseln. Die mobilisierten und gedehnten Muskeln und Sehnen sind zahlreich und es ist nicht Ziel dieses Buches, sie alle zu benennen. Hier wurden nur die wichtigsten aufgeführt.

Der Knöchel ist, gemeinsam mit dem Knie, beim Sport eines der verletzungsanfälligsten Gelenke. Seine Kräftigung, Dehnung und Propriozeption (Wahrnehmung der eigenen Position und Bewegung) sind für gesunde Gelenke und zur Vorbeugung von Schwierigkeiten unerlässlich. Bei dieser Übung müssen Sie die den Knöchel umgebenden Muskeln entspannen können, jegliche Spannung nimmt der Übung etwas von ihrer Wirksamkeit.

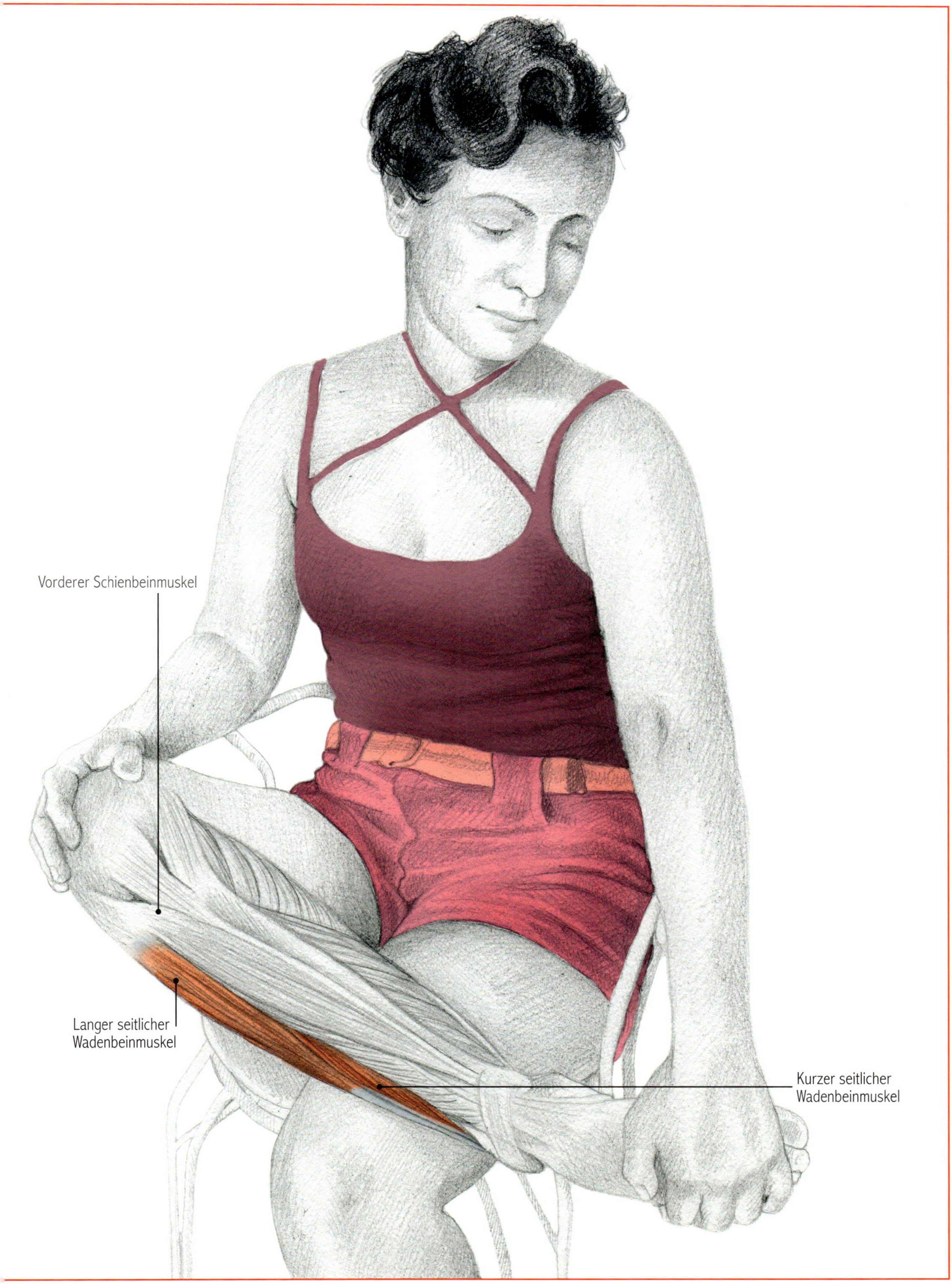
Vorderer Schienbeinmuskel
Langer seitlicher Wadenbeinmuskel
Kurzer seitlicher Wadenbeinmuskel

Beugung der Hüfte und des Knies in

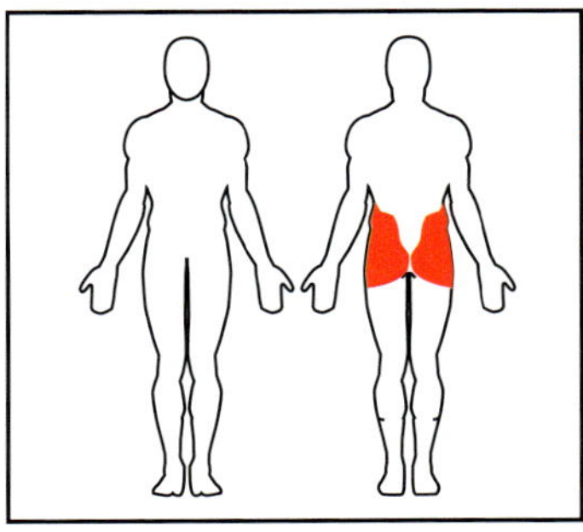

Beteiligte Muskeln

Hauptmuskeln: Großer Gesäßmuskel

Sekundäre Muskeln: Mittlerer Gesäßmuskel

Ausführung

Der zu Dehnende legt sich in Rückenlage bequem auf den Boden, am besten auf eine Matte, hält die Beine geschlossen und winkelt Hüfte und Knie an. Der Partner fasst den Liegenden im Bereich der Schienbeine und drückt dessen Knie zur Brust hin.

Erläuterungen

Der Partner darf keine Bedenken dabei haben, einen Großteil seines Körpergewichts auf die Beine des zu Dehnenden wirken zu lassen, denn diese Übung birgt ein geringes Verletzungsrisiko und ist nicht schmerzhaft. Beachtet werden muss nur, dass das Becken nicht vom Boden gelöst wird, damit die Wirbelsäule stabil bleibt. Obwohl es zu einer tiefen Dehnung der Hüfte kommt, wirkt die Beanspruchung kaum auf die Kniebeuger, da die Knie angewinkelt bleiben.

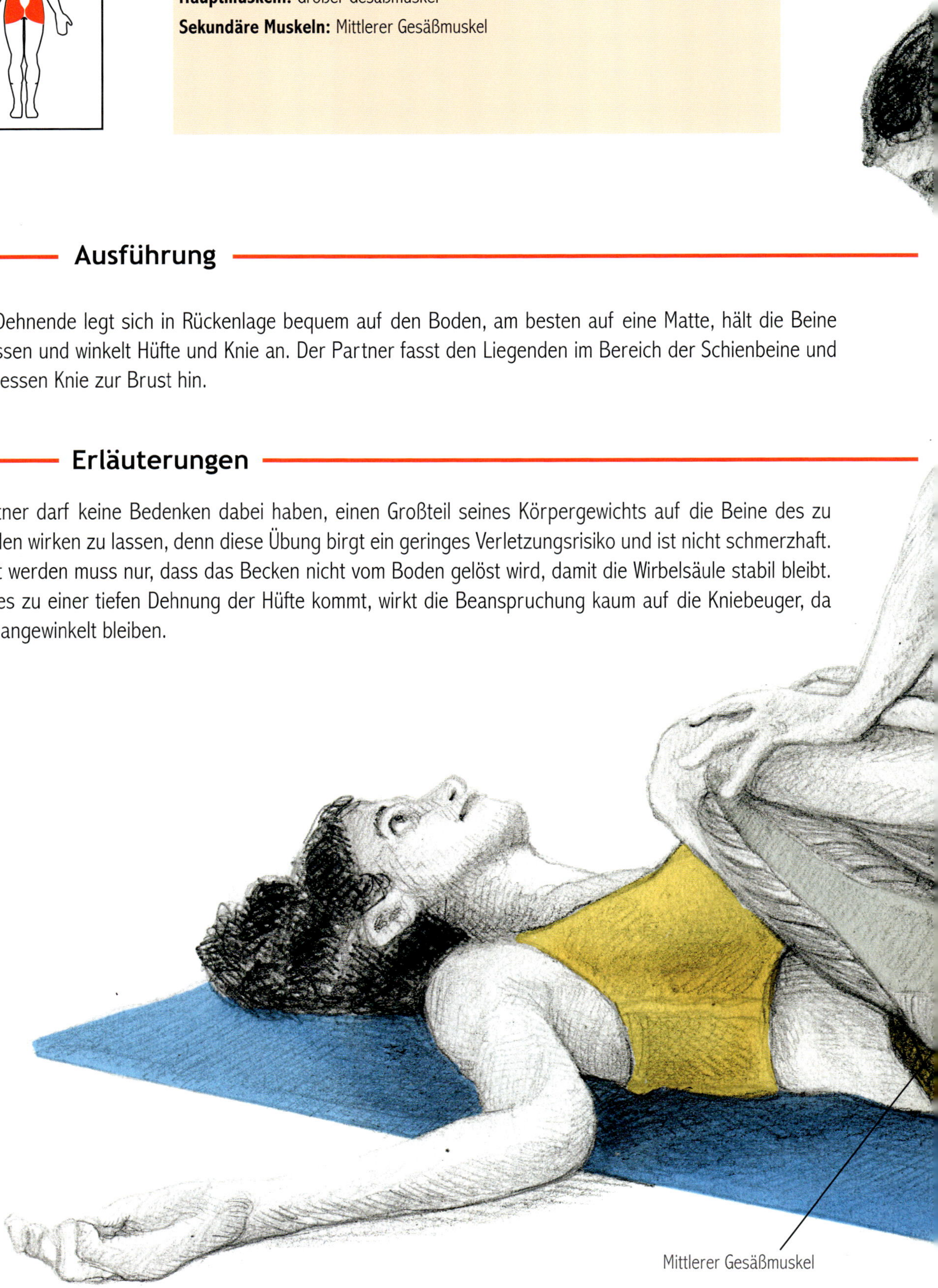

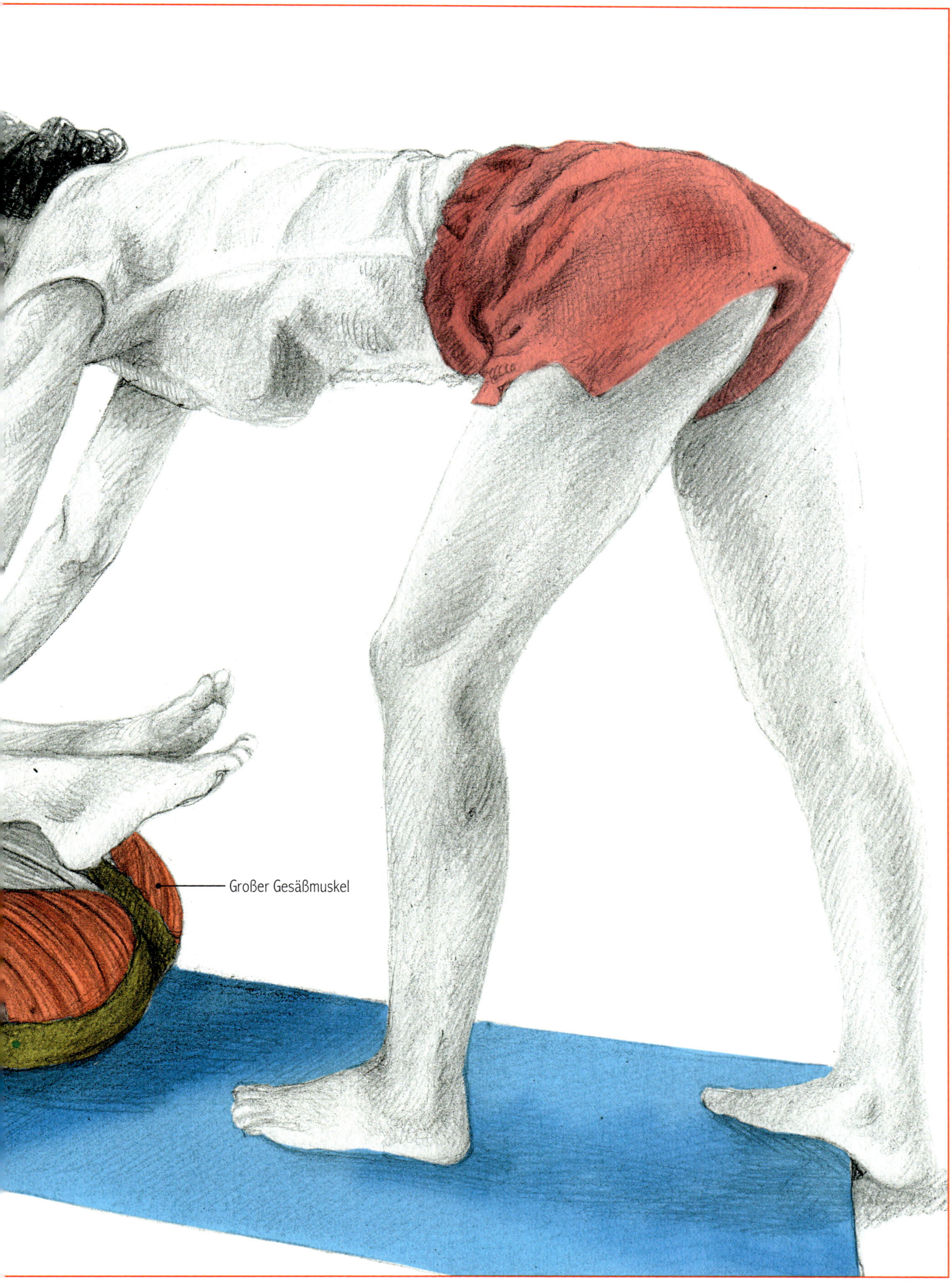
Großer Gesäßmuskel

Beugung der Knie in Bauchlage, mit

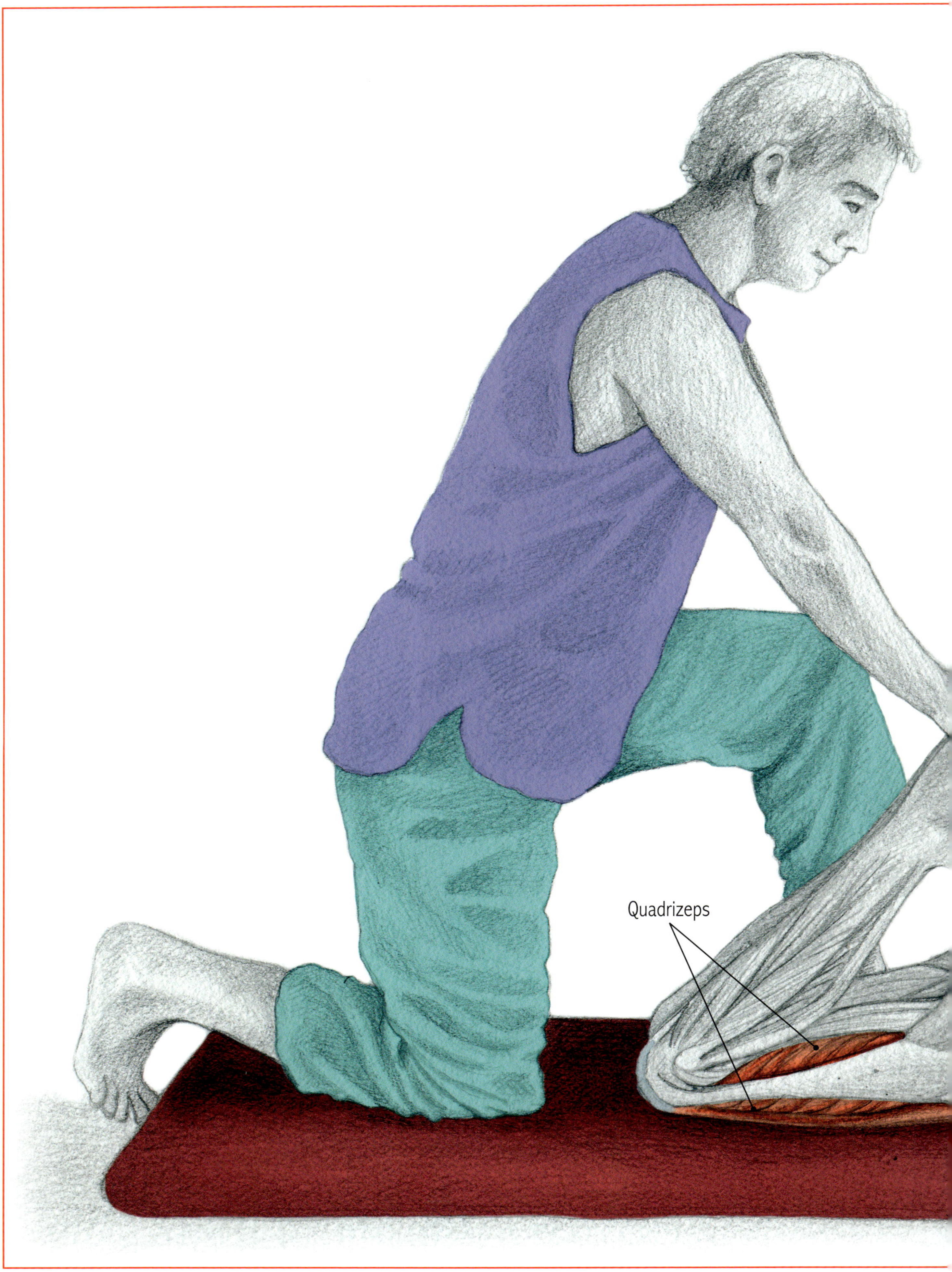

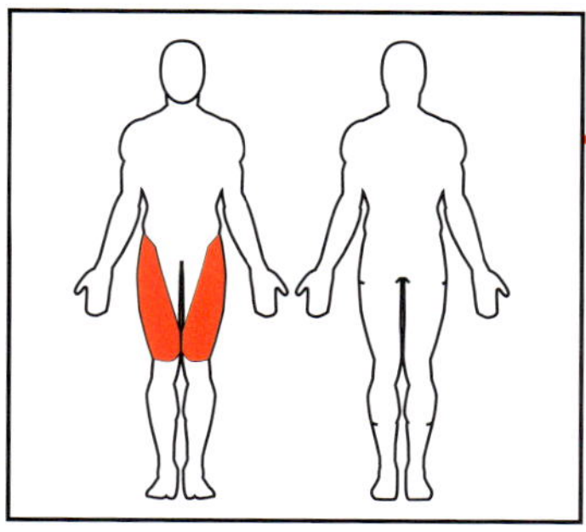

Beteiligte Muskeln

Hauptmuskeln: Quadrizeps

Sekundäre Muskeln: (Lenden-Darmbeinmuskel)

Ausführung

Legen Sie sich in Bauchlage (Blick zum Boden) und winkeln Sie die Knie an. Der Partner drückt auf Ihre Mittelfüße, sodass er diese in Richtung Gesäß bewegt.

Erläuterungen

Wie bei der zuvor erläuterten Übung liegt auch hier das Verletzungsrisiko praktisch bei Null, die meisten werden sogar feststellen, dass sie das Gesäß mit der Ferse berühren können. Der helfende Partner muss daher beinahe sein gesamtes Gewicht auf den zu Dehnenden ablegen, der in keinem Fall Schmerzen empfinden darf.

Von den vier Köpfen des Quadrizeps wird bei dieser Dehnung der gerade Schenkelmuskel am wenigsten beansprucht, da die Hüfte auf einer Linie mit dem Knie liegt und nicht gestreckt ist. Es gibt eine kleine Variante, mit der sich der Quadrizeps vollständig einbeziehen lässt: Der helfende Partner hält nur ein Bein fest (das andere lässt er solange los) und winkelt das Knie mit einer Hand vollständig an, während er das andere unten hält. Aus dieser Position heraus – und ohne das Gelenk zu strecken – wird das Knie leicht vom Boden angehoben; diese Variante darf nicht mit beiden Beinen gleichzeitig ausgeführt werden, sonst würden Sie unweigerlich die Hüfte drehen und damit von der beabsichtigten Dehnung abweichen.

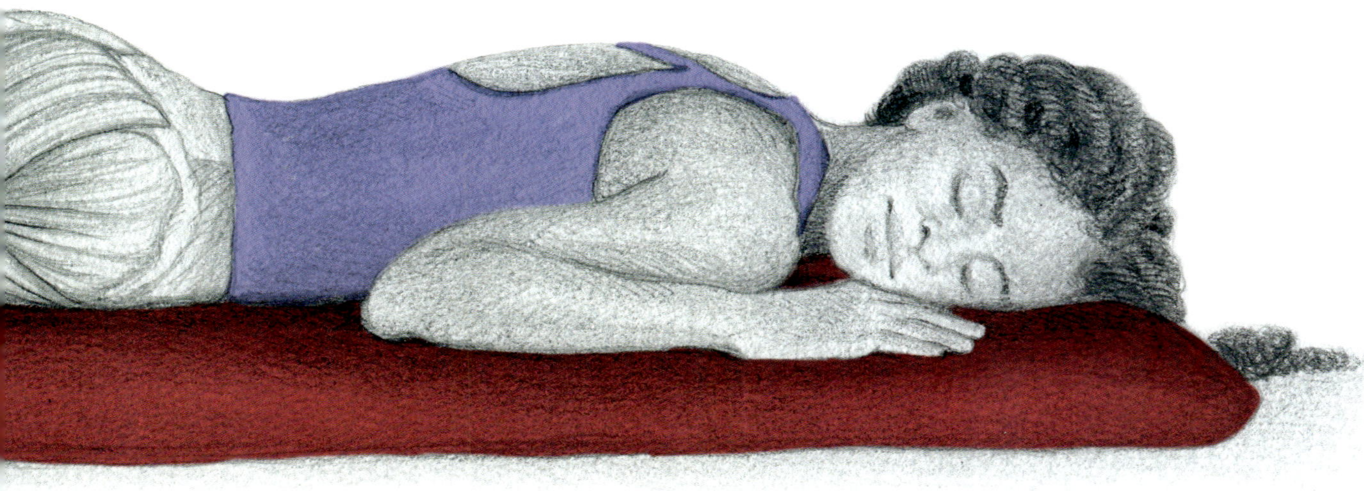

Hüftbeugung mit Hilfestellung

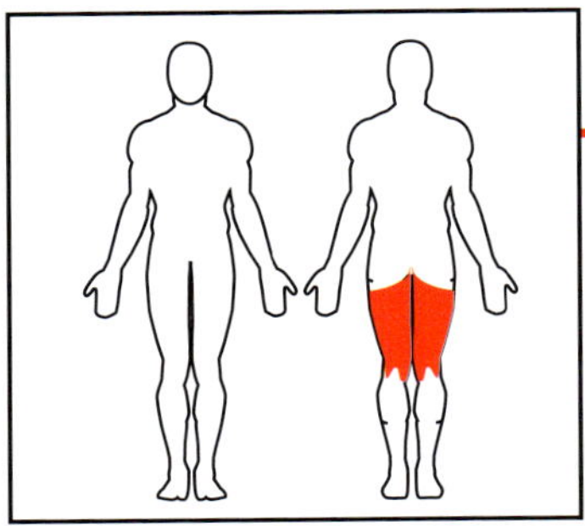

Beteiligte Muskeln

Hauptmuskeln: Kniebeuger

Sekundäre Muskeln: Großer Gesäßmuskel, Schneidermuskel, Kniekehlenmuskel, schlanker Muskel, Adduktoren, Lenden-Darmbeinmuskel

Ausführung

Legen Sie sich auf den Boden, am besten mit einer Matte als Unterlage. Der Partner nimmt eines Ihrer Beine, hebt es hoch und winkelt so das Hüftgelenk an. Dabei ist das Knie immer gestreckt.

Erläuterungen

Wer wenig beweglich ist, wird Schwierigkeiten haben, das andere Bein auf dem Boden zu halten und schnell feststellen, dass der Lenden-Darmbeinmuskel ebenfalls zieht, und man dazu verleitet wird, das Bein anzuwinkeln. Der Partner muss darauf achten, dass es dazu nicht kommt, indem er das Bein gegebenenfalls mit einem seiner Füße unten hält. Weiterhin muss der Partner darauf achten, dass das Knie des aktiven (also des angehobenen) Beins gestreckt bleibt. Zu diesem Zweck darf er jedoch nicht direkt auf das Knie drücken, sondern auf den Oberschenkel.

Nur Fortgeschrittenen wird es gelingen, diese Position ohne Hilfestellung zu halten, bei allen anderen wird Hilfe nötig sein, um Fortschritte zu erzielen.

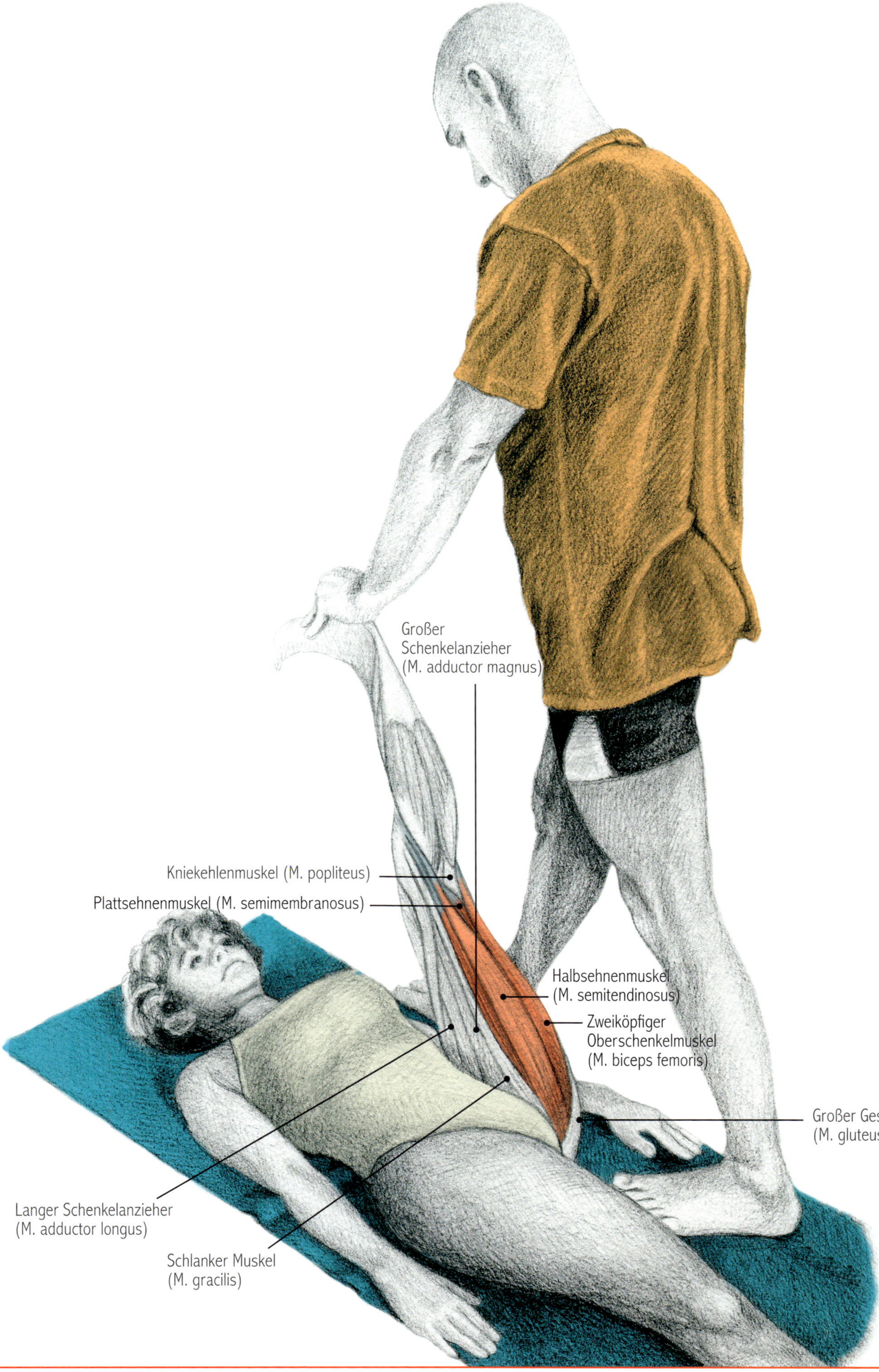
Großer
Schenkelanzieher
(M. adductor magnus)
Kniekehlenmuskel (M. popliteus)
Plattsehnenmuskel (M. semimembranosus)
Halbsehnenmuskel
(M. semitendinosus)
Zweiköpfiger
Oberschenkelmuskel
(M. biceps femoris)
Großer Gesäßmuskel
(M. gluteus maximus)
Langer Schenkelanzieher
(M. adductor longus)
Schlanker Muskel
(M. gracilis)

Abduktion eines Beins mit Hilfestellung

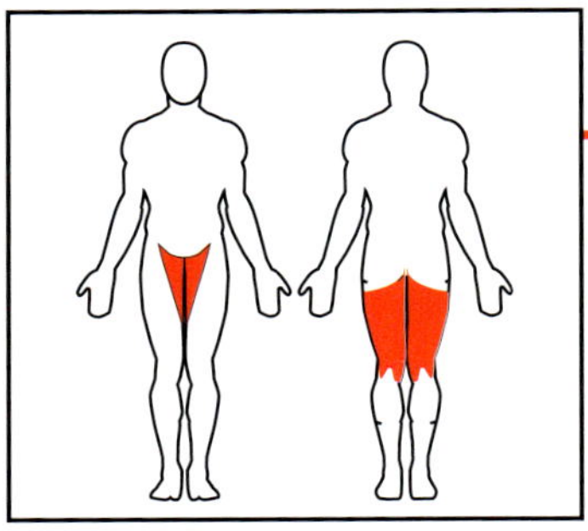

Beteiligte Muskeln

Hauptmuskeln: Adduktoren, schlanker Muskel

Sekundäre Muskeln: Kniebeuger

Ausführung

Sie liegen auf dem Boden, am besten mit einer Matte als Unterlage, und der Partner stellt sich auf der Höhe Ihrer Knie zwischen Ihre Beine. Er stellt einen seiner Füße fest auf den Boden, um damit eines Ihrer Beine zu fixieren und verwendet den anderen Fuß, um Ihr anderes Bein abzuspreizen.

Erläuterungen

Das aktive Bein (d. h. das Bein, das abgespreizt wird) kann auch mithilfe der Hände zur Seite geschoben werden. Bessere Ergebnisse lassen sich erzielen, wenn der zu dehnende Partner darauf achtet, die Knie immer gestreckt zu halten. Auf diese Weise werden sowohl die Adduktoren als auch die Kniebeuger (der zweiköpfige Oberschenkelmuskel, der Halbsehnenmuskel und der Plattsehnenmuskel) beansprucht. Der Druck, durch den das Bein abgespreizt wird, muss am Knie ansetzen, das ist besser als am Fuß, um unnötige Spannungen auf den Bändern des Knies zu vermeiden (insbesondere auf dem seitlichen Innenband). Es sei daran erinnert, dass Verletzungen der seitlichen Innenbänder häufiger auftreten als Verletzungen der Außenbänder, obwohl erstere dicker sind, denn beim Gehen oder Laufen neigt das Knie aufgrund seiner Knochenform dazu, sich nach innen zu öffnen.

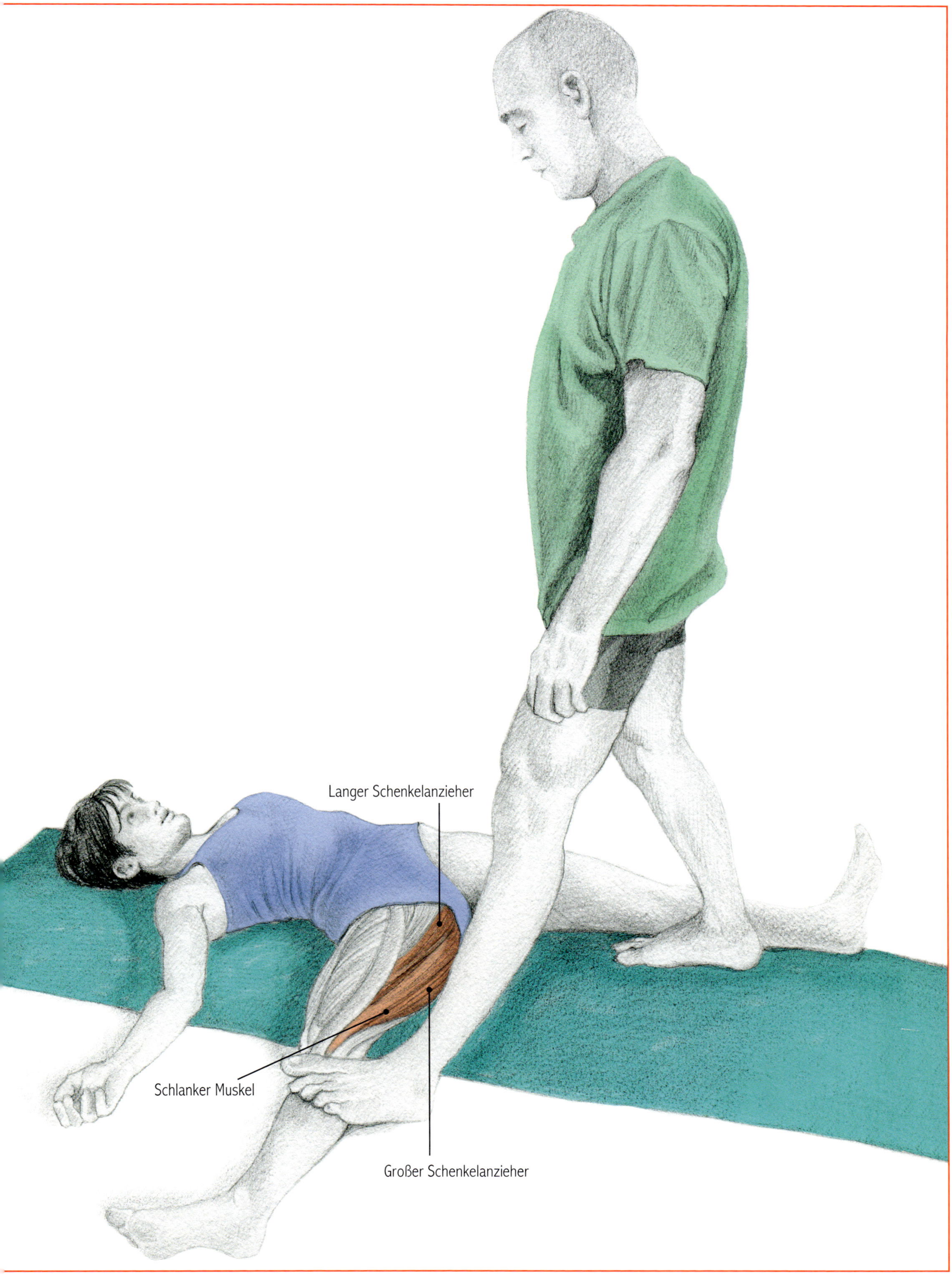
Langer Schenkelanzieher
Schlanker Muskel
Großer Schenkelanzieher

Strecken eines Beins mit Hilfestellung

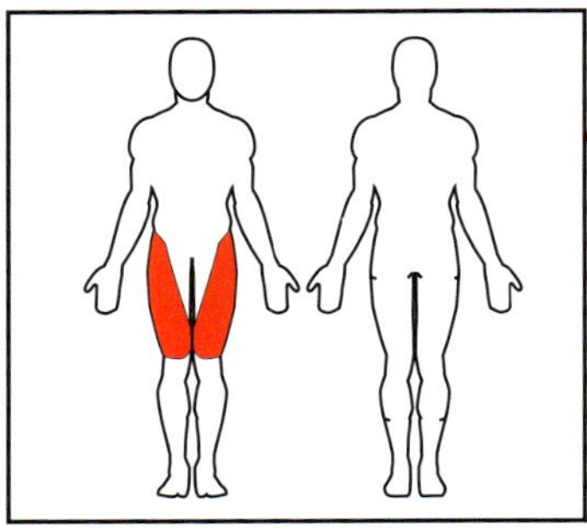

Beteiligte Muskeln

Hauptmuskeln: Lenden-Darmbeinmuskel

Sekundäre Muskeln: Gerader Schenkelmuskel des Quadrizeps

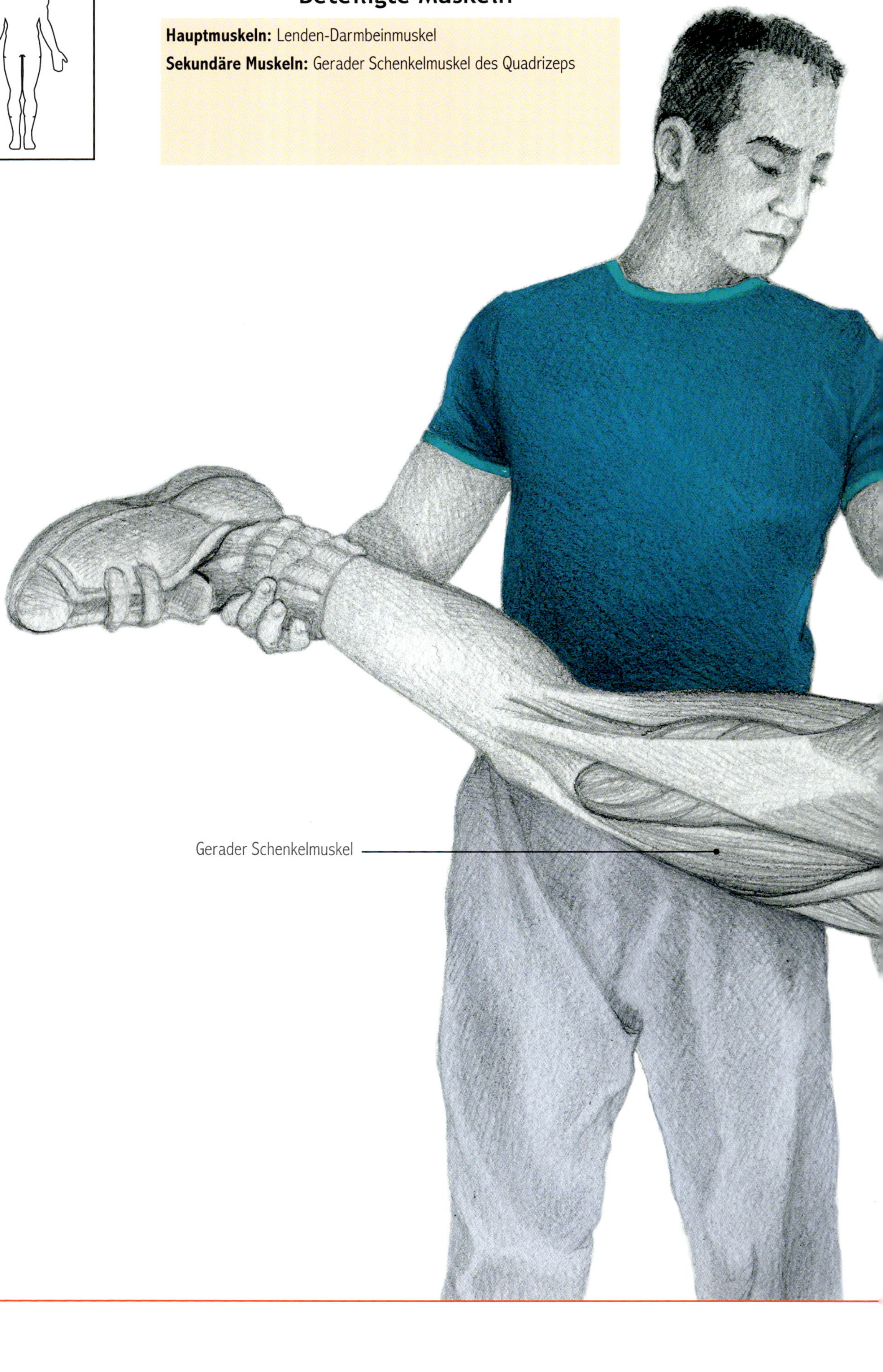

Ausführung

Sie liegen in Bauchlage auf einer gepolsterten Bank, sodass die Hüfte am Rand der Bank anliegt. Der Partner hebt eines Ihrer Beine an, das gestreckt bleibt.

Erläuterungen

Aufgrund des Gewichts des Beins und der Spannung auf den beanspruchten Muskeln muss der Partner genügend Kraft besitzen, um bei der Ausführung dieser Übung zu helfen, andernfalls ist es besser, andere Varianten zu wählen (zum Beispiel Übung 11). Wenn zu dem Gewicht des Beins hinzukommt, dass der zu dehnende Partner die Streckmuskeln der Hüfte (insbesondere den Lenden-Darmbeinmuskel und den geraden Schenkelmuskel des Quadrizeps) nicht entspannen kann, wird es noch schwieriger für den helfenden Partner, die richtige Spannung auszuüben.

Es gibt auch eine weniger zu empfehlende Variante, die genauso ausgeführt wird wie die hier beschriebene, jedoch direkt auf dem Boden. Das Problem dabei ist, dass es beim Heben des Beins zu einer Überstreckung der Lendenwirbelsäule kommt. Wird an beiden Beinen zugleich gezogen, verschlimmert sich diese sogar.

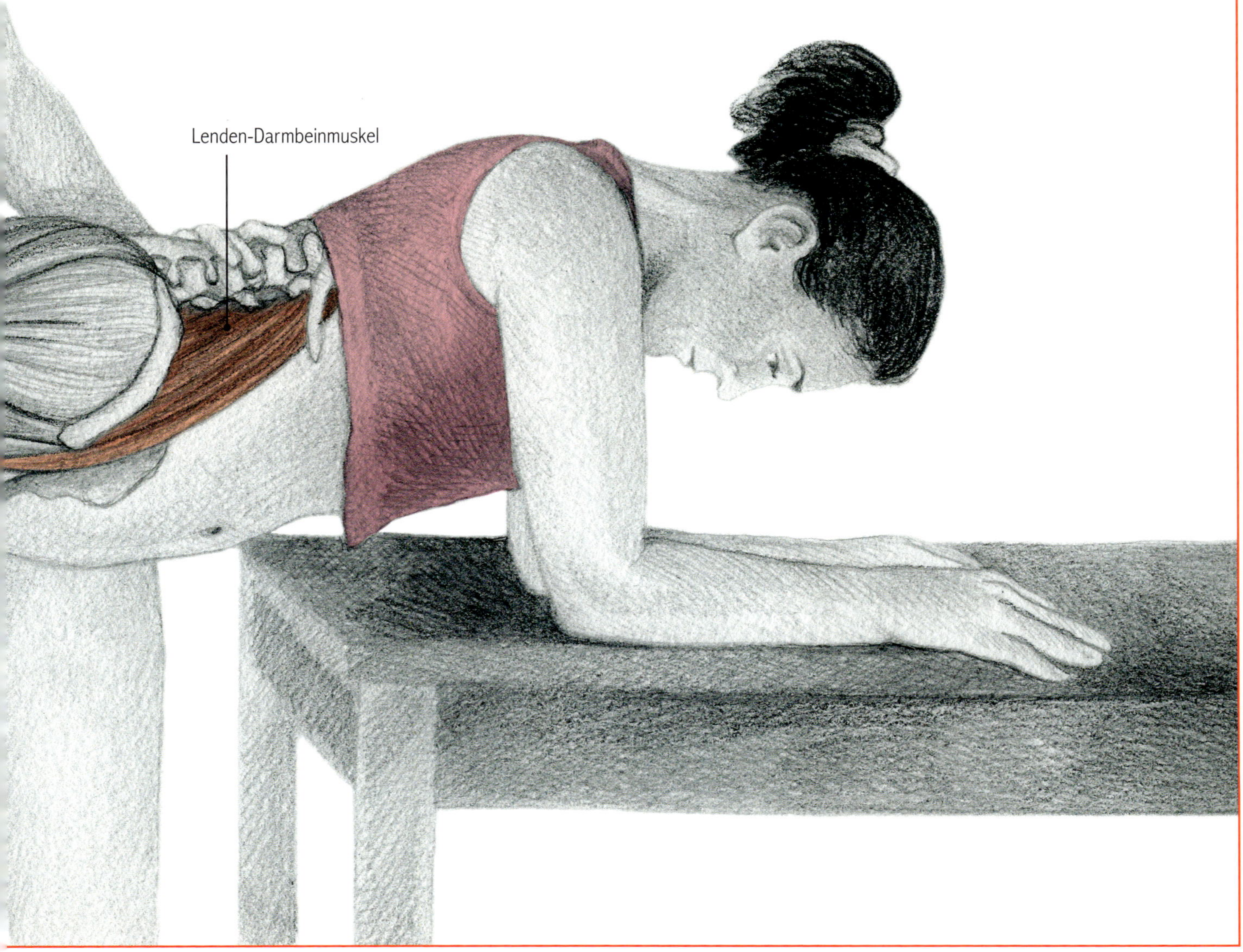

Oberkörperheben auf den Ellbogen

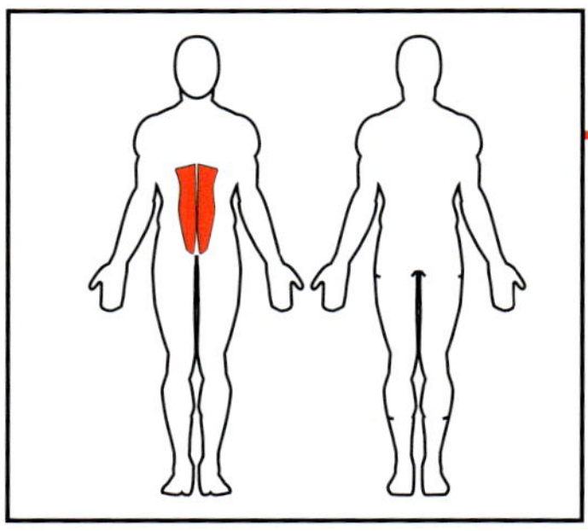

Beteiligte Muskeln

Hauptmuskeln: Gerader Bauchmuskel

Sekundäre Muskeln: Schräge Bauchmuskeln, querer Bauchmuskel

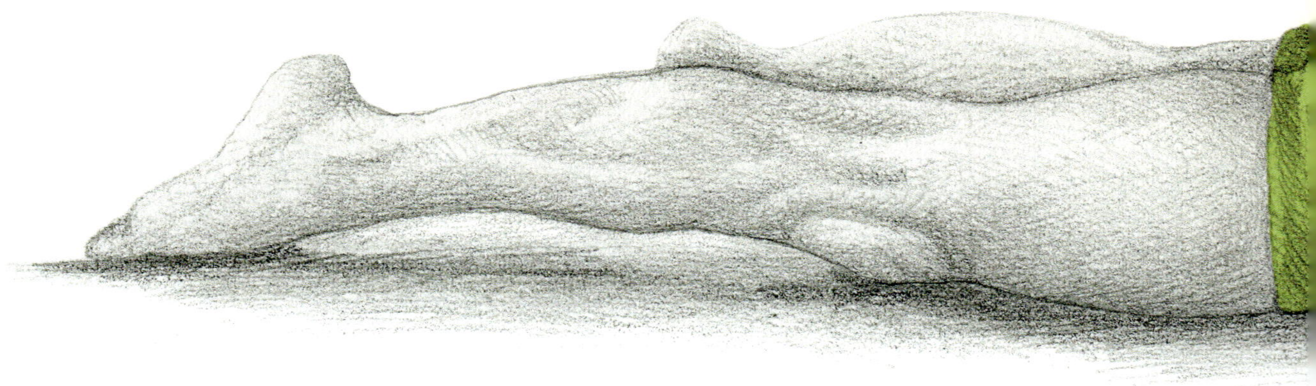

Ausführung

Sie liegen in Bauchlage, heben den Oberkörper und stützen sich auf den Ellbogen auf, sodass Sie eine leichte Spannung auf den Bauchmuskeln spüren.

Erläuterungen

Der gerade Bauchmuskel ist bekanntermaßen ein Muskel, der nicht allzu sehr gedehnt werden muss. Für sein normales Training genügen Übungen wie die hier erläuterte. Das bedeutet nicht, dass er nicht regelmäßig gedehnt werden sollte. Die übermäßige Spannung, der er bei vielen Sportarten ausgesetzt wird, auch beim speziellen Bauchmuskeltraining, kann bisweilen zu Schmerzen in verschiedenen Bereichen führen, zum Beispiel in der Lendengegend.

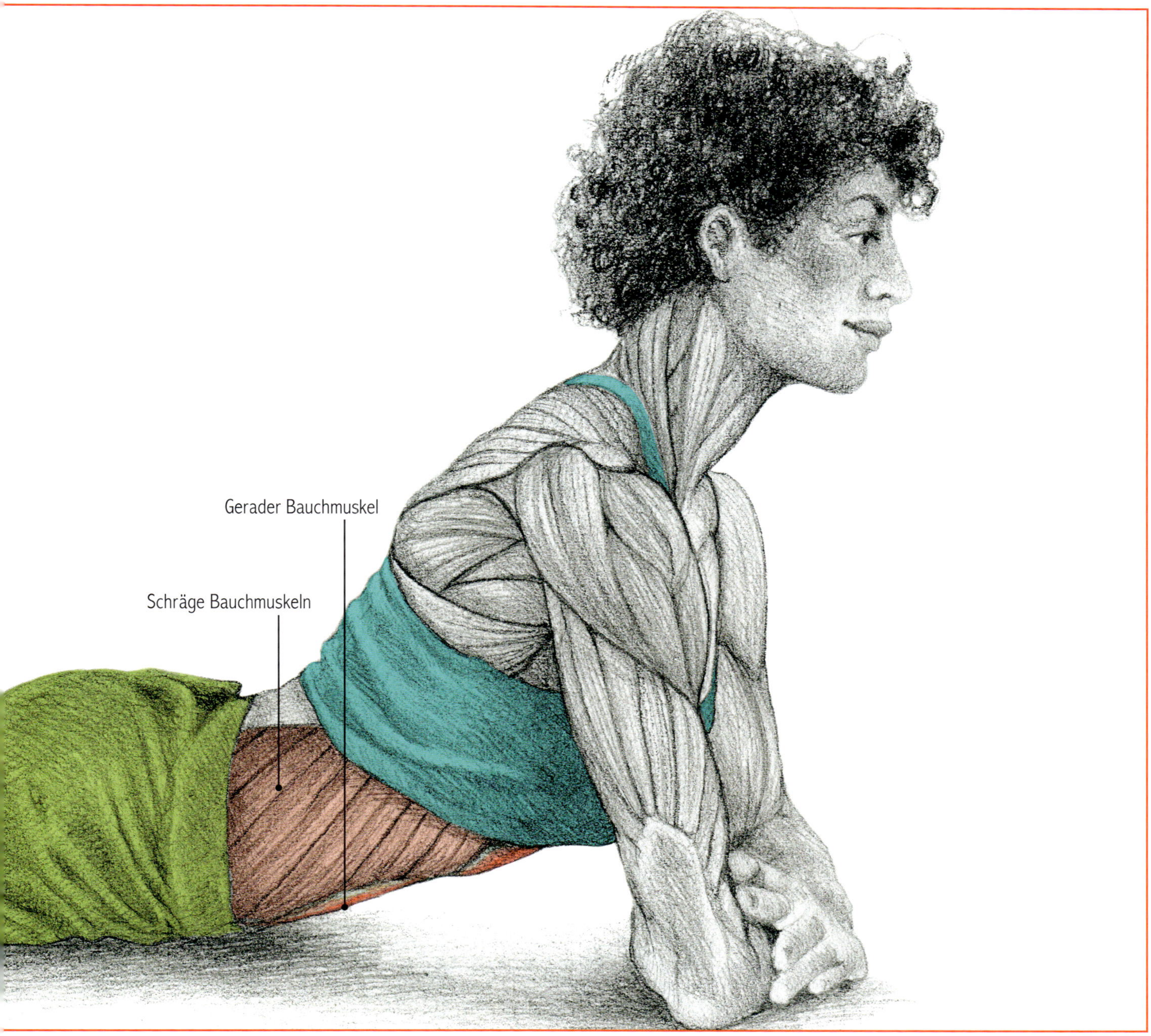

– Varianten

1.2 ... auf den Händen

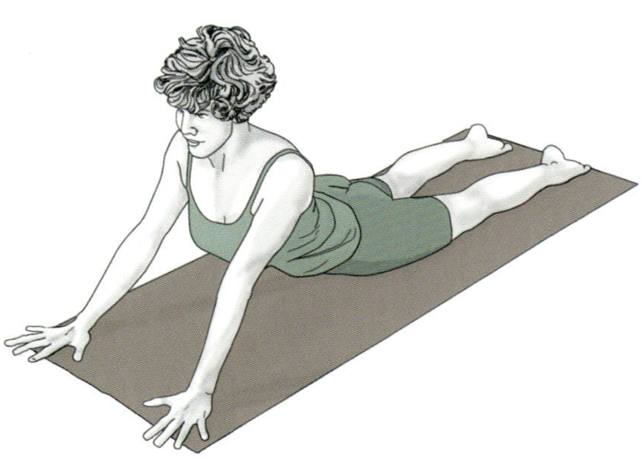

Diese Variante wird häufig ausgeführt und findet sich auch des öfteren in verschiedenen Handbüchern. Abgesehen von dem unnötig hohen Grad der Dehnung, dem der gerade Bauchmuskel ausgesetzt wird, können hierbei jedoch auch die Wirbelfortsätze (insbesondere im Lendenbereich) auf ungünstige Weise aneinander stoßen. Nicht alle Dornfortsätze sind gleich lang, im Lendenbereich sind sie beispielsweise kürzer als im Brustbereich. Das ist einer der Gründe dafür, dass unterhalb des Oberkörpers eine größere Streckung möglich ist als oberhalb. Doch nicht bei jedem Menschen sind diese Fortsätze gleich lang, ebenso wie der Abstand zwischen ihnen nicht bei allen gleich ist.

Aus diesem Grund können manche Menschen ihre Wirbelsäule viel leichter und mit geringerem Risiko strecken als andere. Es gibt jedoch weitere Gründe zur Sorge, darunter vor allem die unnötige Belastung, der die Bandscheiben ausgesetzt werden. Diese sind im Lendenbereich dick und kräftig genug, um das gesamte Körpergewicht in der Senkrechten zu tragen, doch ein starkes Auseinanderziehen der Wirbel stellt für sie eine ungünstige einseitige Belastung dar.

Auch wenn in der Regel jeder seine Grenzen kennt, sollten Sie bei dieser Übung nicht versuchen, diese zu überschreiten, indem Sie diese Haltung mit Gewalt einnehmen. In manchen Fällen mag es kein Problem sein, diese Variante auszuführen, doch der professionelle Rat des Autors lautet, lieber auf diese Übung zu verzichten.

Strecken der Hüfte im Stehen, an eine

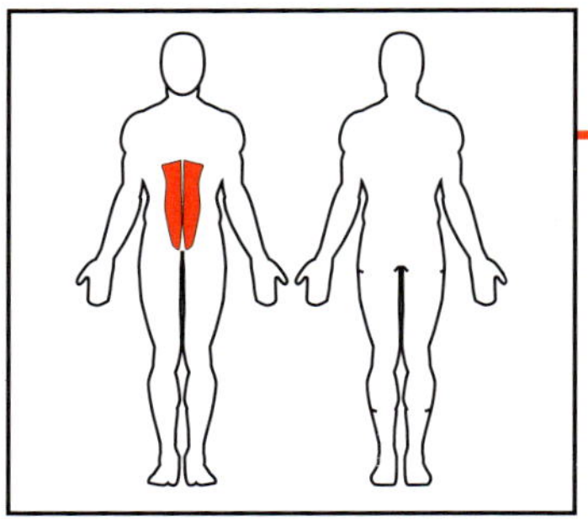

Beteiligte Muskeln

Hauptmuskeln: Gerader Bauchmuskel

Sekundäre Muskeln: Schräge Bauchmuskeln, querer Bauchmuskel, breiter Rückenmuskel, großer Brustmuskel, großer Rundmuskel

Ausführung

Stellen Sie sich mit dem Rücken an eine Säule oder eine ähnliche Stütze (es kann auch eine Sprossenwand sein) und lehnen Sie den gesamten Körper an. Halten Sie sich oberhalb des Kopfes mit den Händen fest und lassen Sie Ihren Körper von der Hüfte ausgehend vorsichtig nach vorne fallen, ohne dabei die Füße von der Stelle zu bewegen.

Erläuterungen

Durch diese Übung wird die Gruppe der Bauchmuskeln ausreichend gedehnt, aber auch andere wichtige Muskeln, wie der breite Rückenmuskel und der Trizeps werden mit einbezogen. Die Haltung des Körpers muss entspannt sein, die Übung sollte ohne Anstrengung ausgeführt werden.

Die Variante, bei der Sie sich an einer waagerechten Stange über dem Kopf festhalten und nicht hinter dem Rücken, ist ebenfalls zulässig. In diesem Fall muss die Stange ausreichend tief sein, damit Sie problemlos auf dem Boden stehen können. Von dieser Position aus lassen Sie sich nach vorne fallen, ohne dass die Füße ihre Ausgangsstellung verlassen. Die Endstellung ist ganz ähnlich wie bei der hier erläuterten Übung, der einzige Unterschied besteht darin, dass sich die Arme über dem Kopf festhalten.

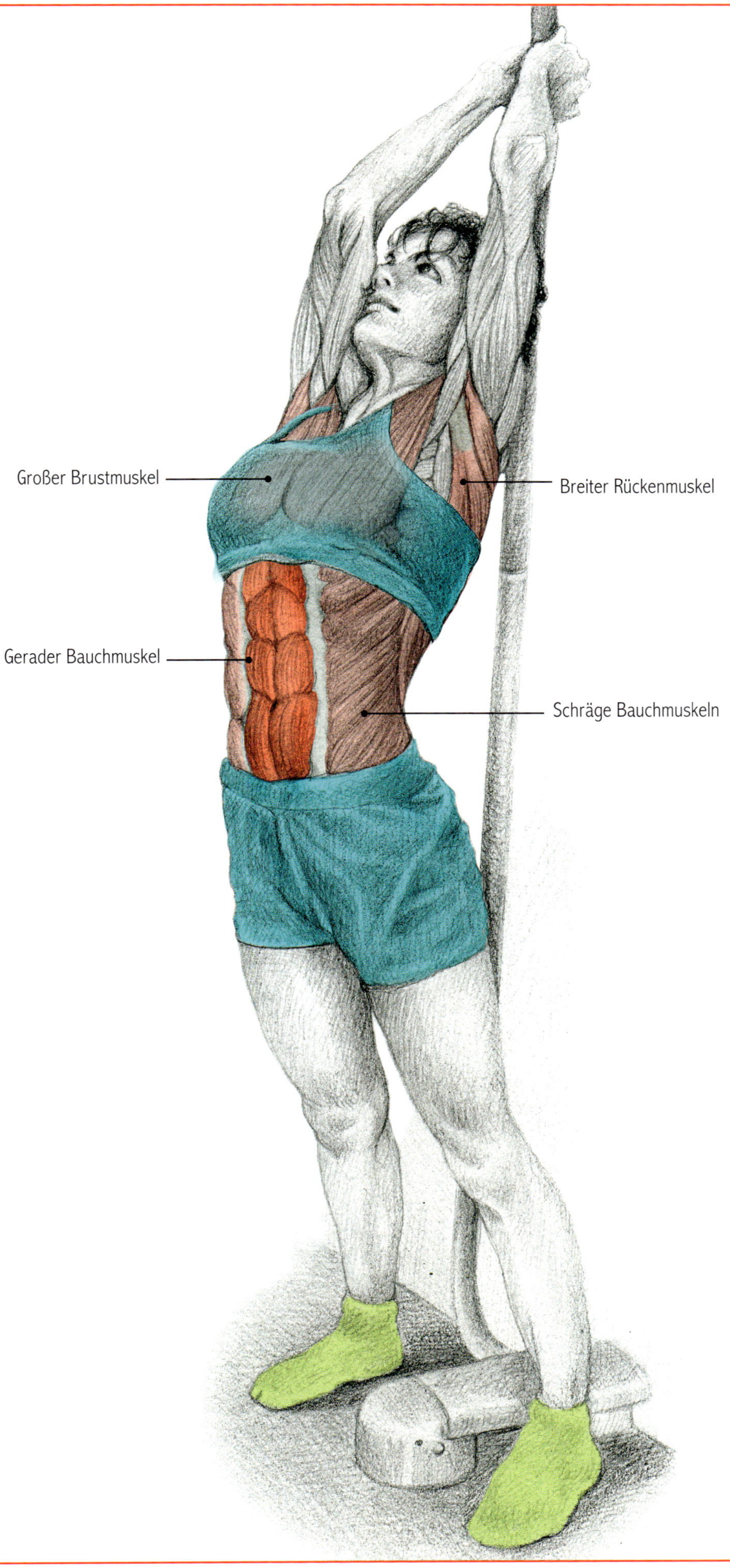
Großer Brustmuskel
Breiter Rückenmuskel
Gerader Bauchmuskel
Schräge Bauchmuskeln

Seitneigung mit Festhalten an einer

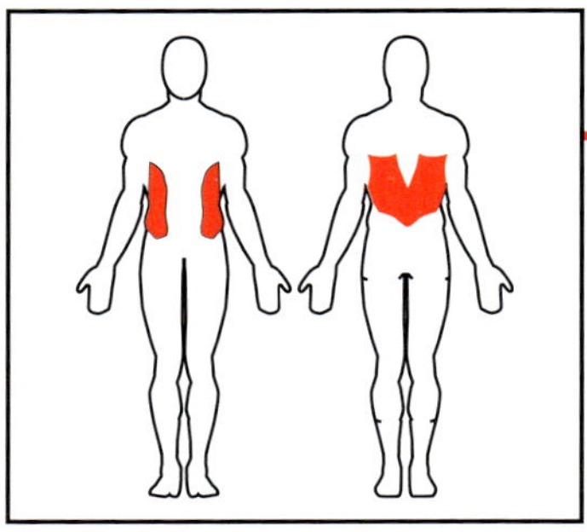

Beteiligte Muskeln

Hauptmuskeln: Schräge Bauchmuskeln, breiter Rückenmuskel, viereckiger Lendenmuskel
Sekundäre Muskeln: Querer Bauchmuskel, gerader Bauchmuskel

Ausführung

Stellen Sie sich seitlich an eine Säule oder ähnliche Stütze und lehnen Sie den gesamten Körper daran an, wobei der Fuß die Stütze berührt. Halten Sie sich mit der Hand der Gegenseite über dem Kopf fest und mit der anderen Hand auf der Höhe des Oberkörpers und lassen Sie sich zur Seite fallen. Dabei spüren Sie, wie der Körper einen Bogen bildet und auf der gesamten gedehnten Seite eine Spannung aufgebaut wird.

Erläuterungen

Wie bei der zuvor erläuterten Übung reicht auch hier die Schwerkraft aus, um die Dehnung zu bewirken. Eine Beanspruchung über die natürliche Bewegung hinaus ist nicht notwendig. Nach dem Dehnen der einen Seite muss natürlich die Stellung gewechselt werden und die Übung auf der anderen Seite ausgeführt werden.

Abgesehen von der Dehnung der schrägen Bauchmuskeln ist es auch wichtig, dass Sie die Spannung in den weiteren angegebenen Strukturen auf der Seite spüren, wie zum Beispiel im viereckigen Lendenmuskel und dem queren Bauchmuskel.

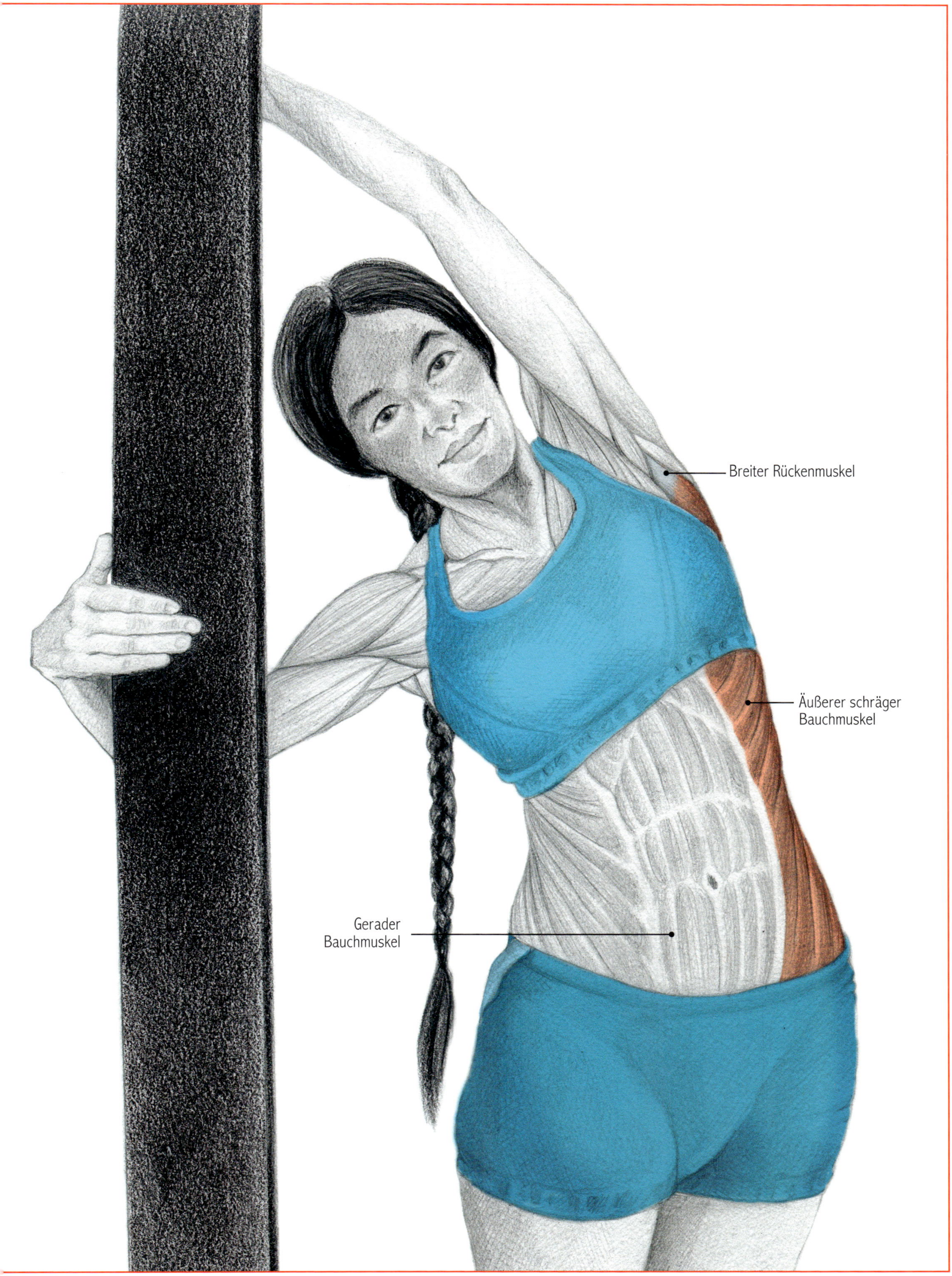
Breiter Rückenmuskel
Äußerer schräger Bauchmuskel
Gerader Bauchmuskel

Hüftstrecken auf den Knien

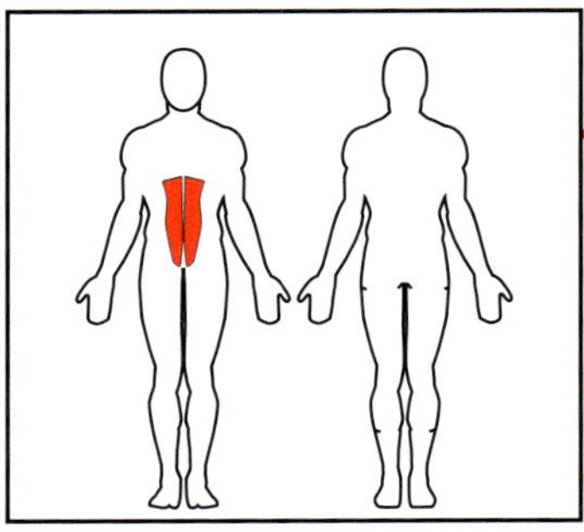

Beteiligte Muskeln

Hauptmuskeln: Gerader Bauchmuskel und die übrige Gruppe der Bauchmuskeln

Sekundäre Muskeln: Lendenmuskel, Darmbeinmuskel, gerader Schenkelmuskel des Quadrizeps, breiter Rückenmuskel, Handbeuger

Ausführung

Sie begeben sich auf die Knie, der übrige Körper bleibt aufrecht. Nun beugen Sie sich langsam nach hinten (dabei wird die Hüfte gestreckt), bis Sie die Hände auf den Boden oder auf die Fersen aufstützen können.

Erläuterungen

Diese Übung ist recht unbequem und kann zu Schmerzen im Lendenbereich führen, daher ist sie nicht sehr verbreitet. Sie können Sie durch jede andere Übung, die in diesem Buch aufgeführt wird und ebenfalls den Bauch dehnt, ersetzen.

Es sei daran erinnert, dass beim Stretching nicht nur die Muskeln unter Spannung gesetzt werden. Bei dieser Übung wird zum Beispiel auch das gemeinsame vordere Wirbelband gespannt.

- Varianten

4.2 ... Brücke

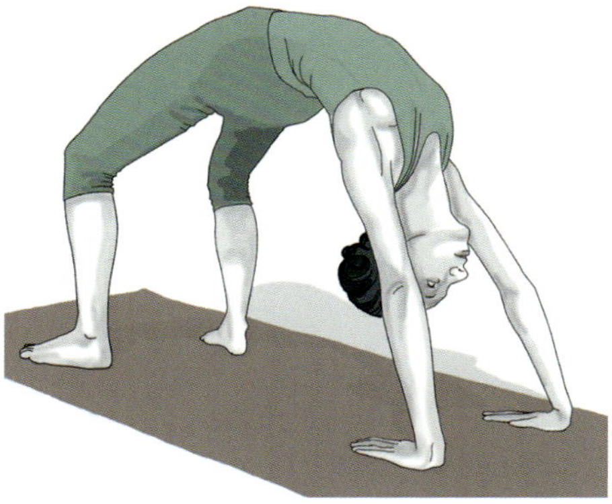

Diese klassische Übung, die Teil bestimmter Turnübungen ist und sogar in Kinderspielen vorkommt, bewirkt eine starke Dehnung des vorderen Rumpfbereichs. Sie ist jedoch nicht nur unangenehm, sondern auch entbehrlich. Es gibt bequemere und wirksamere Varianten, die in diesem Buch erläutert werden. Begonnen wird in der Rückenlage. Stellen Sie Hände und Füße auf, um den Oberkörper nach oben zu drücken. Die Füße müssen festen Halt auf dem Boden haben und die Hände zeigen in Richtung der Füße.

Ein Zwischenschritt vor der Endposition besteht darin, dass zunächst die Stirn auf dem Boden aufgestützt wird. Haben Sie in dieser Haltung einen sicheren Stand, kann der Übergang in die eigentliche Brücke erfolgen. Doch vorher muss sich jeder Einzelne seiner Möglichkeiten bewusst sein, um die Belastung steuern zu können, der der Hals ausgesetzt wird.

4.3 ... Bogen

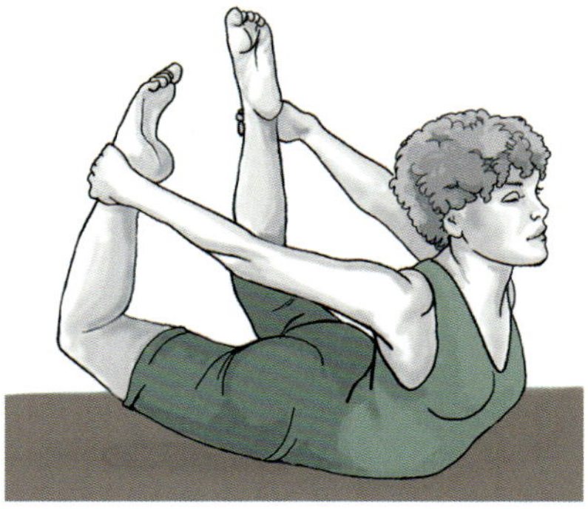

In der Reihe der entbehrlichen und nicht empfehlenswerten Übungen folgt nun der Bogen. Ausgehend von der Bauchlage greifen Sie die Knöchel und ziehen stark an den Armen, während Sie versuchen, die Beine zu strecken, um den typischen „Bogen" zu erreichen. Aufgrund der Spannung im Lendenbereich ist von dieser Variante abzuraten, nur in der rhythmischen Sportgymnastik kann sie ausgeführt werden, da diese Sportart es erfordert.

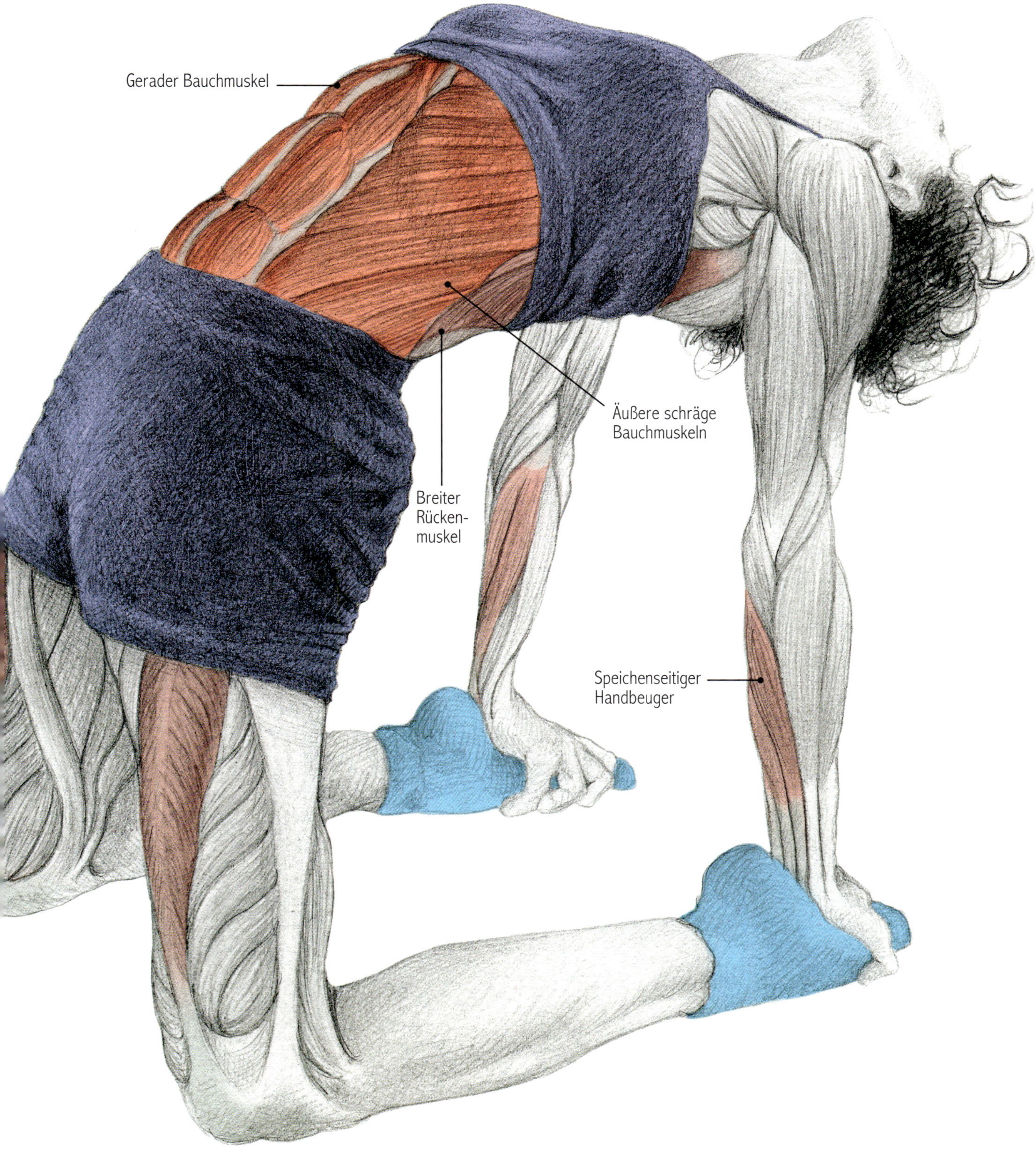
Gerader Bauchmuskel
Äußere schräge Bauchmuskeln
Breiter Rückenmuskel
Speichenseitiger Handbeuger

Dehnung der Hüfte in Rückenlage

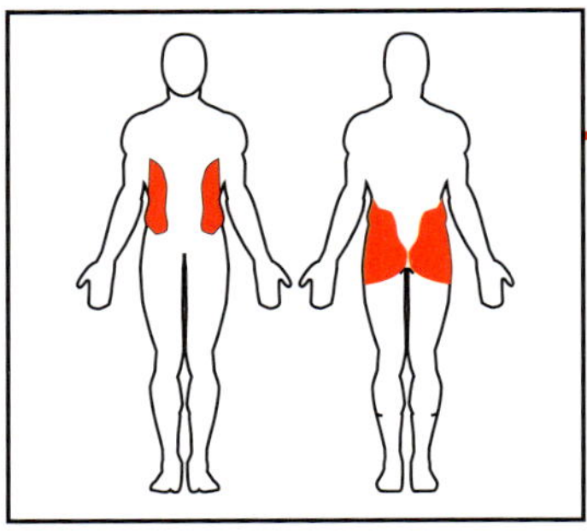

Beteiligte Muskeln

Hauptmuskeln: Schräge Bauchmuskel, großer und mittlerer Gesäßmuskel

Sekundäre Muskeln: Pyramidenmuskel, Zwillingsmuskeln, innerer und äußerer Hüftlochmuskel

Ausführung

Sie liegen auf dem Rücken, winkeln ein Bein an und führen es auf die Gegenseite. Dabei nehmen Sie die Gegenhand des aktiven Beins zur Hilfe. Mit dieser Hand ziehen Sie das Knie nach unten. Der übrige Körper muss so unbeweglich wie möglich bleiben. Zur Orientierung bleibt die passive Hand immer in Kontakt mit dem Boden, bei guter Beweglichkeit und korrekter Technik löst sich die Schulter dieser Seite nicht vom Boden.

Erläuterungen

Abhängig davon, ob Sie sich auf die Drehung des Beins konzentrieren oder ob auch eine Drehung der Hüfte hinzukommt, beanspruchen Sie bei dieser Übung den Gesäßbereich und – gegebenenfalls – auch die schrägen Bauchmuskeln.

Das Knie des angehobenen Beins darf nicht gestreckt werden, denn dadurch würde eine Spannung auf den Kniebeugern entstehen. In diesem Fall soll jedoch schwerpunktmäßig die Taille beansprucht werden. Dazu gehören nicht nur die schrägen Bauchmuskeln, sondern auch die Lendenmuskeln, die hierbei nach ihrer Beanspruchung eine bedeutende Entlastung erfahren.

Es ist besser, beide Seiten abwechselnd zu dehnen, als alle Wiederholungen auf einer Seite auszuführen und anschließend zu wechseln. Es sollte nicht vergessen werden, dass bei Übungen wie dieser nicht nur die großen Muskeln der Taille gedehnt werden, sondern auch verschiedene kleine Muskeln und die Bänder der Wirbelsäule.

– Variante

5.2 ... mit beiden Beinen

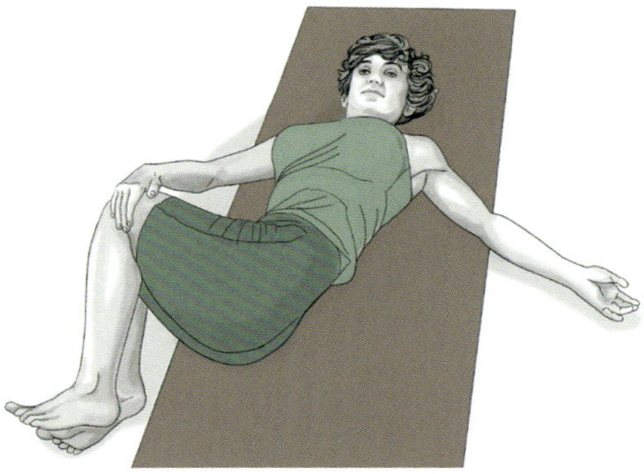

Diese Übung ist sehr ähnlich, doch nun werden beide Beine auf jeweils eine der beiden Seiten gelegt. Die Hand dieser Seite hilft zunächst beim Herüberführen der Beine und anschließend beim Festhalten der Knie in der Endposition. Die Drehung muss sanft und kontrolliert erfolgen, denn eine zu schnelle Bewegung der Beine könnte zu einer allzu ruckartigen Drehung der Wirbelsäule führen.

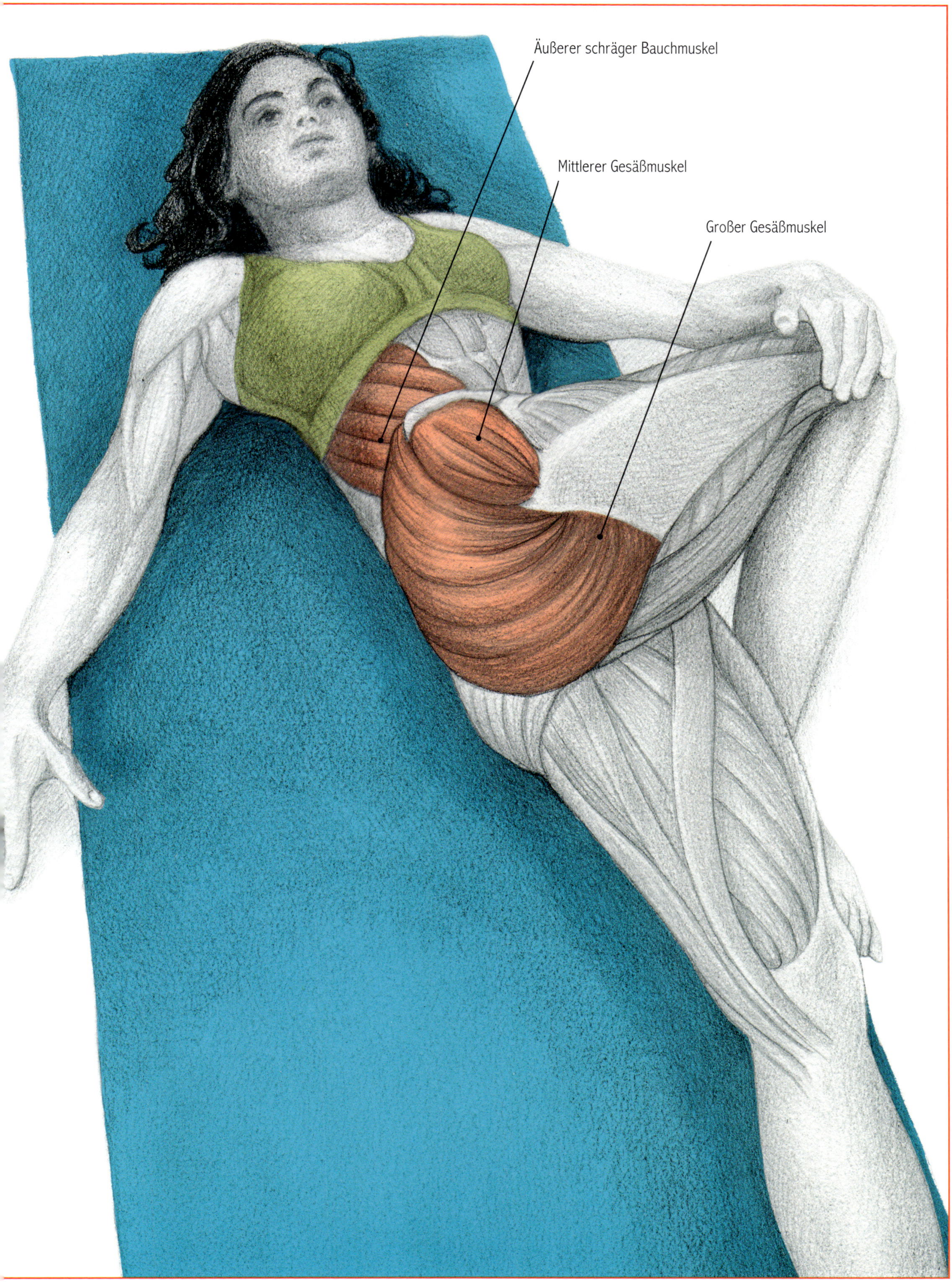
Äußerer schräger Bauchmuskel
Mittlerer Gesäßmuskel
Großer Gesäßmuskel

Seitneigung mit Stab

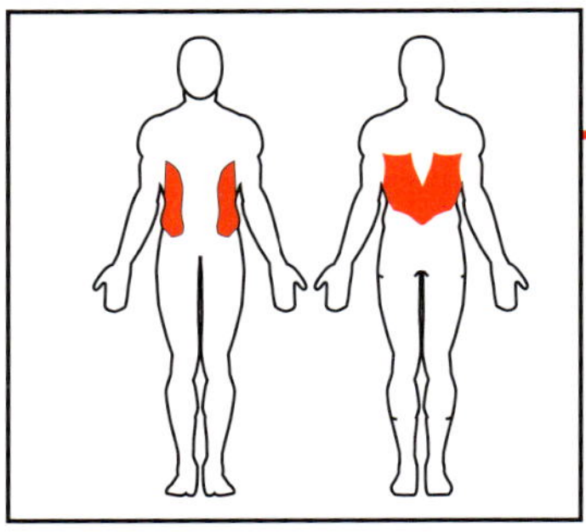

Beteiligte Muskeln

Hauptmuskeln: Schräge Bauchmuskeln, breiter Rückenmuskel, viereckiger Lendenmuskel

Sekundäre Muskeln: Querer Bauchmuskel, gerader Bauchmuskel, mittlerer Gesäßmuskel

Ausführung

Stellen Sie sich vor einen Spiegel, halten Sie bei gestreckten Armen einen Holzstab oder einen ähnlichen Gegenstand mit den Händen über den Kopf und neigen sich, soweit es geht, zur Seite. Die Füße können leicht auseinander stehen, um das Gleichgewicht besser zu halten.

Erläuterungen

Der Holzstab dient nur als Bezugspunkt, um die Haltung zu bewahren. Die Übung kann auch ohne Stab ausgeführt werden. Der häufigste Fehler besteht darin, den Oberkörper leicht zu beugen, um weiter nach unten zu kommen. Der Stab wird Ihnen dabei helfen, daran zu denken, dass die Neigung ausschließlich zur Seite erfolgen soll. Die Spannung wird auf der gesamten Seite des Oberkörpers spürbar, von den Bauchmuskeln bis zum Rückenmuskel. Genau um diese Spannung zu bewirken, muss der Gegenarm (auf der Seite, zu der der Körper nicht geneigt wird) nach oben und zur Seite zeigen. Es reicht nicht aus, ihn zu heben, sondern er muss aktiv an der Übung mitwirken.

Haben Sie die tiefste Stellung erreicht, können Sie durch vollständiges Ausatmen eventuell noch einige Zentimeter weiter gelangen. Ebenso lässt sich die Intensität weiter steigern, indem Sie das Becken zu der entgegengesetzten Seite schieben und so die Beugung des Körpers verstärken.

Variante

6.2 ... ohne Stab

Die Übung kann auch ohne den Stab ausgeführt werden. Bequemer ist es dafür, die Hand über den gedehnten Bereich zu heben, während die andere Hand an der Hüfte aufgestützt wird und dabei hilft, das Fallen des Körpers zu steuern. Auf diese Weise wird die Gegenseite einfach passiv gebeugt und kann nicht – wie eventuell bei der Ausführung mit dem Stab – aktiv beugen.

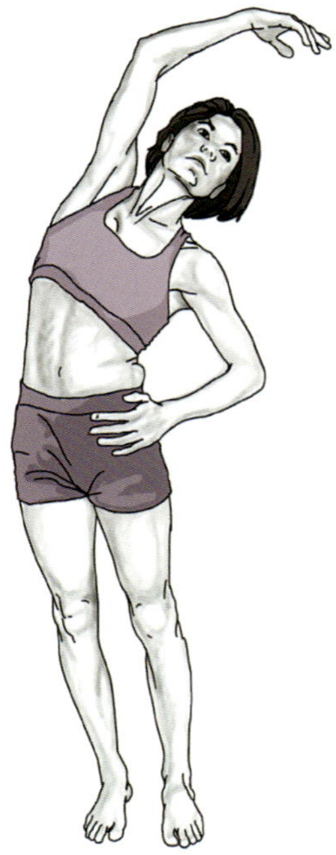

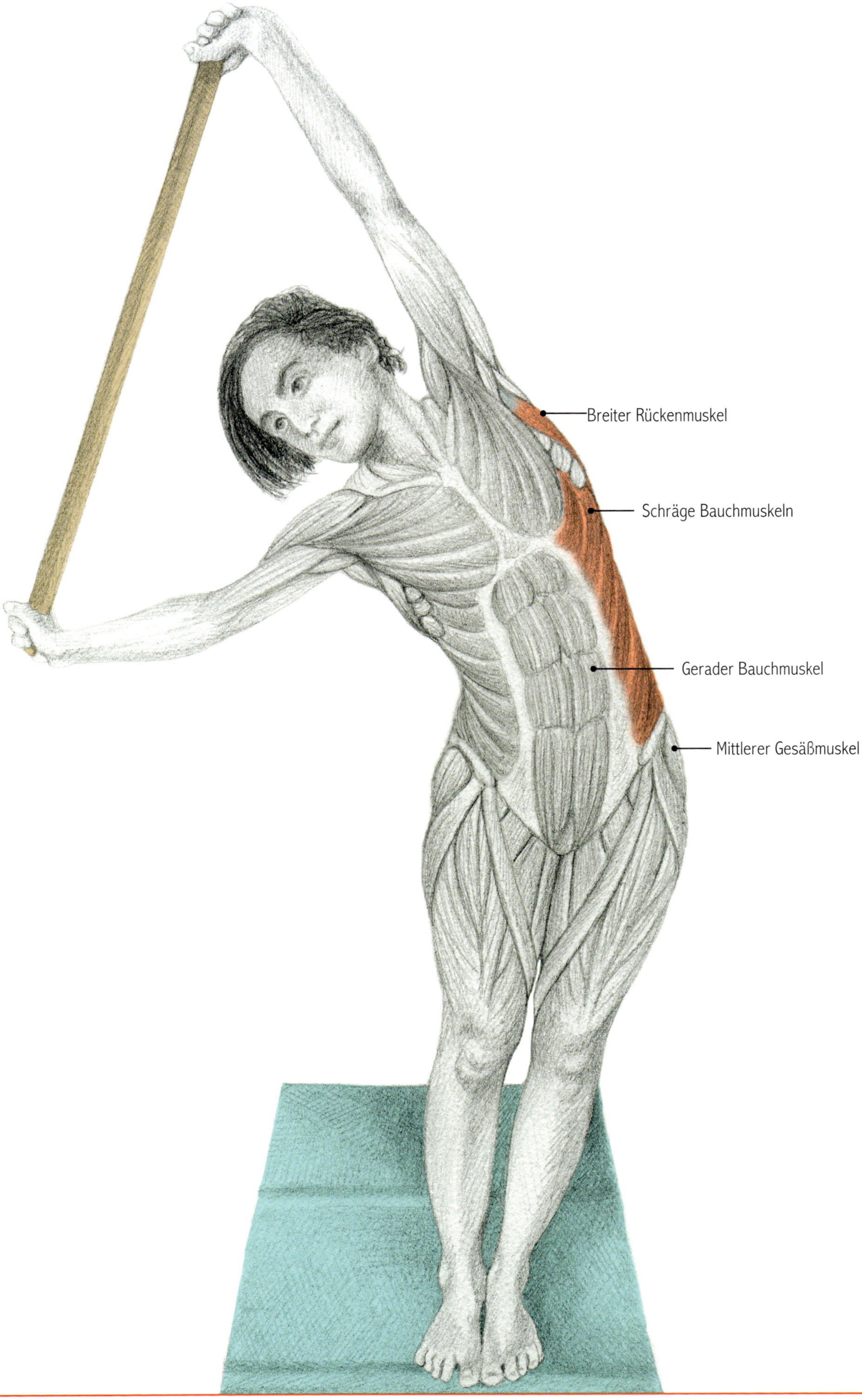
Breiter Rückenmuskel
Schräge Bauchmuskeln
Gerader Bauchmuskel
Mittlerer Gesäßmuskel

Seitneigung im Liegen

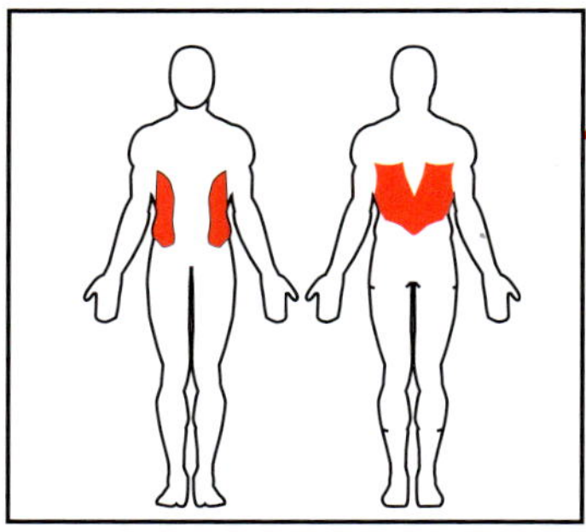

Beteiligte Muskeln

Hauptmuskeln: Schräge Bauchmuskeln, breiter Rückenmuskel, viereckiger Lendenmuskel

Sekundäre Muskeln: Querer Bauchmuskel, gerader Bauchmuskel, mittlerer Gesäßmuskel

Ausführung

Sie liegen auf dem Rücken an einer Wand. Drehen Sie den Oberkörper von der Wand weg, ohne die Beine oder die Hüfte von der Wand zu lösen.

Erläuterungen

Wenn Sie die Hand der gedehnten Seite anheben, beziehen Sie ebenso den Rückenmuskel und den großen Rundmuskel mit ein, andernfalls richtet sich die Beanspruchung auf den Bauch. Die Wand dient nur als guter Richtwert, damit die Beine und die Hüfte während der Übung unbewegt bleiben, was bei der Ausführung derselben Bewegung im Stehen (siehe Übung 6) nicht immer gelingt. Das Bein der Seite, zu der Sie sich neigen, kann abgespreizt (Abduktion) und in Richtung des Arms geführt werden. Atmen Sie nach der vollständigen Ausführung der Bewegung gut und tief aus, so können Sie sich sanft einige Zentimeter weiter dehnen.

Die Variante in der Bauchlage ist ebenfalls möglich. Beide Übungen haben den Vorteil, dass sie die Gleichgewichtsproblematik außer Acht lassen, die bei den Übungen im Stehen zu Problemen führen kann.

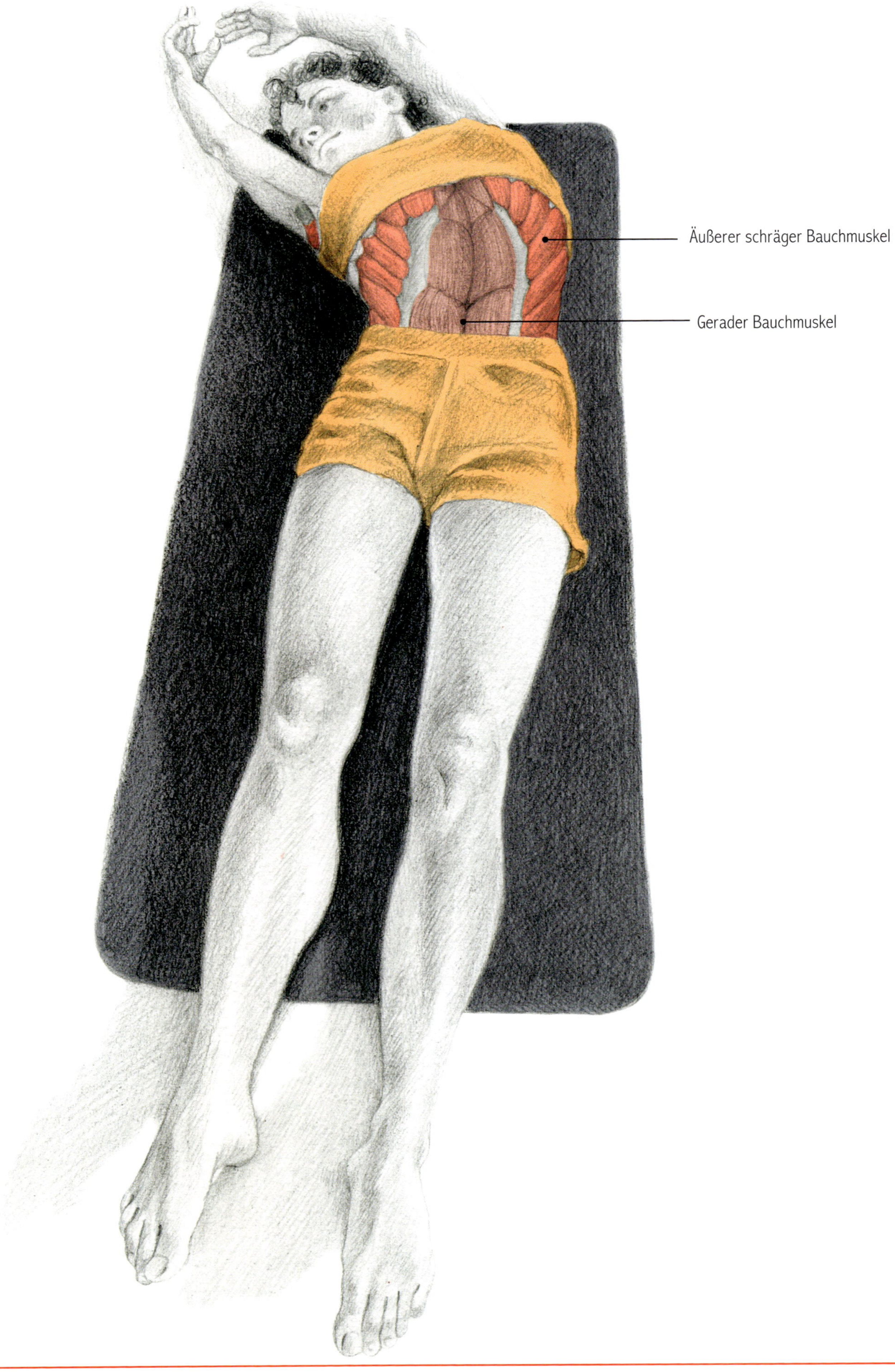
Äußerer schräger Bauchmuskel
Gerader Bauchmuskel

Seitneigung mit gegrätschten Beinen

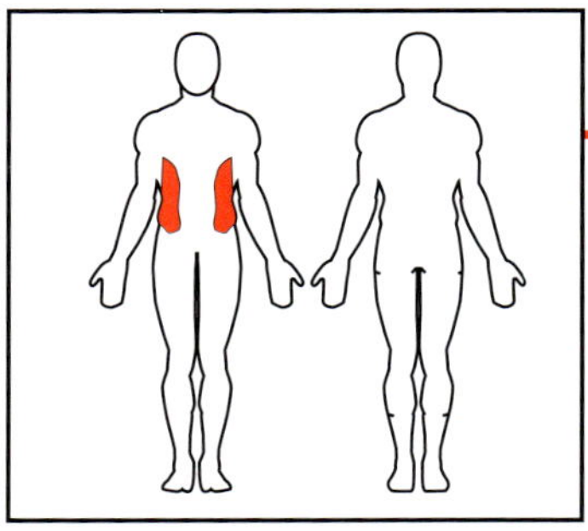

Beteiligte Muskeln

Hauptmuskeln: Schräge Bauchmuskeln

Sekundäre Muskeln: Querer Bauchmuskel, gerader Bauchmuskel, mittlerer Gesäßmuskel, Adduktoren

Ausführung

Sie stehen vor einem Spiegel, grätschen leicht die Beine und neigen den Oberkörper zur Seite, während Sie gleichzeitig den Arm der zu dehnenden Seite nach oben führen (Abduktion).

Erläuterungen

Bei dieser Übung, die ansonsten den zuvor erläuterten Übungen ähnelt, besteht der kleine Unterschied darin, dass auch der mittlere Gesäßmuskel und in zweiter Linie die Adduktoren gedehnt werden. Davon abgesehen bietet sie keine großen Vorteile gegenüber den vorigen Varianten.

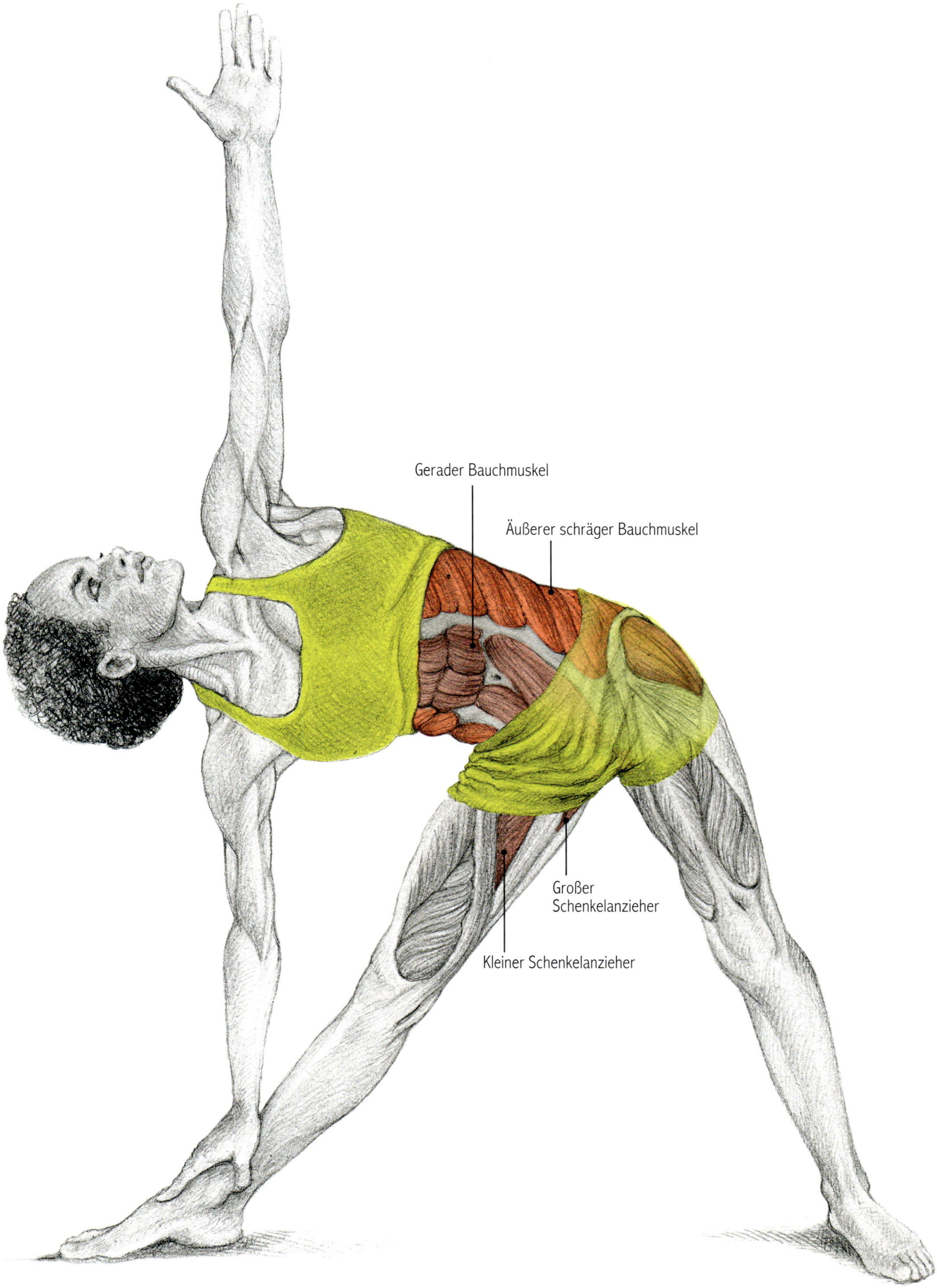
Gerader Bauchmuskel
Äußerer schräger Bauchmuskel
Großer
Schenkelanzieher
Kleiner Schenkelanzieher

Seitneigung mit Partner

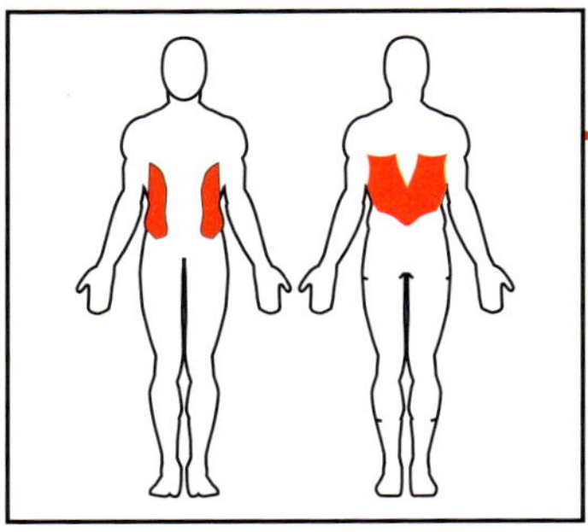

Beteiligte Muskeln

Hauptmuskeln: Schräge Bauchmuskeln, breiter Rückenmuskel, viereckiger Lendenmuskel

Sekundäre Muskeln: Querer Bauchmuskel, gerader Bauchmuskel

Ausführung

Beide Partner stellen sich nebeneinander vor einen Spiegel. Wählen Sie den Abstand so, dass Sie sich gegenseitig mit den Armen berühren können. Halten Sie sich gegenseitig an den Unterarmen der zueinander zeigenden Seiten fest, die Hände der anderen Arme berühren sich über dem Kopf. Aus dieser Position heraus lassen Sie sich sanft nach außen, vom Partner weg, fallen.

Erläuterungen

Bei dieser Übung sollten die Partner ähnlich groß und schwer sein, ansonsten ist die Position sehr unbequem und weit weniger wirksam. Das Ziel ist es, die gesamte Seite zu dehnen: den mittleren Gesäßmuskel, die schrägen Bauchmuskeln, den Rückenmuskel usw.

Übungen mit Partner müssen nicht immer besser sein als Einzelübungen. Zwar ist die Motivation meist höher, wenn man mit jemandem zusammen trainiert, doch es funktioniert auch, wenn beide einfach nebeneinander die Übungen ausführen.

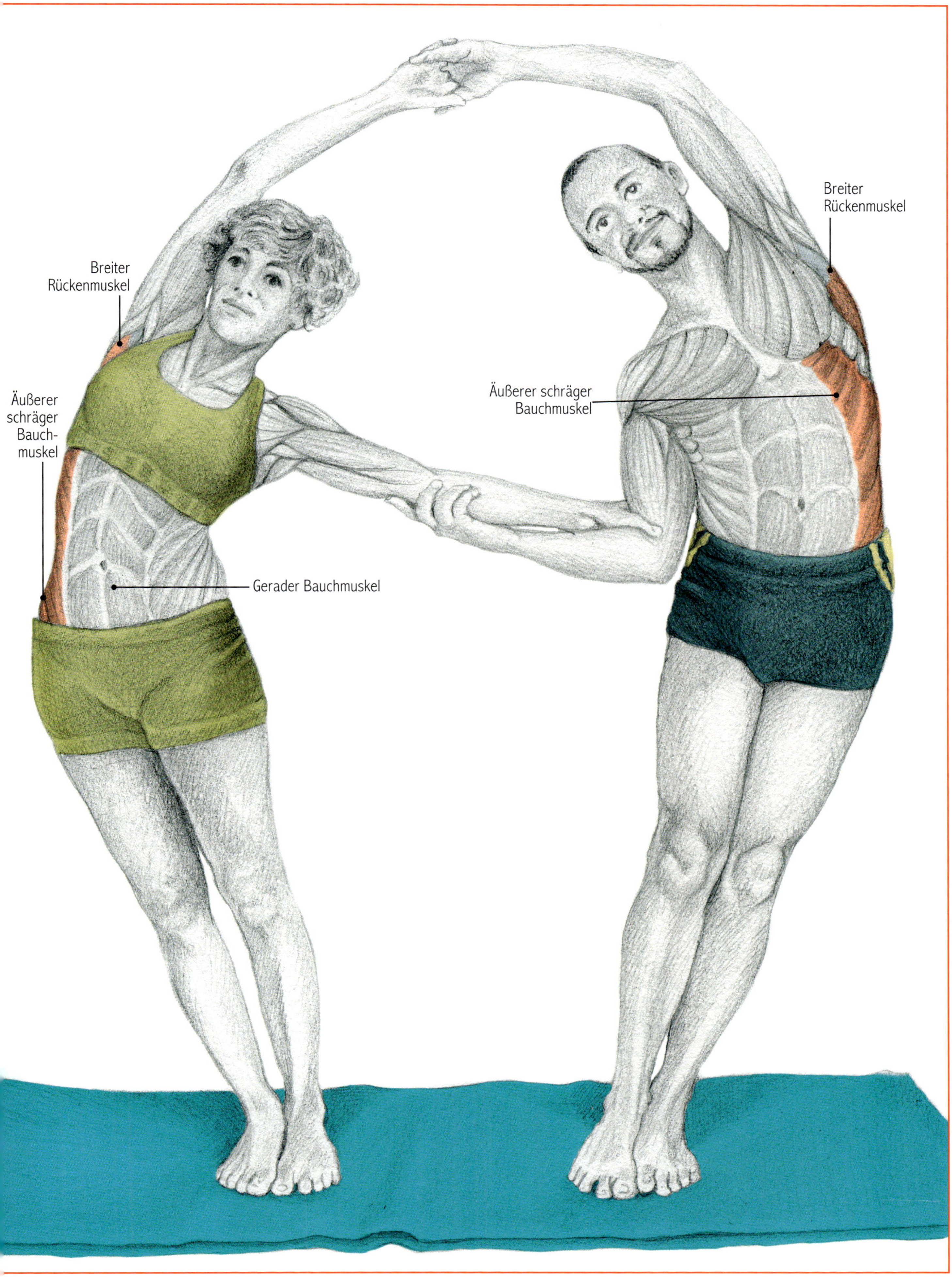
Breiter
Rückenmuskel
Äußerer
schräger
Bauch-
muskel
Gerader Bauchmuskel
Breiter
Rückenmuskel
Äußerer schräger
Bauchmuskel

Katzenbuckel

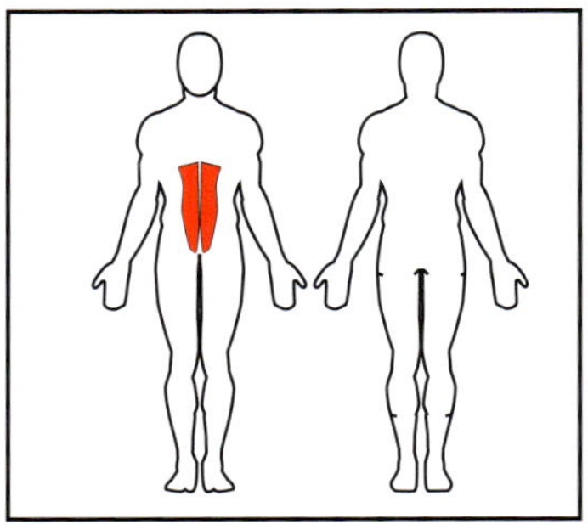

Beteiligte Muskeln

Hauptmuskeln: Gerader Bauchmuskel, Gruppe der Wirbelsäulenaufrichter

Sekundäre Muskeln: Schräge Bauchmuskeln, Rautenmuskeln

Ausführung

Begeben Sie sich in den Vierfüßlerstand. Dabei platzieren Sie die Hände unter den Schultern und die Knie unter der Hüfte. Runden Sie den Oberkörper, indem Sie die Bauchmuskeln anspannen. Aus dieser Haltung heraus entspannen Sie den Oberkörper und drücken ihn so, dass Sie eine Krümmung in die entgegengesetzte Richtung bewirken. Beim Überstrecken der Wirbelsäule Luft holen und beim Runden des Rückens ausatmen.

Erläuterungen

Diese ausgezeichnete Übung empfiehlt sich zur Verbesserung der Beweglichkeit der Wirbelsäule und der angrenzenden Strukturen. Die Beanspruchung geht über den Bereich der Bauch- und Lendenmuskeln dieses Kapitels, in dem sie aufgeführt wird, hinaus. Wer speziell aufgrund einer schlechten Haltung im Alltag (zum Beispiel durch Stehen oder Sitzen über viele Stunden hinweg) unter Schmerzen leidet, kann sie durch diese Übung lindern. Schwangere können sie ganz normal ausführen, solange sie die korrekte Technik anwenden.

Seltsamerweise ist dies eine der wenigen Übungen, die einen feststehenden Namen hat. Der Name dieses Tieres trifft sie sehr gut, denn es geht um eine Haltung, die Katzen in bestimmten Situationen einnehmen.

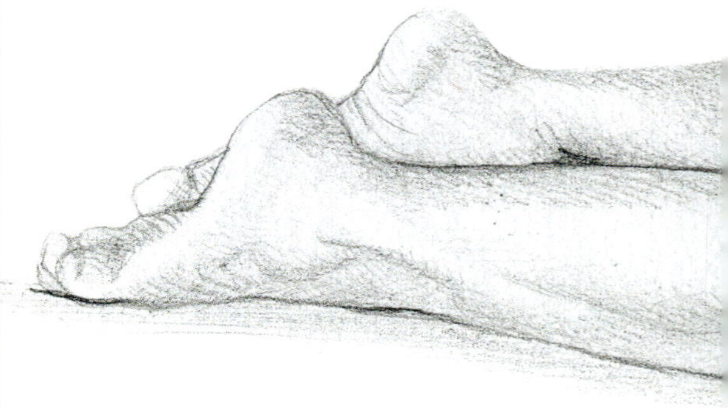

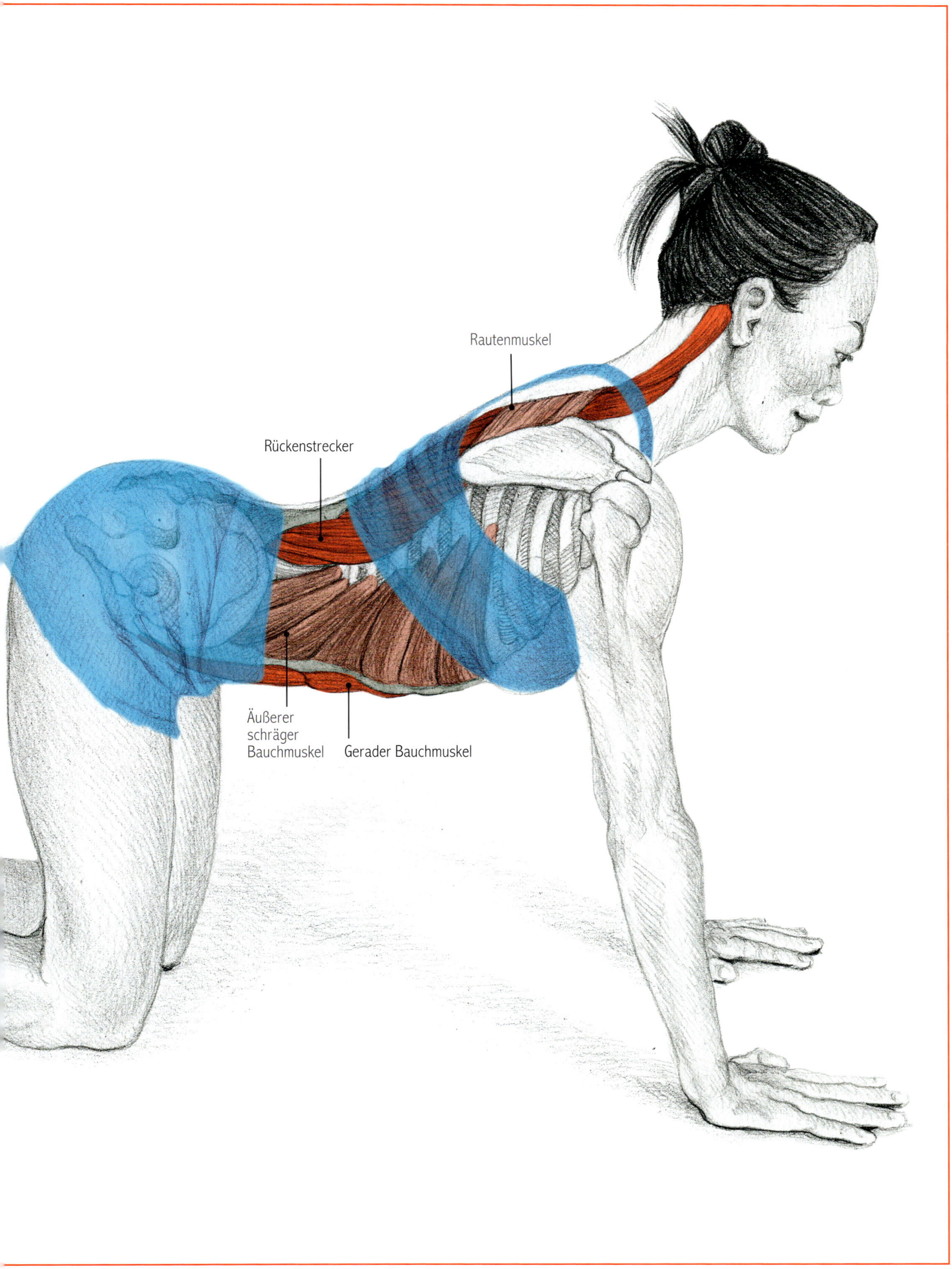
Rautenmuskel
Rückenstrecker
Äußerer schräger Bauchmuskel
Gerader Bauchmuskel

Einrollen in Rückenlage

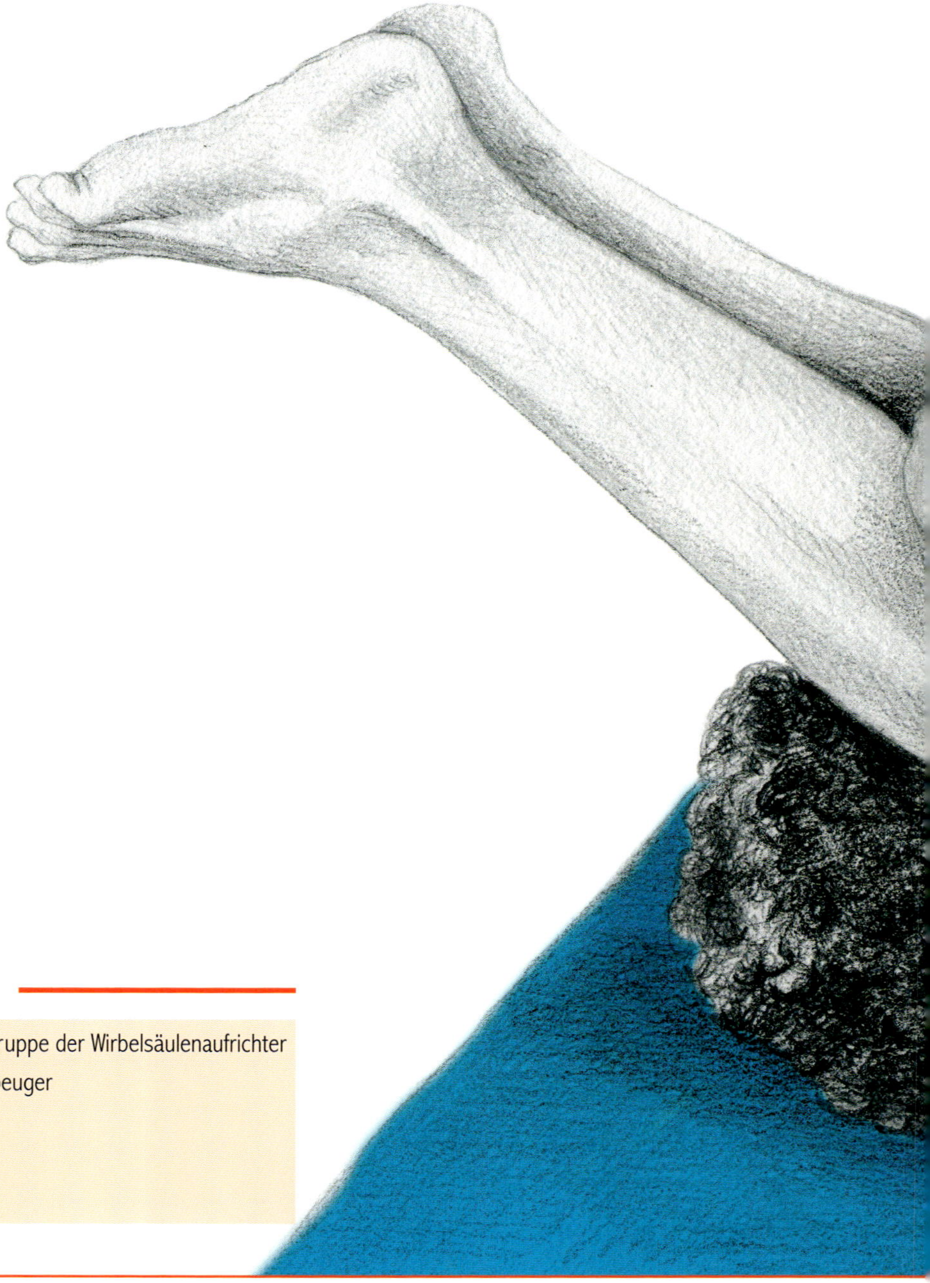

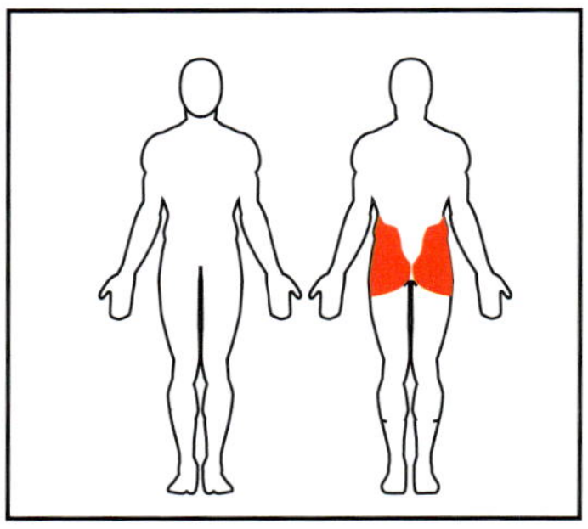

Beteiligte Muskeln

Hauptmuskeln: Großer und mittlerer Gesäßmuskel, Gruppe der Wirbelsäulenaufrichter

Sekundäre Muskeln: Viereckiger Lendemuskel, Kniebeuger

Ausführung

In der Ausgangsposition liegen Sie in Rückenlage. Von dort aus heben Sie die Beine und umfassen sie mit den Armen, sodass der Rücken gebeugt wird, ohne jedoch die Halswirbelsäule zu belasten. Halten Sie diese Position und lösen Sie sie anschließend.

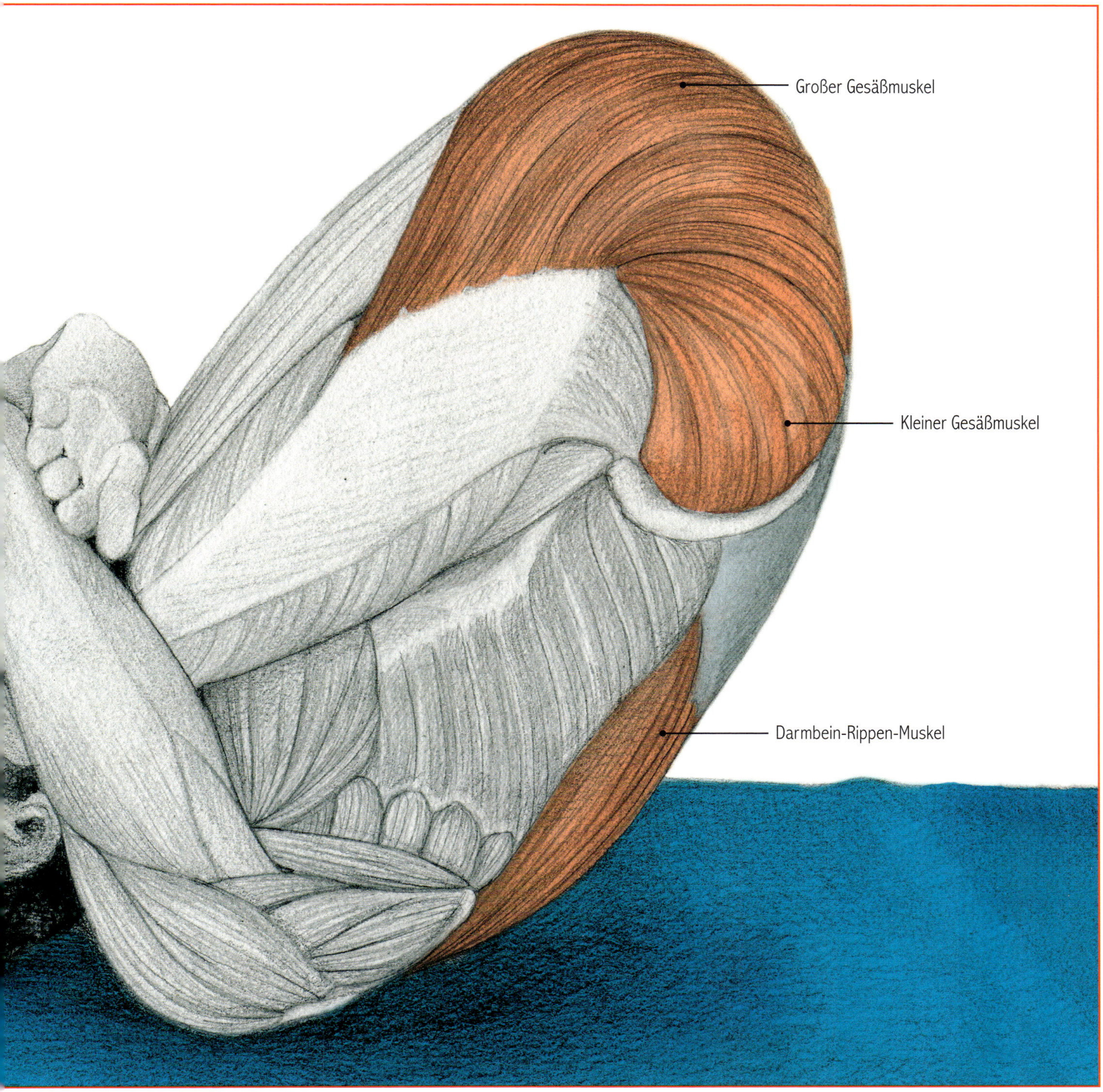

Erläuterungen

Diese einfache Übung gehört zu den Beweglichkeitsübungen für die Wirbelsäule und die kleinen Muskeln, die diese umgeben. Das „Umfassen" der Beine kann unterhalb derselben erfolgen (wie auf dem Bild zu sehen) oder oberhalb, nach dem Anwinkeln der Knie. Wichtig ist es, die Wirbelsäule zu entspannen, besonders im Lendenbereich.

Die Haltung muss es ermöglichen, mit dem Körper auf der gesamten Rückseite des Oberkörpers zu schaukeln.

Es gibt eine Variante, bei der diese Haltung bis zum Äußersten geführt wird, indem der Lendenbereich ganz vom Boden gelöst wird und die Füße über dem Kopf den Boden berühren. Problematisch ist dabei der Bereich der Halswirbelsäule, der zu stark gebeugt wird und gleichzeitig einen Großteil des Körpergewichts trägt.

Oberkörperdrehen mit Hilfestellung

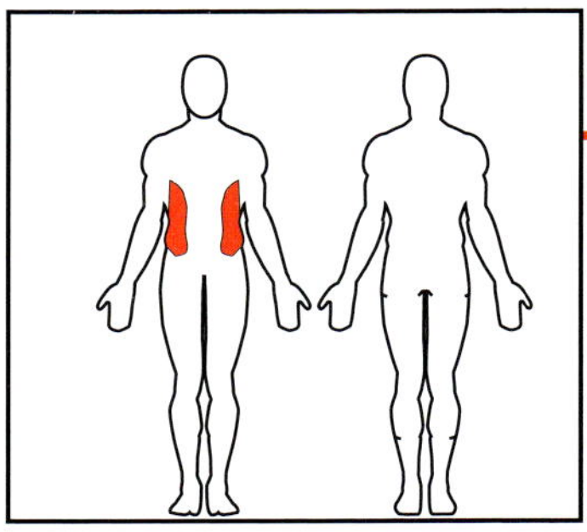

Beteiligte Muskeln

Hauptmuskeln: Schräge Bauchmuskeln

Sekundäre Muskeln: Querer Bauchmuskel, viereckiger Lendenmuskel

Ausführung

Sie sitzen auf einer flachen Bank ohne Rückenlehne (die Bank zwischen den Beinen, so als wäre es ein Sattel zum Reiten) und halten einen Holzstab oder Ähnliches auf den Schultern. Ihr Partner steht hinter Ihnen, um den Stab zu halten und den Oberkörper langsam zu einer Seite zu drehen, bis die maximal notwendige Spannung zu spüren ist. Vor der Drehung zur Gegenseite entspannen Sie mit dem Blick nach vorne.

Erläuterungen

Aufgrund der Spannung auf den Drehmuskel des Oberkörpers ließe sich diese Übung ohne die Hilfe eines Partners nicht wirksam ausführen. Dazu kommt, dass der zu Dehnende den Bauch entspannen und während der Drehung ausatmen muss, damit der Partner seine Aufgabe korrekt ausführen kann. Wenn Sie keinen Partner haben, der Ihnen dabei hilft, können Sie die Hände in den Nacken legen und die Drehung so auch alleine ausführen.

Die Beine müssen gegen die Bank drücken (sie werden in einer Adduktion zusammengeführt), um die Hüfte zu fixieren. Setzt sich der zu dehnende Partner anders auf die Bank als hier beschrieben, wird es ihm sehr schwer fallen, diesen Bereich ruhig zu halten. Sie sollten nicht den Fehler begehen, den Holzstab im Bereich der Halswirbel abzulegen. Richtig ist es, wenn er auf dem hinteren Teil der Schultern und dem Trapezmuskel aufliegt. Ebenso ist darauf zu achten, dass die gesamte Wirbelsäule in die Drehung einbezogen wird, nicht nur der obere Bereich.

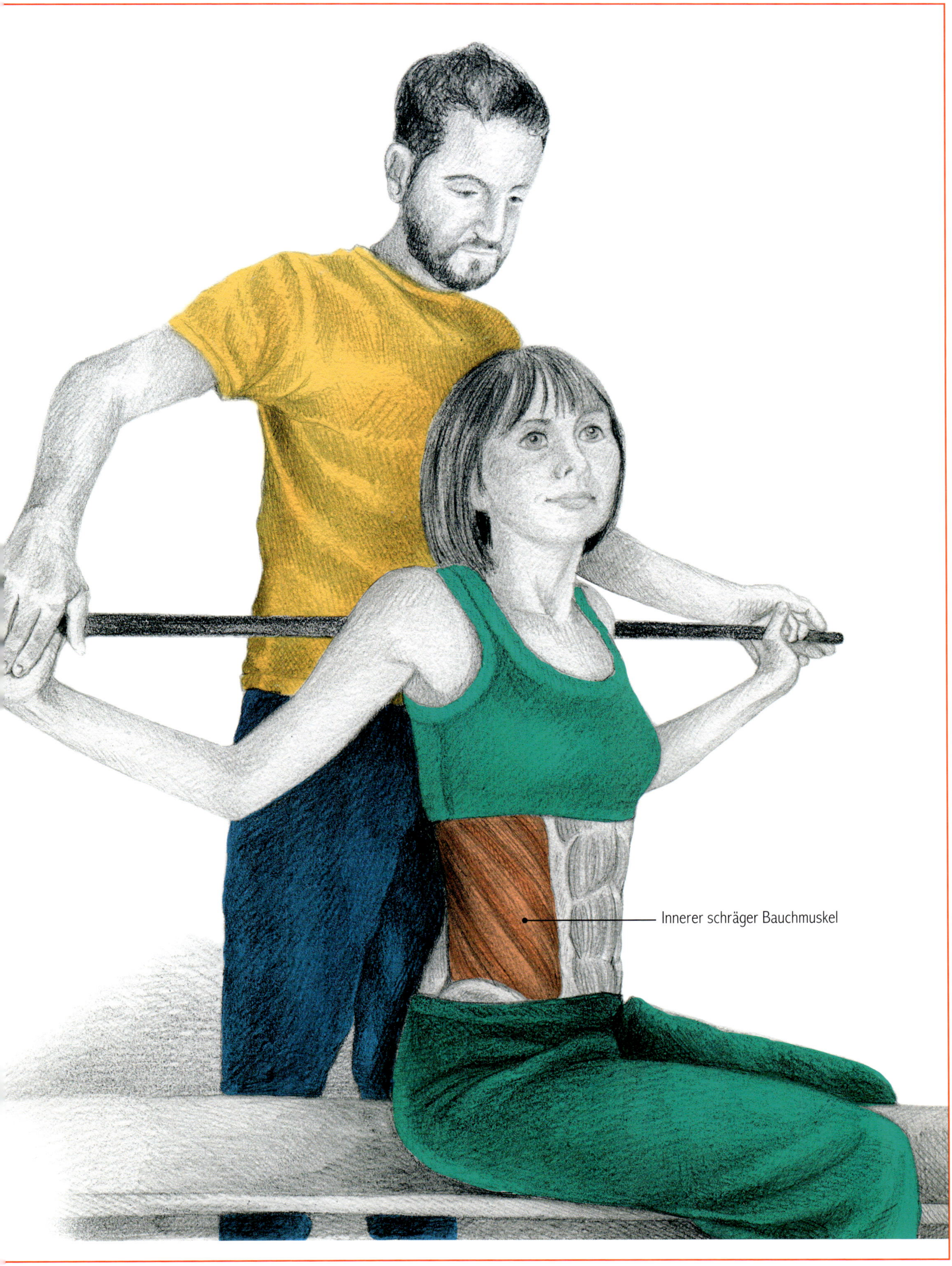
Innerer schräger Bauchmuskel

Seitneigung auf dem Boden

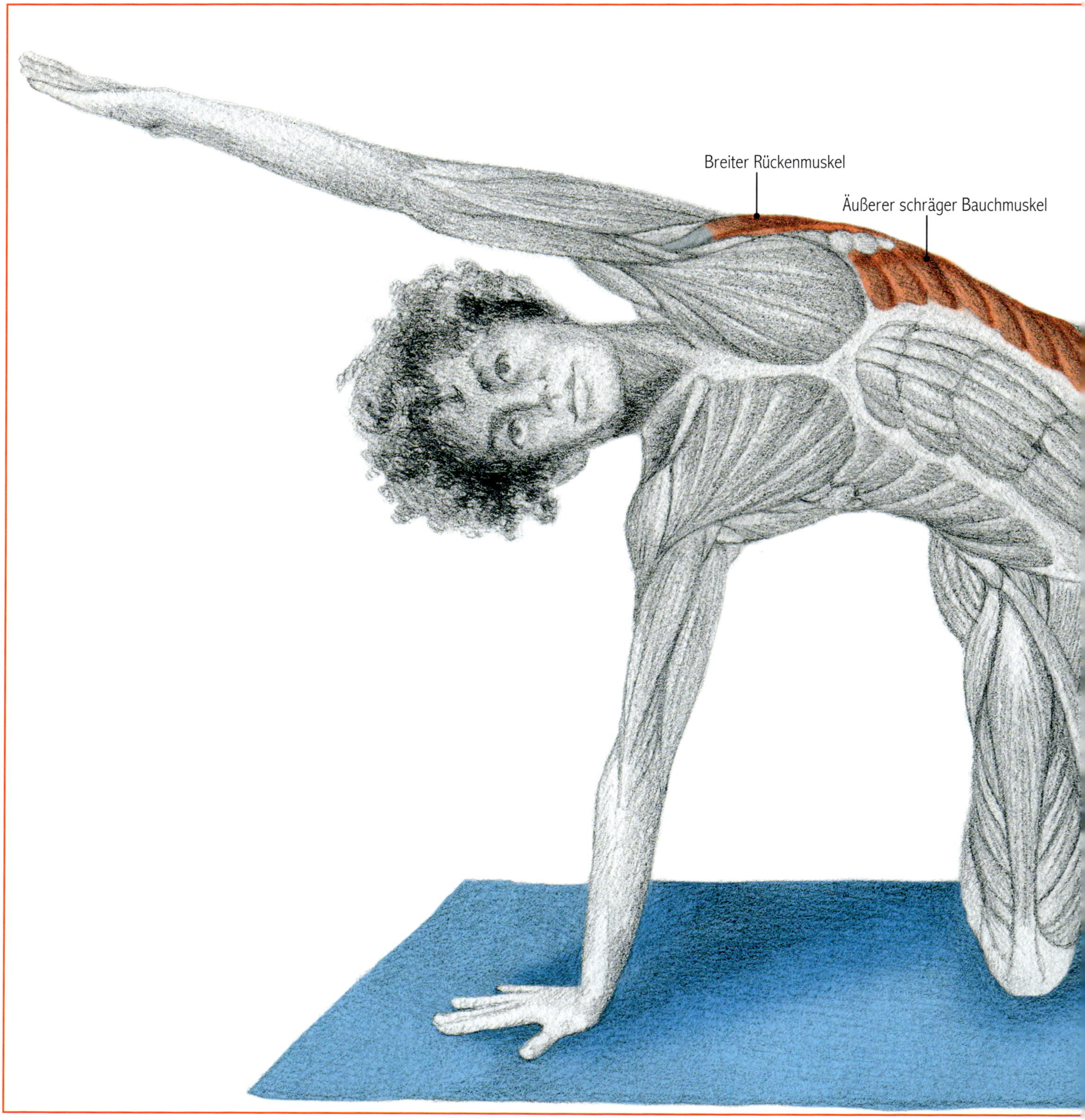

Ausführung

In der Ausgangsposition sitzen Sie auf den Fersen (mit einer Matte als Untergrund). Von hier aus spreizen Sie ein Bein zu einer Seite (Abduktion), während Sie den Arm der gleichen Seite nach oben führen. Mit der anderen Hand stützen Sie sich seitlich auf dem Boden ab. Strecken Sie den angehobenen Arm so weit Sie können zur Seite, so wie im Bild zu sehen.

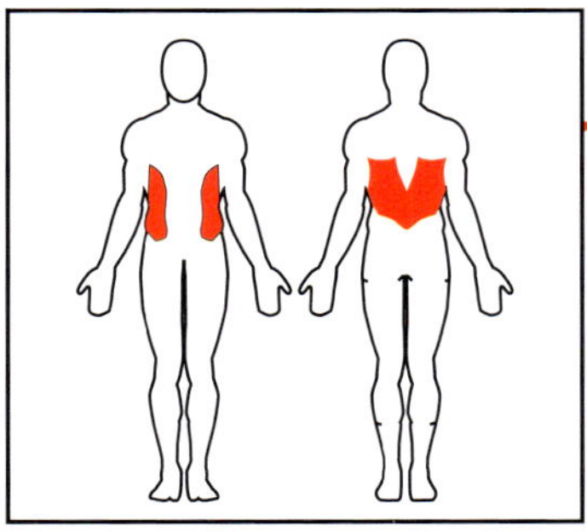

Beteiligte Muskeln

Hauptmuskeln: Schräge Bauchmuskeln, breiter Rückenmuskel, viereckiger Lendenmuskel

Sekundäre Muskeln: Mittlerer Gesäßmuskel, Spanner der Oberschenkelbinde

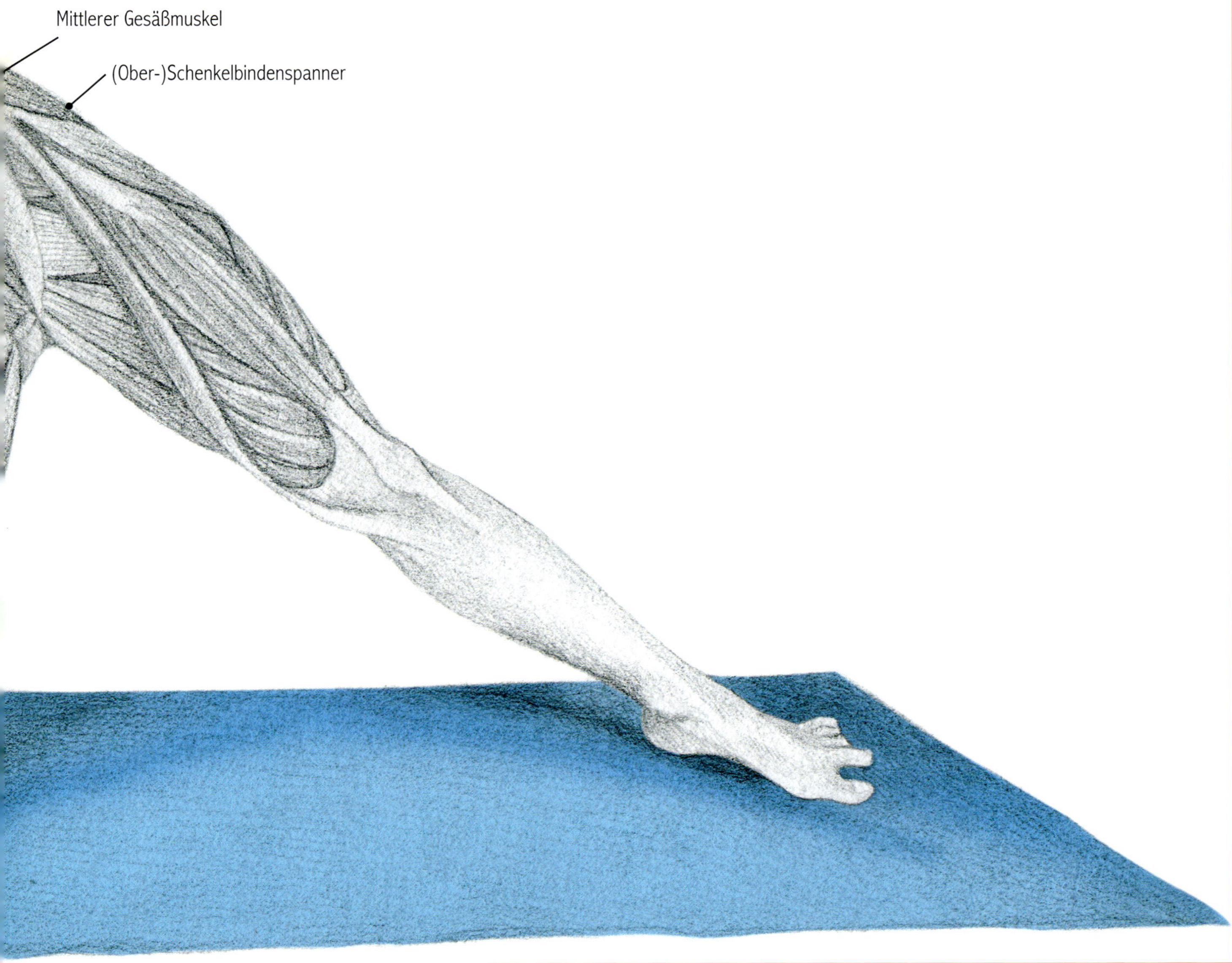

Erläuterungen

Wie bei ähnlichen Übungen im Stehen (siehe Übungen 6 und 8) muss die Dehnung entlang der gesamten aktiven Seite des Körpers zu spüren sein. Um dies zu erreichen hilft es, wenn Sie die Hand und den Fuß der jeweils aktiven Seite so weit wie möglich vom Körper wegstrecken.

Strecken in Rückenlage auf einer Matte

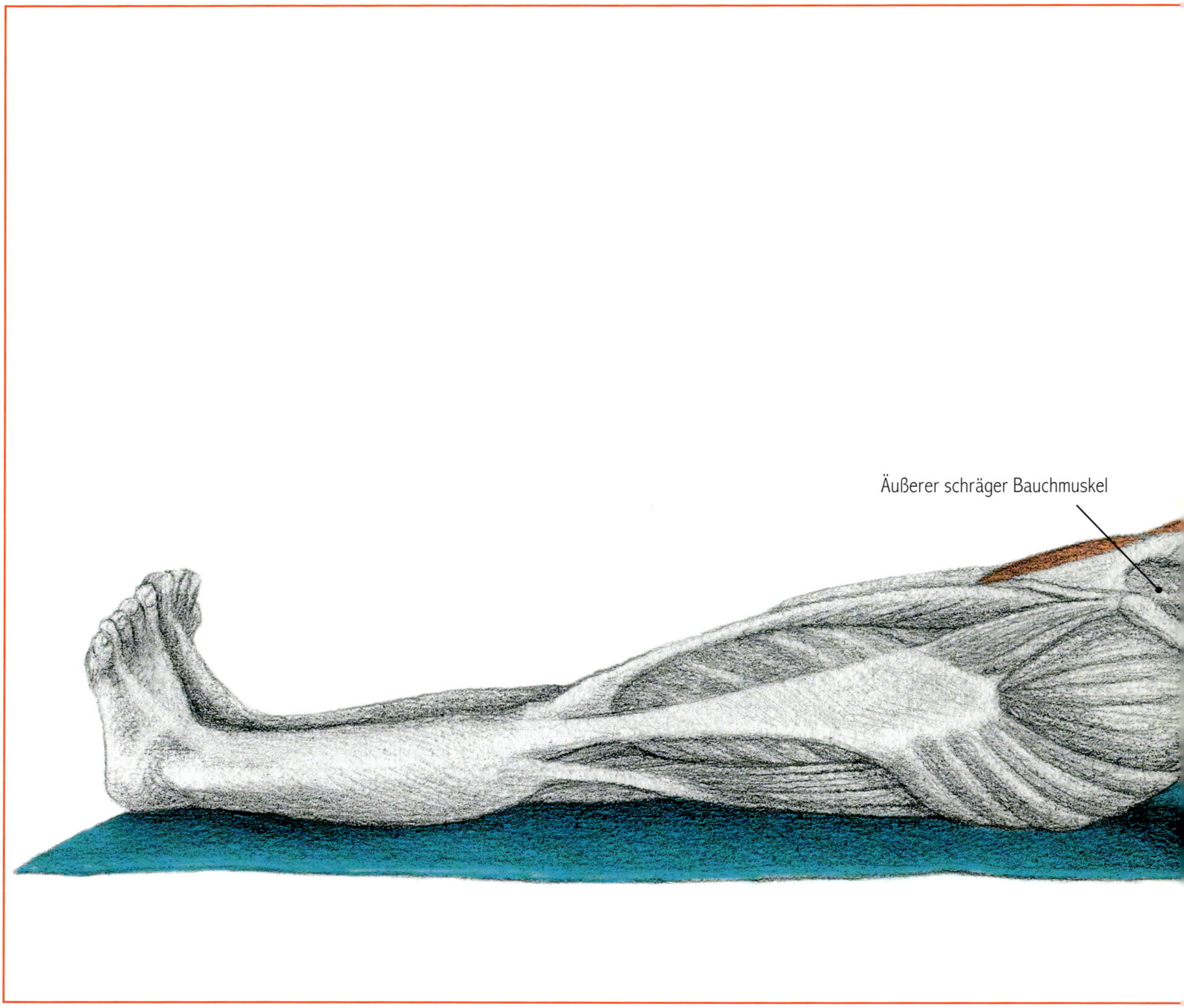

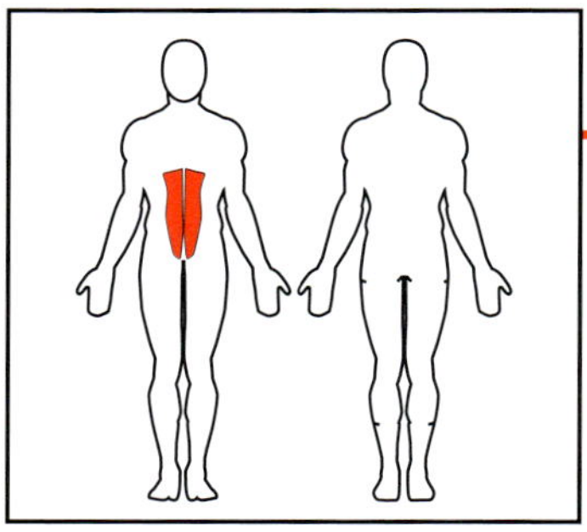

Beteiligte Muskeln

Hauptmuskeln: Gerader Bauchmuskel

Sekundäre Muskeln: Große und kleine schräge Bauchmuskeln, querer Bauchmuskel, (breiter Rückenmuskel)

Ausführung

Legen Sie eine weiche Unterlage auf den Boden (das kann ein Handtuch sein oder eine zusammengerollte Turnmatte) und legen Sie sich in Rückenlage darauf, sodass der Lendenbereich gepolstert ist. Aus dieser Position heraus strecken Sie die Arme über den Kopf und versuchen, den Körper so weit wie möglich in die Länge zu ziehen.

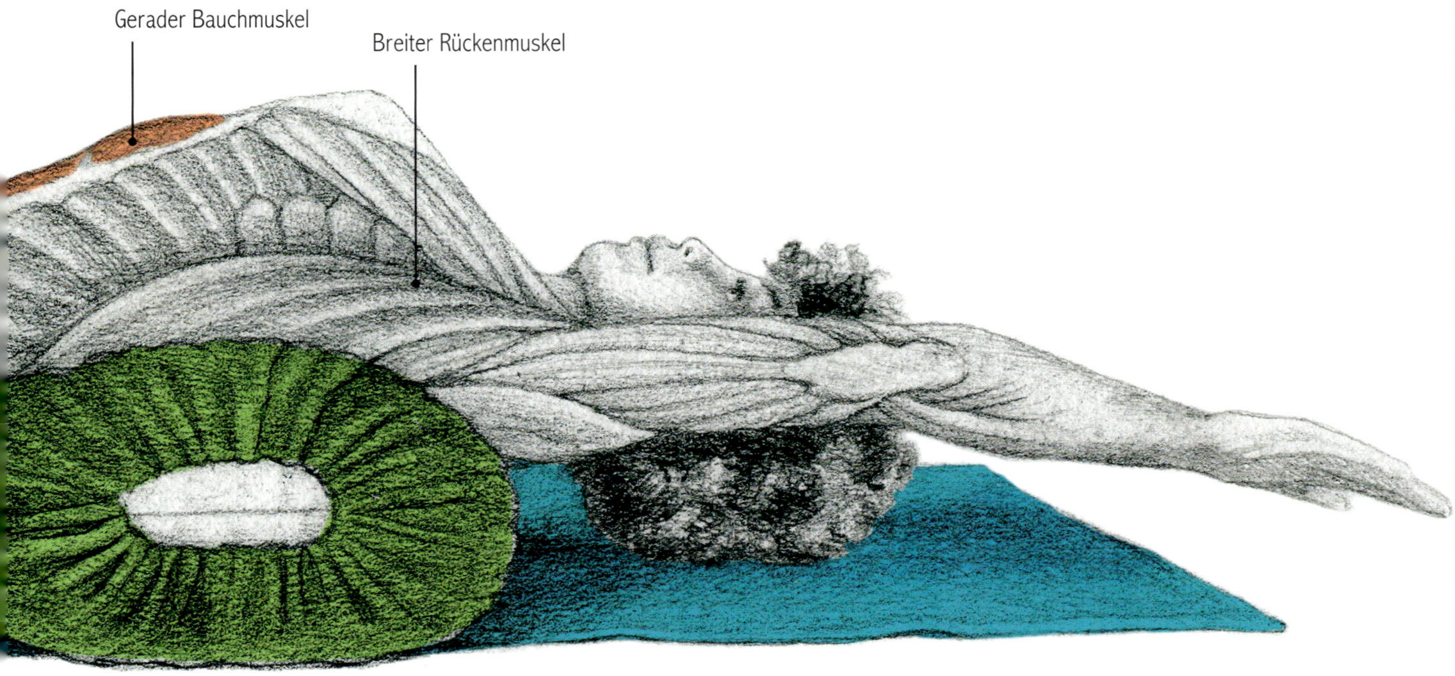

Erläuterungen

Diese einfache Übung eignet sich für jeden, der unter Haltungsschmerzen in den Muskeln im Bereich der Wirbelsäule leidet. Achten sollten Sie nur darauf, dass Sie eine geeignete Unterlage verwenden. Wenn diese zu hoch und/oder zu hart ist, liegen Sie unbequem, und im gegenteiligen Fall ist die Übung wenig wirksam. Da diese Dehnung so einfach und bequem ist, kann sie auch von Menschen ausgeführt werden, denen es schwer fällt, sich zu bewegen, ebenso wie von Menschen fortgeschrittenen Alters.

Die Variante ohne Unterlage ist ebenfalls möglich. In diesem Fall besteht das Ziel darin, den Lendenbereich die ganze Zeit über auf den Boden zu drücken und anschließend zu entspannen. Die Haltung bei dieser Variante sieht so aus, dass Sie die Beine anwinkeln und die Fußsohlen auf den Boden stellen. Aus dieser Position heraus drücken Sie den Lendenbereich nach unten auf den Boden und lösen die Spannung nach einigen Sekunden.

9. Aerobes Training

In den Trainingsplan für Bauch – Beine – Po muss, wie bei jedem Trainingsplan, aerobes Training integriert werden. Obwohl es paradox klingt, könnte man sogar sagen, dass es nichts „Spezifischeres" für das Training von Bauch, Beinen und Po gibt, als „globales" und „unspezifisches" Training. Anders ausgedrückt: Wenn Sie ein entscheidendes Element einbauen wollen, um den problematischen Bereich von Bauch, Beinen und Po zu straffen, zu tonisieren und zu definieren, müssen Sie aerobes Training in Ihren Trainingsplan aufnehmen. Der Grund hierfür ist ganz naheliegend: Bei aeroben Übungen wird über einen langen Zeitraum hinweg viel Energie benötigt, und der Bereich Bauch – Beine – Po ist ein hervorragender Lieferant: Hier ist Energie in Form von Fett gespeichert, das verbrannt werden kann.

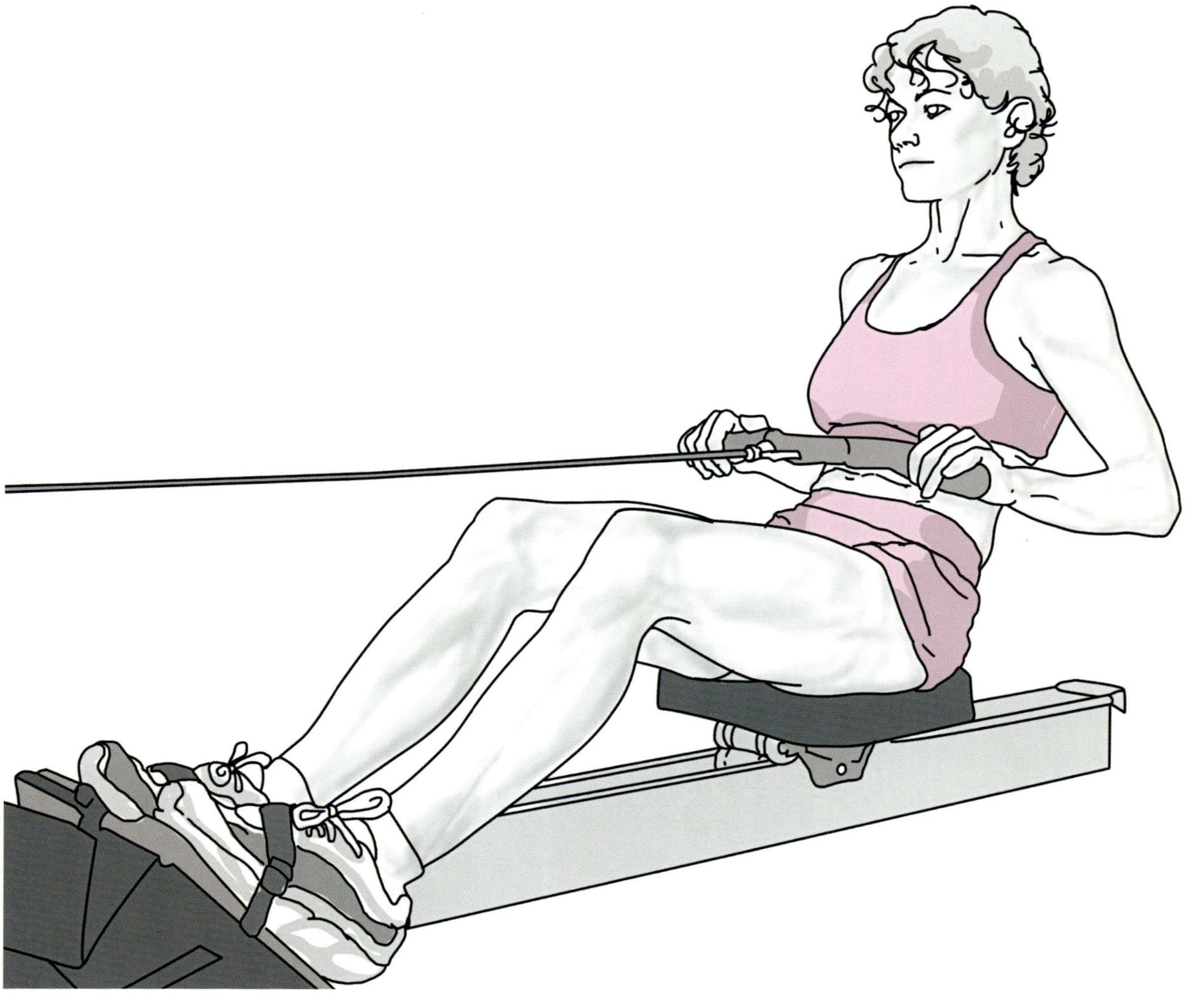

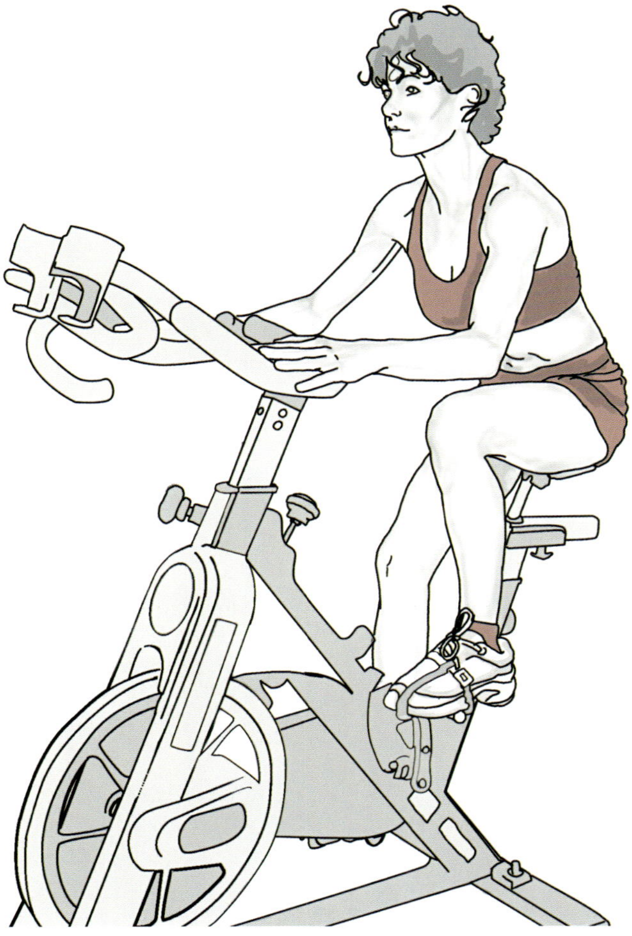

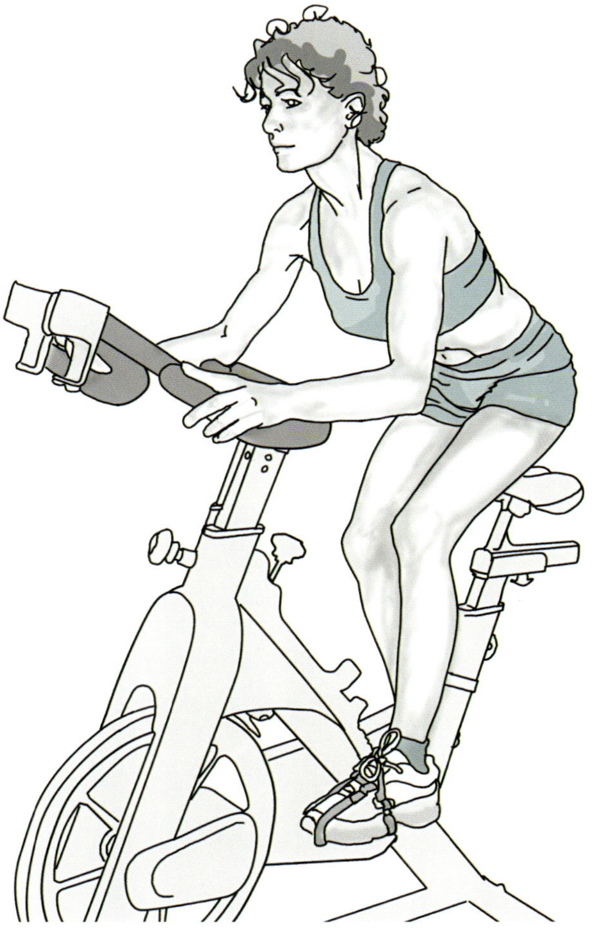

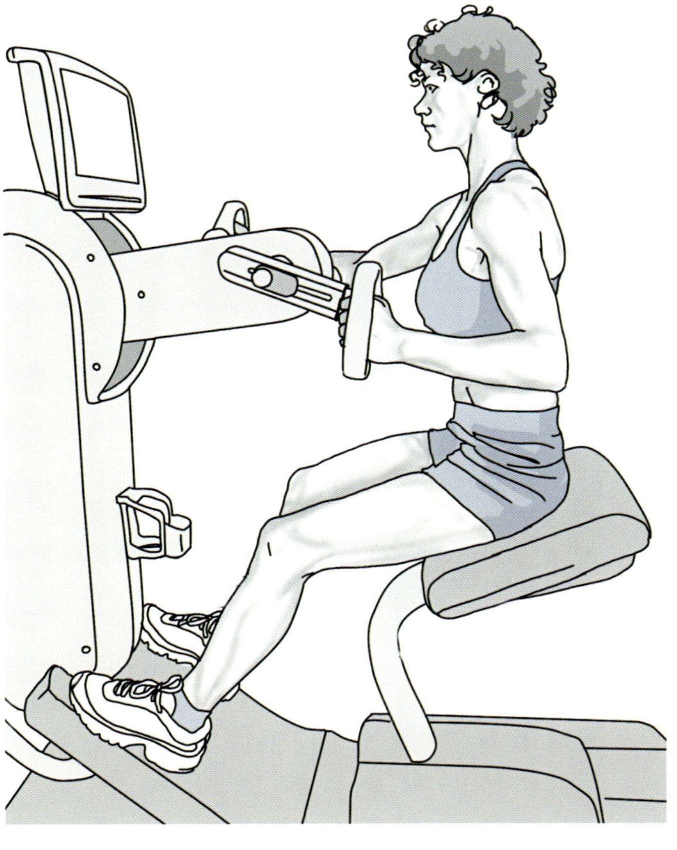

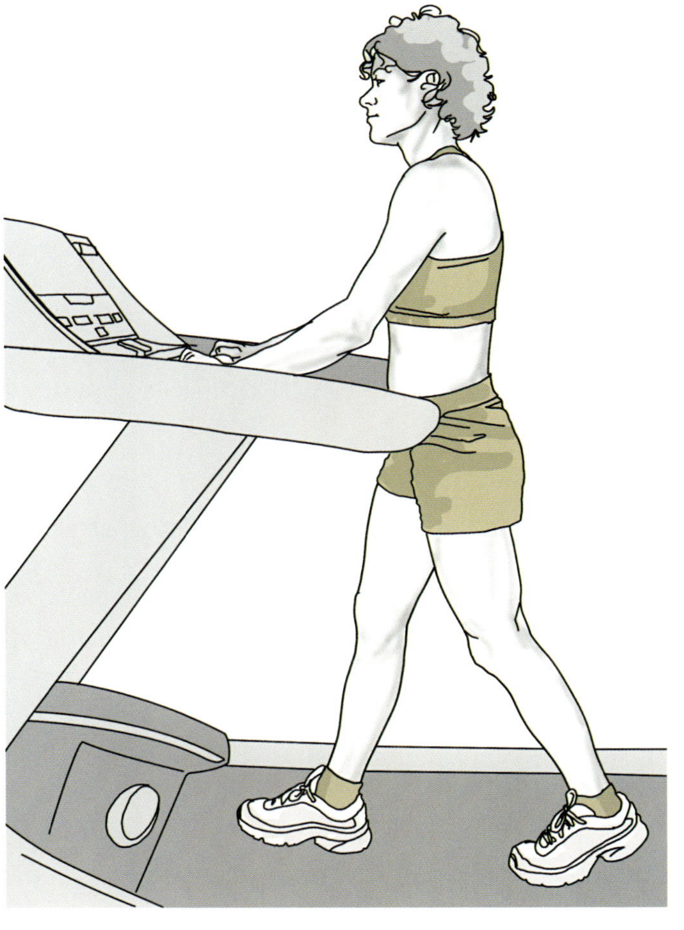

9.1 Was ist aerobes Training?

Uns allen ist hinlänglich bekannt, dass unser Körper kontinuierlich Sauerstoff verbraucht. Wir sprechen von aerobem Training, wenn der Bedarf an diesem Gas aufgrund von körperlicher Bewegung über einen mittleren oder längeren Zeitraum hinweg steigt.

Weshalb ist dies im Rahmen einer Beanspruchung von Bauch, Beinen und Po so wichtig? Weil es die effizienteste Möglichkeit ist, Fett zu verbrennen. Das heißt, dass Sie mindestens 20 Minuten lang auf diese Weise trainieren müssen, falls möglich, eine Stunde – und das mehrmals in der Woche. Man kann sich auf 15 bis 20 Minuten beschränken, dann sollte das Training allerdings um einiges intensiver sein.

9.2 Aerobe Trainingsarten

Was die möglichen Formen aeroben Trainings anbelangt, sind unserer oder der Fantasie unseres Trainers keine Grenzen gesetzt. Es folgen einige Beispiele, aus denen Sie Ihren Favoriten auswählen können. Berücksichtigen Sie, dass die Intensität im mittleren Belastungsbereich liegen (weder zu niedrig noch zu hoch) und länger andauern sollte (wir empfehlen mindestens 20 Minuten, wenn möglich, mehr):

- Gehen oder Wandern
- Dauerlauf (Joggen)
- Radfahren
- Aerobic, Step-Aerobic u. Ä.
- Schwimmen
- Aerobic-Tanzstunden mit Choreografie
- Intervalltraining oder Fartlek (Fahrtspiel), mit wechselnder Intensität
- Manche Mannschaftssportarten, beispielsweise Fußball, Basketball, Volleyball, usw.
- Training mit Gewichten, mit niedriger Intensität und kaum Erholungsphasen
- Schlägersportarten (Tennis, Paddle-Tennis, Squash ...)
- Manche Kampfsportarten
- Spezifisches Training an Geräten im Fitnessstudio, wie Ergometer, Ellipsentrainer, Laufband

Schach und weitere Brettspiele sind, genauso wenig wie die meisten Motorsportarten, kein aerobes Training, sondern Spiele zum Zeitvertreib mit Wettkampfcharakter (wie es auch beim Sport der Fall ist), denen jedoch eine wesentliche Komponente fehlt: ein ausreichendes Maß an körperlicher Bewegung. Die Allgemeinheit (und auch manche Wörterbücher) stufen sie trotzdem als Sport ein, wir Trainer tun das jedoch nicht.

Ideal wäre es, wenn Sie Ihre aeroben Trainingseinheiten an unterschiedlichen Wochentagen oder zumindest zu anderen Tageszeiten absolvieren als Ihr Training für Muskelaufbau und -tonus.

9.3 Wie intensiv soll das aerobe Training sein?

Es gibt verschiedene Methoden zur Regulierung der Intensität des aeroben Trainings, wir nennen Ihnen die bekannteste und einfachste.

Berechnen Sie die Höchstzahl der Herzschläge pro Minute, die Sie erreichen wollen, mit der Formel „220 minus Ihr Alter“. Ausgehend davon können Sie mit einer einfachen Rechnung Ihre Trainingsintensität festlegen, indem Sie regelmäßig Ihren Puls messen oder ein Pulsmessgerät verwenden.

Die beste Methode zur Fettverbrennung ist Training in gemäßigtem Tempo, sodass Sie über einen längeren Zeitraum ein aerobes Trainingstempo aufrechterhalten können. Ist das Tempo allerdings zu langsam, wird auch der Kalorienverbrauch entsprechend gering sein. Eine Intensität von 60–70 % des zuvor berechneten Wertes ist üblicherweise für die meisten Menschen geeignet.

9.4 Wie messe ich meinen Puls?

Sie können ein Pulsmessgerät verwenden, das Ihnen in Realzeit die Pulsschläge Ihres Herzens anzeigt. Die preiswerteste Form ist zweifellos, die Pumpbewegung des Herzens an unseren Adern zu überprüfen. Hierfür können Sie Ihre Hand auf die Brust, die Halsschlagader (Arteria carotis) oder die Armschlagader am Handgelenk (Arteria radialis) legen. An den letztgenannten beiden Stellen drücken Sie mit Zeige- und Mittelfinger leicht auf den entsprechenden Bereich (wenn Sie zu stark drücken, behindern Sie den Blutfluss), bis Sie die Pulsschläge spüren. Halten Sie einen Moment inne, wenn Sie den Pulsschlag manuell messen wollen, andernfalls könnten Sie sich verzählen.

Sie sollten die Anzahl der Pulsschläge innerhalb einer Minute zählen, bzw. innerhalb von 15 oder 30 Sekunden, multipliziert mit vier bzw. zwei. Beim Sport werden meistens die beiden letzten Varianten angewandt, da man hierbei nicht so lange pausieren muss. Kürzere Messzeiträume sind ebenfalls möglich, die Ergebnisse sind dann jedoch weniger genau. Wir empfehlen eine Messung über einen Zeitraum von 30 Sekunden, multipliziert mit zwei.

10. Verzeichnis der Übungen

Hinweis: Die folgende farbliche Kennzeichnung dient lediglich zur Orientierung über den Schwierigkeitsgrad der jeweiligen Übung, nicht über den Grad der Beanspruchung (obwohl ein Zusammenhang besteht) oder ihre Effektivität zur Erreichung der gesteckten Ziele. Genauso wenig soll damit gesagt werden, dass trainiertere Sportler oder Fortgeschrittene keine Übungen mit geringerem Schwierigkeitsgrad machen sollen.

Schwierigkeitsgrad:

Leicht

Mittel

Schwer

Gesäßmuskeln und Beine: Muskeltonus / Muskelaufbau

SCHWIERIGKEITSGRAD	NR.	BEZEICHNUNG	SEITE
Mittel	1	Kniebeugen	46
Mittel	1.2	... Beine gegrätscht	48
Schwer	1.3	... vorne/Frontkniebeugen	48
Schwer	1.4	... auf einem Bein/rumänisch	48
Leicht	1.5	... mit Kurzhanteln	49
Schwer	1.6	... hinter dem Körper/Hack Squats mit Stange, Hackenschmidt-Kniebeuge	49
Mittel	2	Stufensteigen	50
Mittel	2.2	... immer mit dem gleichen Fuß	52
Mittel	2.3	... seitlich	52
Schwer	2.4	... Seitenwechsel	53
Mittel	3	Ausfallschritte	54
Mittel	3.2	... ein Fuß nach hinten	56
Mittel	3.3	... ein Schritt nach vorne	57
Mittel	3.4	... zur Seite	57
Schwer	4	Kreuzheben	58
Mittel	4.2	... mit Kurzhanteln	60
Schwer	4.3	... „Good morning“	60
Schwer	4.4	... auf einer Stufe	61
Schwer	4.5	... Oberschenkelbeugen auf der Bauchmuskelbank	61
Leicht	5	Fersenheben	62
Leicht	5.2	... auf einem Fuß	64
Leicht	5.3	... vorgebeugt/„Donkey Calf Raise“	64
Leicht	5.4	... auf einem Fuß „von 1 bis 15“	65
Leicht	5.5	... mit Zusatzgewicht	65
Leicht	6	Fersenheben im Sitzen mit Langhantel	66
Leicht	6.2	... mit Kurzhanteln	68
Leicht	6.3	... auf einem Fuß	69
Leicht	7	Gesäß-Kicks	70
Mittel	7.2	... auf einer Bank, mit beiden Beinen gleichzeitig	72
Leicht	7.3	... nur die Endbewegung	73
Leicht	7.4	... Hüftheben im Liegen	73
Leicht	8	Seitliches Beinheben	74
Leicht	8.2	... im Liegen	76
Leicht	8.3	... im Liegen mit angewinkeltem Knie	77
Leicht	9	Adduktoren im Stehen/Hüftadduktion	78
Leicht	9.2	... im Liegen	70
Mittel	9.3	... im Liegen, Beine grätschen	81
Schwer	10	Sissy-Kniebeuge	82

Leicht **Mittel** **Schwer**

■□□ **Leicht** □■□ **Mittel** □□■ **Schwer**

Bauchmuskeln: Muskeltonus / Muskelaufbau

SCHWIERIGKEITSGRAD	NR.	BEZEICHNUNG	SEITE
Mittel	1	Crunch im Liegen	122
Mittel	1.2	... mit Drehung	124
Mittel	1.3	... auf der Negativbank	125
Leicht	1.4	... Arme nach vorne	125
Leicht	2	Rumpfbeugen auf der Bank/römischen Liege	126
Leicht	2.2	... mit Drehung	129
Leicht	2.3	... mit Zusatzgewicht	129
Leicht	2.4	... auf der schräg gestellten Flachbank	129
Mittel	2.5	... Oberkörper in der Luft	129
Mittel	3	Senkrechtes Beinheben im Liegen	130
Leicht	3.2	... Knie zur Brust	132
Leicht	3.3	... Scherenbewegung	133
Mittel	4	Beckenheben im Unterarmstütz	134
Schwer	4.2	... an der Stange	136
Schwer	4.3	... an der Sprossenwand	137
Mittel	5	Klappmesser	138
Mittel	5.2	... ohne Hände	141
Schwer	5.3	... Hände zu den Füßen	141
Leicht	6	Oberkörperdrehen mit Stab	142
Leicht	6.2	... auf der Schrägbank	144
Leicht	6.3	... mit Langhantel	145
Leicht	6.4	... im Sitzen	145
Leicht	7	Seitliches Oberkörperbeugen mit Stab	146
Leicht	7.2	... mit der Kurzhantel	148
Leicht	7.3	... mit der Langhantel	149
Mittel	8	Oberkörperseitheben im Liegen	150
Mittel	8.2	... zusätzliches Heben der Beine	153
Schwer	8.3	... Beine geschlossen zur Seite	153
Leicht	9	Crunch im Sitzen am Gerät	154
Mittel	9.2	... unterer Bereich	156
Leicht	9.3	... im Sitzen an der Brustpresse	157
Mittel	10	Crunch am hohen Seilzug	158
Mittel	10.2	... auf den Knien	160
Mittel	10.3	... seitlich	161
Mittel	11	Drehen auf der Scheibe	162
Leicht	11.2	... sitzend am Gerät	164
Mittel	11.3	... am Seilzug	165

Leicht **Mittel** **Schwer**

Gesäßmuskeln und Beine: Stretching

SCHWIERIGKEITSGRAD	NR.	BEZEICHNUNG	SEITE
■□□	1	Beugen des Knies	172
■□□	1.2	... Variante in Seitlage	172
■□□	2	Hüftstrecken mit Abstützen auf dem Knie	174
■□□	2.2	... Variante auf einer Bank	174
■□□	3	Hüftbeugen mit gestrecktem Knie	176
■□□	3.2	... Variante mit Stütze	176
■□□	4	Hüftbeugen im Sitzen mit gestreckten Knien	178
■□□	4.2	... Variante im Stehen	178
■□□	4.3	... Variante im Stehen mit überkreuzten Beinen	178
■□□	5	Wadendehnung auf einer Erhöhung	180
■□□	6	Wadendehnung im Stehen	182
■□□	7	Wadendehnung im Stehen mit gebeugtem Bein	184
■□□	8	Wadendehnung im Sitzen mit gestrecktem Knie	186
■□□	8.2	... Variante mit dem Gegenbein nach hinten/Hürdensitz	187
■□□	9	Dehnung der Schienbeinmuskulatur	188
■□□	9.2	... Variante auf den Fersen sitzend	188
■□□	9.3	... Variante zwischen den Füßen sitzend	188
□■□	10	Strecken der Hüfte, auf den Fersen sitzend	190
■□□	11	Strecken eines Beins mit Abstützen auf dem anderen („Ausfallschritt“)	192
■□□	11.2	... Variante auf einer Bank	192
■□□	12	Hüftbeugen im Liegen	194
■□□	13	Hüftdrehung im Liegen	196
■□□	13.2	... Variante im Sitzen	196
■□□	13.3	... Variante im Sitzen mit weiter gestrecktem Bein	196
□■□	14	Hüftadduktion im Stehen	198
□■□	15	Beugung und Einwärtsdrehung der Hüfte	200
□□■	16	Beugung eines Hüftgelenks und Streckung des anderen („Spagat“)	202
■□□	17	Hüftabduktion im Sitzen	204
□■□	17.2	... Variante nach vorne gebeugt	207
■□□	17.3	... Variante an die Wand gelehnt	207

■□□ **Leicht** □■□ **Mittel** □□■ **Schwer**

Gesäßmuskeln und Beine: Stretching

SCHWIERIGKEITSGRAD	NR.	BEZEICHNUNG	SEITE
■□□	18	Hüftabduktion im Vierfüßlerstand	208
□■□	19	Abduktion eines Beins und Beugung des anderen	210
■□□	19.2	... Variante auf einer Stütze	210
■□□	20	Hüftabduktion im Sitzen mit aufeinanderliegenden Fußsohlen	212
■□□	20.2	... Variante im Liegen mit Hilfestellung	214
■□□	20.3	... Variante mit einem gestreckten und einem angewinkelten Bein	215
■□□	20.4	... Variante mit einem gestreckten und einem halbgestreckten Bein	215
■□□	21	Beugung der Hüfte und der Knie (Hocke)	216
■□□	22	Beugen des Fußes zum Schienbein	218
■□□	23	Auseinanderziehen der Zehen	220
■□□	24	Mobilisierung des Knöchels	222
■□□	25	Beugung der Hüfte und des Knies in Rückenlage, mit Hilfestellung	224
■□□	26	Beugung der Knie in Bauchlage, mit Hilfestellung	226
■□□	27	Hüftbeugung mit Hilfestellung	228
■□□	28	Abduktion eines Beins mit Hilfestellung	230
■□□	29	Strecken eines Beins mit Hilfestellung	232

■□□ **Leicht** □■□ **Mittel** □□■ **Schwer**

Bauch: Stretching

SCHWIERIGKEITSGRAD	NR.	BEZEICHNUNG	SEITE
Leicht	1	Oberkörperheben auf den Ellbogen	234
Leicht	1.2	... Variante auf den Händen	235
Leicht	2	Strecken der Hüfte im Stehen, an eine Stütze gelehnt	236
Leicht	3	Seitneigung mit Festhalten an einer Stütze	238
Leicht	4	Hüftstrecken auf den Knien	240
Schwer	4.2	... Variante: Brücke	240
Schwer	4.3	... Variante: Bogen	240
Leicht	5	Dehnung der Hüfte in Rückenlage	242
Leicht	5.2	... Variante mit beiden Beinen	242
Leicht	6	Seitneigung mit Stab	244
Leicht	6.2	... Variante ohne Stab	244
Leicht	7	Seitneigung im Liegen	246
Leicht	8	Seitneigung mit gegrätschten Beinen	248
Leicht	9	Seitneigung mit Partner	250
Leicht	10	Katzenbuckel	252
Leicht	11	Einrollen in Rückenlage	254
Leicht	12	Oberkörperdrehen mit Hilfestellung	256
Leicht	13	Seitneigung auf dem Boden	258
Leicht	14	Strecken in Rückenlage auf einer Matte	260

Leicht **Mittel** **Schwer**